주머니 속 건강백과

동의보감 속 한방약초·약재·약차·꽃차·약술

동의보감 속

한방약초 · 약재 · 약차 · 꽃차 · 약술

초판인쇄 | 2014년 2월 24일
초판발행 | 2014년 2월 26일

지 은 이 | 박종철
펴 낸 이 | 고명흠
펴 낸 곳 | 푸른행복

출판등록 | 2010년 1월 22일 제312-2010-000007호
주　　소 | 서울 서대문구 세검정로 1길 93(홍은1동 455번지)
벽산아파트상가B/D 304호
전　　화 | (02)3216-8401~3 / FAX (02)3216-8404
E-Mail | munyei21@hanmail.net
홈페이지 | www.munyei.com

ISBN 978-89-93426-99-1 (13510)

※ 이 도서의 국립중앙도서관 출판시도서목록(CIP)은 서지정보유통지원시스템 홈페이지(http://seoji.nl.go.kr)와 국가자료공동목록시스템(http://www.nl.go.kr/kolisnet)에서 이용하실 수 있습니다.(CIP제어번호: CIP2013024557)

현대의학의 기능성 물질과의 만남

동의보감 속 한방약초 · 약재 · 약차 · 꽃차 · 약술

약초 · 약재 기능성과 효능 입증 특허자료 수록

| **박종철** 지음 |

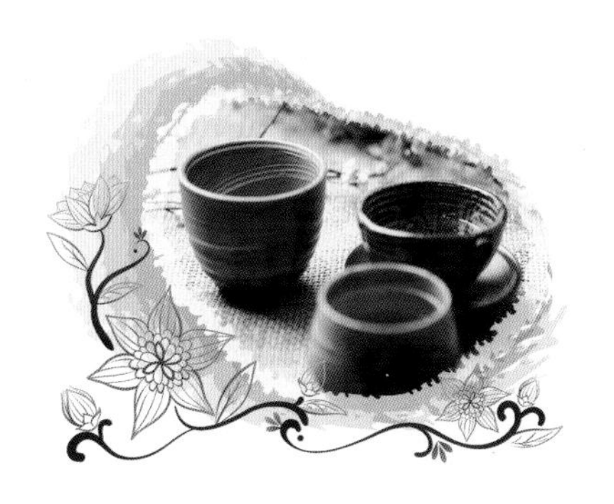

푸른행복

| 책을 펴내며 |

특허자료와 함께 알아보는 약초 · 약재 · 약차 · 꽃차 · 약술의 효능과 제조법

이 책은 32종의 한약과 약용식물의 효능, 그리고 이를 이용하여 만들 수 있는 한방 건강약차와 꽃차, 약술의 제조법에 대해 기술했다. 특히 한약과 약용식물의 기능성 및 효능에 대한 특허자료를 수재하여 한약 특허에 관심이 많은 독자 여러분들께 도움이 되도록 했다.

한방문헌에 기재되어 있는 무병장수 한약 21종, 동의보감이 간직해 온 약이 되는 나무 158종과 풀 266종의 효능, 그리고 약이 되는 물과 흙의 효능에 대해서도 소개하여 한약과 건강식품에 관심 있는 분들의 제품개발과 연구에까지 도움을 드리고자 했다. 3장 '동의보감 무병장수 한약재' 부분에는 한약과 약용식물의 사진도 갈피갈피에 풍부히 실어 독자 여러분들의 이해를 돕고자 했다.

우리는 의식동원(醫食同源)의 원리에 순응하며 오랫동안 식품을 효능이 있는 약으로 신중하게 여겨왔다. 즉 식품은 약리작용을 가진 물질로 구성되어 있으므로 섭생행위가 곧 약으로 치료작용을 할 수 있으며 급만성 질병들을 예방하고 완화시킬 수도 있다고 보는 것이다.

지속적으로 많은 관심을 받으며 건강백세를 위한 솔루션으로 부상하고 있는 '건강 기능식품' 은 인체에 유용한 기능성을 보유한 원료나 성분을 추출하여 제조(가공 포함)한 식품을 일컫는다. '한의약' 은 우리의 선조들로부터 전통적으로 내려오는 한의학을 기초로 한 한방 의료행위와 현대에 들어 과학적으로 접목하고 응용 개발한 한방 의료행위와 한약사(韓藥事)를 총체적으로 말한다. 그리고 '한약' 은 동물과 식물 또는 광물에서 채취한 것을 주로 원형대로 건조 · 절단 또는 정제한 생약으로 정의한다. '천연물' 은 육상 및 해양에 생존하는 동 · 식물 등의

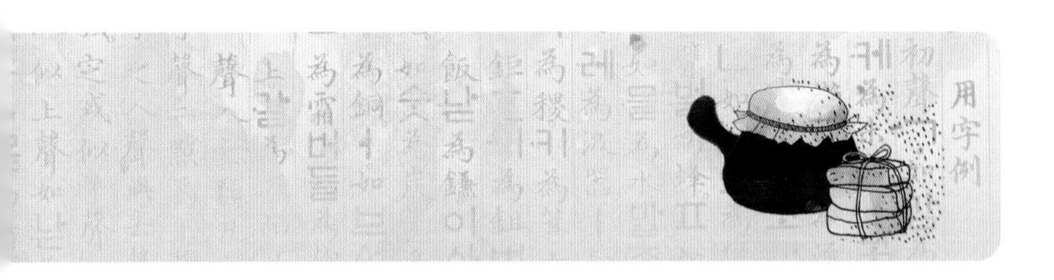

생물과 생물의 세포 또는 조직배양산물 등 생물을 기원으로 하는 산물로 정의한다.

이 같은 식품과 건강 기능식품 그리고 한약은 각 법령에 의해 엄정히 구분하여 정의하고 있지만 서로 간에 융합될 수 있는 교집합도 발견할 수 있다. 함께 만나서 더 큰 시너지를 내는 여러 가지 재료를 이용하여 제품화하는 요즘의 한방 건강약차와 약술들의 가짓수나 물량을 보면 얼마나 많은 애호가들이 늘어나고 있는지 확인할 수 있다.

최근 약용식물을 이용한 기능성 식품의 개발과 브랜드화가 세계적으로 폭증하는 추세를 감안하여 한약학, 한의학, 생약학, 약학, 식품공학, 식품영양학, 자원식물학, 생물학 등 다양한 분야에서 공부하는 학부생과 대학원생을 포함한 과학자는 물론 실무에 종사하는 제조업자들에게도 곁에 두고 가까이할 수 있는 벗과 같은 책이 되었으면 한다.

끝으로 이 책은 '주머니 속 건강백과'라는 부제가 붙은 만큼, 먼저 출간된 큰 판형(4×6배판)인 『동의보감 건강약초 · 약차 · 약술』의 포켓판이다. 기존의 내용에 꽃차 20종의 효능과 제조법을 더하고 본문과 사진을 작은 판형으로 보기 좋게 다시 편집, 디자인하여 독자들과 전문 연구가들이 곁에 두고 수시로 참고할 수 있도록 했다.

2014년 2월

박종철

| 차례 |

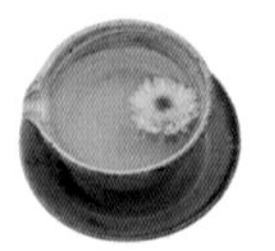

제1장 몸에 좋은 건강 약초 · 약차 · 약술의 효능

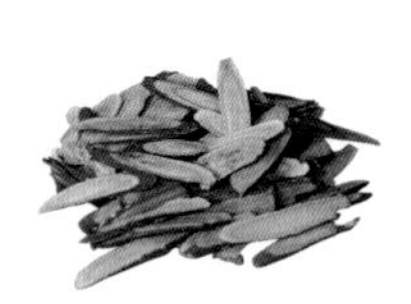

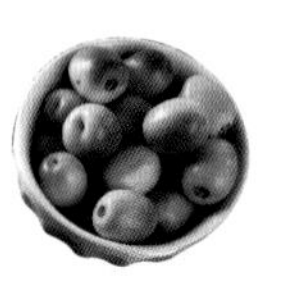

제2장 웰빙 약용식물과 효능

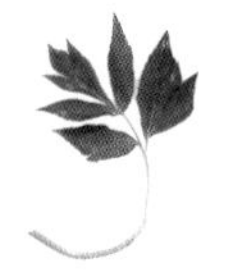

제3장 동의보감 무병장수 한약재

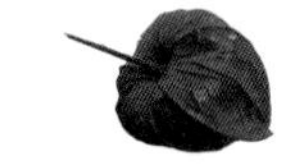

| 부록 |

전통 발효주 담그는 방법

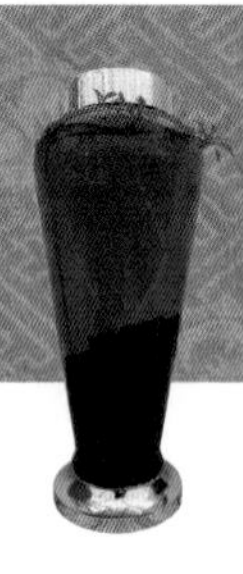

가. 준비할 재료(약주 12~13L, 탁주 27~28L 용량)

쌀 5kg, 물 8L, 개량누룩 100g(재래누룩 500g), 분말효모 4g(1티스푼), 젖산 4.4~4.8mL(또는 구연산 16~20g), 찜통 1개, 광목천 2장, 발효통 1개(18L 이상), 공기차단기 1개, 약주 여과주머니 1장, 2L용 병 또는 작은 항아리 1개

나. 밑술 만들기

01 2L용 병 또는 항아리에 물 600mL, 개량누룩 20g(재래누룩 80g), 효모 4g(약 6mL)을 넣고 30~60분 정도 두었다가 잘 저어서 누룩과 효모가 골고루 용해되게 한다.

02 5mL용 피펫(pipet : 액체나 기체 측용기)이나 용량 표시가 가능한 약스푼으로 젖산 4.4~4.9mL(약 1티스푼)를 담아 위에서 만든 액체에 넣는다. 또는 구연산 16~20g을 넣는다.

03 밥을 꼬들꼬들하게 지어 가득 담은 공기밥 2공기(생쌀 400g)를 발효제를 용해시킨 통에 넣는다. 작은 냄비에 생쌀 400g을 넣어 고두밥을 만들어 사용하는 것이 원칙이나 번거로운 공정을 간단히 하기 위해 밥으로 대신할 수 있다.

04 발효통 입구를 천 또는 한지로 덮은 다음 묶는다. 입구가 좁은 경우에는 이불솜으로 입구를 꽉 막는다.

05 3~5일간 23~28℃를 유지하면서 하루에 두 번씩 흔들어주거나 저어주면서 밑술을 발효시킨다. 완성된 밑술은 냉장고에서 2~5일 정도

보관 가능하나, 가급적 빠른 시일 내에 사용하는 것이 좋다.

다. 고두밥 만들기

01 쌀 4.6kg을 깨끗이 씻어서 2시간 동안 물에 불렸다가 건져낸다.

02 물에 불린 쌀을 바구니에 담아 1시간 동안 물을 뺀다.

03 물기를 뺀 쌀을 광목천에 담아 찜통이나 시루에 넣고 쪄서 고두밥을 만든다.

04 김이 나기 시작할 때부터 40~60분간 찐다.

05 불을 끈 상태에서 20분 정도 뜸을 들인다.

라. 담금

01 물 7.4L와 개량누룩 80g(재래누룩 420g)을 발효통에 넣고, 완성한 밑술을 부은 후 골고루 섞어준다.

02 고두밥을 풀어헤쳐서 23~28℃로 낮춘 다음 발효통에 넣고 골고루 저어준다. 보통 기능성을 강화하기 위하여 약재를 첨가할 때는 이 과정에서 첨가하는데, 미리 정해진 방법으로 전처리[보통 이것은 포제(炮製) 또는 법제(法製)라고 함]하여 잘게(약재의 재질이 단단한 것은 더 잘게, 재질이 성긴 것은 좀 크게) 자른 약재를 고두밥과 함께 섞어서 발효통에 넣는다.

03 발효통 뚜껑을 닫고, 공기 차단기에 소독용 알코올이나 물을 넣어 뚜

껑에 꽂아 담금을 완성한다.

마. 1차 발효

01 발효시키는 동안 온도를 23~28℃로 유지한다. 32℃ 이상으로 온도가 올라가지 않도록 주의한다.

02 술을 담근 후 2~3일간은 시간 간격을 두고 하루에 1~2번 정도 저어준다. 처음에는 술덧이 빽빽하여 젓기가 힘드나 시간이 지날수록 발효가 진행되어 젓기가 쉬워진다. 어느 정도 발효된 후에는 저어주지 않아도 된다.

바. 탁주 만들기

01 담금일로부터 5~7일 후에 술을 잘 저은 다음 술덧 일부분을 떠내서 체를 받치고 손이나 주걱으로 가볍게 문지르면서 술을 걸러낸다. 탁주여과주머니가 있으면 주머니에 술덧을 넣고 주물러서 술을 짜낸다.

02 걸러진 술 양의 1~1.5배의 물을 첨가하여 알코올 도수 5~8%의 탁주를 만든다.

03 비발효성 감미료(아스파탐, 스테비오사이드, 자일리톨 등)를 소량씩 첨가해가면서 단맛이 적당한 탁주를 만든다. 감미료를 넣지 않아도 되지만 좀 더 맛있는 탁주를 만들려면 넣는 것이 좋다.

04 내압용 페트병에 담아 하루 정도 실내에 방치하여 후발효시킨다. 병 속에 탄산이 포화되어 딱딱해지면 냉장고에서 숙성시킨다. 그러면 탄산이 함유된 상쾌한 맛의 탁주가 완성된다. 탁주를 만들지 않는다면 탁주 만들기 과정은 생략한다.

사. 약주를 만들기 위한 2차 발효

01 탁주를 만들고 남은 나머지 술을 담금일로부터 6~12일간 발효시키면 알코올 농도 17% 내외의 원주가 완성된다. 발효기간이 1~2일 앞당겨진 것은 밑술을 사용해서 발효가 빨리 진행되었기 때문이다.

02 공기 차단기로 탄산가스가 더 이상 빠져나오지 않으면 발효가 끝난 것으로 본다. 발효가 끝난 술덧은 위쪽의 맑은 술과 술지게미로 나누어진다.

아. 약주의 여과

01 발효 원주를 약주 여과주머니로 1차 여과한 다음 유리병에 넣는다.

02 이것을 냉장고나 시원한 곳에서 3~7일간 둔다.

03 보관해둔 원주를 흔들리지 않게 꺼낸다. 앙금과 찌꺼기는 아래쪽에 가라앉고, 위쪽은 맑은 약주가 된다.

자. 병에 담기

01 살균소독한 병을 미리 준비한다.

02 사이펀 튜브나 플라스틱 튜브를 이용해 앙금이 흔들리지 않게 조심스럽게 병에 옮겨 담는다. 알코올 도수 17% 내외의 약주가 완성된다.

03 알코올 도수가 낮은 약주를 원할 경우 물을 추가하여 농도를 낮춘다. 알코올 도수 17%짜리 약주가 10L라면 물 4.2L를 섞어주면 12%짜리 약주 14.2L가 된다.

차. 숙성

병에 담은 약주는 그냥 마셔도 좋으나 냉장고에서 10일 정도 숙성시키면 맛과 향이 훨씬 뛰어난 약주가 된다. 저온에서 오랫동안 숙성시키면 맛과 향이 더욱 좋아진다.

전통약주 중에는 백일주가 많은데, 이것은 발효와 숙성기간이 백 일 걸렸다는 뜻으로 대부분 술의 숙성기간에 해당된다. 휘발성 정유 성분이 많은 약재의 경우에는 이 숙성과정에서 약재를 첨가하기도 한다.

약술 담글 때 숙지사항

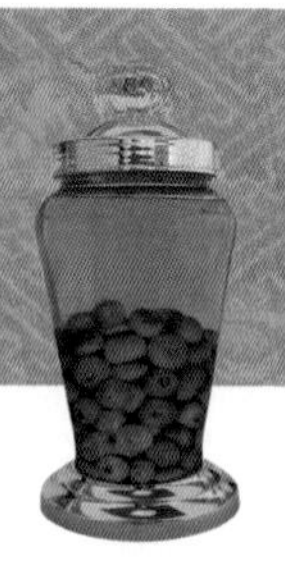

생으로 먹거나 끓여 먹는 것보다 술을 담가 먹으면 약재 또는 과일이 함유하고 있는 성분을 3~4배 정도 더 추출하여 음용할 수 있기 때문에 약술로 담가 마신다.

- 약술을 담글 때 술 원액은 도수가 높을수록 약리성분 추출이 잘 되므로 원액 술은 도수가 높을수록 좋다.
- 하지만 개인의 기호나 체질에 따라 술 원액 도수를 조절하여 담그거나 약술의 양을 조절하여 음용할 수 있으며 또한 약술에 설탕이나 꿀을 가미하여 음용할 수 있다.
- 술을 담근 후 밀봉하여 서늘한 냉암소에 보관하여 두고 90~120일 정도 후 부산물을 건져내고 다시 약술 원액을 서늘하고 그늘진 곳에 120일 정도 숙성 후 음용하는 것이 좋다.
- 약술을 담글 때 생것과 말린 것으로 담그는데, 생것으로 담글 때는 90~120일 정도 숙성시키고, 말린 것으로 담글 때에는 120~150일 정도 숙성시킨 후 약재 및 부산물을 건져내고 다시 120일 정도 숙성 후 음용하는 것이 좋다.
- 과일주를 담글 때는 과일에 수분이 많으므로 도수가 높은 원액을 선택하여야 변질이 되지 않는다. 도수가 낮은 원액으로 담그면 변질될 우려가 있다.

- 약술을 담글 때 과일 중에 과핵(씨앗)이 딱딱한 과일, 예를 들어 매실, 살구, 호두, 자두, 은행 등은 90~100일 이상 술을 담가두면 씨앗에서 유독물질이 추출되므로 반드시 과일을 건져내고 숙성시킨 후 음용하는 것이 좋다. 딱딱한 씨앗을 제거하고 과육으로만 술을 담글 때에는 시간과 관리가 별 의미가 없다.
- 약술은 정량을 음용하는 게 중요하다. 적정량은 1회에 30~40mL, 하루 1~4회 정도 음용하는 것이 좋으며 특히 다른 술과 혼합하여 음용하면 오히려 역효과가 날 수 있으므로 삼가야 한다. 30~40mL는 소주잔 한 잔을 말한다.
- 담금주병은 예를 들어 술 3L에 약재 300g을 합하면 대략 병의 양이 나온다. 작은 병에 담그면 넘칠 수 있으므로 약간 큰 병에 담그는 게 좋다. 약술병은 플라스틱 또는 페트병은 화학 반응을 일으켜 환경호르몬이 추출될 수 있으므로 유리병 또는 사기그릇이 좋다.
- 약술 원액의 도수가 높은 도수 기준이므로 낮은 도수 원액을 담그려면 도수에 따라 담금기간을 가감하여 연장하거나 단축하여 음용하는 것도 가능하다.

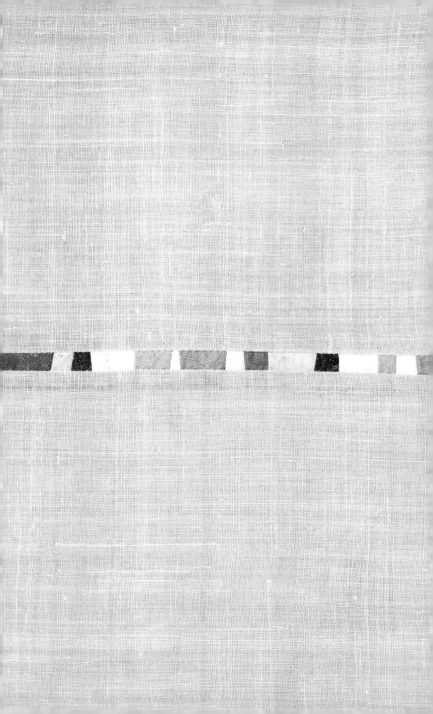

제1장

몸에 좋은 건강 약초·약차·약술의 효능

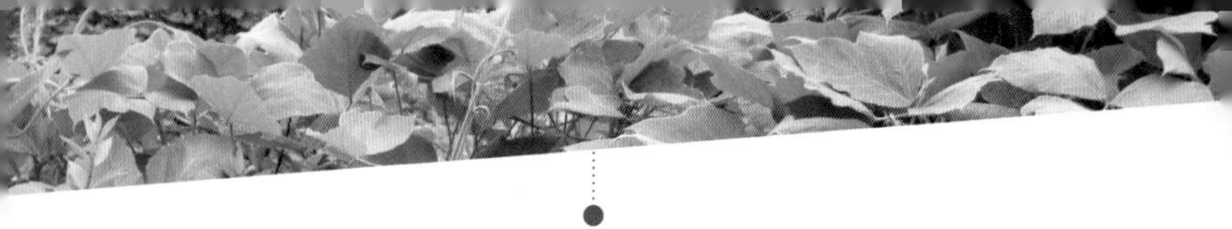

술 해독 효능이 있는

갈근

- 생약명 : 갈근(葛根)
- 라틴생약명 : Puerariae Radix
- **기원 :** 이 약은 칡 *Pueraria lobata* Ohwi(콩과 Leguminosae)의 뿌리로서 그대로 또는 주피를 제거한 것이다.

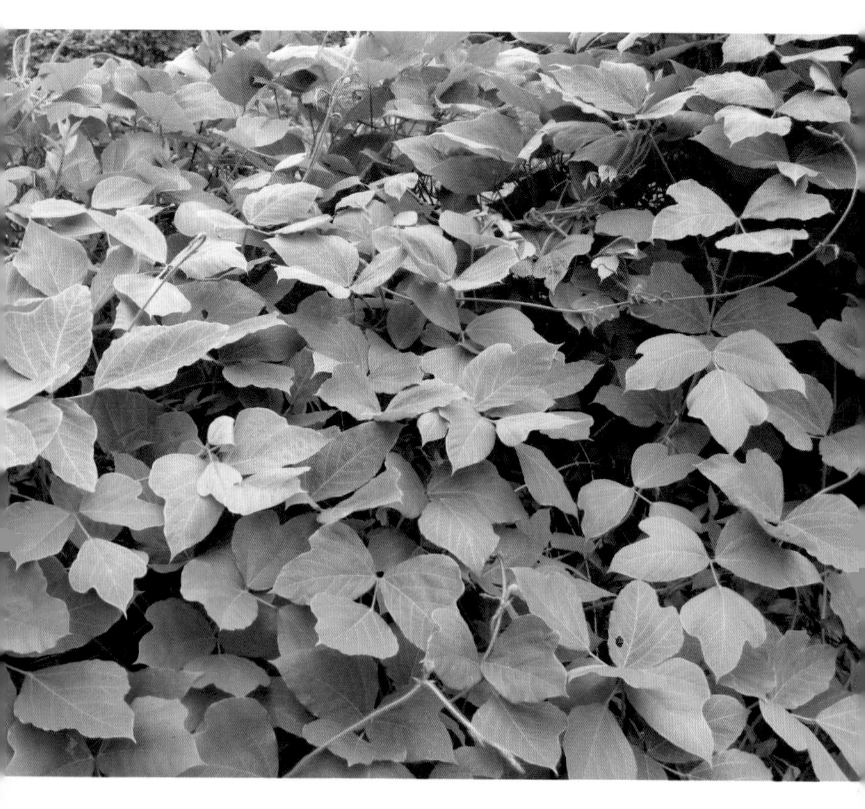

칡 이야기

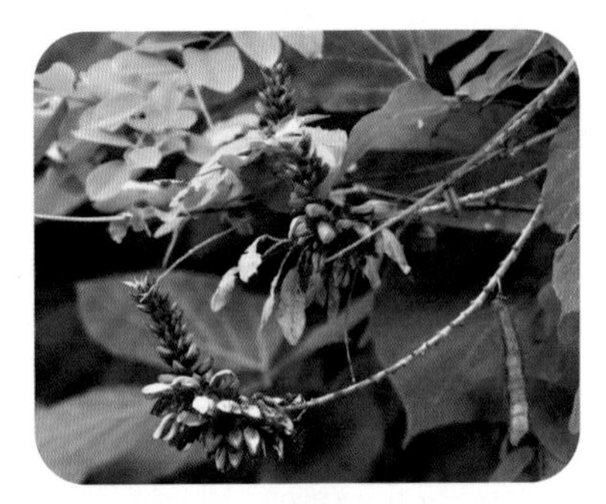
칡꽃

옛날 깊은 산중 마을에 약초를 캐는 한 노인이 살고 있었는데, 어느 날 한 소년이 관병들에게 쫓기는 것을 보았다. 소년은 노인을 발견하고는 다급하게 도움을 요청하였다. "영감님, 살려주십시오! 저는 산 아랫마을에 사는 갈(葛)가 집안의 자식이옵니다. 조정의 간신들이 임금님께 상소를 올려 저희 아버지를 모함하고 저희 식구 모두를 죽이려고 합니다. 저는 외아들로서 가문의 후대가 끊어지므로 아버지께서 도망치게 했습니다."

갈씨 가문은 그 지방 일대 모든 사람들이 다 아는 충신의 집안이었으므로, 노인은 소년을 뒷산의 동굴로 숨겨서 목숨을 구해주었다.

그 후 소년은 노인과 함께 매일 산에 가서 약초를 캤는데, 노인은 주로 한 가지 약초 뿌리를 캐곤 했다. 그것은 열이 나고 입이 마르고 설사에 효과가 있었다. 노인이 세상을 떠난 뒤에도 그가 평소 캤던 약초는 많은 사람들의 병을 고쳤다.

어느 날, 그 약초를 달여 먹고 병이 나은 사람이 소년에게 약초 이름을 물었는데, 그때까지도 그 약초에는 이름이 없었다. 그는 자기 처지를 생각하면서 '갈근(葛根)'이라고 대답했다. 이렇게 해서 칡뿌리에 갈근이라는 이름이 지어졌다고 한다.

칡뿌리(갈근)와 칡꽃(갈화)

칡의 뿌리를 한방에서는 '갈근', 꽃을 '갈화(葛花)'라고 하며, 옛날부터 널리 이용되어온 식품이자 약물이다. 예전에 살림살이가 넉넉하지 못하였을 때에 산에서 칡뿌리를 캐서 칡 전분을 식용으로 이용하

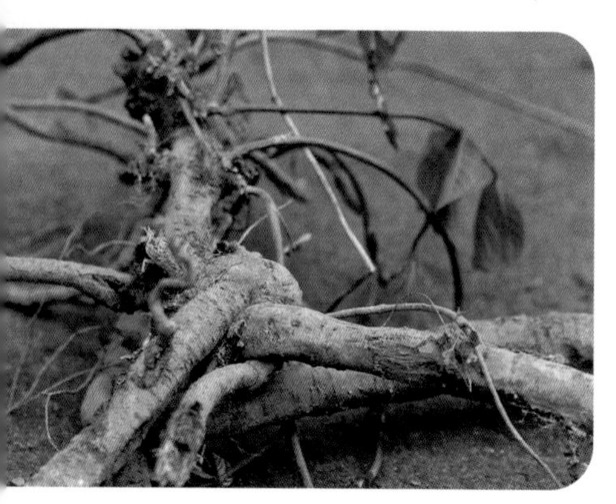
칡뿌리

기도 하였는데, 대표적인 것이 춘천막국수이다. 최근 건강식품이 인기를 얻게 되자 칡차가 곳곳에서 판매되고 있으며, 관광지의 입구나 도로변에도 칡차를 판다는 간판이 붙어 있는 것을 볼 수 있다.

갈근은 한방에서는 맛은 달고 성질은 서늘하며 무독한 성질의 한약이다. 땀을 나게 하고 열을 내리며 갈증을 멈추게 하고 술독을 풀어주는 약으로 알려져 있다. 중국의 가장 오래된 한약약물서적인 『신농본초경』에는 '중품' 에 처음으로 수록되어졌으며, 한방에서 발한, 해열, 진경의 목적으로 여러 처방에서 사용되고 있다.

갈화는 『명의별록』에 '주소주(主消酒)' 라고 처음 수록한 이래, 주독(酒毒)을 없애는 효능으로 현대 여러 본초서에 실려 있으며 임상에서도 음주 과도, 구갈 그리고 간 기능 회복에 널리 활용되고 있는 약물이다.

알코올 해독작용

칡의 뿌리인 갈근이나 꽃인 갈화의 주요 약효 중에서 숙취해소작용이 관심을 끈다. 주상(酒傷, 술을 지나치게 마셔 생긴 병증)의 치료에는 갈화해정탕이 많이 쓰였다. 갈화해정탕은 중국의 『중약대사전』에 의하면 너무 지나친 음주로 구역질이 나고 가래가 치밀어 오르며, 마음이 산란하고 가슴이 답답하며 손발이 떨리고 식욕이 없을 때 사용하는 처방이다.

여기에는 갈화가 가장 많이 들어가며 그 외 줄기를 제거한 청피(靑皮, 귤나무의 덜 익은 열매껍질을 말린 것), 목향, 흰 부분을 제거한 귤피(귤나무의 익은 열매껍질을 말린 것), 노두(뿌리에서 싹이 나오는 꼭지부분)를 제거한 인삼, 검은 껍질을 제거한 저령, 백복령, 노르스름하게 볶은 신국(新穀, 밀가루에 다른 한약재를 섞어서 발효시켜 말린 것), 택사, 건생강, 백출, 육두구인, 사인 등 많은 약재들을 갈아서 골고루 섞는 처방이다. 1회 11.1g을 맹탕으로 끓인 물에 타서 먹는데 약간의 땀만 나게 하면 주병(酒病)이 없어진다고 한다.

갈근도 많은 약리작용 중에서 알코올 중독의 치료, 알코올 해독에 안전하고 효과적인 것으로 밝혀져 있다. 갈근의 이소플라보노이드 성분은 알데하이드 탈수소효소라는 효소를 억제하여 알코올 흡수를 방해하고, 또 다른 이소플라보노이드는 알코올 탈수소효소를 억제함으로써 알코올의 산화물질이면서 알데하이드에 기인하는 숙취현상을 제

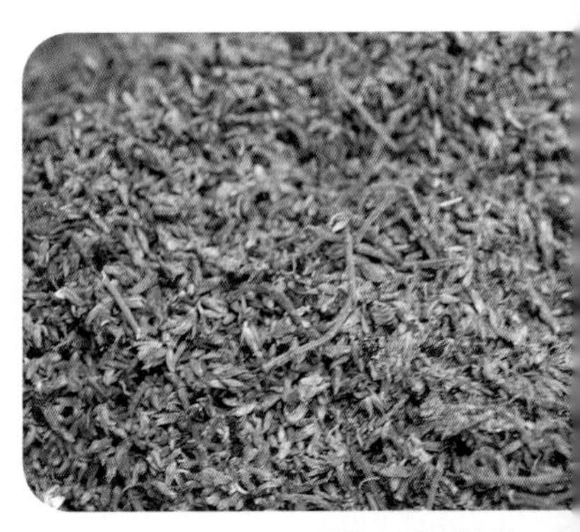

칡꽃(갈화)을 말린 것

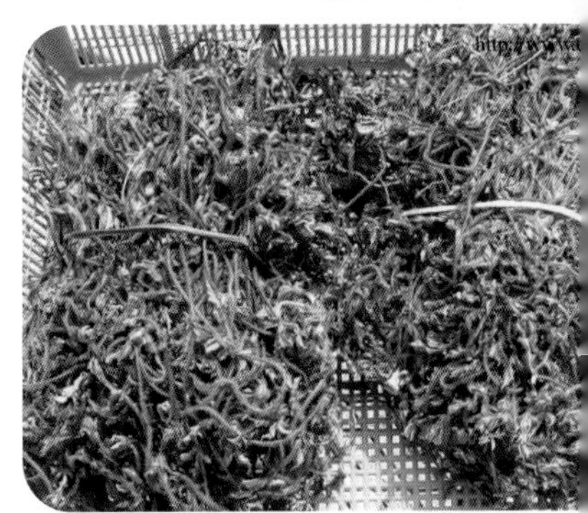

칡 새순을 말린 것

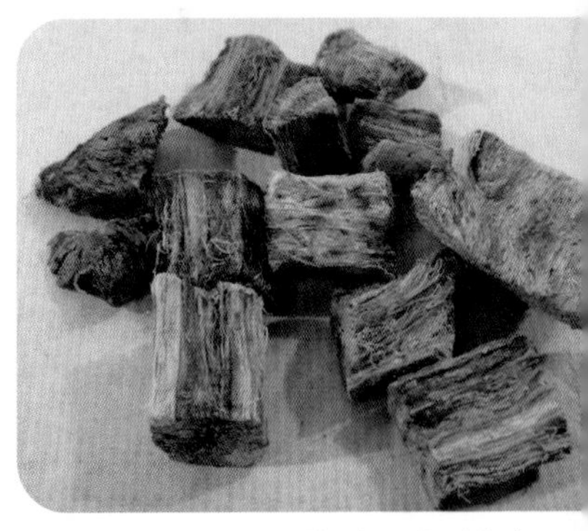

칡뿌리(갈근)를 말린 것

거하는 약리작용이 알려져 있다.

이러한 연구를 바탕으로 이화여자대학교 약대 연구팀은 갈화와 갈근이 에타놀성 간 손상의 예방과 치료에 효과적이라고 발표하였다. 서울대학교 연구팀도 갈화가 숙취해소에 효과가 있음을 입증하였으며 특히 갈화의 투여 적정량으로는 체중 60kg의 성인에 대해 하루 3g이 가장 좋은 효과를 나타내었다고 발표하였다.

갈화와 갈근 복용법

매일 소주를 마실 정도로 술을 좋아하는 사람들은 갈화 40g을 물 360mL에 넣어 달여서 냉장고에 보관하다가 음료수처럼 마셔도 좋다. 『동의보감』에서는 주독(酒毒)을 풀고 주취불성(酒醉不醒)한 데 칡뿌리의 즙을 내어서 복용하거나 달여 마시면 효과가 있다고 한다.

즉 뿌리를 찧어서 물에 여과한 가루를 끓는 물속에 넣으면 아교처럼 되는데 이것을 꿀물에 반죽하여 생강을 조금 넣고 복용하면 주갈(酒渴)이 해소된다.

고혈압으로 목덜미가 뻣뻣할 때, 골다공증에도 효과

그 외 갈근의 흥미 있는 약효로서 중국에서 연구 발표한 것으로, 갈근은 고혈압으로 목덜미가 뻣뻣하고 아픈 환자에게 효능이 있다고 하였다. 갈근을 달여서 매일 10~15g을 2회에 나누어 2~8주간 복용하였다. 52사례를 관찰하였는데 목과 어깨의 강직에 의한 통증이 소실된 경우가 17사례, 통증이 뚜렷하게 경감된 경우가 30사례였다.

또한 고혈압에 의한 두통, 현운, 이명, 손발이 저리는 증상에 대해서도 꽤 개선하는 작용이 있었지만 혈압을 강하시키는 작용은 없었다. 환자의 대부분은 복용을 시작한 첫 주일에 효과가 나타나서 이것이 1~2주간 지속되었는데, 부작용은 전연 관찰되지 않았다고 한다. 갈근이 골다공증의 예방 및 치료제로 상당히 우수한 한약재가 될 수 있다고 보고한 한국한의학연구원의 연구 결과도 관심을 끈다.

갈근의 한방 특성

▶ 한방 효능

- 성미(性味) : 맛은 달고 매우며 성질은 무독하다.
- 귀경(歸經) : 비(脾), 위경(胃經)으로 들어가 작용한다.
- 약효 : 승양해기(升陽解肌), 투진지사(透疹止瀉), 제번지갈(除煩止渴)하는 효능이 있다. 장티푸스·급성 열병으로 머리가 아프고 목덜미가 뻣뻣해진 증상, 열이 나는 것과 동시에 마음이 초조하고 불안하며 목이 말라서 물이 자꾸 먹고 싶은 증상, 설사, 이질, 반진불투(瘢疹不透), 고혈압, 협심증, 이농을 치료한다.
- 약리작용 : 진경작용, 혈당 상승작용, 평활근 이완작용, 관상동맥혈관 확장작용, 혈압 강하작용, 혈소판응집 저해작용

葛根 츩불휘 性平一云冷味甘無毒主風寒頭痛解肌發表出汗開腠理解酒毒止煩渴開胃下食治胷膈熱通小腸療金瘡○生山中處處有之五月五日採根暴乾以入土深者爲佳○一名鹿藿本草○足陽明經行經的藥也通行足陽明之經生津止渴虛渴者非此不能除也凡病酒及渴者得之甚良亦治温瘧消渴湯液

동의보감에 수록된 갈근

▶ 동의보감 효능

성질은 평(平)하고 맛은 달며[甘] 독이 없다. 풍한으로 머리가 아픈 것을 낫게 하며 땀이 나게 하여 표(表)를 풀어주고 땀구멍을 열어주며 술독을 푼다. 번갈을 멈추며 음식 맛을 나게 하고 소화를 잘 되게 하며 가슴에 열을 없애고 소장을 잘 통하게 하며 쇠붙이에 다친 것을 낫게 한다.

- 산에서 자라는데 곳곳에 다 있다. 음력 5월 초에 뿌리를 캐어서 햇볕에 말린다. 땅속으로 깊이 들어간 것이 좋다[본초].
- 일명 녹곽(鹿藿)이라고도 한다[본초].

- 족양명경에 인경하는 약이다. 족양명경에 들어가서 진액이 생기게 하고 갈증을 멎게 한다. 허해서 나는 갈증은 칡뿌리(갈근)가 아니면 멈출 수 없다. 술로 생긴 병이나 갈증이 있는 데 쓰면 아주 좋다. 또한 온학(溫瘧)과 소갈(消渴)도 치료한다[탕액].

Patent 갈근의 기능성 및 효능에 관한 특허자료

▶ 폐경기 여성 건강 예방 및 치료용 칡 추출물 조성물

본 발명은 칡 추출물을 함유하는 폐경기 여성 건강 개선용 조성물에 관한 것으로 이를 이용한 약학적 조성물 및 건강기능식품의 활용이 기대된다.

– 등록번호 : 10-1177508, 출원인 : 고려대학교 산학협력단

▶ 골다공증 예방 및 치료에 효과를 갖는 갈근 추출물

본 발명에 의한 갈근 추출물은 골다공증 치료제 또는 예방제로서 유용하게 사용될 수 있을 뿐만 아니라 건강식품으로도 응용될 수 있다.

– 등록번호 : 10-0348148, 출원인 : 한국한의학연구원

▶ 갈근 추출물을 함유하는 면역증강용 조성물

본 발명은 갈근 추출물을 함유하는 면역 활성 증강을 위한 조성물에 관한 것으로, 세포내 면역 활성 증진 효과 및 면역 증강 효능이 우수하여 면역저하증의 예방, 억제 및 치료에 우수한 면역증강 효능을 갖는 식품, 의약품 및 사료 첨가제로서 유용하다.

– 등록번호 : 10-1059280, 출원인 : 원광대학교 산학협력단

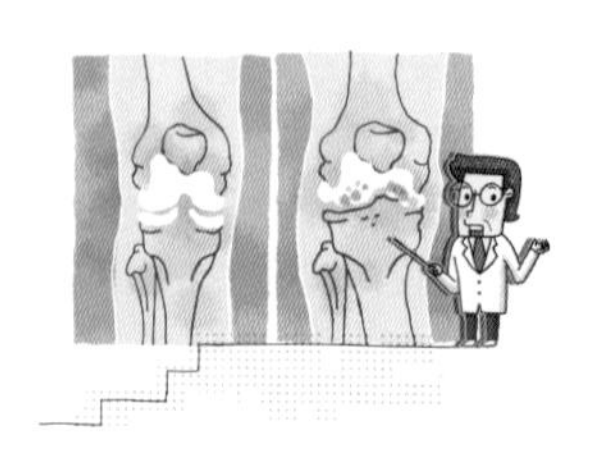

갈근차

| 효능 |

술독을 풀어주는 효능, 에타놀성 간손상에 효과, 골다공증 개선, 고혈압 치료에 효과, 진경작용

1. 물 1L에 칡 30g을 센불에서 30분 정도 끓인다.
2. 약불에서 2시간 정도 우려낸다.
3. 서늘한 날씨에는 기호에 따라 꿀을 넣어 따뜻하게 마시면 갈근탕이라 하여 초기 감기에 아주 효과가 뛰어나다.
4. 더운 날씨에는 냉장보관하여 차게 마신다.

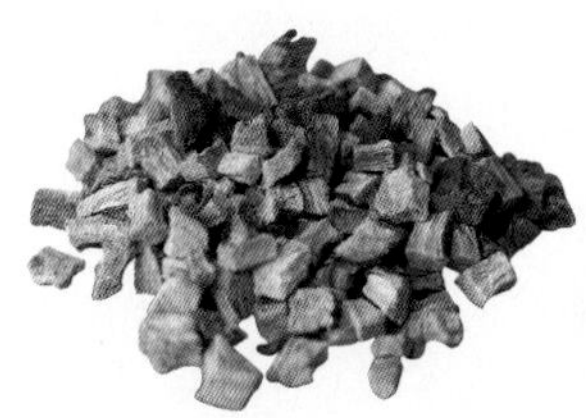

칡뿌리를 잘라 말린 것

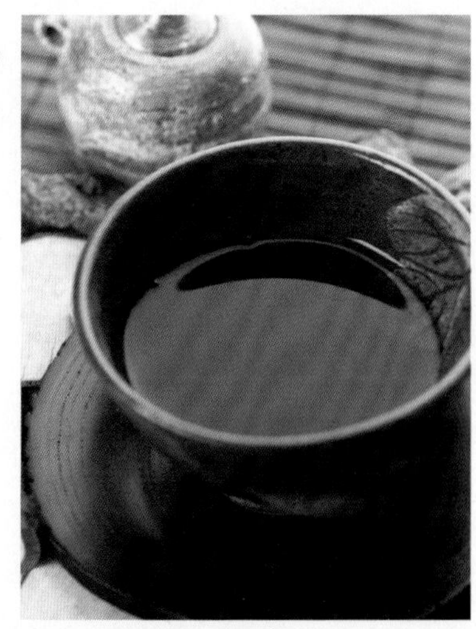

갈근차

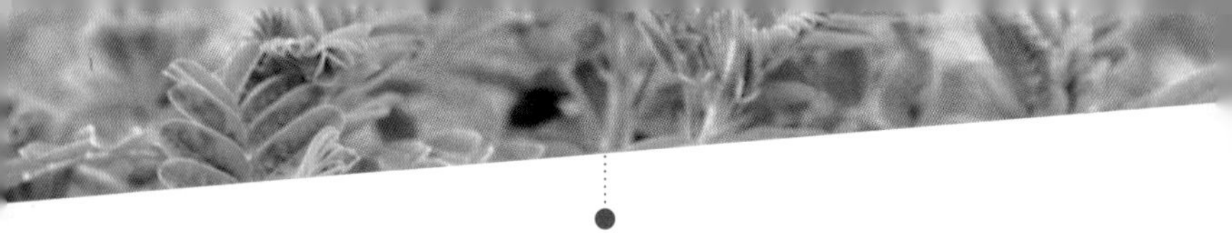

온갖 약의 독을 풀어주고 조화시키는

감초

- **생약명** : 감초(甘草)
- **라틴생약명** : Glycyrrhizae Radix et Rhizoma
- **기원** : 이 약은 감초 *Glycyrrhiza uralensis* Fischer, 광과감초(光果甘草) *Glycyrrhiza glabra* Linné 또는 창과감초(脹果甘草) *Glycyrrhiza inflata* Batal.(콩과 Leguminosae)의 뿌리 및 뿌리줄기로서 그대로 또는 주피를 제거한 것이다.

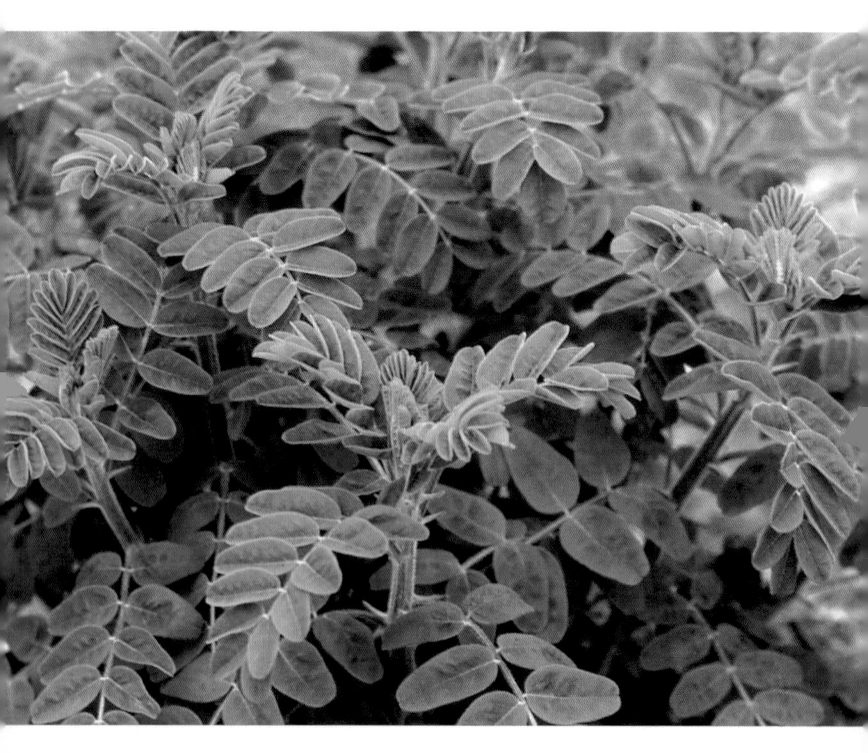

약방의 감초

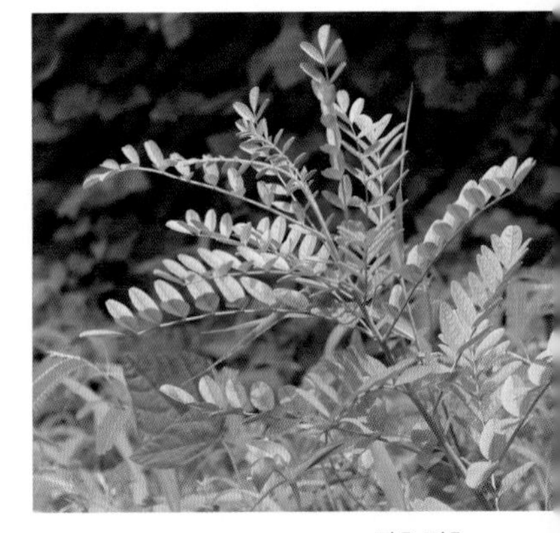

감초 전초

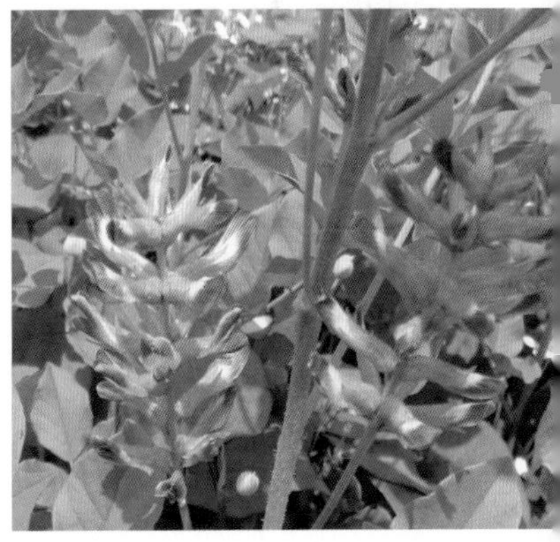

감초 꽃

우리 몸은 언제나 2퍼센트가 부족하다. 건강염려증 환자가 아니더라도 완벽한 건강상태라고 자신할 수 있는 사람은 많지 않다. 건강한 생명을 유지하려면 그만큼 겸손해져야 한다는 뜻이 될 것이다. 건강하기 위해 할 수 있는 일은 각종 미디어와 저서들을 통해 새로운 이론들이 속속 알려지고 있다. 문제는 이론의 홍수 속에 있는 우리의 선택이 아닐까. 한약의 복용도 건강을 지켜나가기 위한 한 방법이라 할 수 있다. 다양한 약재들 중 감초에 대해 알아보고 아는 만큼 더 건강해지자.

한약재 중에서 인삼이나 녹용처럼 거물급은 아니지만 핵심적인 역할을 수행하는 감초는 탕제를 지을 때 안 들어가는 곳이 없을 정도로 두루 쓰이는 한약이다. 한약재마다 감초가 들어가는 까닭은 여러 가지 약재가 조화를 이루도록 하여 약효를 높이는 상승작용을 하기 때문이다. 감초는 원래 시베리아 동부와 중국 동북부지역이 원산지인 콩과의 다년생 풀이다. 뿌리에 약효가 있고 맛이 달아 감초라 부른다. 중국에서는 요리에 쓰는 감미료였으나 우리는 감초에 여러 가지 약효가 있음을 알아내 옛날부터 가정상비약으로 사용해왔다.

감초는 약 가운데 원로인 국로

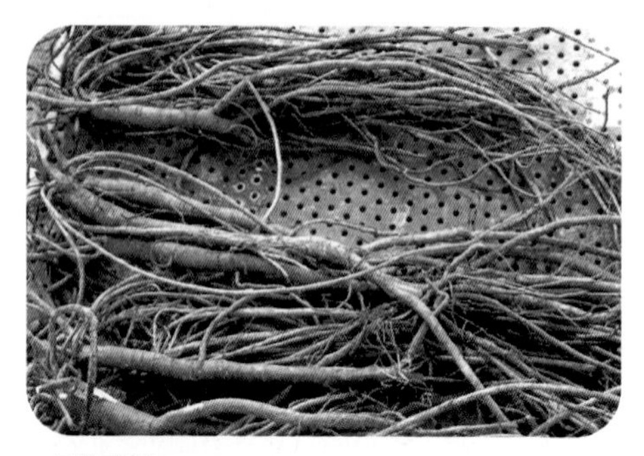
감초 뿌리(건조 전)

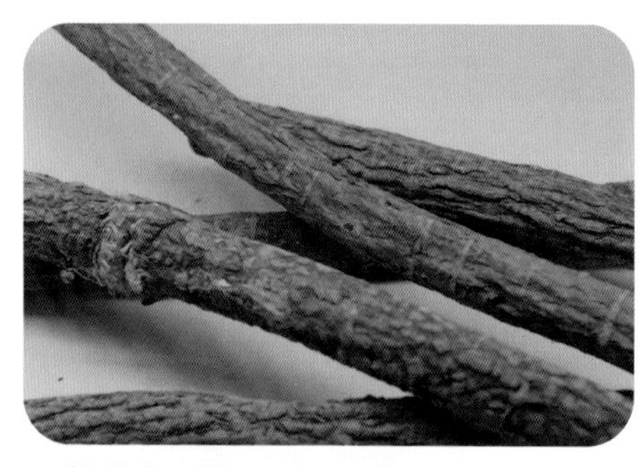
감초 뿌리(건조 후)

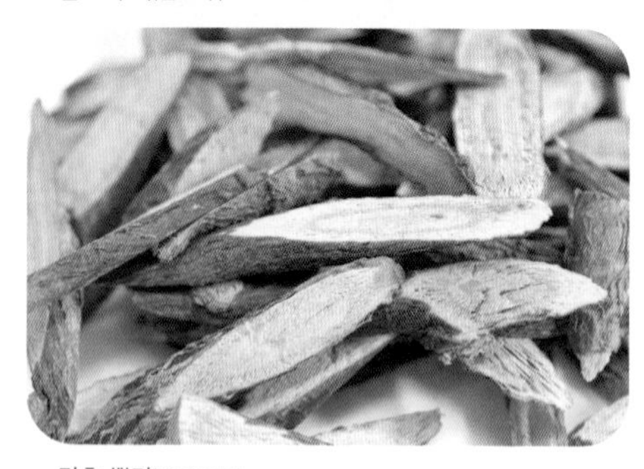
감초 뿌리(절편 건조)

감초는 너무 튀는 약재가 있으면 조금 성질을 죽여주고 미처 효능을 발휘하지 못하는 약재가 있으면 기운을 북돋아준다. 그래서 '국로(國老)'라는 별명도 가지고 있다. 국로는 나라의 원로라는 뜻이므로 감초는 약 가운데 원로라는 뜻이 된다. 개성이 두드러지는 한약재들의 연주를 조율하는 지휘자이다. 『동의보감』에서는 다음과 같이 언급하고 있다. '감초는 온갖 약의 독을 풀어주며, 9가지 흙의 기운을 받아 72가지의 광물성 약재와 1,200가지의 초약 등 모든 약을 조화시키는 효과가 있으므로 국로라고 한다.

그리고 감초는 오장육부의 한열(寒熱)과 사기(邪氣)를 다스리며 눈,

코, 입, 귀와 대소변의 생리를 정상으로 되게 하고, 모든 혈맥을 소통시키며, 근육과 뼈를 튼튼하게 하고 살찌게 한다. 그래서 국로라고 하기도 한다.'

한방에서 감초는 『신농본초경』에 최초로 수록되어 상품으로 분류되었으며, 보기약(補氣藥)으로 보비익기(補脾益氣), 청열해독(淸熱解毒)의 효능이 있다고 알려져 있다.

사스에도 효과

감초의 주성분으로 알려진 '글리시리진' 이 사스 바이러스의 증식을 억제하는 데 괄목할 만한 효능을 발휘했다는 초기단계의 연구 결과가 나와 흥미를 끌었다. 독일 프랑크푸르트 대학 연구팀은 글리시리진이 현재 사스에 표준요법제로 사용되고 있는 약물에 비해 월등한 효능을 나타냈다고 밝혔다. 그렇지만 아직 시험관 수준에서 이루어진 연구이므로 효능과 안전성을 평가하기 위한 후속연구가 뒤따라야 할 것이라고 덧붙였다.

해독작용

감초의 주성분인 '글리시리진' 이 분해한 다른 성분인 '글리실산' 은 부신피질호르몬과 유사한 작용이 있으며, 부신피질호르몬 약물인 코티손과 같은 항염증작용이 있다는 것이 증명되었다. 또한 이 성분은 해독작용이 있음이 알려져 있는데, '글리실산' 에 결합되어 있는 '글루콘산' 에 의해 해독이 일어나는 것으로 해석하기도 한다.

감초는 무엇보다도 생강, 대추와 함께 갖가지 독을 푸는 데 뛰어난 효과가 있다. 식중독이나 갖가지 약물중독, 항암제독을 푸는 데는 감초를 따를 만한 것이 없다. 특별히 한방에서는 자감초(炙甘草)를 택해 쓰는 경우가 많이 있다. 그것은 감초에 물을 묻혔다가 불에 굽는 방법을 쓴 것인데, 감초를 그냥 쓰면 밑으로 내려가게 하는 작용[瀉下]을 하지만, 구운 감초는 반대로 따뜻하게 보해주는 작용[溫補]이 있어 소화기계통에 쓰일 때는 주로 자감초로 처방한다. 열이 있는 사람이나 설사를 시켜야 할 경우가 있을 때에는 감초를 그냥 쓰지만 감초를 보약으로 쓰거나 해독하는 약으로 쓸 때에는 이렇게 구워서 쓰게 되면 좋은 약효를 볼 수 있다.

부작용 조심!

반면에 감초에는 양면성이 있다는 것도 알 필요가 있다. 감초는 한방처방의 약 30~40%에 들어갈 정도로 한약에 가장 많이 쓰이는 약물이지만 무시하지 못할 부작용을 일으킬 수도 있다. 감초가 들어 있는 약물은 저칼륨혈증, 혈압 상승, 부종, 체중 증가 등을 일으킬 수 있는 것으로 확인되고 있다. 감초가 항염증작용과 항알레르기작용이 있다는 사실은 잘 알려져 있는데 이에 대한 약리기전을 충북대학교 의대 연구팀이 밝혀 학회지에 발표했다. 반면에 서울대학교 의대 연구팀은 직업적으로 감초를 취급하는 근로자 중 감초에 의한 직업성 천식 환자가 발견되었다고 내과 학회지에 보고한 경우도 있어 관심을 끈다.
주전자 가득 물을 붓고 감초 10g을 넣고 물이 끓으면 불을 줄여 약한 불로 30~40분 수굿이 끓여 차로 음용할 수 있다. 각각의 기호에 따라 볶은 현미나 검정콩과 함께 달이면 구수한 맛이 더욱 좋다.

감초의 한방 특성

▶ 한방 효능

- 성미(性味) : 맛은 달고 독이 없으며 성질은 평(平)하다.
- 귀경(歸經) : 심(心), 폐(肺), 비(脾), 위경(胃經)으로 들어가 작용한다.
- 약효 : 화중완급(和中緩急), 윤폐(潤肺)하고 해독하며 모든 약을 조화시키는 효능이 있다. 구워 쓰면 비위(脾胃)허약, 식욕부진, 복통에 의한 변당(便溏), 노권(勞倦)에 의한 발열, 폐결핵에 의한 해수, 심계항진, 경간(驚癎)을 치료한다. 생것을 쓰면 목구멍이 붓고 아픈 증세, 소화성 궤양, 옹저창양(癰疽瘡瘍)을 치료하며 약물 중독 및 식중독을 해

독한다.

● 약리작용 : 진경작용, 진해작용

▶ 동의보감 효능

성질은 평(平)하고 맛이 달며[甘] 독이 없다. 온갖 약의 독을 풀어준다. 9가지 흙의 기운을 받아 72가지의 광물성 약재와 1,200가지의 초약(草藥) 등 모든 약을 조화시키는 효과가 있으므로 국로(國老)라고 한다.

- 오장육부에 한열의 사기[寒熱邪氣]가 있는 데 쓰며 구규(九竅, 사람에게 뚫려 있는 눈, 코, 귀, 입, 항문, 성기 등의 구멍)를 통하게 하고 모든 혈맥을 잘 돌게 한다. 또한 힘줄과 뼈를 튼튼하게 하고 살찌게 한다.
- 음력 2월, 8월에 뿌리를 캐어 볕에 말려서 딴딴하고 잘 꺾어지는 것이 좋다. 꺾을 때 가루가 나오기 때문에 분초(粉草)라고 한다[본초].
- 감초는 족삼음경(足三陰經)에 들어가며 구우면 비위를 조화시키고 생으로 쓰면 화(火)를 사(瀉)한다[탕액].

동의보감에 수록된 감초

- 토하거나 속이 그득하거나 술을 즐기는 사람은 오랫동안 먹거나 많이 먹는 것은 좋지 않다[정전].
- 중국으로부터 들여다가 우리나라의 여러 지방에 심었으나 잘 번식되지 않았다. 다만 함경북도에서 나는 것이 가장 좋았다[속방].

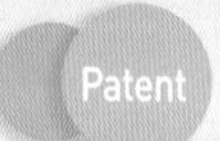

감초의 기능성 및 효능에 관한 특허자료

▶ 신강 감초로부터 유용성분의 추출방법 및 그 추출물의 용도

본 발명은 에탄올을 추출용매로 사용하여 신강 감초로부터 유용성분을 추출함에 있어서, 글리시리진의 양은 줄이고, 리코칼콘 A를 극대로 추출하는 방법에 관한 것으로, 항암, 항염, 항궤양, 항균, 항산화 등의 기능성이 있는 의약품, 화장품, 식품 등의 제품개발에 매우 유용한 발명이다.

— 공개번호 : 10-2012-0107652, 출원인 : ㈜애드바이오텍

▶ 동물의 면역능을 증강시키는 감초 추출물 및 그 제조 방법

본 발명은 동물의 주요 면역세포의 활성을 증강시키고 세포 면역능을 증진시키는 감초 추출물(Glycyrrhiza) 및 그 제조 방법에 관한 것으로, 동물용 면역증강제, 백신보좌제, 보조치료제 등으로 광범위한 활용이 가능하다.

— 공개번호 : 10-2008-0106789, 출원인 : 농림수산식품부 국립수의과학검역원

▶ 감초 추출물 성분인 Isoangustone A를 함유하는 신장섬유증 또는 사구체 경화증 억제용 조성물

본 발명은 당뇨합병증으로 인해 초래되는 신장섬유증 나아가서는 사구체경화증에 억제 활성을 갖는 감초 헥산/에탄올 추출물(licorice hexane/ethanol extract)의 함유성분인 이소앙구스톤 에이(Isoangustone A)를 함유한 조성물에 대한 것이다.

— 공개번호 : 10-2011-0060993, 출원인 : 한림대학교 산학협력단

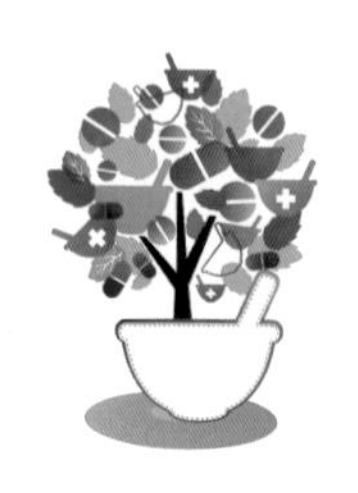

감초차

| 효능 |

보기 효능, 모든 약을 조화시키는 효능, 청열해독, 식중독 해독, 진경, 진해작용

1. 물 1L에 감초 30g을 넣고 센불에서 30분 정도 끓인다.
2. 약불에서 약 2시간 정도 은은하게 우려낸다.
3. 감초 자체만으로도 단맛을 내는 좋은 차가 된다.
4. 단맛이 있으므로 모두가 음용해도 무방하다.
5. 법제감초라 하여 볶은 감초를 사용하면 더 따뜻하고 온화한 맛을 즐길 수 있다.

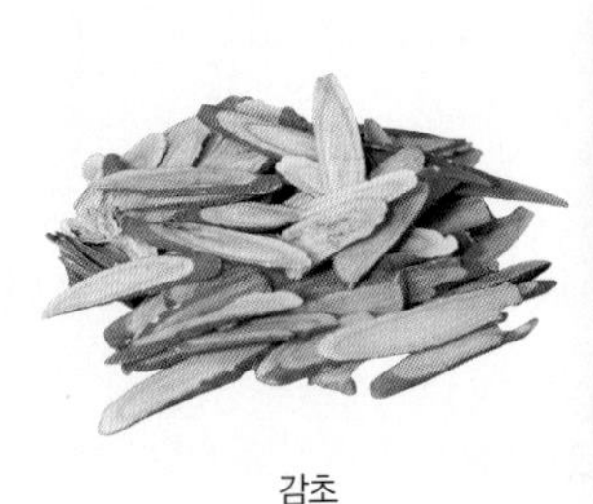

감초

감초차

치매 예방과 이담 효능의

강황과 울금

- **생약명** : 강황(薑黃)
- **라틴생약명** : Curcumae Longae Rhizoma
- **기원** : 이 약은 강황(薑黃) *Curcuma longa* Linné(생강과 Zingiberaceae)의 뿌리줄기로서 속이 익을 때까지 삶거나 쪄서 말린 것이다.

- **생약명** : 울금(鬱金)
- **라틴생약명** : Curcumae Radix
- **기원** : 이 약은 온울금(溫鬱金) *Curcuma wenyujin* Y. H. Chen et C. Ling. 강황(薑黃) *Curcuma longa* Linné, 광서아출(廣西莪朮) *Curcuma kwangsiensis* S. G. Lee et C. F. Liang 또는 봉아출(蓬莪朮) *Curcuma phaeocaulis* Val.(생강과 Zingiberaceae)의 덩이뿌리로서 그대로 또는 주피를 제거하고 쪄서 말린 것이다.

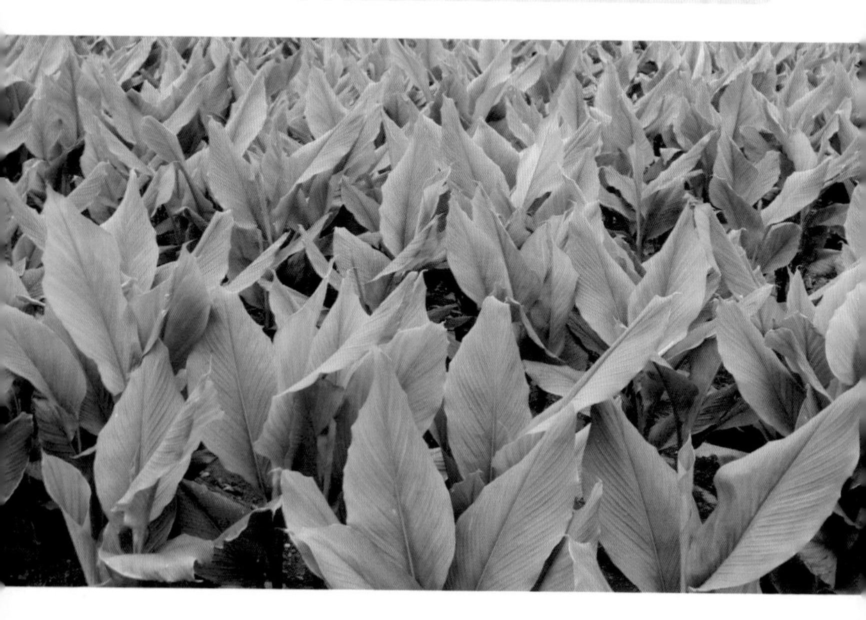

한국과 일본에서 말하는 울금과 강황

한국에서 얘기하는 강황(薑黃)은 식물학명인 *Curcuma longa*(강황)의 뿌리줄기로서 속이 익을 때까지 삶거나 쪄서 말린 것을 말한다.

울금(鬱金)은 식물학명이 *Curcuma wenyujin*인 온울금 그리고 식물학명이 *Curcuma longa*인 강황, *Curcuma kwangsiensis*인 광서아출 또는 *Curcuma phaeocaulis*인 봉아출의 덩이뿌리로서 그대로 또는 주피를 제거하고 쪄서 말린 것을 일컫는다.

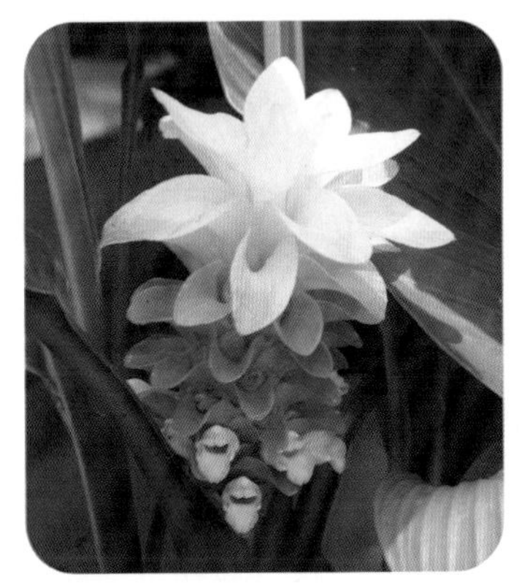

강황 꽃

그렇지만 일본에서 얘기하는 울금은 *Curcuma longa*, 강황은 *Curcuma aromatica*의 뿌리줄기를 가리킨다. 그러므로 *Curcuma longa* 식물은 한국에서는 강황 그리고 일본에서는 울금으로 서로 반대로 얘기하므로 자칫 혼동하기 쉽다.

「대장금」에 나오는 울금

제조상궁 : 지밀상궁도 목욕물에 넣을 약재를 식의에게 받았고?

지밀상궁 : 예, 저희는 이미 받았습니다. 헌데 관상감에서 오늘이 합방일로 좋다는 통보를 받아놓고 있습니다. 그것은 어찌해야 할지요?

내의정 : 그건 안 됩니다. 오늘 밤뿐 아니라 옥체가 좋아지실 때까지는 합방은 삼가시게 하고 온천지에서도 가능한 정사를 잊고 숲속을 미음완보[작은 소리로 읊으며 천천히 거닒]하시도록 하시게.

지밀상궁 : 알겠습니다.

지밀상궁 : 온천물에 부용향과 소목, 울금, 당작설을 담가놓았느냐?

나인 : 예.

지밀상궁 : 허면 물이 지금은 너무 뜨거우니 지키고 있다가 물 온도가 적당해지거든 오너라.

나인 : 예.

중국에서 인기리에 방영된다는 TV드라마 「대장금」에 나오는 대사이다. 중종이 기운이 없고 먹는 음식 양도 급격히 떨어져서 주위에서 온천행을 권하여 궁 밖에서 온천욕을 하는 장면이 방영되었다. 이때 온천물에 여러 가지 한약재를 넣는데, '울금' 도 함께 넣었던 모양이다.

울금과 강황, 아출

울금은 중국과 유럽에서는 옛날부터 알려져 있으며 왕족, 귀족 사이에서 건강유지식품이자 차로서 중요시되어왔다. 약용으로서 효능이 클 뿐 아니라 식용과 염료로도 사용되는 등 그 이용 범위가 매우 넓었다. 한방에서는 『신수본초(新修本草)』란 서적에 최초로 기록되어졌다. 울금의 성질은 약간 차고 독성이 없으며 맛은 쓴맛이 강하고 매운맛이 약하다고 하며, 그동안 사용하여온 한약 중 활혈산어(活血散瘀)하면서 하기(下氣)시키는 약물로서 행기(行氣), 해울(解鬱), 양혈(凉血), 파어(破瘀)의 중요한 한약으로 소개되어 있다.

인체의 치료 부위별로 나누면 강황은 상초[上焦, 심장의 아랫부위], 울금은 중초[中焦, 위(胃) 부근의 부위], 봉출은 하초[下焦, 방광의 윗부위]에 많이 이용한다.

이처럼 울금, 강황, 아출은 혼동되는 약물이지만 학명이 다르므로 상이한 식물들이다. 따라서 각각 구분해서 사용해야 한다.

『동의보감』에는 울금은 '혈적(血積, 얼굴이 누렇게 되면서 게발 같은 무늬가 나타나며 명치와 배 혹은 옆구리에 단단한 종물이 생겨 잘 이동하지 않고 때로 아프며 대변이 굳거나 검은색을 띤다)을 낫게 하며 기를 내리고 피오줌을 낫게 하며 쇠붙이에 다친 것과 혈기로 가슴이 아픈 것을 낫게 한다.' 그리고 강황은 '몸의 겉층과 장부 등이 곪는 병증을 낫게 하며 월경을 잘하게 하고, 다쳐서 어혈이 진 것을 삭게 한다. 배가 몹시 불러오고 두드려보면 속에 빈 소리가 나는 것을 삭아지게 한다.' 라고 기록되어 있다.

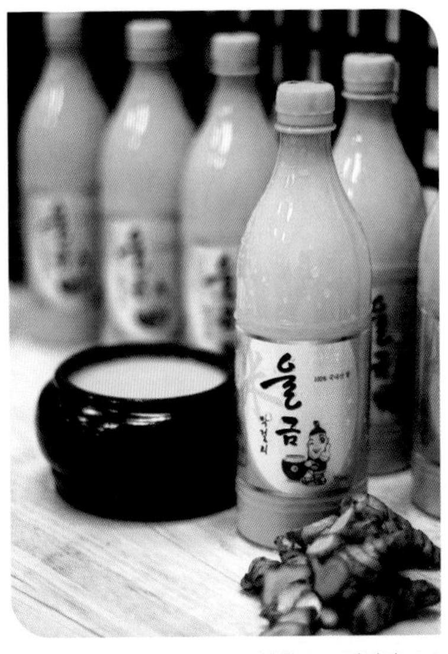

강황(울금) 막걸리[진도]

카레의 노란색은 강황의 성분

카레에는 노란색을 띠는 강황을 배합하여 넣고 있는데 주성분인 커큐민(curcumin)이 간을 보호하는 효과가 있어 인도에서는 강황을 자주 먹는 사람은 간장이 건강하다고 알려져 있다. 그리고 일본에서는 주성분인 커큐민이 간질환과 당뇨 치료, 치매 예방에 효과가 있다는 사실이 알려지면서 이에 관한 연구를 활발하게 진행하고 있다. 카레는 강황 외에도 몇 가지 생약이 들어가고 매운맛과 향미를 내는 재료도 포함되어 만들어진다. 카레가 현재의 형태로 보급된 것은 영국이 인도를 통치하면서 시작되었다고 한다. 즉 인도에 살던 영국인들이 카레 요리를 본국에 전하

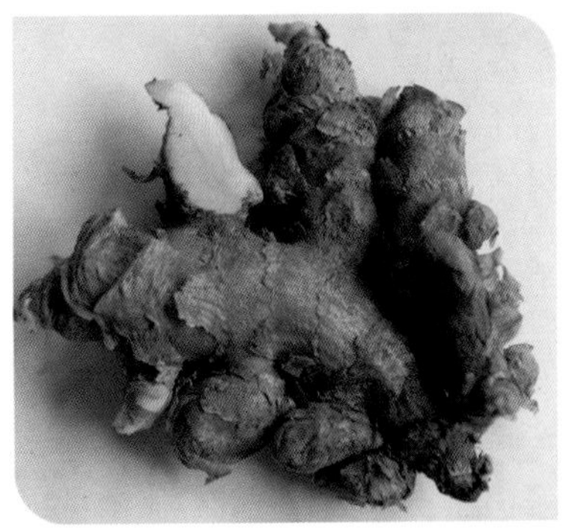
강황 뿌리

는 과정에서 점차 유럽풍의 조리법으로 가공하였으며, 카레분말을 만드는 회사가 생겨나면서 전 유럽으로 퍼졌다. 이것이 1920년경에 일본으로 건너가고 우리나라에는 1940년대에 들어와 1970년대부터 제품화되었다고 한다. 강황이 포함된 카레의 여러 가지 효능이 알려지게 되자 카레도 덩달아 각광받는 건강식품으로서 자리를 얻게 되었다.

일본을 여행하다 보면 일본인들은 정말로 카레요리를 좋아한다는 것을 쉽게 확인할 수 있다. 심지어 음식점에는 우동에 카레를 넣어 만든 카레우동이 있는데 인기품목이다. 우리에게는 먹기가 쉽지 않아 보이는데, 그들은 끈적끈적한 카레 속의 우동면을 아주 맛있게 건져 먹는다. 나라마다 음식문화가 다르다는 것을 피부로 느낀다. 인도여행 중 호텔 뷔페식당에서 맛본 인도카레는 우리와 전혀 다른 향신료 맛을 내고 있었다. 하지만 우리 입맛에 맞는 우리 카레가 제일 좋았다.

항암, 이담작용

카레 특유의 노란색은 강황에서 나오는 천연 색소인 커큐민인데 생강처럼 뿌리를 이용한다. 이 색소 성분이 항암 효과와 치매 예방 효과가 있는 것으로 알려져 카레가 건강식으로 각광을 받기도 한다.

세종대학교 연구팀은 울금을 이용하여 세계에서 처음으로 암 예방기전을 규명하여 화제가 되었다. 울금의 주성분인 커큐민의 혈관신생작용 저해기능을 확인하고 이를 토대로 암 예방작용에 대한 분자수준의 작용기전을 밝혀낸 것이다. 카레에 사용되는 향신료의 주성분인 커큐민이 암 예방에 좋다는 사실은 이미 알려졌지만 이 성분의 암 예방 체계를 규명해낸 것은 세계 최초로서, 국제 유명학술지에 실리기도 했다.

또한 경희대학교 한의대 연구팀도 울금의 혈관신생 억제작용 기전에 대한 유의한 연구 결과를 대한동의병리학회지에 발표하였다. 기체어혈증(氣滯瘀血證)에 응용되는 울금과 같은 한약들이 임상에서 더 많이 활용되어 암 치료 발전에 기여했으면 한다. 이러한 약효의 연구 결과를 듣자면 암을 예방한다는 카레를 많이 먹어야 할 것 같다. 일반적으로 울금과 강황을 혼동하므로 이들 대학에서 실험재료로 사용한 생약은 강황으로 추정된다.

이담 효과란 담즙을 분비하여 지방성질의 음식을 소화시키는 효능을 말한다. 담즙은 담낭에 보관되어 있는데, 보관된 담즙을 분비시켜 소화시키는 배담제와 담즙의 합성을 촉진하여 생성시키는 최담제가 이담제에 속한다. 강황의 주성분인 커큐민은 담즙분비를 촉진하는 작용이 알려져 있으며 이담, 방향성 건위제인 울금도 이 같은 효능으로서 간장염, 담도염, 담석증, 카타르성 황달 등에 사용할 수 있다.

독일학술지에 발표한 자료를 살펴보면 강황의 주성분인 커큐민 유도체도 시판 중인 간 보호 약물인 실리빈보다 우수한 간 보호작용이 있다고 발표되었다. 이와 관련된 이담 효능도 연구되어 있다. 이담 효과란 담즙을 분비하여 지방성질의 음식을 소화시키는 효능을 말한다.

치매에도 효과

카레가 노인성치매 치료에 상당히 효과가 있는 것으로 밝혀졌다. 미국 UCLA대학 연구팀은 카레의 원료로 사용되는 노란색의 강황을 먹인 쥐는 보통 먹이를 먹은 쥐보다 알츠하이머병의 특징적인 증상이 50%밖에 나타나지 않았다고 발표하였다. 즉 강황의 우수한 알츠하이머병 치료 효능을 보고한 것이다. 이 같은 연구 결과는 카레를 많이 먹는 인도 사람들 사이에 알츠하이머병 발병률이 서양인들에 비해 현저히 낮은 이유를 설명해주는 것일 수 있다고 연구팀은 판단하고 있다. 인도의 일부 지역은 65세 이상의 알츠하이머병 발병률이 1%에 불과하다고 한다.

우리나라의 한 제약회사에서는 치매 치료제를 출시했는데 바로 울금을 넣고 기타 다른 생약성분을 포함하여 제제를 완성했다고 한다. 치매 예방 및 치료제 조성물에 관한 국내 특허를 취득하여 특히 노인성

치매 치료에 효과적이라고 하니 사회적 인 면에서도 바람직한 개발이라고 생각된다.

외국에 있는 강황 건강차

몇 년 전 서울에서 개최된 국제식품박람회의 인도네시아 부스에서 노란색 포장을 한 식품차가 눈에 띄었다. 바로 강황 추출물로 만든 건강차인데 물에 타 먹으면 된다. 설탕이 들어 있지 않다고 하는데 마셔보니 편하고 부드럽다. 간에 좋으며 입의 염증에도 효과가 있다는 설명이 이곳을 찾는 방문객들의 많은 관심을 끌었다.

일본의 약국이나 건강식품점에서도 술 마신 후의 건강관리에 좋다는 강황 건강차나 과립제품을 쉽게 볼 수 있다. 이 강황을 일본에서는 울금이라 부른다는 것을 다시 한 번 강조한다.

우리나라의 경우, 전남 진도에서 강황 재배를 많이 하고 있는데 우리도 이러한 기능성 제품을 만들어 보급했으면 하는 생각이 든다.

그 외에도 강황은 황색 색소를 이용하여 여러 가지 염색을 하는 데 이용하기도 한다. 그리고 산성 용액에서는 한층 선명하게 염착되나 알칼리에 의해 적색으로 변하는 성질이 있어, 이를 이용

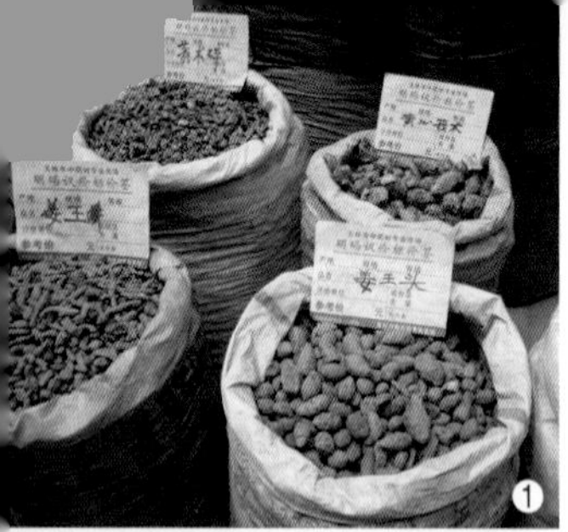

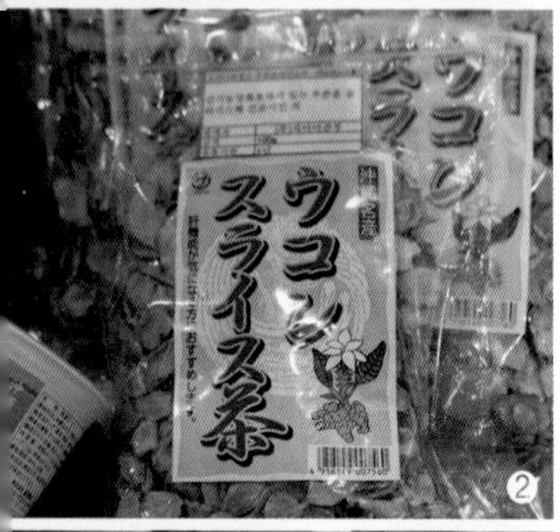

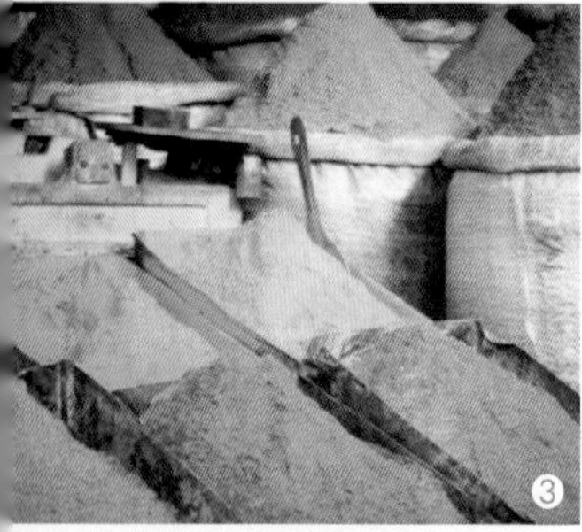

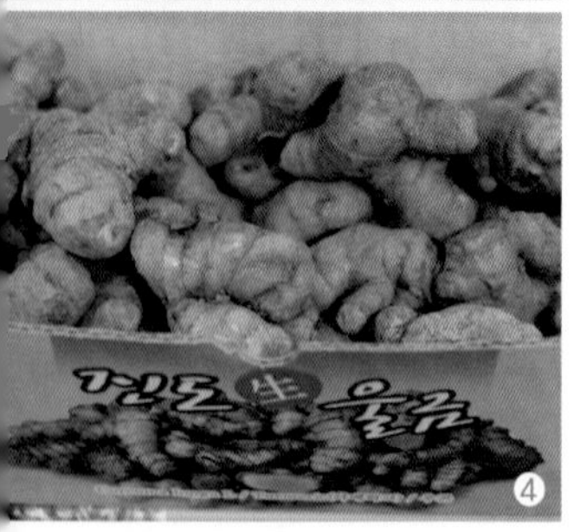

❶ 중국의 강황 / ❷ 일본의 강황
❸ 인도의 강황가루
❹ 우리나라 진도의 강황
* 강황을 일본에서는 울금이라 부른다.

하여 커큐민 페이퍼(curcumin paper)라는 알칼리성 시험지를 만들기도 한다.

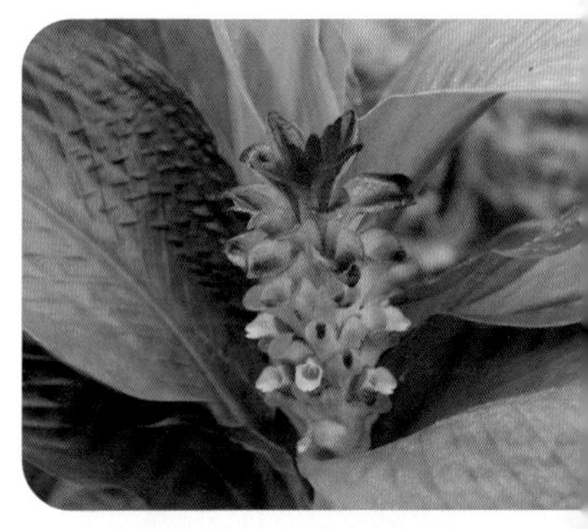

광서아출 *Curcuma kwangsiensis.*
이 식물의 덩이뿌리를 울금이라 한다.

한방 특성

▶ 강황의 한방 효능

- 성미(性味) : 맛은 맵고 쓰며 독이 없고 따뜻하다.
- 귀경(歸經) : 간(肝), 비경(脾經)으로 들어가 작용한다.
- 약효 : 파혈(破血), 행기(行氣), 통경(通經), 지통(止痛)
- 약리작용 : 이담(利膽), 혈압 강하, 항균 및 진통작용

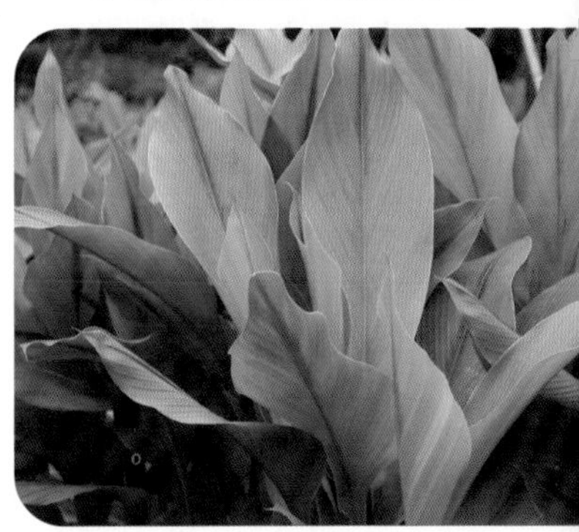

Curcuma zedoaria. 이 식물의 뿌리줄기를 아출이라고 한다.

▶ 강황의 동의보감 효능

성질은 뜨거우며[熱] 맛은 맵고 쓰며[辛苦] 독이 없다. 징가(癥瘕)와 혈괴(血塊) 옹종(癰腫)을 낫게 하며 월경을 원활하게 한다. 다쳐서 어혈이 진 것을 삭게 한다. 냉기를 헤치고 풍을 없애며 기창(氣脹)을 삭아지게 한다.

- 출산 후에 궂은 피가 가슴으로 치미는 것[敗血攻心]을 낫게 하는 데 매우 좋다. 일명 편자강황(片子薑黃)이라고도 하는데 심어서 삼 년 이상 되는 강황은 꽃이 피고 뿌리의 마디가 굳

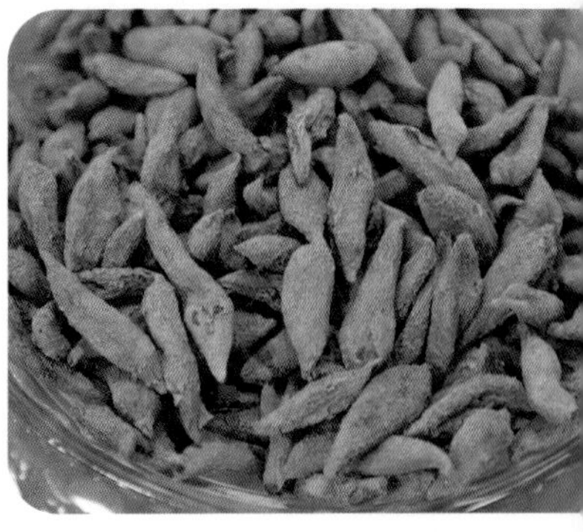

덩이뿌리인 울금

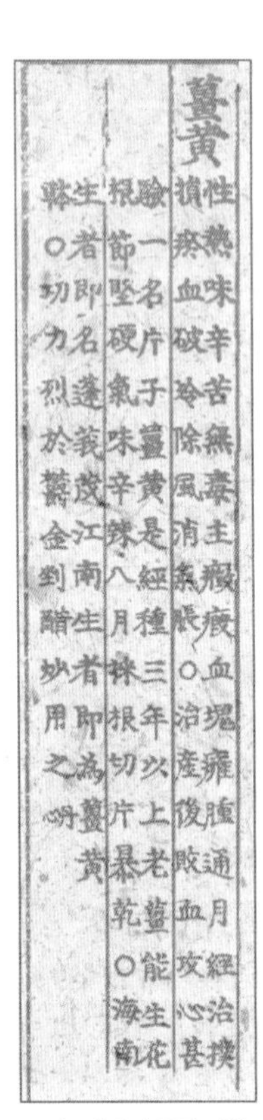

薑黃 性熱味辛苦無毒主癥瘕血塊癰腫通月經治撲損瘀血破冷除風消氣脹○治產後敗血攻心甚驗一名片子薑黃是經種三年以上老薑能生花根節堅硬氣味辛辣八月採根切片暴乾○海南生者即名蓬莪茂江南生者即為薑黃本草○功力烈於鬱金剉醋炒用之丹心

동의보감에 수록된 강황

고 단단하며 냄새와 맛은 몹시 맵다. 음력 8월에 뿌리를 캐 조각이 지게 썰어서 햇볕에 말린다.

- 해남에서 나는 것을 봉아술(蓬莪茂)이라 하고 강남(江南)에서 나는 것을 강황(薑黃)이라 한다[본초].
- 효과가 울금(鬱金)보다 센데 썰어서 식초[醋]에 축여 볶아 쓴다[단심].

▶ 울금의 한방 효능

- 성미(性味) : 맛은 맵고 쓰며 독이 없고 성질은 서늘하다.
- 귀경(歸經) : 심(心), 간(肝), 담경(膽經)으로 들어가 작용한다.
- 약효 : 활혈(活血), 행기(行氣), 통경(通經), 지통(止痛)하는 효능이 있다. 심복비만창통(心腹痞滿脹痛), 신통(腎痛), 징가(癥瘕), 여성의 어혈로 인한 무월경, 산후 어혈이 한 군데 머물러서 생긴 복통, 타박상이나 조그마한 종기를 치료한다.
- 약리작용 : 식욕 증진작용, 건위작용, 이담작용, 심장 촉진작용, 호흡 흥분작용

▶ 울금의 동의보감 효능

성질은 차며[寒] 맛은 맵고 쓰며[辛苦] 독이 없다. 혈적(血積)을 낫게 하며 기를 내리고 혈림과 피오줌을 낫게 하며 쇠붙이에 다친 것과 혈기로 가슴이 아픈 것[心痛]을 낫게 한다.

- 울금은 몹시 향기롭지 않으나 그 기운이 가볍고 날쌔어[揚] 술기운을 높은 데로 올라가게 하고 신(神)을 내려오게 한다. 옛사람들은 몰리고 막혀서 잘 헤쳐지지 않는 데 울금을 썼다. 곳곳에 있는데 모양이 매미배[蟬肚] 같은 것이 좋다. 물에 씻어 약한 불기운에 말려 쓴다[입문].

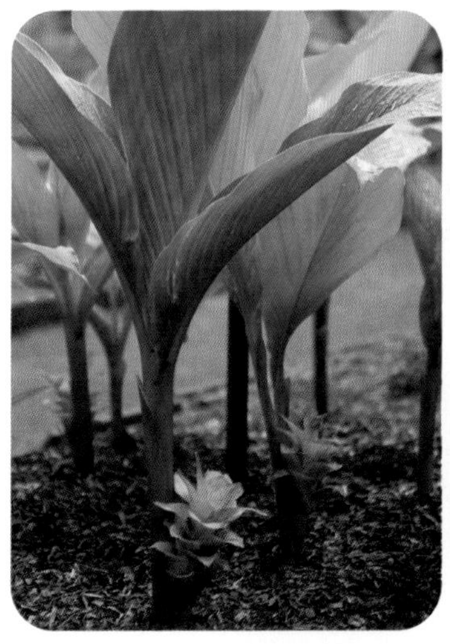
Curcuma aromatica.
일본에서 강황이라고 부른다.

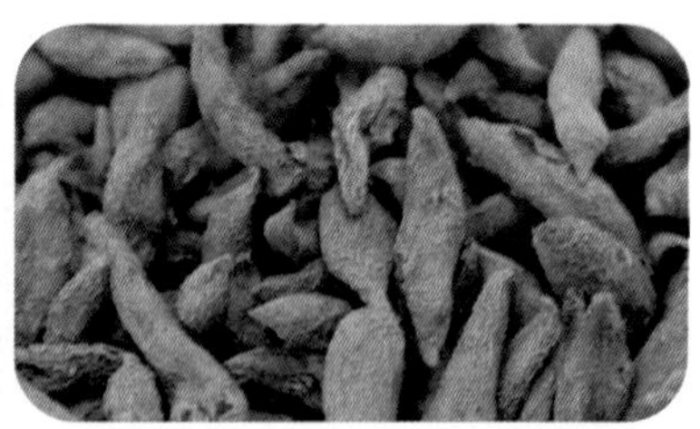
울금 덩이뿌리

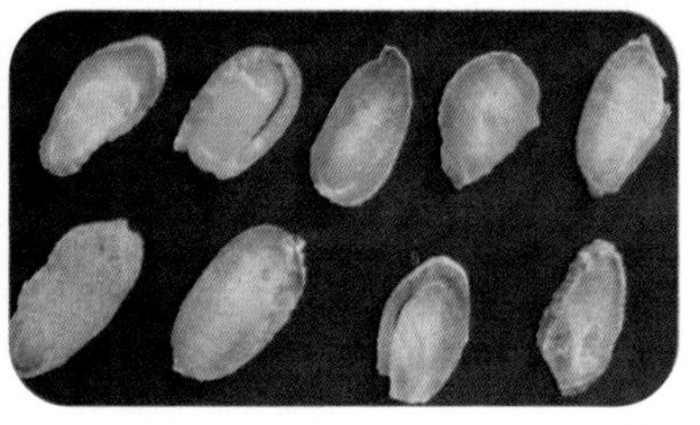
울금

강황의 기능성 및 효능에 관한 특허자료

Patent

▶ 강황 추출물을 함유한 위염, 위궤양 예방 및 치료를 위한 조성물

본 발명은 강황 추출물을 이용하여 히스타민 수용체에 길항적으로 작용하여 위산분비를 감소시켜 히스타민 수용체의 활성과 관련된 위염 및 위궤양 질환의 예방 및 치료에 안전하고 효과적인 의약품 및 건강보조식품을 제공한다.

– 등록번호 : 10-0506426, 출원인 : 주식회사 뉴로넥스

▶ 강황을 포함하는 전립선암 치료용 조성물

본 발명은 강황을 포함하는 전립선암 치료용 조성물에 관한 것이다. 본 발명에 따른 전립선암 치료용 조성물은 전립선암 세포의 성장을 억제하고 세포사멸을 유도하는 효과가 있다.

– 공개번호 : 10-2012-0020643, 출원인 : 주식회사 한국전통의학연구소 외

| 효능 |

간 질환에 효과, 치매 예방, 항암 효과, 이담 효과, 혈압강하 효과

강황차

1. 물 1L에 강황 15g을 넣고 센불에서 30분 정도 끓인다.
2. 중불에서 2시간 정도 더 끓인다.
3. 감초와 대추를 함께 넣어 끓여 마시면 좋은 차가 된다.
4. 기호에 따라 꿀이나 설탕을 가미하여 마신다.

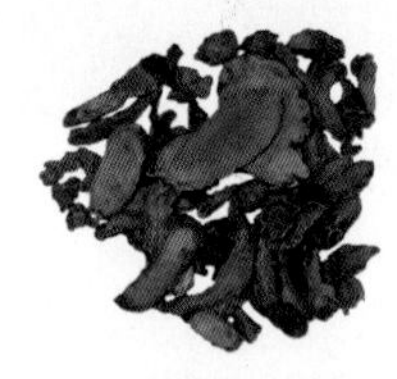
강황 말린 것

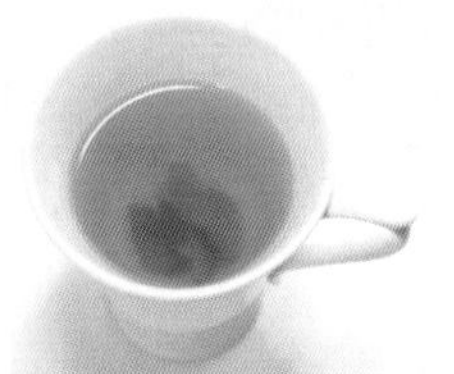
강황차

울금차

1. 물 1L에 울금 20g을 넣고 센불에서 30분 정도 끓인다.
2. 중불에서 2시간 정도 더 끓인다(1L에서 80mL로 줄어들 정도).
3. 약간의 쓴맛이 있으니 감초와 대추를 함께 넣어 끓여 마시면 좋은 차가 된다.
4. 기호에 따라 꿀이나 설탕을 가미하여 마신다.

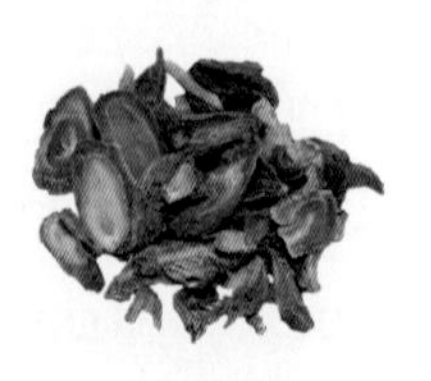
울금 말린 것

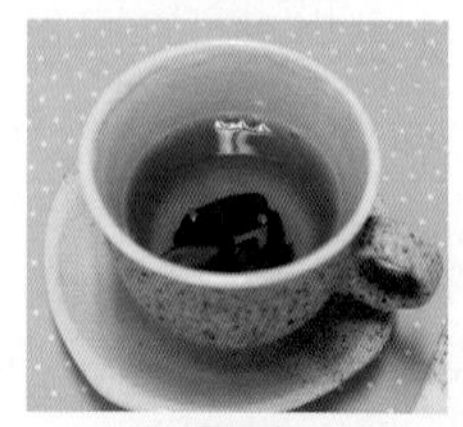
울금차

눈을 보호하는

결명자

- **생약명** : 결명자(決明子)
- **라틴생약명** : Cassiae Semen
- **기원** : 이 약은 결명자 *Cassia tora* Linné 또는 결명(決明) *Cassia obtusifolia* Linné(콩과 Leguminosae)의 잘 익은 씨이다.

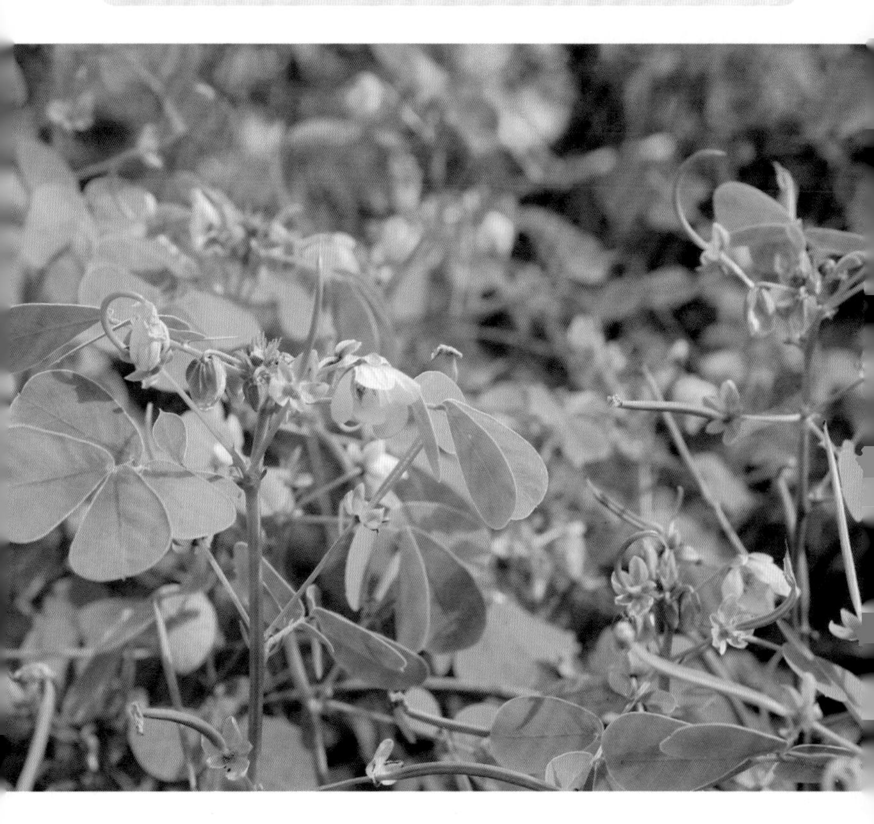

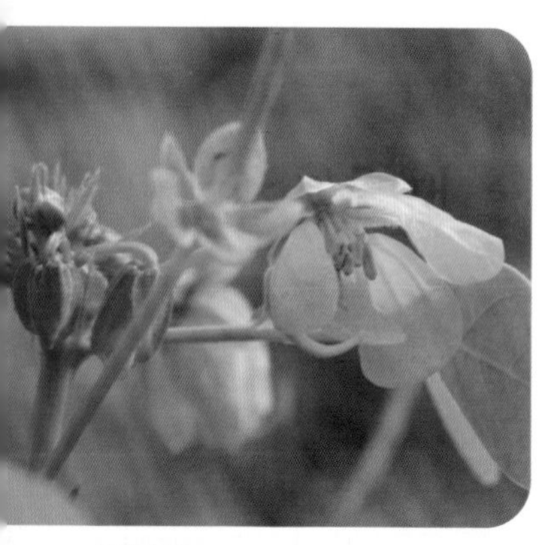

결명자 꽃

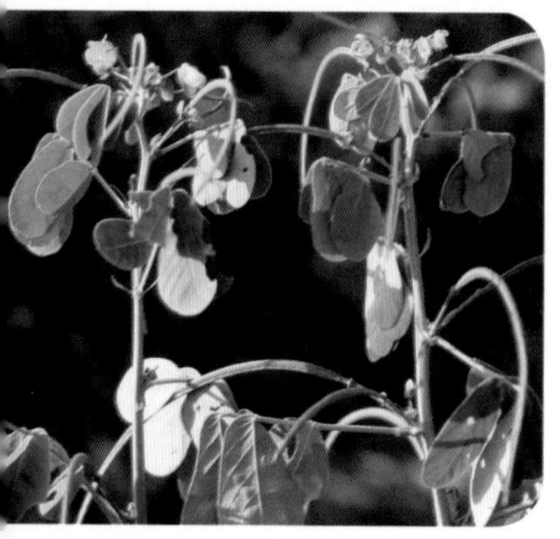

결명자 잎

결명자란?

입시 준비에 여념이 없는 수험생들을 위한 한약인 결명자를 소개한다. 책과 씨름하느라 정신이 없을 수험생들은 눈이 피로하고 여러 가지 스트레스를 많이 받아 심신이 지쳐 있을 것으로 생각된다. 눈에도 효과가 있고 변비와 스트레스에도 효능이 알려져 있는 결명자를 소개하여 매일 밤늦게 책을 대하는 수험생들에게 도움이 되고자 한다.

결명자는 간장과 신장의 기능을 돕는 효과가 있어 예로부터 애용되어온 한약이자 식품이며, 특히 상용하면 눈이 밝아진다고 해서 한방에서는 결명자(決明子)라고 한다. 콩과에 속하는 1년생 초본인 긴강남차의 성숙한 씨앗을 말한다.

눈을 보호하는 결명자

결명자는 『동의보감』에서는 성질이 평(平)하고 맛은 짜고 쓰며 독이 없는 약물로서, 청맹(青盲, 점차 눈이 잘 보이지 않아 나중에는 밝고 어두운 것도 가려 볼 수 없게 되는 병증)과 눈이 충혈되고 아프며 눈물이 흐르는 데 사용하는 약물로 기재되어 있다. 그리고 결명자로 베개를 만들어 베면 머리가 아픈 증상을 없애고 눈을 밝게 한다고도 한다. 중국에서 가장 오래된 한방 약물 서적인 『신농본초경』에도 결명자는 충혈과 눈물이 멎지 않는 것을 치료하고 오랫동안 복용하면 눈을 밝게 한다고 되어 있다.
중국에서 발행된 유명한 한방책인 『중약대사전』의 처방에서도 눈을 치료하고 간을 보양하며 시력을 돋우는 처방으로서, 결명자 1되(약 1.8리터)와 만형자(순비기나무의 익은 열매) 1되(약 1.8리터)를 취하여 부드럽게 갈아서 가루로 만들어서, 식후와 잠자기 전에 1회 7.4g을 따뜻한 물에 개어서 복용하면 좋다고 한다. 이처럼 결명자는 이름에서 암시하듯이 눈에 효과가 있는 약물로 한방에서 알려져 있다. 머리를 많이 쓰는 수험생뿐 아니라 오랫동안 컴퓨터나 텔레비전 시청으로 눈이 피로해지는 현대인들도 이처럼 결명자를 이용한 한약처방이나 결명자차를 만들어 마셔봄이 좋을 듯하다.

피로회복, 변비 개선에도 좋은 결명자

피로 증상이 있을 때는 결명자차와 함께 녹차, 감국차도 효과가 있다고 한의사들은 권하고 있다. 피로 증상을 경험하게 되면 기억력과 집중력 감퇴, 뒷목과 어깨 부분의 당기는 듯한 느낌 등이 나타날 것이다. 이러한 피로를 해소하는 방법으로는 일단 휴식이 필요하다. 한방에서는 머리를 많이 쓰는 수험생이나 사무직 종사자의 경우에 맑은 기운을 머리로 올려주고 과다한 정신노동에 의해 머리에서 나는 열을 식혀주는 상기의 차를 추천하기도 한다. 그 외에 결명자는 이수(利水, 소변이 잘 나오게 하는 것)작용, 고혈압, 간염, 습관성 변비의 치료 효능이 있다.
결명자를 차로 복용할 때는 하루 6~12g 범위 내에서 달여 마신다. 결명자를 타지 않도록 살짝 볶은 후, 끓는 물에 넣고 붉은빛이 날 때까지 달여서 마신다. 만약 볶지 않으면 비린내가 나고 맛과 향도 떨어진다. 한방에서는 약물의 효능을 높이기 위해서도 수치(修治)라고 하는 볶는 방법을 이용하기도 한다. 눈에도 좋고 변비까지 해결해주는 결명자차를 마시면서 피로를 푸는 방법도 괜찮을 것이다.

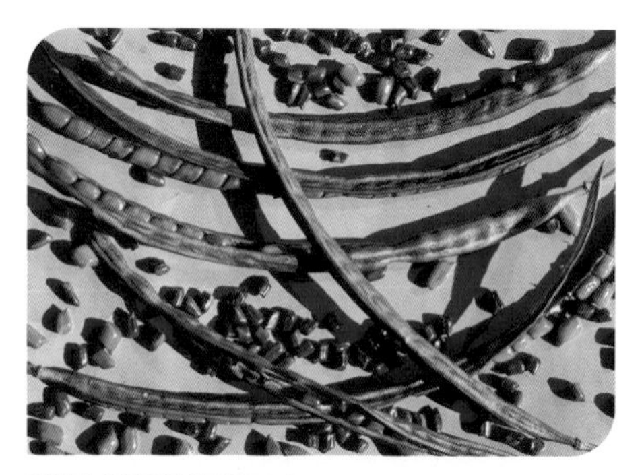

결명자 꼬투리와 종자(결명자)

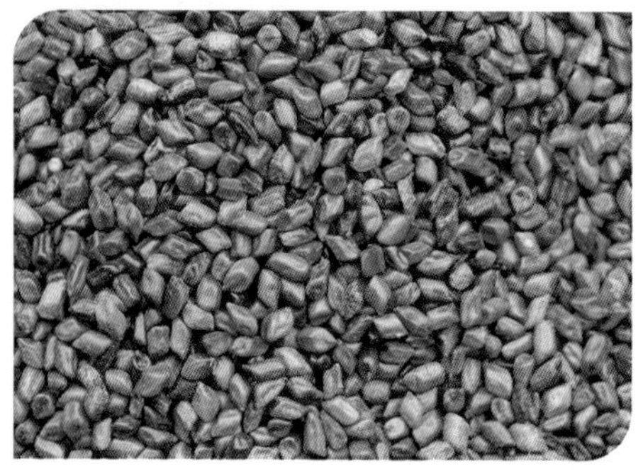

결명자

혈당과 혈압 강하의 약리작용

결명자의 최근 약리작용 연구로는 급성 결막염과 시력감퇴 예방 효과, 혈압 강하 및 콜레스테롤 저하 작용, 혈당 강하작용, 항산화작용, 항균작용과 완하작용이 발표되어 있다. 부경대학교 연구팀은 결명자가 식품의 독성물질인 아질산염을 없애는 효과를, 동신대학교 연구팀은 결명자차가 동물의 암세포 증식을 약하게 억제한다는 작용을 밝혔으며, 덕성여자대학교 연구팀은 결명자가 당뇨병의 식이요법에도 유용하게 이용될 수 있음을 시사하였다.

약효성분

결명자의 약리성분으로는 에모딘(emodin), 크리조파놀(chrysophanol) 같은 안트라퀴논 유도체 성분들이 밝혀져 있으며, 특히 생(生)결명자에는 존재하지 않고 볶음 결명자에만 존재하는 성분으로 이소루브로푸사린 겐티오비오사이드(isorubrofusarin gentiobioside)를 부경대 연구팀이 분리하여 발표하였다.

결명자는 이뇨작용을 도우며 변비에도 효과가 있어 인도에서는 오래

전부터 커피 대신에 음료수로 상용하고 있으며, 일본에서는 결명자의 빛깔이 좋아서 많이 애용한다고 한다. 우리의 『동의보감』에는 결명자 잎도 눈을 밝게 하고 오장을 좋게 하며, 잎은 나물을 해 먹으면 아주 좋다고 하니 결명자를 이용하여 건강을 지켜봄이 어떨지?

결명자의 한방 특성

▶ 한방 효능

- 성미(性味) : 맛은 짜고 쓰며 독이 없고 성질은 약간 차다.
- 귀경(歸經) : 폐(肺), 대장경(大腸經)으로 들어가 작용한다.
- 약효 : 청간(淸肝)하고 눈을 밝게 하며 이수(利水)하고 통변(通便)하는 효능이 있다. 풍열(風熱)로 인한 적안(赤眼), 청맹과니, 야맹증, 고혈압, 간염, 간경변으로 인한 복수, 습관성 변비를 치료한다.
- 약리작용 : 혈압 강하작용, 황색포도상구균 성장 억제작용

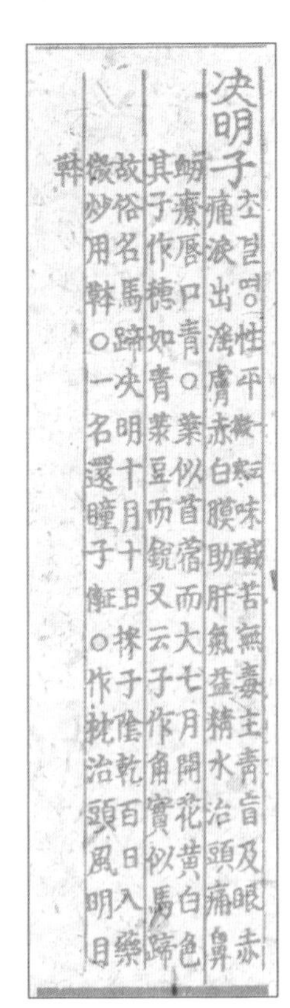
韓
決明子
초결명性平微寒一云味鹹苦無毒主青盲及眼赤
痛淚出淫膚赤白膜助肝氣益精水治頭痛鼻
衄脣口青○葉似苜蓿而大七月開花黃白色
其子作穗如青菉豆而銳又云子作角實似馬蹄
故俗名馬蹄決明十月十日採子陰乾百日入藥
微炒用韓○一名還瞳子俗○作枕治頭風明目

동의보감에 수록된 결명자

▶ 동의보감 효능

성질은 평(平)하며[약간 차다고(微寒) 한다] 맛이 짜고[鹹] 쓰며[苦] 독이 없다. 청맹(青盲)과 눈에 핏발이 서면서 아프고 눈물이 흐르는 증상, 살에 붉고 흰 막이 있는 데 쓴다. 간기를 돕고 정수(精水)를 보태어준다. 머리가 아프고 코피 나는 것을 치료하며 입술이 푸른 것을 낫게 한다.

– 잎은 거여목처럼 크다. 음력 7월에 누렇고 흰빛의 꽃이 핀다. 그 열매는 이삭으로 되어 있다. 푸른 녹두

[靑蘘]와 비슷하면서 뾰족하다. 또는 그 꼬투리는 콩처럼 되어 있고 씨는 말발굽 같으므로 민간에서 마제결명자(馬蹄決明子)라고 한다. 음력 10월 10일에 씨를 받아 백일 동안 그늘에서 말려 약간 닦아서 약으로 쓴다[본초].

- 일명 환동자(還瞳子)라고도 한다[정전].
- 베개를 만들어 베면 두풍증을 없애고 눈을 밝게 한다[본초].

Patent 결명자의 기능성 및 효능에 관한 특허자료

▶ 항비만 효과를 갖는 결명자 추출물 및 그의 제조방법

본 발명은 볶지 않고 말린 결명자로부터 용매 추출한 후 컬럼크로마토그래피를 이용하여 효소활성 저해능이 탁월하여 항비만 효과를 갖는 결명자 추출물 및 그의 제조방법에 관한 것이다.

– 등록번호 : 10-0772058, 출원인 : 김의용, 김갑식

▶ 결명자 또는 초결명에서 분리된 화합물을 유효성분으로 함유하는 인지기능 장애의 예방 및 치료용 조성물

본 발명은 결명자 또는 초결명에서 분리된 화합물들은 스코폴라민에 의해 유도된 기억력 감퇴 동물군의 학습증진 효능을 나타냄으로써, 인지기능 장애의 예방 및 치료를 위한 약학 조성물 및 건강기능식품으로 유용하게 이용될 수 있다.

– 공개번호 : 10-2011-0039762, 출원인 : 경희대학교 산학협력단

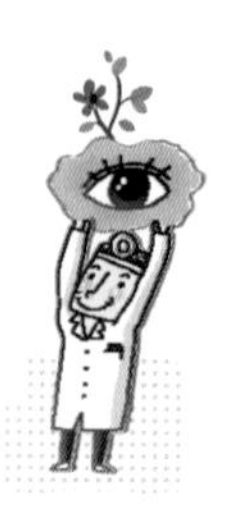

결명자차

| 효능 |

간장과 신장 기능 돕는 효과, 눈 보호 효능, 피로회복, 습관성 변비 치료, 혈당강하, 혈압강하 효능

1. 물 1L에 결명자 15g을 넣고 센불에서 30분 정도 끓인다.
2. 약불에서 30분 정도 더 끓여서 마신다.
3. 건더기는 걸러내고 기호에 따라 꿀이나 설탕을 가미하여 마신다.
4. 이때 결명자는 깨끗이 씻어서 프라이팬이나 냄비에 살짝 볶아서 사용한다.

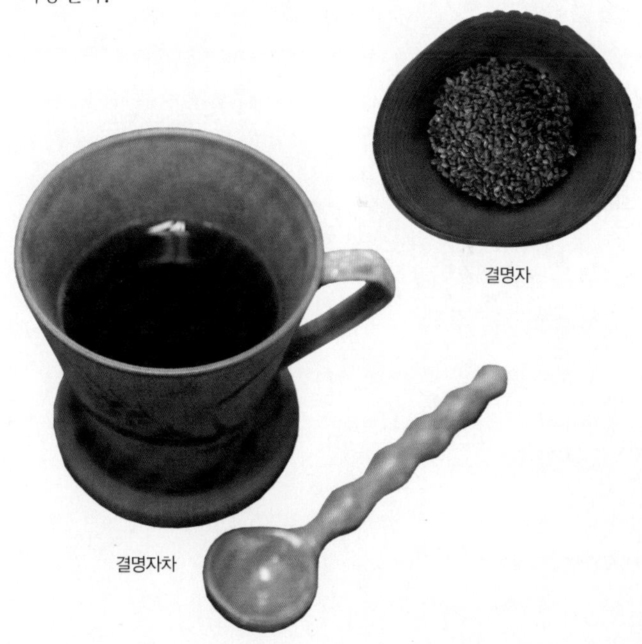

결명자

결명자차

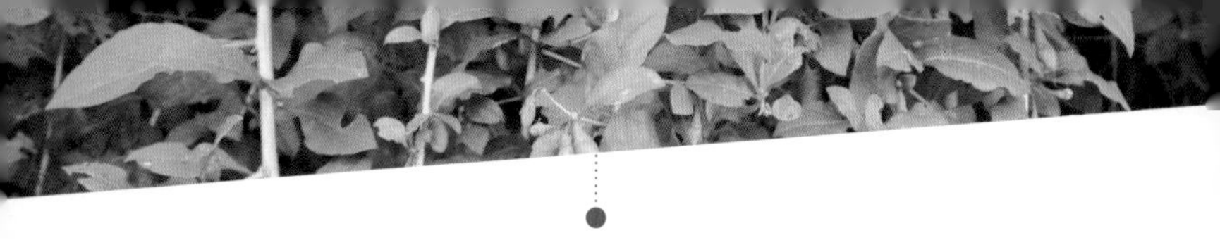

자양강장약

구기자

- **생약명** : 구기자(枸杞子)
- **라틴생약명** : Lycii Fructus
- **기원** : 이 약은 구기자나무 *Lycium chinense* Miller 또는 영하구기(寧夏枸杞) *Lycium barbarum* Linné(가지과 Solanaceae)의 열매이다.

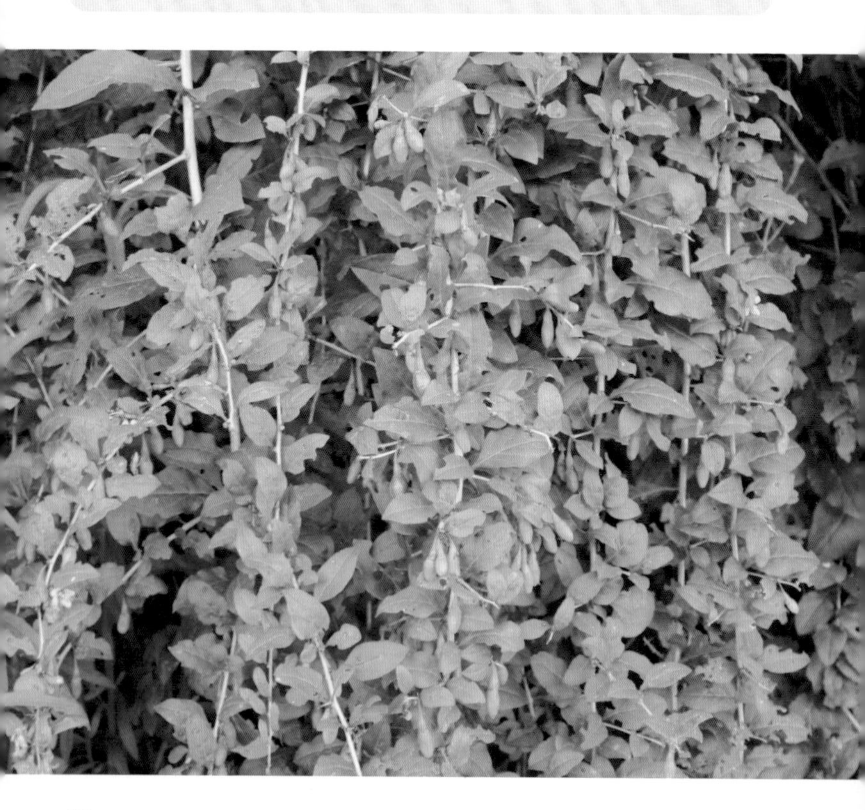

서울 양재동의 aT센터에서 김치엑스포가 개최된 적이 있다. 전시품 중 구기자와 발효식품인 김치의 효능이 어우러진 구기자 김치가 관심을 끌었다. 진도에서 개발된 이 김치는 진도의 논밭 인근에 많이 심어져 있는 구기자를 활용하기 위해 연구되었으며 젓갈을 사용하지 않는데도 맛이 뛰어나고 인공감미료를 전혀 사용하지 않아 건강에도 좋은 데다 구기자의 붉은색이 배어 김치 색깔도 곱다고 한다.

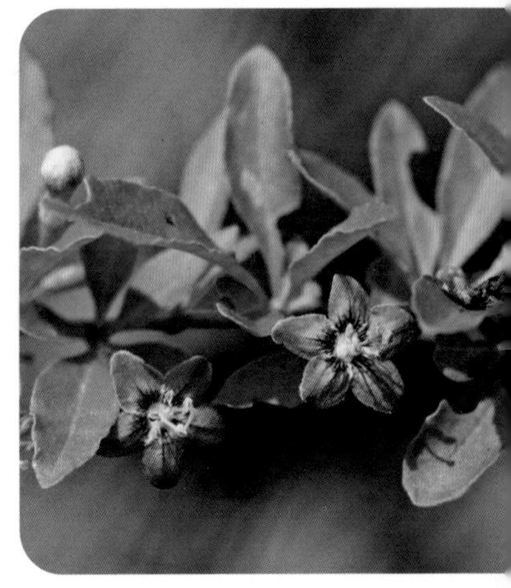

구기자 꽃

구기자란 무엇인가?

구기자는 구기자나무의 열매를 가리키며, 뿌리껍질은 지골피라 하여 한방 처방에 배합하여 사용하고 있다. 잎도 구기엽이라 하여 민간약 또는 식용으로 사용하고 있다. 여름에 자색 꽃이 피고 열매는 가을에 붉게 익는다.

조그만 고추처럼 생긴 빨간 열매인 구기자는 한방에서 약용으로 사용하며 건강증진 목적으로 차로도 다량 음용되고 있다. 구기자는 오래 먹으면 뼈가 튼튼해지고 몸이 가벼워지며 흰머리가 검어질 뿐만 아니라 백 살 이상 장수하게 되고 눈이 밝아지고 추위와 더위를 타지 않게 된다는 여러 가지 효능으로 많은 사람들이 관심을 가지는 약용식물이다.

구기자 이야기

옛날 노나라의 한 높은 관리가 조정의 명령을 받고 각지의 민정을 두

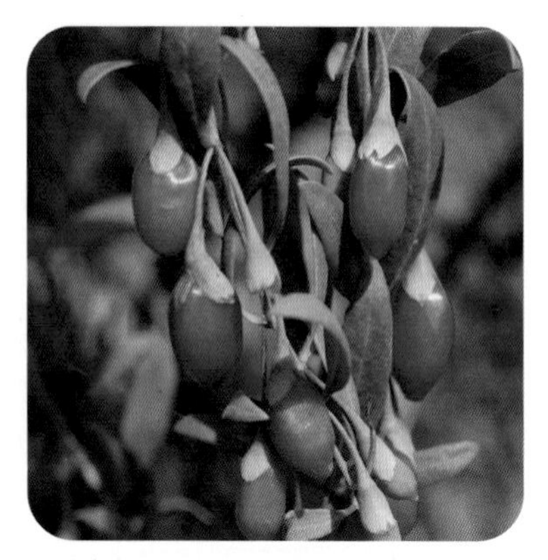
구기자 열매

루 살피고 나서 조정으로 돌아오는 길에 지금의 산동성 청도시 부근에 도착하였다. 얼굴색이 불그스름한 15~16세쯤 되어 보이는 소녀가 손에 회초리를 들고 노인을 좇아다니고 있었다. 노인은 머리카락이 희고 수염은 한 자나 되어 90세 이상은 되어 보였다.

이 광경을 본 관리는 화가 나서 말에서 내려 그 소녀 앞으로 다가갔다. "너는 삼강오륜도 모르느냐? 아무리 잘못을 하였기로 노인을 어째서 때린단 말이냐?" 이에 소녀가 대답하길 "이 녀석은 나의 손자인데, 나는 집에 있는 구기자를 평생 먹다보니 이렇게 젊어졌는데, 손자 녀석이 말을 듣지 않고 안 먹고 방탕하게 지내다가 저렇게 늙어버려 야단을 치고 있는 것입니다."라고 하였다. 소녀의 나이는 372세라고 했다. 그 말을 듣고 관리도 실천했더니 젊은 사람과 같이 기력이 좋아졌다고 한다.

대표적인 간장 보호 효능

대표적인 보간(補肝)약물이라고 할 수 있는 구기자는 자양 강장약으로 간장을 보호하고 허로, 무력감, 소갈 등에 사용한다. 즉 한방에서는 몹시 피로하고 숨쉬기도 힘든 것을 치료하며 힘줄과 뼈를 튼튼하게 하고 양기를 세게 하는 데 이용하는 약물이다. 그리고 흰머리를 검게 하며 눈을 밝게 하고 정신을 안정시키며 오래 살 수 있게 하는 효능이 있다고 알려져 있다. 그리고 허리와 무릎이 쑤시고 눈이 침침하고 눈물이 많이 흘러나오는 증상, 폐결핵으로 인한 잦은 기침, 어지럼증, 소갈증, 유정도 치료하는 등 다양한 약효가 있다.

면역 증강 작용

이와 같은 효능에 대해 대학에서 연구한 구기자의 약리작용에 대해 알아본다. 경희대학교 한의대에서는 구기자가 생쥐의 세포성 및 체액성 면역반응에 효과가 있음을 발표했으며, 일본 학자는 구기자가 간(肝) 기능 장애에 대한 보호 효과가 있음을 밝힌 바 있다. 서울대학교 연구팀은 구기자는 아라키돈산으로 유발시킨 혈전 형성에 강한 억제 효과를, 또 다른 서울대학교 연구팀은 구기자가 당뇨병 치료 효과가 있음을 발표하기도 했다. 또한 청양 구기자시험장에서는 구기자가 피부미용 효능인 미백작용, 자외선 흡수작용 및 수렴작용에 대해 좋은 결과를 얻었다고 하였다. 이처럼 구기자에는 다양한 약리작용이 있음이 밝혀졌다.

구기자를 이용한 중국에서의 처방을 살펴보면 다음과 같다. 즉 눈이 침침하여 잘 보이지 않거나 또는 안구가 건조하고 아플 때에는 숙지황, 산수유, 복령, 산약, 택사, 구기자, 국화를 정제한 꿀에 반죽하여 환을 만들어 복용한다. 그리고 쇠약해진 것을 보충하고 근육을 튼튼히 하며 안색을 좋게 하고 몸을 건강하게 하는 처방으로는 구기자 2되(1되:약

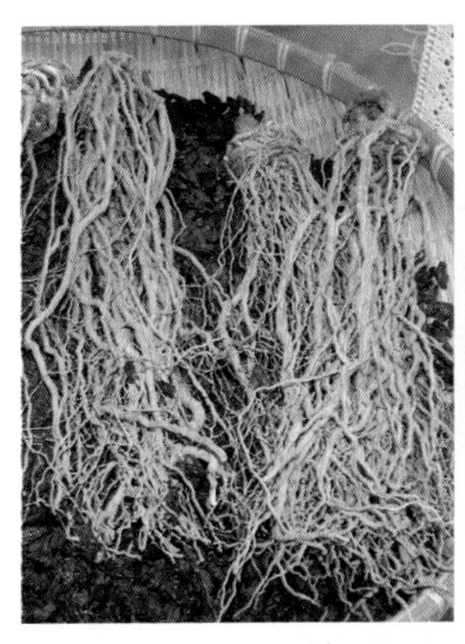
구기자 뿌리(지골피)

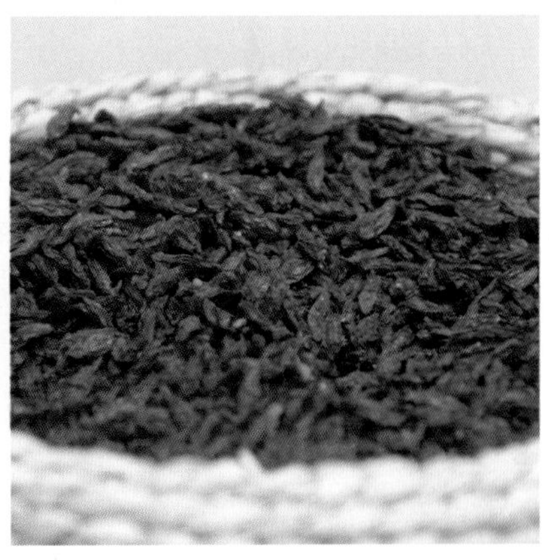
구기자 열매 말린 것

1.8L)를 청주 2되에 담갔다가 두드려 깨뜨린 다음 다시 더 술을 넣고 7일간 담가두었다가 걸러내 찌꺼기를 제거하고 아무 때나 마신다.

구기자의 성분

구기자는 과당과 소량의 단백질, 지방, 섬유소 성분을 포함하고 있으며, 무기질과 비타민도 골고루 함유되어 있는데 비타민 A 함량은 매우 높은 수준으로 알려져 있다. 구기자에는 아미노산의 일종인 베타인 성분이 약 0.1% 함유되어 있는데, 간장과 위장의 기능 촉진, 동맥경화와 고혈압 예방 등에 효과가 있다.

구기자 뿌리인 지골피의 효능

뿌리인 지골피도 피로쇠약으로 인한 도한, 폐열로 인한 해소, 토혈, 비출혈, 고혈압을 치료한다. 대전대학교 한의대연구팀이 지골피는 사염화탄소로 유발시킨 흰쥐의 간 손상에 대해 유의한 간 보호작용이 인정된다고 발표하기도 했다.

한약이지만 건강식품으로서 구기자는 물을 부어 빨갛고 고운 색이 우러날 때까지 끓여서 꿀을 섞어 차로 마시면 위에서 언급한 여러 효능에 좋다. 구기자로 만든 술은 매일 한두 잔씩 마시면 혈색이 좋아지고 기력이 솟는다는 경험담도 많다. 그 외 구기자 잎도 살짝 데쳐서 나물로 무치거나 볶아 먹을 수 있고 생잎은 녹즙을 만들어 먹기도 한다. 충청남도 청양군과 전라남도 진도군이 주생산지이며 우리나라에서 매년 그 생산량이 증가한다는 구기자는 한약으로서뿐 아니라 더욱 다양한 제품의 건강식품으로도 개발하여 일반인의 건강증진에 이바지하면 좋을 듯하다.

구기자의 한방 특성

▶ 한방 효능

- 성미(性味) : 맛은 달고 독이 없으며 성질은 차다.

- 귀경(歸經) : 폐(肺), 위경(胃經)으로 들어가 작용한다.
- 약효 : 자신(滋腎)하고 윤폐(潤肺)하며 보간(補肝)하고 눈을 밝게 하는 효능이 있다. 간음(肝陰)과 신음(腎陰)이 모두 부족한 증세, 허리와 무릎이 시큰시큰 쑤시고 연약한 증세, 어지럼증, 눈앞이 아찔한 증세, 눈이 침침하고 눈물이 많이 흘러나오는 증상, 폐결핵으로 인한 잦은 기침, 소갈증, 유정을 치료한다.
- 약리작용 : 혈압 강하작용, 항지간성 및 간기능 보호작용

▶동의보감 효능

성질은 차고[寒] 맛은 쓰며[苦] 독이 없다. 내상으로 몹시 피로하고 숨쉬기도 힘든 것을 보하며 힘줄과 뼈를 튼튼하게 하고 양기를 세게 하며 오로칠상(五勞七傷)을 낫게 한다. 정기를 보하며 얼굴빛을 젊어지게 하고 흰머리를 검게 하며 눈을 밝게 하고 정신을 안정시키며 오래 살 수 있게 한다.

- 일명 지선(地仙) 또는 선인장(仙人杖)이라고도 한다. 곳곳에 있는데 봄과 여름에는 잎을 따고 가을에는 줄기와 열매를 딴다. 오래 먹으면 몸을 가볍게 하고 기운이 나게 한다.
- 어린잎[嫩葉]으로 국이나 나물을 만들어 먹으면 아주 좋다. 빛이 희고 가시가 없는 것이 좋다.
- 줄기는 구기(枸杞), 뿌리는 지골(地骨)이라 하는데 구기라 하면 줄기의 껍질을 써야 하고 지골이라 하면 뿌리의 껍질을 써야 한다. 그리고 구기자라 하면 그의 벌건 열매를 써야

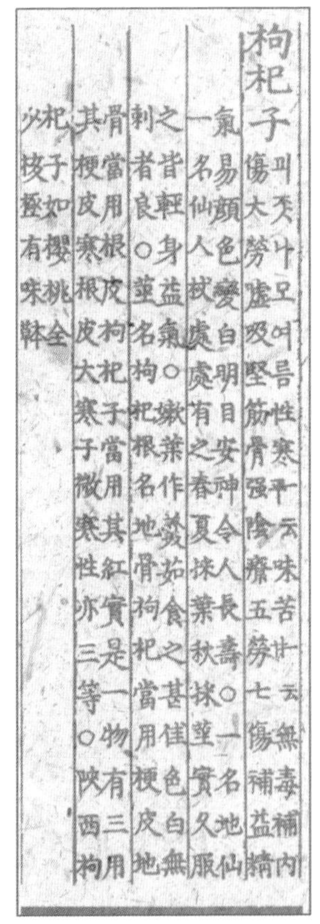

枸杞子 괴ᄉ나모여름性寒平一云味苦甘一云無毒補內傷大勞噓吸堅筋骨强陰療五勞七傷補益精
氣易顔色變白明目安神令人長壽○一名地仙一名仙人杖處處有之春夏採葉秋採莖實久服
之皆輕身益氣○嫩葉作羹茹食之甚佳色白無刺者良○莖名枸杞根名地骨枸杞當用梗皮地
骨當用根皮枸杞子當用其紅實是一物有三用其梗皮寒根皮大寒子微寒其性亦三等○陝西枸
杞子如櫻桃全少核[illegible]如有味[illegible]

동의보감에 수록된 구기자

한다. 이것은 한 식물에서 쓰는 부분이 세 가지라는 뜻이다. 그 줄기껍질은 성질이 차고[寒] 뿌리껍질은 몹시 차며[大寒] 구기자는 약간 차므로[微寒] 성질도 역시 세 가지이다.

– 섬서(陜西) 지방의 구기자는 앵두(櫻桃) 같으면서 씨가 아주 적어 맛이 매우 좋다[본초].

Patent 구기자의 기능성 및 효능에 관한 특허자료

▶ 구기자 엑기스를 포함하는 피부미용 조성물

본 발명의 구기자 조성물은 붉은 피부를 정상적인 맑은 피부로 만들어주고, 늘어나고 확장된 혈관을 수축시켜서 붉어진 상태에서 정상으로 회복되는 시간이 빨라지고, 안면홍조 현상을 개선하는 효과가 있다.

– 등록번호 : 10-1034180, 출원인 : 김영복

▶ 구기자 추출물을 포함하는 식품 조성물

본 발명의 구기자 추출물은 천연물에서 유래한 것으로 부작용이 없으며 고지혈증, 고콜레스테롤증을 현저하게 개선하므로 관련 질환의 치료용 식품 성분으로 이용할 수 있다.

– 공개번호 : 10-2007-0112546, 출원인 : 동신대학교 산학협력단

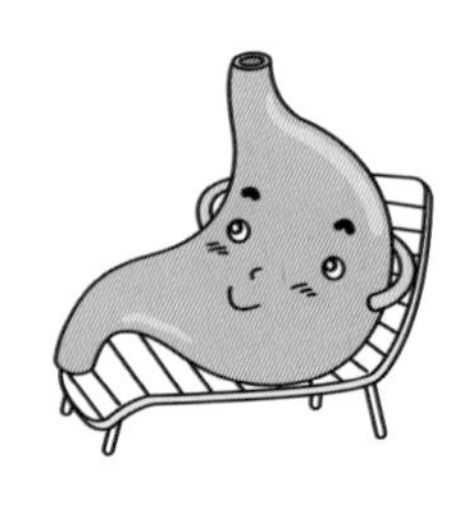

구기자차

| 효능 |

간장 보호, 어지럼증 개선, 눈이 침침하고 눈물 나는 증상 완화, 면역 증강작용, 눈을 밝게 하는 효능, 허리와 무릎이 쑤시는 증상 개선, 혈압 강하작용

1. 물 1L에 말린 구기자 40g을 넣고 센불에서 30분 정도 끓인 후 중불에서 약 1시간, 약불에서 약 1시간 정도 끓인다.
2. 차가 반 정도 남았을 때 구기자 열매를 건져낸다.
3. 기호에 따라 설탕이나 꿀을 가미하여 마신다.
4. 서늘한 날씨에는 냉장고에 보관하여 차게 마시면 강장음료로 손색이 없다.

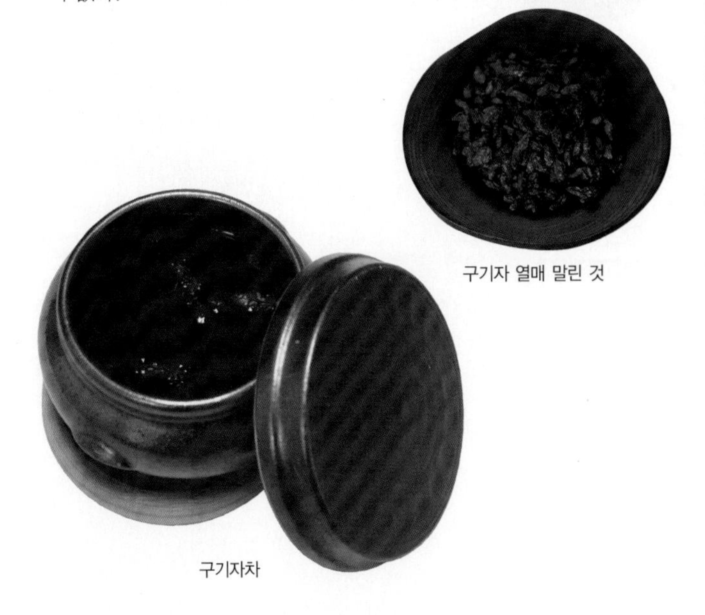

구기자 열매 말린 것

구기자차

구기자酒

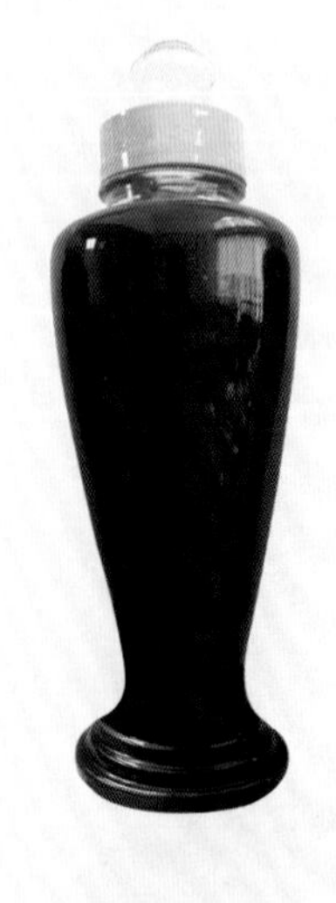

맛은 달다. 기호와 식성에 따라 꿀, 설탕을 가미하여 음용할 수 있다.

| 적용병증 |

- 당뇨(糖尿) : 당뇨병에 엄나무술과 함께 음용하면 효과적이다. 30mL를 1회분으로 1일 1~2회씩, 25~35일 정도 음용한다.
- 보양(補陽) : 남자의 양기와 정신력과 원기를 돋우는 처방이다. 30mL를 1회분으로 1일 1~2회씩, 25~30일 정도 음용한다.
- 빈혈(貧血) : 혈액 속에 적혈구나 헤모글로빈이 부족하여 어지럼증을 일으키는 증세이다. 30mL를 1회분으로 1일 1~2회씩, 15~20일 정도 음용한다.

| 만드는 방법 |

① 열매, 줄기, 뿌리에 약효가 있다. 뿌리는 껍질을 사용한다.
② 열매는 약재상에서, 줄기나 뿌리는 농가에서 채취하여 쓴다.
③ 열매는 씻어 사용하고, 줄기나 뿌리는 적당한 크기로 다듬어 씻어서 사용한다.
④ 생열매, 생뿌리 약 250g, 또는 건재 약 220g을 소주 3.8L에 넣고 밀봉하여 서늘한 냉암소에서 보관 숙성시킨다.
⑤ 3~6개월 침출한 후 음용한다. 1년 6개월 후에 찌꺼기를 걸러낸다.

| 구입방법 및 주의사항 |

- 약재상에서 구입한다. 오래 묵지 않고 잘 마른 것이 좋다.
- 가리는 음식은 없다.
- 너무 많은 양을 먹거나 오래 음용하는 것은 좋지 않다.

항암 효능도 있는

길경

- **생약명** : 길경(桔梗)
- **라틴생약명** : Platycodonis Radix
- **기원** : 이 약은 도라지 *Platycodon grandiflorum* A. De Candolle(초롱꽃과 Campanulaceae)의 뿌리로서 그대로 또는 주피를 제거한 것이다.

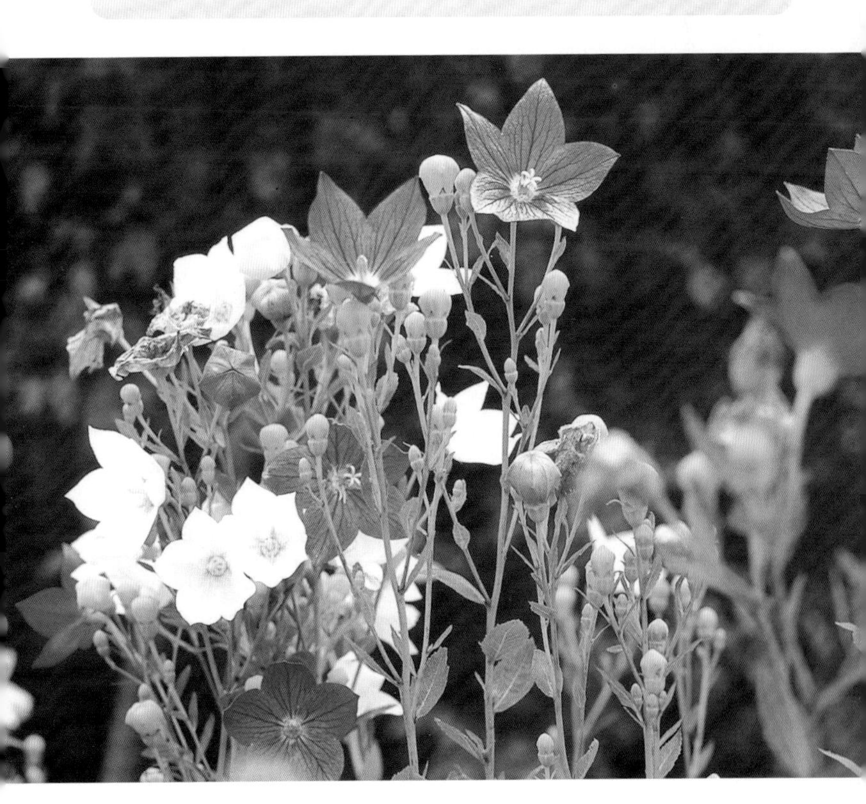

순천대학교에서는 소설가 한승원 선생을 모시고 '내 안에 들어와 있는 신화'란 주제로 문학강연회를 가졌다. 이 강연회에서 선생은 노동요 중 〈도라지 타령〉에서 '도라지'는 남근을 은유하며, '대바구니 타고 간다'에서 대바구니는 여성 성기를 표현하고 있다는 얘기를 들려주었다. 음탕한 노래이지만 은유적으로 표현하여 예술적으로 수용이 가능했다고 한다.

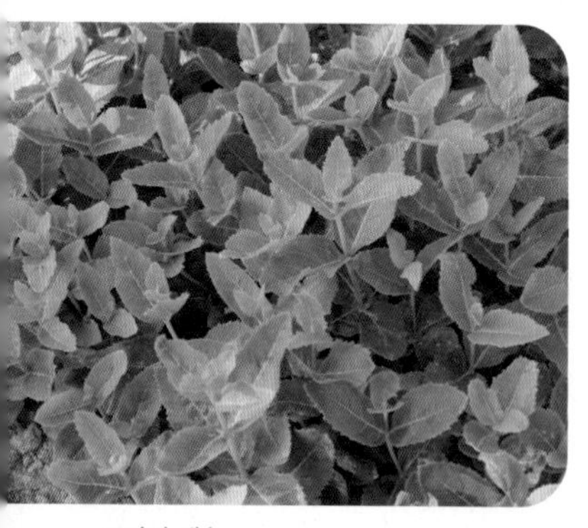
도라지 새순

도라지의 뿌리가 길경

7, 8월 하늘색이나 흰색의 꽃이 피고 원줄기를 자르면 흰색의 유액이 나오는 도라지의 뿌리를 그대로 말리거나 뿌리껍질을 벗긴 것을 한방에서는 길경(桔梗)이라고 하여 약으로 사용한다. 한방에서 성질은 약간 따뜻하며 맛이 매우면서 쓰고 독이 약간 있다. 쓴맛은 식욕을 증진시키고 소화가 잘 되게 하여 위장의 기능을 좋게 한다.

그리고 폐기(肺氣)로 숨이 찬 것을 치료하고 목구멍이 아픈 것과 가슴과 옆구리가 아픈 것을 낫게 하는 약이라고 『동의보감』에 설명되어 있다.

길경은 기관지나 폐질환에 우수한 약효가 있지만 그보다는 강한 '인경작용'을 하기 때문에 이 질환에 많이 사용한다. 한의학적으로 볼 때 길경에는 약 성분을 끌고 상승하는 묘한 작용이 있다. 다른 한약재에 길경을 넣으면 그 약 성분의 작용이 폐나 기관지에 미치도록 도와주는데, 이를 인경작용이라 한다. 즉 처방의 치료 효과를 높이자면 반드시 해당 장부와 경맥에 작용하는 인경약을 넣는다.

가래, 기침의 한방 치료제인 길경

길경은 거담배농(祛痰排膿, 가래를 없애고 고름을 뽑아내는 작용) 효능이 강하여 감기에 의한 기침, 목구멍이 붓고 아픈 증세, 옆구리가 아픈 증세, 이질에 의한 복통을 치료한다. 마취한 개에게 길경을 달여서 먹였더니 호흡기관의 점액 분비량이 현저하게 증가되었고, 마취한 고양이에도 호흡기관의 점액분비를 촉진하는 작용이 있다고 중국에서 발표되어 이러한 효능을 뒷받침하고 있다.

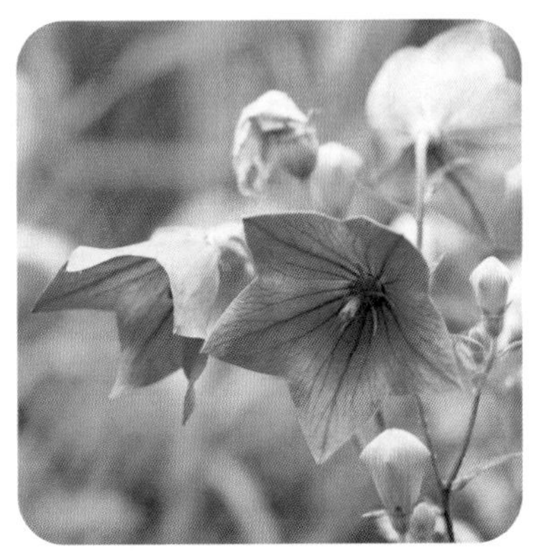

도라지 꽃

중국의 한방처방 예를 보면 폐농양으로 기침이 나고 추워서 덜덜 떨며, 맥은 빠르고 목은 마르나 갈증이 나지 않고 오랫동안 미음 같은 고름을 토하는 증상을 치료하기 위해서는 길경 37g, 감초 74g에 물 3되(1되:1.8리터)를 붓고 1되로 졸아들 때까지 진하게 달여서 두 번 나누어 복용하고 피고름을 토하면 낫는다.

태음인 체질에 좋다

길경은 음인, 특히 태음인 체질의 소유자들에게 좋은 식품이다. 태음인은 다른 체질에 비해서 선천적으로 호흡기가 약하다. 감기에 걸리지 않았는데도 괜스레 가슴이 답답해져 마른기침을 하게 되는 경우가 많다.

한편 길경은 돼지고기와 어울리지 않으므로 같이 섭취하지 않는 것이 좋다.

항암작용

한국생약학회에서 주최한 국제심포지엄에서 길경의 항암 효과가 발표되었는데 이는 세포독성에 의한 암세포의 사멸 효과에 기인하는 것이 아니라 암 전이를 억제하거나 면역세포의 활성을 증강시키는 작용에 의한 것이라고 하였다. 동의대학교 한의대 연구팀도 길경이 인체의 폐암세포주의 성장 억제작용을 발표하기도 했다.

경상대학교 연구팀은 길경 추출물은 돌연변이원성은 없고 돌연변이 억제 효과는 상당히 높게 나타나는데, 이는 대사 활성화 과정의 돌연변이 억제 효과뿐만 아니라, 체내 세포에 직접적으로 영향을 미침으로써 억제 효과가 있다고 하였으며, 영국에서 발행하는 암 논문집은 길경에 간 보호작용이 있다고 발표하였다.

길경 이야기

중국 하남성 상성현에서 나는 길경은 씨알이 굵고 크며 빛깔이 하얗다고 해서 상길경(商桔梗)이라고 불린다. 옛날 상성현에는 상(商)씨 성을 가진 사람들이 사는 작은 마을이 있었는데 어느 해 괴질이 돌기

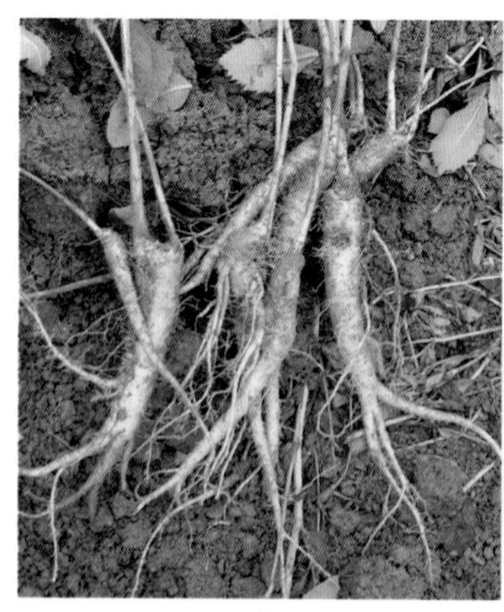

도라지 생뿌리

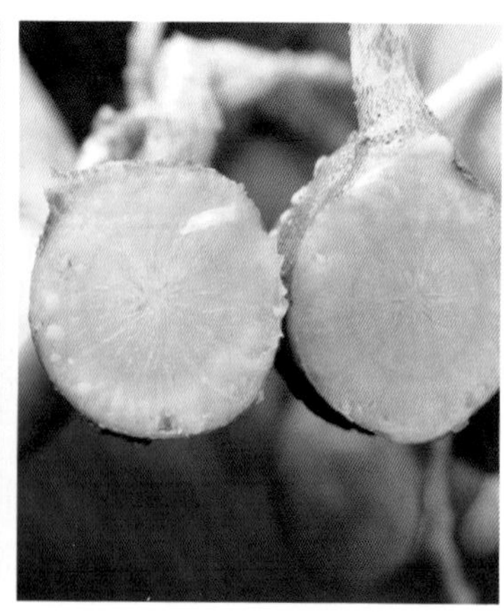

도라지 뿌리 단면

시작했다. 사람마다 가슴이 답답하고 기침이 멈추지 않아서 마을에 수심이 가득했다. 그 마을에 상풍(商風)이라는 처녀가 마을 사람들을 질병에서 구하고자 산에 올라가 무릎을 꿇고 밤낮으로 하늘에 빌었다. 홀연히 큰 바람이 일어 상풍을 휘감아 하늘로 올려, 그녀는 사천성의 아미산까지 불려갔다.

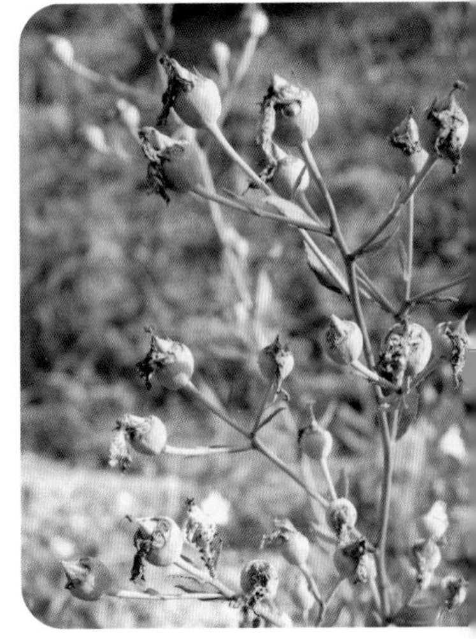
도라지 종자 결실

정신을 차려보니 노선옹(老仙翁)이 그녀를 바라보며 손을 내밀고 웃고 있었다. 노선옹의 손바닥에는 씨앗이 놓여 있었다.

"이 씨앗을 가져다 밭에 심거라. 일주일 지나서 뿌리를 캐어 달여서 사람들에게 복용하게 하면 괴질이 치유될 것이다."

노선옹의 말대로 씨앗을 심고 일주일이 지난 다음 뿌리를 캐어 달여서 마을 사람들에게 주자, 온 마을 사람들이 건강을 회복하였다. 마을 사람들은 그 약초를 상풍이 뿌리를 받아 왔다는 뜻으로 상접근(商接根)이라 이름을 지었으며, 뒷날 어느 때부터인지 상접근은 길경(桔梗)이라 불리게 되었다고 한다.

도라지의 종류

백색 꽃이 피는 것을 백도라지, 꽃이 겹으로 되어 있는 것을 겹도라지 그리고 백색 꽃이 피는 겹도라지를 흰겹도라지라고 한다. 약효성분으로는 여러 종류의 사포닌 성분(platycodin, polygalacin)이 2% 정도 함유되어 있으며, 그 외 이눌린, 스테롤 성분이 포함되어 있다.

일본에서는 도라지를 꽃으로 감상하기 위해 관상용으로만 재배하고 뿌리를 약으로 사용하지 않는다. 그렇지만 우리나라에서는 뿌리인 길경을 약과 식품으로 사용하고 있는 것이다. 의약품에도 민족의 문화 차이를 엿볼 수 있다.

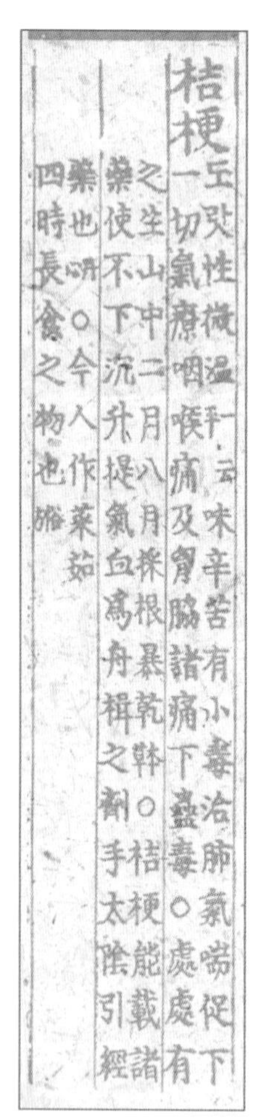
桔梗 도랏 性微温 一云平 味辛苦 有小毒 治肺氣喘促 下
一切氣 療咽喉痛 及胸脇諸痛 下蠱毒 ○ 處處有
之 生山中 二月八月採根 暴乾 本草 ○ 桔梗能載諸
藥 使不下沉 升提氣血 爲舟楫之劑 手太陰引經
藥也 入門 ○ 今人作菜茹
四時長食之物也 俗方

동의보감에 수록된 길경

도라지의 한방 특성

▶ 한방 효능

- 성미(性味) : 맛은 쓰고 매우며, 성질은 평(平)하다.
- 귀경(歸經) : 폐경(肺經)으로 들어가 작용한다.
- 약효 : 개선폐기(開宣肺氣)하고 거담배농(祛痰排膿)하는 효능이 있다. 감기에 의한 기침, 목구멍이 붓고 아픈 증세, 가슴이 그득하고 옆구리가 아픈 증세, 이질에 의한 복통을 치료한다.
- 약리작용 : 진정작용, 진통작용, 하열, 항염증작용, 진해작용, 거담작용, 위액분비억제작용, 항궤양작용

▶ 동의보감 효능

성질이 약간 따뜻하며[微溫] 맛이 매우면서 쓰고[辛苦] 독이 약간 있다. 폐기로 숨이 찬 것을 치료하고 모든 기를 내리며 목구멍이 아픈 것과 가슴, 옆구리가 아픈 것을 낫게 하고 고독(蠱毒, 우리 몸에 잘 없어지지 않는 충)을 없앤다.

– 어느 지방에나 다 있으며 산에 있다. 음력 2월과 8월에 뿌리를 캐어 햇볕에 말린다 [본초].

- 도라지는 모든 약 기운을 끌고 위로 올라가면서 아래로 내려가지 못하게 한다. 또한 기혈도 끌어올린다. 그러니 나룻배와 같은 역할을 하는 약인데 수태음경의 인경약이다[단심].
- 요즘은 채소로 사철 늘 먹는다[속방].

Patent

길경의 기능성 및 효능에 관한 특허자료

▶ 도라지 추출물을 함유하는 전립선암 예방 및 치료용 조성물

도라지를 열수 추출한 추출물이 요산의 히스톤 아세틸 전이효소를 저해하고 남성호르몬인 안드로젠 수용체 매개 전립선암 세포주에서 월등한 항암 효과를 나타냄으로써 의약품 및 건강식품의 소재로서 유용하게 사용될 수 있는 도라지 추출물의 새로운 의약용도에 관한 것이다.

– 등록번호 : 10-0830236, 출원인 : 연세대학교 산학협력단

▶ 도라지 추출물을 유효성분으로 함유하는 신경줄기세포 분화촉진용 기능성 식품

도라지 추출물의 섭취로 인해 노화 등에 따른 신경세포의 재생 감소 현상을 개선할 수 있어 항노화 효과를 기대할 수 있는 기능성 식품에 관한 것이다.

– 공개번호 : 10-2010-0000693, 출원인 : 강원대학교 산학협력단

▶ 도라지 추출물 또는 도라지 사포닌 화합물을 함유하는 C형 간염의 예방 또는 치료용 약학적 조성물

본 발명의 조성물은 인체에 무해하고 C형 간염 바이러스의 증식을 억제하므로 C형 간염의 예방 또는 치료제로서 유용하게 사용될 수 있다.

– 등록번호 : 10-1162710, 출원인 : (주)비엔씨바이오팜

▶ 길경으로부터 분리된 화합물을 유효성분으로 함유하는 심혈관 질환의 예방 및 치료를 위한 약학조성물

길경으로부터 분리된 베툴린(betulin)을 유효성분으로 함유함으로써 칼슘채널차단 능력이 우수한 심혈관 질환의 약학적 조성물에 관한 것이다.

– 공개번호 : 10-2009-0130633, 출원인 : 건국대학교 산학협력단

| 효능 |

진해, 거담, 항궤양 작용, 폐암세포주의 성장 억제작용, 간 보호작용, 항염증작용

길경차

1. 물 1L에 말린 도라지(길경) 30g을 넣고 센불에서 30분 정도 끓인다.
2. 중불에서 2시간 정도 더 끓여 마신다.
3. 대추를 넣어 진하게 우려내어 마시면 좋은 약차가 된다.
4. 도라지 특유의 약간 알싸한 맛이 나기 때문에 설탕이나 꿀을 가미하면 마시기가 좋다.

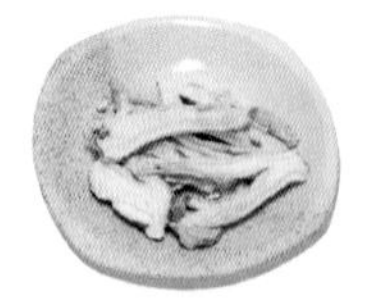
도라지 뿌리(길경)

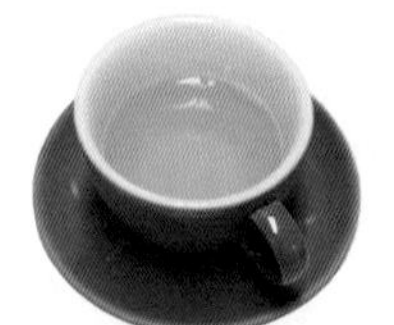
길경차

도라지꽃차

1. 꽃봉오리와 꽃을 수확하여 깨끗하게 손질하여 말린다.
2. 말린 꽃 3송이 정도를 찻잔에 넣고 뜨거운 물을 부어 마신다. 도라지 꽃 차는 맛이 순하며, 차색은 약간 갈색이다. 찻물을 부으면 말랐던 꽃이 예쁘게 피어오르나 보랏빛 꽃차의 경우는 열에 안정적이어서 뜨거운 물을 부어도 색이 유지된다.
3. 재탕하여 마신다.

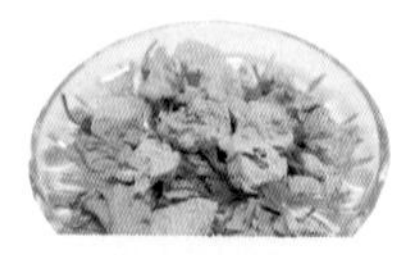
도라지 꽃잎 말린 것

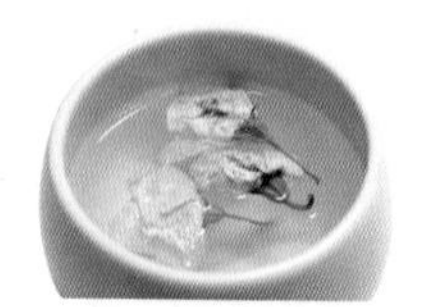
도라지꽃 차

길경酒

맛은 쓰고 맵다. 기호와 식성에 따라 꿀, 설탕을 가미하여 음용할 수 있다.

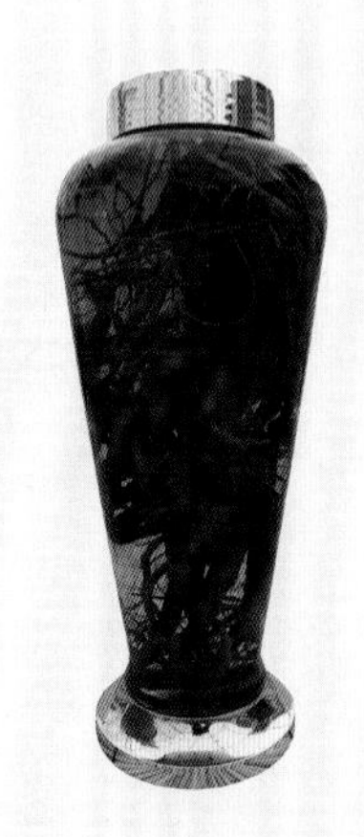

| 적용병증 |

- 폐기보호(肺氣保護) : 폐가 약한 경우나 폐병을 앓고 난 후에 효과적이다. 30mL를 1회분으로 1일 1~2회씩, 25일 정도 음용한다.
- 해수(咳嗽) : 기침을 계속하는 경우이다. 30mL를 1회분으로 1일 1~2회씩, 15~20일 정도 음용한다.
- 천식(喘息) : 호흡이 곤란하면서 심한 기침을 하게 되며 심하면 쉿소리가 나기도 한다. 30mL를 1회분으로 1일 1~2회씩, 25일 이상 음용한다.

| 만드는 방법 |

① 백도라지의 뿌리가 약효에 좋다.
② 들이나 산에서 직접 채취하는 것이 좋다.
③ 생뿌리는 약 230g, 말린 것은 약 180g을 소주 3.8L에 넣고 밀봉하여 서늘한 냉암소에서 보관 숙성시킨다.
④ 6~9개월 정도 침출한 다음 음용하며, 찌꺼기를 걸러내지 않아도 된다.

| 구입방법 및 주의사항 |

- 약재상에서 많이 취급하며, 채소가게에서도 취급한다. 산이나 들 또는 재배농가에서도 구입할 수 있다.
- 음용 중에는 자란(백급), 뽕나무, 산수유 등을 금한다.
- 장기 음용해도 해롭지는 않으나 치유되는 대로 금한다.

신경쇠약 회복에 좋은

대추

- 생약명 : 대조(大棗)
- 라틴생약명 : Zizyphi Fructus
- **기원** : 이 약은 대추나무 *Zizyphus jujuba* Miller var. *inermis* Rehder 또는 보은대추나무 *Zizyphus jujuba* Miller var. *hoonensis* T. B. Lee(갈매나무과 Rhamnaceae)의 잘 익은 열매이다.

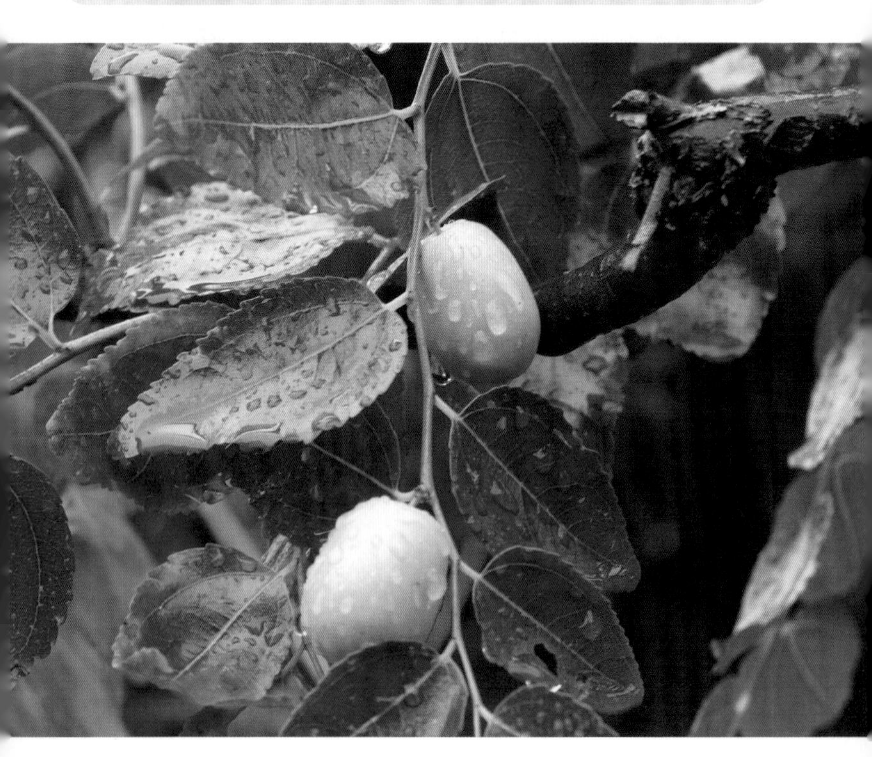

식용과 약용으로 쓰는 대추

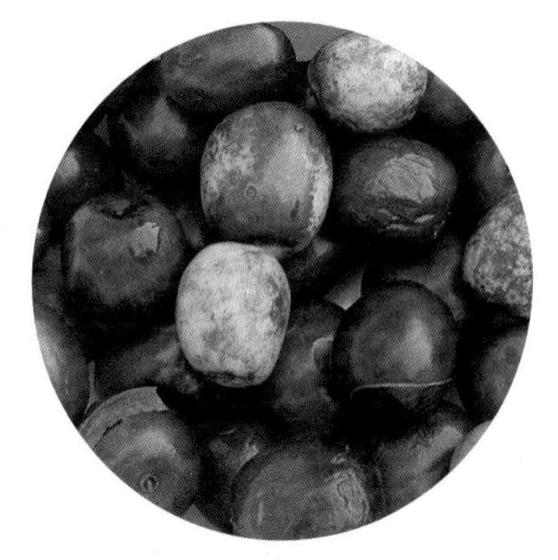

대추

대추는 죽, 떡, 약밥 등 우리 전통음식에 이용하여왔고 대추음료, 과립대추차, 대추시럽의 가공제품으로 시장에 소개되고 있는 등 오래전부터 식용 그리고 약용에 의한 민간요법제와 한약재로서 널리 쓰여왔다. 우리나라에서 재배되고 있는 대추나무는 중국에서 도입되었다고 하지만 연대는 분명치 않고 재배를 권장하기 시작한 것은 고려 명종 18년(1188년) 이래로 알려져 있다. 대추의 품종은 세계적으로 40여 품종이 있으며 우리나라에는 재래종인 대추나무, 보은대추나무, 묏대추나무가 대부분을 차지하고 있다.

새색시의 치마폭에 담긴 대추

폐백을 받을 때 자손이 번영하기를 바라는 소망을 담아 새색시의 치마폭에 던져주어 시댁 어른들을 처음 만나는 어려움을 덜고 폐백장의 분위기를 부드럽게 하는 대추는 우리와 친숙한 과일이다. 주렁주렁 열린 모습만큼이나 약효 또한 풍성한 가을 과일인 대추는 『신농본초경』에서 부작용이 없고 오래 살게 하는 약물들이 속하는 '상품'에 기재되어 있다.

『동의보감』에는 대추가 맛이 달며 성질은 평하고 독이 없으며, 속을 편안하게 하고 오장을 보하며 완화작용을 하는 약물로, 그리고 의지를 강하게 하고 여러 가지 약을 조화시키는 약으로 기재되어 있다. 대추살은 허한 것을 보하기 때문에 달임약에는 모두 쪼개서 넣어야 한다. 한방에서 대추는 비위가 허약하고 양혈이 부족한 곳에 상용하는 한약이다. 히스테리, 잘 놀라면서 가슴이 두근거리는 증상, 마른기침, 입안이 마르는 데 쓰는데 하루 6~12g을 달여서 복용하면 된다.
또한 과로로 생긴 병으로 번민하고 잠을 이루지 못하는 증상의 치료에는 대추 20개, 파 뿌리 7줄기에 물 3되(1되:1.8리터)를 넣고 1되로 되게 달여서 찌꺼기를 버리고 한 번에 먹으라고 권하고 있다.

신경쇠약 개선에도 좋은 대추

부녀자에게서 심허(心虛) 또는 간기(肝氣)장애로 슬퍼하거나 고민하고 잠을 이루지 못하며 심하면 정신이 혼미해지는 증상이 생기곤 한다. 즉 신경증, 신경쇠약증, 히스테리, 정신분열증 등을 이르는데, 이 경우에는 대추가 포함된 감맥대조탕(甘麥大棗湯)을 사용할 수 있다. 그리고 여성이 지나치게 기뻐했다가 슬퍼했다가 큰 소리로 울고 자주 하품만 하는 증상의 치료에도 이 약을 쓴다. 이 처방은 감초 40g, 소맥(밀) 3홉(1홉:180밀리리터), 대추 7개가 들어가는 것으로 이를 한 첩으로 하여 물에 달여서 마시면 효과가 있다. 물론 소맥도 히스테리 치료 약물이다.

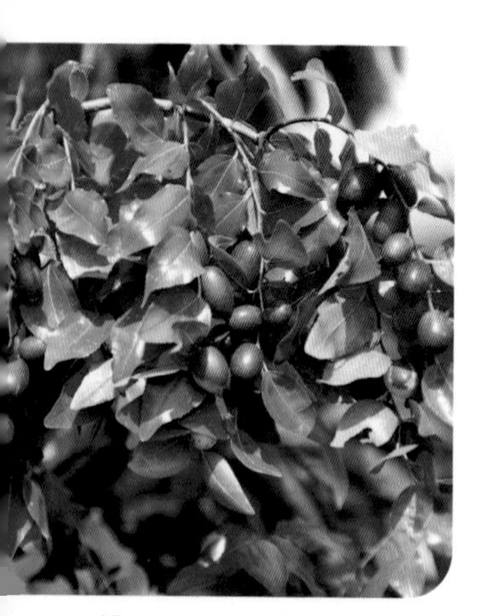
대추나무

치주질환에도 좋다

충남대학교 약대 연구팀은 대추가 치주질환에서 염증을 완화시키는 작용이 있고 치주조직의 재생 효과가 있다는 연구 결과를 발표하여 관심을 끌었다. 그 외 효능으로 간세포의 괴사와 효소의 유출을 저해하여 간 저항력 및 간 기능을 향상시킨 간 보호작용, 장내 유산균의 증식, 대장암 억제, 돌연변이 억제 효과 등이 알려져 있다.

〈대추와 묏대추나무 열매의 비교〉

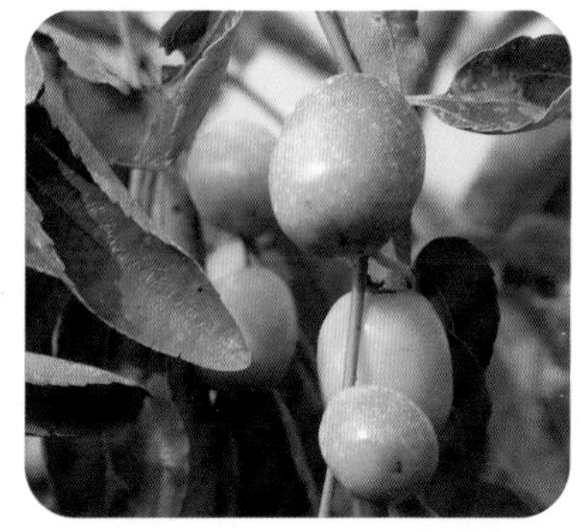
대추

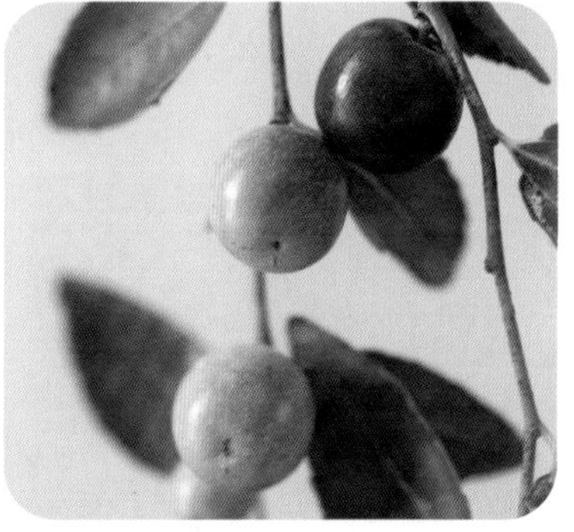
묏대추나무 열매

중국의 『중약대사전』에는 대추를 생쥐에게 3주간 계속 위에 주입하면 체중이 뚜렷하게 증가되고, 물속에서 헤엄치게 하는 유영(遊泳)시험에서도 수영시간이 길어져서 대추가 근력을 강화한다는 약리작용을 소개하고 있다. 한방에서 대추는 생강과 배합하는 경우가 많다. 그 이유는 생강은 대추에 의해 자극성이 완화되며 대추는 생강에 의해 배가 팽창하지 않도록 하여 식욕을 증진시키며 소화를 도와 다른 약의 흡수를 촉진시키는 작용을 하기 때문이다.

열매 안의 대추씨도 혈당 및 혈청의 지질 개선 효과가 있어 지질 대사 장애에서 오는 성인병의 예방 및 개선에 효과가 있다는 연구 결과도 흥미롭다.

대추열매는 타원형이고 윤이 나며 길이는 2.5~3.5㎝이고 겉면이 적갈색을 띤다. 산조인으로 사용하는 묏대추나무 열매는 이와 달리 둥근 모양이며 길이가 1.5~2.5㎝ 정도로 대추보다 약간 작으며 겉면이 적갈색이다.[참고 : 산조인 122쪽]

대추의 우리말 성분명

서울대학교 약대의 박명환 박사는 진정작용이 있는 대추에서 새로운 알칼로이드 성분을 분리하여 발표하였다. 새로운 화합물을 분리하면

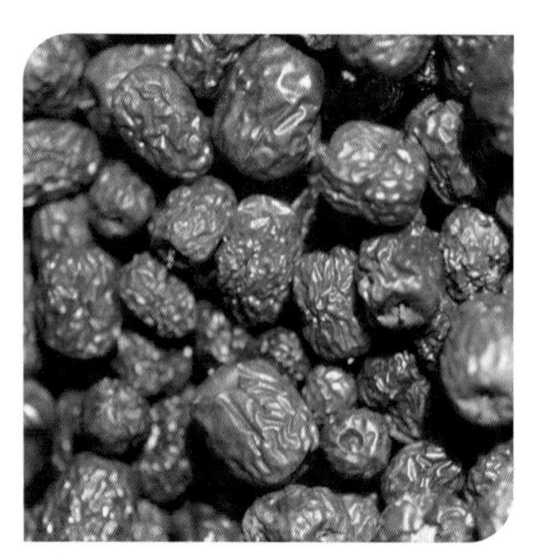

말린 대추

성분의 이름을 지어야 하는데 보통 분리한 연구자가 관련 있는 단어를 이용하여 명명한다. 그는 성분 이름을 대추사이클로펩타이드-I(daechucyclopeptide-I)라고 명명했다. 우리말 '대추'를 넣은 성분 이름이라 과학자로서 소명감이 더욱 뜻있게 되었다. 대학 수업 중에 이 같은 내용을 소개하면 학생들의 눈빛과 분위기는 사뭇 달라진다. 대부분의 생약 성분의 이름은 외국사람, 특히 일본 과학자들이 명명한 것이 많은데 한글로 된 성분명이 교과서에 나오니 자부심이 생기게 되는 것이다. 연구활동에서 얻을 수 있는 그러한 보람을 젊은 학생들도 피부로 느껴보는 계기가 되었다. 대추에는 알칼로이드 외에도 주주보사이드(jujuboside)란 사포닌과 플라보노이드 성분이 함유되어 있다.

대추의 영양성분

한국산 대추에는 글리신(glycine)과 프롤린(proline)의 아미노산 함량이 특히 많고 당 성분으로는 과당(fructose)이 대부분을 차지한다. 외국에서 발표된 연구에 의하면 비타민 C가 대량 함유되어 있으며 4개월 및 9개월 저장했을 경우에도 비타민 C는 여전히 많은 양이 함유되어 있다고 한다.

대추 고르는 법

히스테리에 좋다는 대추는 보통 날것으로 또는 말려서 먹는다. 하지만 덜 익은 대추를 많이 먹게 되면 설사나 열이 날 수 있으므로 주의해야 한다. 그리고 대추를 고를 때는 주름이 적고 겉이 붉으며 안은 황백색인 것이 상품(上品)으로 알려져 있으니 참고한다.

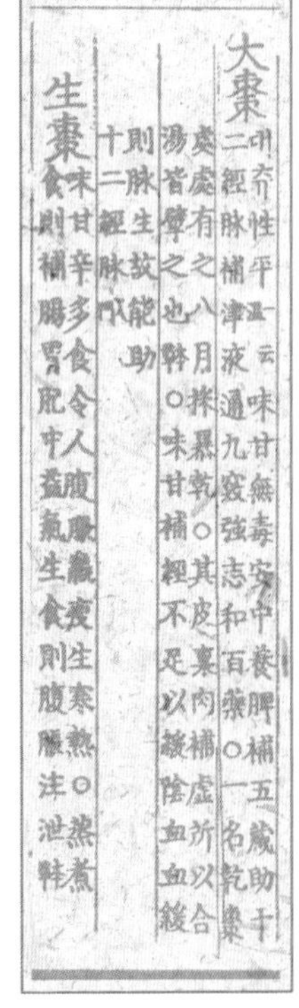
大棗 대추 性平(一云溫) 味甘無毒 安中養脾 補五藏 助十二經脈 補津液 通九竅 強志 和百藥 ○一名乾棗 處處有之 八月採 暴乾 ○其皮裏肉 補虛 所以合湯皆擘之也 ○味甘補經不足 以緩陰血 血緩則脈生 故能助十二經脈

生棗 味甘辛 多食令人腹脹羸瘦 生寒熱 ○蒸煮食則補腸胃 肥中益氣 生食則腹脹注泄

동의보감에 수록된 대추

대추의 한방 특성

▶ 한방 효능

- 성미(性味) : 맛은 달고 성질은 따뜻하다.
- 귀경(歸經) : 비(脾), 위경(胃經)으로 들어가 작용한다.
- 약효 : 보비화위(補脾和胃), 익기생진(益氣生津), 조영위(調營衛), 해약독(解藥毒)하는 효능이 있다. 위허(胃虛)에 의한 식욕부진, 비약(脾弱)에 의한 변당(便溏), 기혈(氣血)과 진액(津液)의 부족, 영위불화(榮衛不和), 심계항진으로 공연히 가슴이 울렁거리며 불안해하는 증세, 여성의 히스테리를 치료한다.
- 약리작용 : 항궤양작용, 항알레르기작용

▶ 동의보감 효능

성질은 평(平)하고 맛은 달며[甘] 독이 없다. 속을 편안하게 하고 비(脾)를 영양하며 5장을 보하고 12경맥을 도와주며 진액(津液)을 불리고 9규(九竅)를 통하게 한다. 의지를 강하게 하고 여러 가지 약을 조화시킨다.

- 일명 건조(乾棗)라고 하는데 어느 곳에나 다 있다. 음력 8월에 따서 볕에 말린다.
- 대추살은 허한 것을 보하기 때문에 달임약에는 모두 쪼개 넣어야 한다[본초].
- 단맛으로 부족한 경락을 보하여 음혈을 완화시킨다. 혈이 완화되면 경맥이 살아나기 때문에 십이경맥을 도울 수 있다[입문].

- 생조(生棗, 생대추) : 맛은 달고[甘] 맵다[辛]. 많이 먹으면 배가 불러 오르고 여위며 추웠다 열이 났다 한다.
- 생대추를 쪄서 먹으면 장위를 보하고 살찌게 하며 기를 돕는다. 생것을 먹으면 배가 불러 오르고 설사한다[본초].

Patent 대추의 기능성 및 효능에 관한 특허자료

▶ 대추 추출물을 유효성분으로 함유하는 허혈성 뇌혈관질환의 예방 및 치료용 조성물

본 발명의 대추 추출물은 PC12세포주 또는 해마조직 CA1 영역의 신경세포 손상을 효과적으로 예방하는 것을 확인함으로써, 허혈성 뇌혈관 질환의 예방 또는 치료용 조성물로 유용하게 이용될 수 있다.

– 등록번호 : 10-0757207, 출원인 : ㈜네추럴에프앤피

▶ 대추를 이용한 숙취해소 음료 및 이 제조방법

본 발명은 씨를 포함한 대추 및 각종 한약재에서 과육을 추출하여 음용이 용이한 음료로 제조함으로써 숙취해소 및 기력증강에 도움을 주려는 데 있다.

– 공개번호 : 10-2010-0026487, 출원인 : 충청대학교 산학협력단

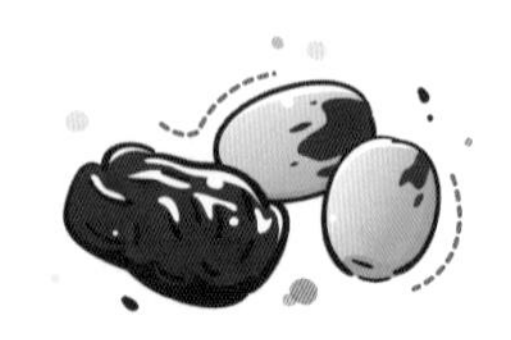

대추차

| 효능 |

신경쇠약증 치료, 여성의 히스테리 치료에 효과, 근력 강화작용, 고지혈증 개선, 치주질환의 염증 완화작용

1. 물 1L에 대추 50g을 넣고 센불에서 30분 정도 끓인다.
2. 중불에서 약 2시간 정도 더 끓인다.
3. 잘 고은 대추를 으깨고, 껍질과 씨는 걸러내어 한 잔씩 마신다.
4. 대추 자체로도 단맛이 나지만 기호에 따라 꿀을 가미하면 더 맛있는 대추차가 된다.

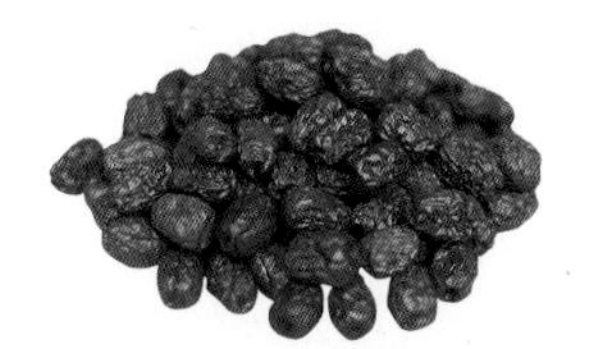

대추 말린 것

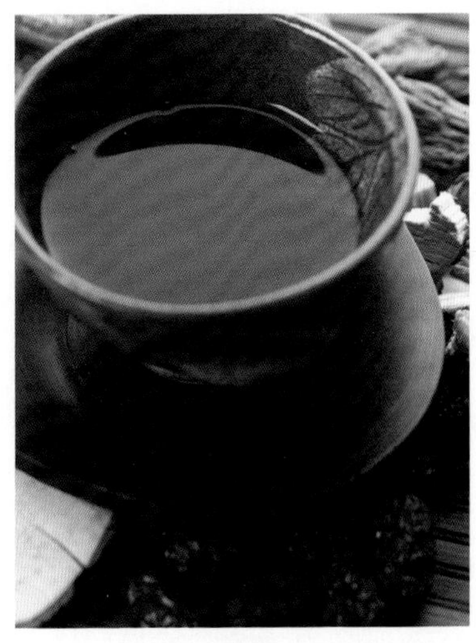

대추차

대추酒

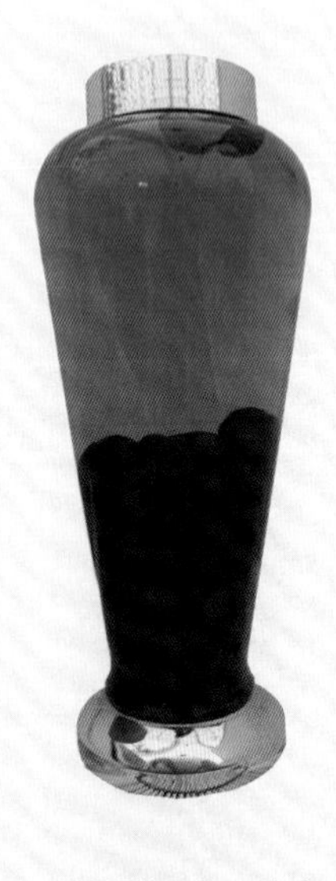

맛은 쓰고 맵다. 기호와 식성에 따라 꿀, 설탕을 가미하여 음용할 수 있다.

| 적용병증 |

- 불면증(不眠症) : 질병이나 감정적 흥분, 심신피로 등으로 인해 잠이 오지 않는 증상을 말한다. 어떤 원인이든 기분전환이 필요하다. 30mL를 1회분으로 1일 1~2회씩, 12~15일 정도 음용한다.
- 번갈(煩渴) : 가슴이 답답하고 병적으로 갈증이 심한 증상을 말한다. 대추주에 생강을 조금 넣어 음용하면 더욱 효과적이다. 30mL를 1회분으로 1일 1~2회씩, 15~20일 정도 음용한다.
- 흉통(胸痛) : 밤알 크기로 피가 뭉쳐 다니며 심장과 비장 사이에 통증이 나타나는 증상을 말한다. 30mL를 1회분으로 1일 1~2회씩, 20~25일 정도 음용한다.

| 만드는 방법 |

① 약효는 열매에 있으므로 주로 열매를 사용한다.
② 묵은 대추가 아닌 햇대추를 사용하는 것이 좋다.
③ 말리지 않은 대추는 약 320g, 말린 대추는 약 220g을 소주 3.8L에 넣고 밀봉하여 서늘한 냉암소에서 보관 숙성시킨다.
④ 4~6개월 정도 침출한 후 반드시 열매를 건져내고 술만 숙성시켜 음용한다. 오랜 기간 침출하면 씨앗에서 독성이 분출된다.

| 구입방법 및 주의사항 |

- 약재상에서 많이 취급하며, 경남 밀양과 전북 완주의 대추가 유명하다.
- 음용 중에는 자란(백급), 뽕나무, 산수유 등을 금한다.
- 오래 음용해도 해롭지는 않으나 치유되는 대로 금한다.

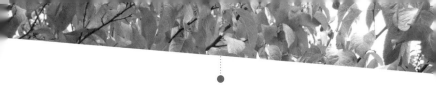

고혈압에 좋은

두충

- 생약명 : 두충(杜冲)
- 라틴생약명 : Eucommiae Cortex
- 기원 : 이 약은 두충 *Eucommia ulmoides* Oliver(두충과 Eucommiaceae)의 줄기껍질로서 주피를 제거한 것이다.

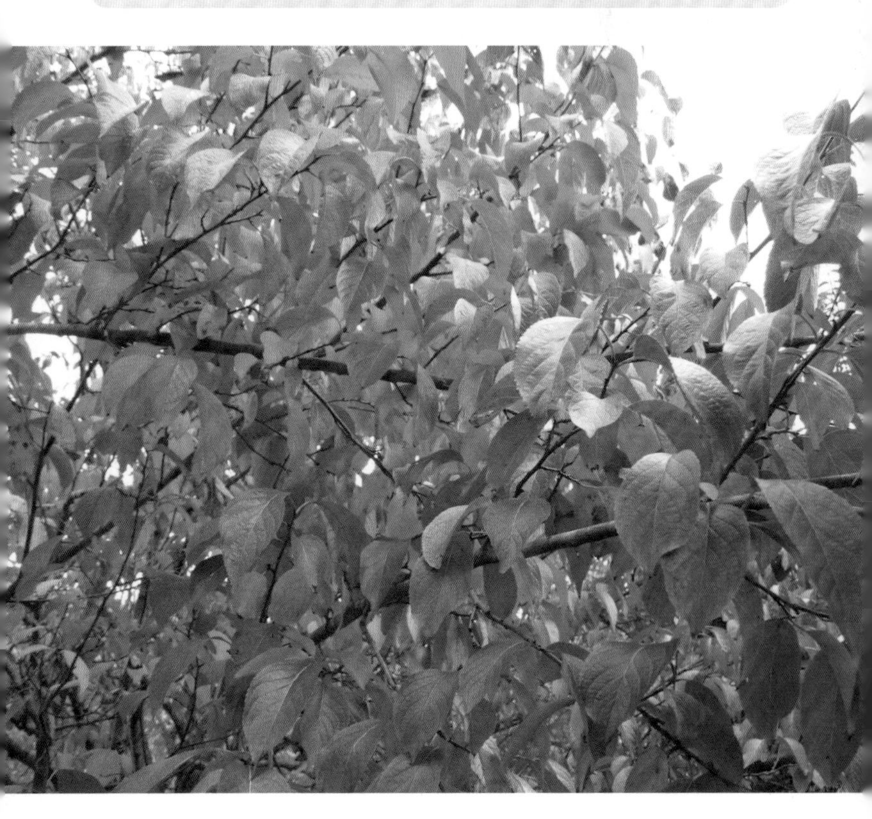

두충나무의 껍질을 한방에서는 두중(杜仲) 또는 두충이라고 부른다. 두충은 한방에서 중요한 약물이지만 최근에는 기능성 식품과 건강차의 소재로 많이 활용되고 있다.

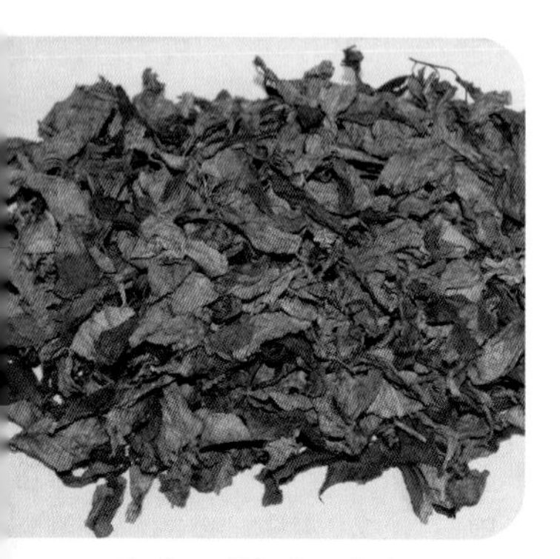
차 재료로 활용되는 두충잎(건조)

간과 신장에 좋은 두충

한방에서 두충의 약효는 보간신(補肝腎), 강근골(强筋骨), 안태(安胎)작용이다. 즉 간(肝)과 신(腎)을 보(補)하고 힘줄과 뼈를 튼튼하게 하며, 임신이 중절되려는 것을 치료하여 태아가 정상적으로 자라게 하는 효능이 있다.

이처럼 두충은 간신(肝腎)이 허(虛)하여 허리와 무릎이 아프고 힘이 없는데, 그리고 성욕이 감퇴되면서 음경이 잘 발기되지 않는 음위(陰痿), 정액이 저절로 나오는 유정(遺精), 음부 가려움증, 배뇨장애 등의 증상에 활용할 수 있다. 신경통, 류머티스성 관절염, 근무력증 등에도 쓰며, 용량은 하루에 두충 6~12g을 달이거나 가루로 만들어 복용하면 된다.

고혈압에도 효과

두충의 여러 가지 효능 중에서 우선 고혈압 치료작용에 대해 알아보자. 『중약대사전』에 의하면 알코올로 두충을 침출해서 만든 제제를 환자에게 한 번에 30방울씩 1일 3회 복용해서 1~23개월간 치료하였다. 119사례의 관찰에서 치료 효과가 만족할 만한 것이 51사례였으며, 평균 9.1개월간 치료하여 증상이 좀 나아진 것이 15사례, 효과가 없는 것이 53사례였다.

두충의 양을 줄인 다른 치료에서도 조기 고혈압증에 대한 치료 효과가 비교적 좋았고 치료한 지 한 달 보름 내에 혈압이 정상으로 되는 경우도 발견되었다. 중증 고혈압에 대해서는 진전을 억제하지 못하였으나, 두충은 자각 증상을 개선시키는 면에서 다른 약보다 낫다고 보고하고 있다.

미국 위스콘신대학 약대의 시(C. J. Sih) 교수도 유명한 국제논문집인 미국화학회지에 발표한 논문 자료에서 두충 껍질을 차나 술로 만들어 고혈압 환자에게 먹였더니 2~4개월 후에 62사례의 94% 환자에게서 고혈압 개선 효과가 있었다고 설명하였다. 그리고 두충 껍질의 물과 알코올 추출물은 마취한 개, 고양이, 흰쥐의 실험동물에서 혈압 강하작용이 있다고 했다. 이처럼 두충의 혈압 강하작용은 동물실험결과뿐 아니라 환자를 이용한 임상실험에서도 효과가 있어 관심을 끈다.

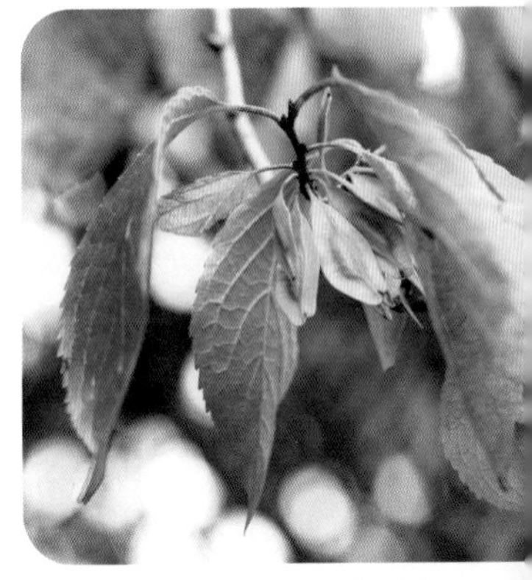
두충 열매

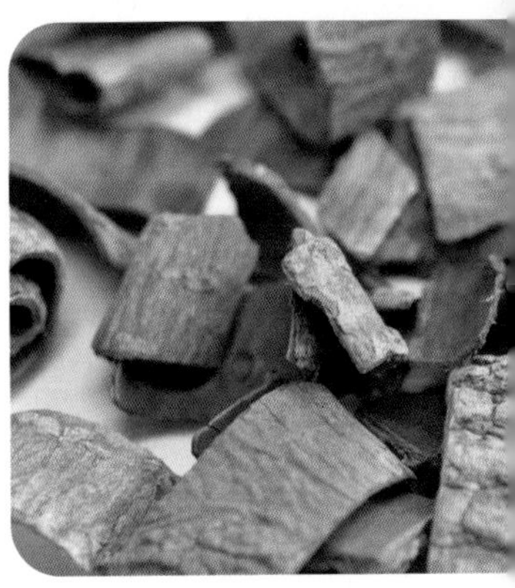
두충 껍질의 절편

소아마비 후유증에 도움

소아마비 후유증의 치료도 두충의 흥미로운 효능이다. 두충 56g과 돼지 다리 1개에 물 적당량을 넣고 약한 불에 4시간가량 달여서 만든 약즙을 1일 2회에 나누어 복용한다. 약 찌꺼기는 이튿날에 다시 돼지 다리 1개를 넣고 마찬가지로 달여서 먹는다. 이것을 10번 반복해서 먹는다. 병력이 2년가량 되는 어린이를 치료하였는데 일찍이 각종 한방, 양방 등의 치료법을 써보았으나 효과가 없었다. 그렇지만 위의 약을 복용함과 동시에 근육 안마 및 기능 훈련을 하여 일주일 만에

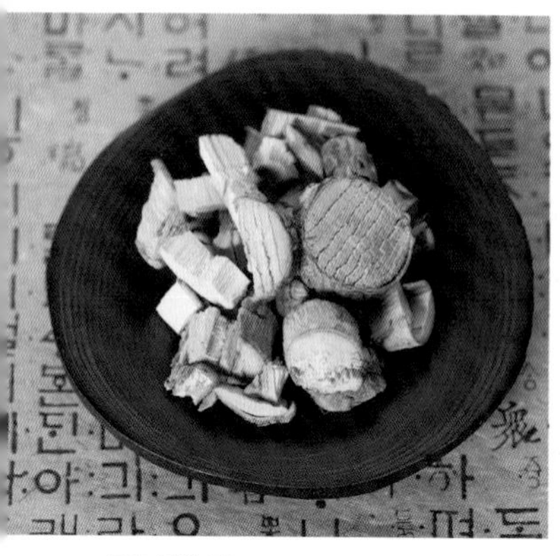

두충 말린 것

근력이 나아지기 시작하고 혼자서 200m를 걷고 보행이 비교적 안정되어졌고, 3주일이 지난 후에는 혼자서 600m를 걸을 수 있었고 걸음걸이가 안전하였다고 한다.

면역 증진작용

한국의 한의과대학에서 연구한 두충의 연구 결과는 다음과 같다. 경산대학교 한의대에서는 두충과 두충 잎은 면역기능이 있고, 간신(肝腎) 기능을 보익하여 인체의 정기를 증강하는 효과에 사용할 경우 두충과 두충 잎을 같이 활용하는 것이 좋다는 연구 결과를 발표하였다.

동국대학교 한의대에서는 볶아서 사용하는 두충이 보간신, 안태의 효능이 증대된다고 하였으며, 원광대학교 한의학 전문대학원에서는 두충의 약침(藥鍼)요법이 신장 기능을 개선하는 효과가 있다고 발표하였다. 그 외 두충과 두충 잎의 고콜레스테롤치 개선 효과와 두충 잎의 골다공증 유발 억제작용도 보고되었다.

강장작용의 두충 술

일본 나가노 현에 '양명주(養命酒)'라는 술을 개발하여 판매하는 양명주 제조회사가 있다. 술 이름이 특이하여 필자는 한 달 동안의 일본 방문연구에서 이 술을 관심 있게 관찰하였다. 두충이 함유되어 있는 이 술은 위장허약, 식욕부진, 허약체질, 육체피로 등을 개선하는 효능이 있다고 홍보하고 있으며 일본 TV 광고에서도 자주 볼 수 있다.

이 회사의 중앙연구소 책임자인 데야마(T. Deyama) 박사는 두충나무 껍질에서 새로운 리그닌 성분들을 분리하여 일본 약학잡지에 여러 편의 논문을 보고한 바 있는 유명한 과학자이다. 이처럼 두충을 직접 연구하는 회사에서 강장작용이 있는 두충 성분을 알코올로 추출하여 약용 술로 개발한 아이디어와 그 술의 명칭이 눈길을 끈다.

앞에서도 잠깐 언급한 두충나무 잎은 잘라보면 껍질과 마찬가지로 명주실 같은 것이 나온다. 잎도 약으로 사용하는데 일본 도야마의과약과대학 한약연구소의 난바(T. Namba) 교수는 두충 잎의 약리작용을 실험하였다. 그 결과 두충 잎은 흰쥐에서 약한 혈압 강하작용을 나타내고, 토끼에서는 이뇨작용과 자양강장 효과가 있음이 밝혀지기도 했다. 중국에서는 처음 나온 두충나무 잎을 나물을 만들어 먹기도 하고, 환을 제조하거나 물에 달여 먹기도 한다.

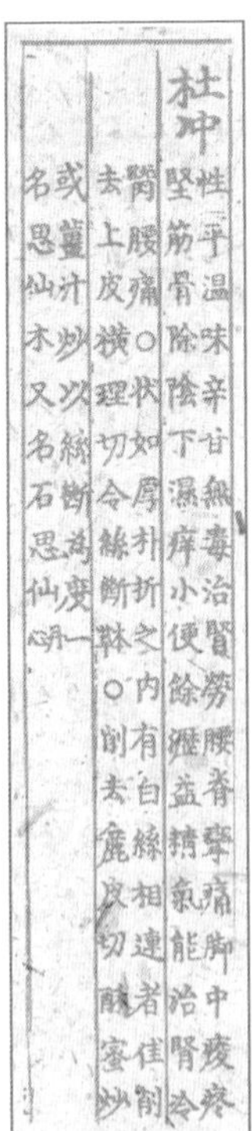
杜仲

性平溫味辛甘無毒治腎勞腰脊攣痛脚中痠疼堅筋骨除陰下濕痒小便餘瀝益精氣能治腎冷腎腰痛○狀如厚朴折之內有白絲相連者佳削去上皮橫理切令絲斷酥○削去麁皮切酥蜜炒或薑汁炒以絲斷爲度一名思仙木又名石思仙

동의보감에 수록된 두충

두충의 한방 특성

▶ 한방 효능

- 성미(性味) : 맛은 달고 매우며 독이 없고 성질은 평(平)하다.
- 귀경(歸經) : 간(肝), 신경(腎經)으로 들어가 작용한다.
- 약효 : 간신(肝腎)을 보하고 근골을 튼튼하게 하며 태아를 안정시킨다. 허리와 등이 시큰시큰 쑤시고 아픈 병증, 발과 무릎이 약한 것, 소변여력(小便餘瀝), 음하습양(陰下濕癢), 태루욕타(胎漏欲墮), 고혈압을 치료한다.
- 약리작용 : 항자극작용, 이뇨작용, 항노화작용, 동공 축소작용, 근육 수축작용, 항균작용

▶ 동의보감 효능

성질은 평(平)하고 따뜻하며[溫] 맛이 맵고[辛] 달며[甘] 독이 없다. 신로(腎勞)로 허리와 등뼈가 조

여들고 아프며 다리가 시큰거리면서 아픈[痠疼] 것을 낫게 하고 힘줄과 뼈를 튼튼하게 하며 음낭 밑이 축축하고 가려운 것, 오줌이 방울방울 떨어지는 것 등을 낫게 한다. 정기를 돕고 신장이 찬 증[腎冷]과 갑자기 오는 요통(腰痛)을 낫게 한다.

- 생김새가 후박 비슷하고 끊을 때 속에 흰 실이 서로 연결되는 것이 좋다. 겉껍질을 긁어버리고 가로 썰어서 실이 끊어지게 한다[본초].
- 겉껍질을 긁어버리고 썰어 졸인 젖 또는 꿀에 축여 볶거나 또는 생강즙에 축여 실이 끊어질 정도로 볶아서 쓴다. 일명 사선목(思仙木) 또는 석사선(石思仙)이라고도 한다[단심].

Patent 두충의 기능성 및 효능에 관한 특허자료

▶ 두충 추출물을 포함하는 신경계 질환 예방 또는 치료용 조성물

두충 추출물 또는 그의 유효성분은 퇴행성 뇌신경 질환의 예방 또는 치료용 조성물 및 건강 기능 식품용 조성물로 유용하다.

– 등록번호 : 10-1087297, 출원인 : 박현미

▶ 학습 장애, 기억력 장애 또는 치매의 예방 또는 치료용 두충 추출물

본 발명은 두충피 조추출물 또는 그의 분획층을 유효성분으로 포함하는 학습 장애, 기억력 장애 또는 치매의 예방 또는 치료용, 또는 학습 또는 기억력 증진용 약학 조성물 또는 학습 또는 기억력 증진용 기능성 식품을 제공한다.

– 공개번호 : 10-2010-0043669, 출원인 : 주식회사 유니베라

▶ 두충 추출물을 함유하는 항산화 및 피부노화 방지용 화장료 조성물

본 발명은 두충수피 추출물을 유효성분으로 함유하는 항산화 및 피부노화방지용 화장료 조성물에 관한 것이다. 두충 추출물은 피부 노화방지용 기능성 식품, 기능성 화장품이나 약물에 유용하게 사용될 수 있는 효과가 있게 되는 것이다.

– 공개번호 : 10-2010-0048322, 출원인 : 조홍연

두충차

| 효능 |

강장작용, 항노화작용, 힘줄과 뼈를 튼튼하게 하는 효능, 류머티스성 관절염 개선, 고혈압 치료, 면역 증진작용

1. 물 1L에 두충 50g을 넣고 센불에서 30분 정도 끓인다.
2. 중불에서 약 2시간 정도 더 끓인다.
3. 이때 미역이나 다시마향 같은 맛을 낸다.
4. 기호에 따라 감초나 대추를 넣어 끓여 마셔도 좋고 설탕이나 꿀을 가미하여도 좋다.
5. 달인 차는 식힌 후 냉장 보관해서 수시로 마신다.

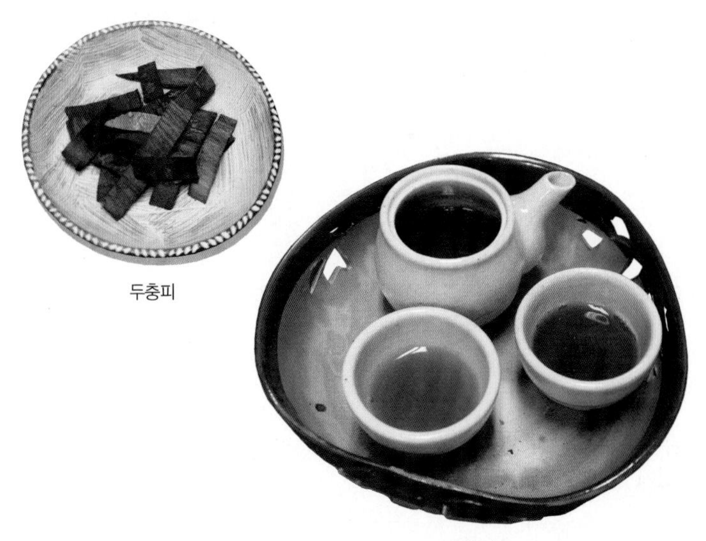

두충피

두충차

두충酒

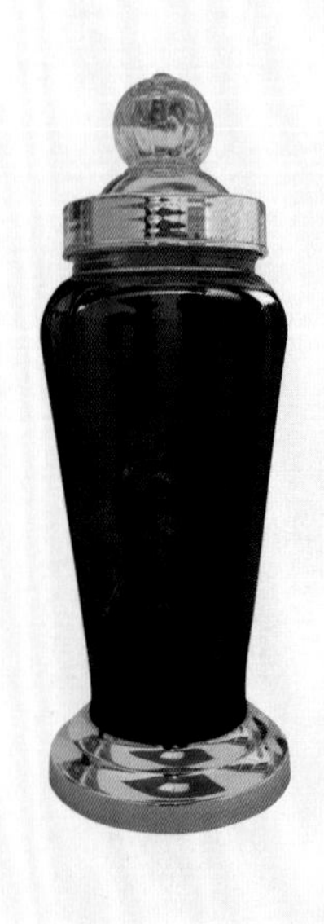

맛은 달고도 약간 맵다. 기호와 식성에 따라 꿀, 설탕을 가미하여 음용할 수 있다.

| 적용병증 |

- 비출혈(鼻出血) : 주로 코에서 피가 나오는 증상을 말한다. 육혈이라고도 한다. 30mL를 1회분으로 1일 1~2회씩, 8~10일 정도 음용한다.
- 보신(補身) : 몸의 기력이 약하고 허한 경우이다. 30mL를 1회분으로 1일 1~2회씩, 15~25일 정도 음용한다.
- 근골위약(筋骨萎弱) : 힘줄이 당기는 병증으로 몸 안에 열이 생겨서 담즙이 지나치게 많이 나와 입이 쓰고 힘줄이 생긴다. 30mL를 1회분으로 1일 1~2회씩, 15~20일 정도 음용한다.

| 만드는 방법 |

① 약효는 오래된 나무껍질에 있으므로, 가능하면 오래된 나무껍질을 이용한다.
② 씻은 후 코르크층을 제거하고 말려서 사용한다.
③ 껍질을 잘게 자른 다음 볶아서 사용한다.
④ 생약재는 약 260g, 마른 약재는 약 220g을 소주 3.8L에 넣고 밀봉하여 서늘한 냉암소에서 보관 숙성시킨다.
⑤ 6~9개월 정도 침출한 다음 음용하며, 2년 후엔 찌꺼기를 걸러낸다.

| 구입방법 및 주의사항 |

- 건재상, 약재상, 약령시장 또는 재래시장에서 취급하며, 재배지에서 15년 이상 된 나무껍질을 구입하여 사용한다.
- 장기 음용해도 해롭지는 않으나 치유되는 대로 금한다.
- 신기허약자는 본 약술을 금한다. 특별히 가리는 음식은 없다.

피로 회복제

매실

- **생약명** : 오매(烏梅)
- 라틴생약명 : Mume Fructus
- **기원** : 이 약은 매실나무 *Prunus mume* Siebold et Zuccarini(장미과 Rosaceae)의 덜 익은 열매로서 연기를 쪼인 것이다.

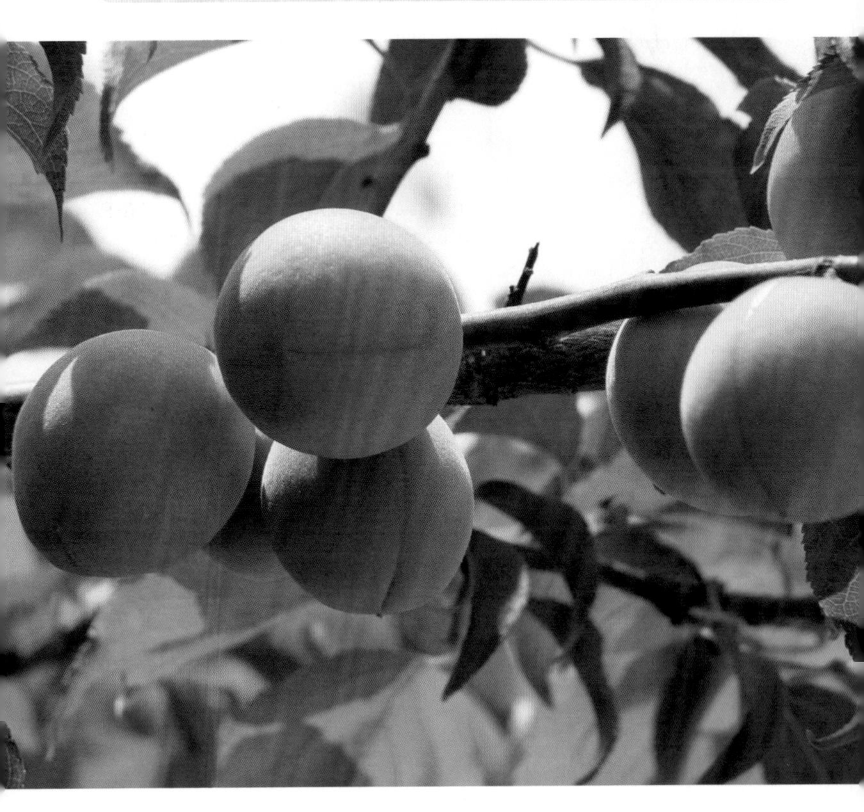

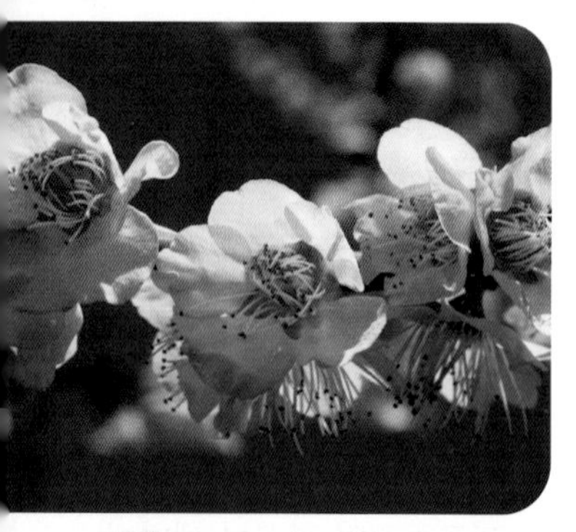
매화꽃(백색)

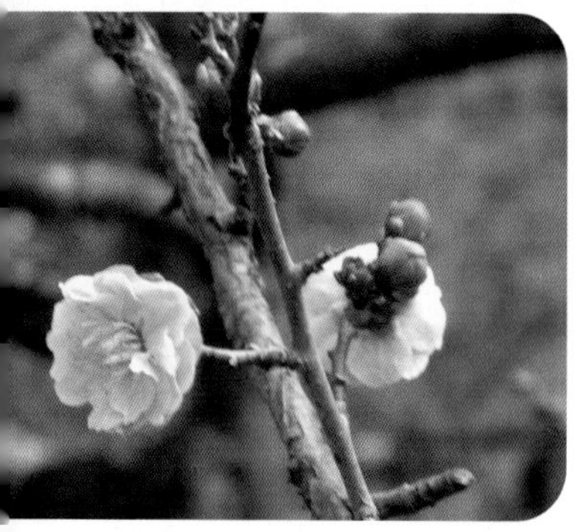
홍매화

봄이 되면 야트막한 남도의 산은 고운 색의 동그란 꽃다발들로 지천이 된다. 산과 들은 다정한 손길로 이어 붙인 어린 날의 색동저고리로 변하고, 보드라운 무명천에 한사코 얼굴을 비벼보고 싶어진다. 산수유 꽃과 매화가 봄 울타리 안의 주인공들이다. 전남 광양의 청매실농원에는 가지마다 매화꽃이 만발하여 별 무더기처럼 떨리며, 바람이 불 때는 봄눈이 되어 흩날린다.

필자는 결혼 초 밤에 갑자기 배가 아파 어쩔 줄 몰랐을 때 부모님이 주셨던 매실 추출물로 통증을 줄였던 기억이 있다. 그때 일이 매실의 효능에 대한 관심이 생기기 시작한 계기가 되었다. 미국 방문연구시절에도 비상의약품으로 매실 추출물을 준비해가서 유용하게 사용하였다. 이처럼 매실은 일본에서는 밑반찬으로, 우리나라에서는 가정상비약이나 응급처치용약으로 많이 이용하고 있다. 아마 우리나라에서 매실주나 매실 추출물이 한 병이라도 없는 집은 찾아보기 힘들 것 같다. 민간에서 구하기 쉽고, 효능도 직접 경험을 통해 많은 사람들에게 널리 알려져 있기 때문이다.

한방에서의 효능

한방에서는 덜 익은 열매를 가공한 것을 오매(烏梅)라 하여 약용한다.

곧 익을 녹색 열매를 따서 불을 너무 세지 않게 해서 구워 건조한다. 보통 과육(살)이 황갈색이 되고 주름이 생길 정도로 굽다가 검게 될 때까지 덮어두면 오매가 된다. 오매는 구토와 갈증, 술독을 풀어주며 소변이나 변에 피가 나올 때도 사용한다.

피로회복과 노화 지연 효능

매실의 효능에 관한 국내외 학자들의 연구 결과를 살펴보자. 매실에는 유기산 중 구연산이 특히 풍부하다. 구연산은 우리 몸의 피로물질인 젖산을 분해시켜 몸 밖으로 배출한다. 피로물질인 젖산이 체내에 쌓이게 되면 어깨 결림, 두통, 요통 등의 증상이 나타난다. 영국의 한스 크레브스 박사는 '구연산 회로'를 발표하여 노벨 생리의학상을 받았다. 구연산 회로가 순조롭게 돌아가면 힘이 생기고, 근육도 탄력이 있어 부드럽고 혈액도 정상적인 약알칼리성을 유지하며 소변도 맑아진다. 만일 구연산 회로가 순조롭게 돌아가지 않으면 불완전연소가 되어, 혈액 중에 젖산이 축적되므로 세포의 노화 원인이 된다. 즉, 이 구연산 회로가 순조롭게 돌아가도록 하는 데 식품에 함유되어 있는 천연 구연산이 필요하다는 연구 결과이다.

미국의 연구팀은 도쿄대학에서 건강한 일본인 청년 인력거꾼 두 사람을 채용하여 임상실험을 실시했다. 이 사람들에게 식사로는 매실장아찌인 우메보시 도시락을 먹도록 하고, 매일 체중 80킬로그램의 본인을 인력거에 태우고 40킬로미터를 뛰게 했다. 며칠 후 이 사람들의 도시락 식사를 중지시키고 육식을 주었더니 3일간은 잘 먹고 잘 달렸지만, 4일부터는 도저히 육식을 먹고는 그 이상 뛸 수 없다고 해서 다시 우메보시 도시락을 먹였다고

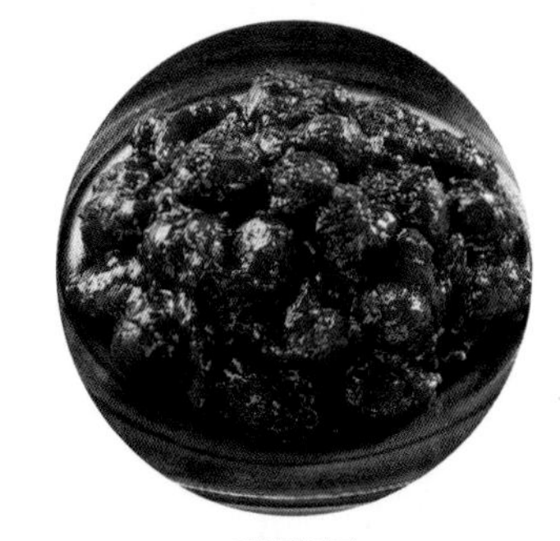
매실장아찌

한다. 그리고 계약일인 20일 동안의 실험을 무난히 마쳤는데, 이는 매실과 에너지 대사 때의 구연산 회로가 밀접한 관계에 있음을 보여주는 연구 결과라고 주장한다.

동맥경화 예방 효능

일본 연구팀은 매실농축액이 동맥경화에 예방 효과가 있음을 발표했다. 실험을 위해 콜레스테롤이 다량 함유된 음식을 투여한 토끼에게 매실농축액을 주었더니 혈액 중의 콜레스테롤 증가를 억제하고 간장 중 총 지방량, 콜레스테롤, 중성지방의 상승도 억제했다는 것이다.

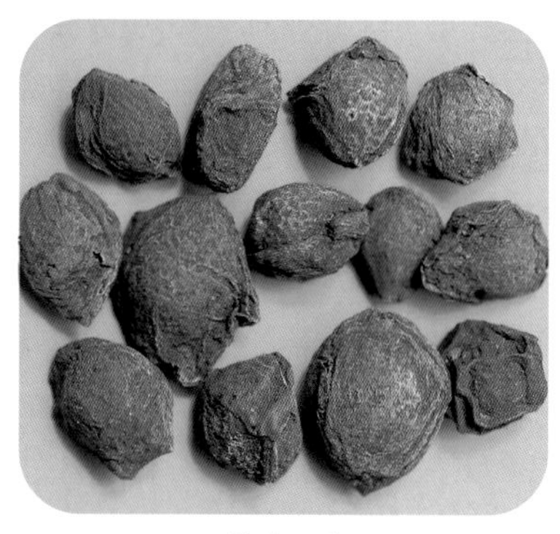
한약 오매

식중독과 암에도 효과

매실의 항균작용도 잘 알려져 있다. 쌀밥의 주 변패균이고 두부를 오염시켜 팽창을 일으키는 세균과 쌀밥에 시큼한 냄새를 주며 산성화시키는 세균도 강하게 억제한다는 연구 결과가 있다.

일본에서는 우메보시가 1천년의 역사와 전통을 지닌 건강식품이라고 자랑이 대단하다. 특히 식품매장에 가면 각종 도시락의 한가운데에는 매실 하나가 놓여 있음을 쉽게 볼 수 있다. 식사 후에 먹으라는 것인데 매실의 항균작용으로 식사 후 혹시 모를 배앓이에 좋고 도시락의 저장성도 높여준다.

경원대학교 연구팀은 매실 씨를 제거하고 과육을 분쇄한 후 거즈로 짜서 만든 착즙액을 이용해 실험하였다. 그 결과 매실 착즙액을 3% 첨가한 실험그룹은 식중독 유발균을 24시간 이내, 그리고 매실 착즙액을 4% 첨가한 그룹은 6시간 이내에 식중독 유발균의 성장을 완전히 억제하였다.
서울대학교 의대에서 분양받은 위암 세포주를 이용하여 실험한 결과 매실의 즙액 추출물은 항암 활성이 인정되었다. 항암치료제로 많이 쓰이는 에토포시드에는 미치지 못하지만, 가정에서 매실 수확철에 만드는 방식을 취한 단순한 즙액 추출물로서 실험하였다. 이 실험 결과로 매실을 꾸준히 먹게 되면 암세포의 발생과 증식의 억제에 영향을 줄 수 있을 것으로 연구진은 판단하고 있다. 그리고 중국에서는 세균성 이질과 만성습진에 매실을 사용하여 좋은 치료 효과를 얻기도 했다.

소화를 돕는 매실

그 밖에 매실은 유기산이 체내에서 위액 분비를 촉진시켜 식욕을 돋우어주고 소화 흡수에 도움을 주기도 하는 등 위에 열거한 많은 효능이 있다. 물러서려고 하지 않는 겨울의 고집 앞에 예쁜 눈썹을 살짝 찡그리며 고고하게 피어나는 매화꽃의 자태와 매실의 출중한 효능이, 재색을 겸비한 처녀처럼 아리따운 유실수다.

전남 선암사의 삼절, 매실나무

선암사에는 삼절(三絶)이 있는데 '매실나무', '뒷간' 그리고 '지허 스님의 차'라고 조용헌 씨가 소개한 바 있다. 그중 스님들이 천일기도를 드리는 원통각 뒤에 있는 우리나라에서 가장 오래된 수령 600년의 매실나무가 으뜸이다. 바로 옆의 토담 밑에 서 있는 몇 그루의 매

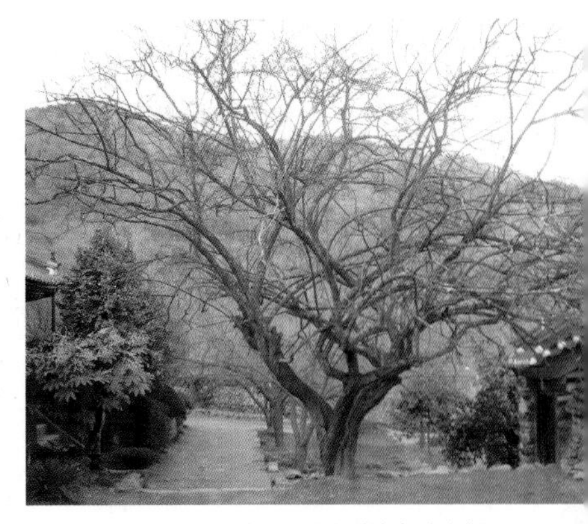
수령 600년의 선암사 매실나무

실나무도 수령이 200~300년 되었다고 한다. 4월 중순, 선암사 스님의 소개로 사진촬영을 위해 급히 찾아갔지만 매화꽃은 거의 진 뒤였다. 아쉬움에 가지 끝에 외롭게 남아 있던 매화꽃 한두 송이를 열심히 카메라로 담아보았다.

일본으로 건너간 우리의 매실나무

필자는 우리와 인연이 있는 매실나무를 일본에서 발견하였다. 도쿄 북쪽에 위치한 마츠시마(松島) 지방은 부산의 송도(松島)와 한자 지명이 같고 경치도 비슷하여 우리나라 여행객들이 많이 찾는 곳이다. 바닷가 근처에는 선종 사찰인 즈이간지(瑞巖寺)가 있다.

예쁘게 뻗은 잣나무 사이를 지나 절 정문으로 들어서면 한국 관광객들의 시선을 사로잡는 나무가 있다. 본당 앞을 지키며 누워 있는 '와룡매(臥龍梅)' 이다. 가지가 축 늘어져 있는 홍백(紅 · 白) 두 그루의 이 매실나무는 임진왜란 때 조선에 왔던 일본 장수 다테 마사무네(伊達政宗)가 가지고 가서 심었으며 수령은 400년 된, 미야기현의 천연기념물이라고 설명되어 있다. 이 매실나무는 수백 년 세월의 흔적을 말해주듯 군데군데 상처와 치료받은 자국, 그리고 지주대에 몸을 의지하고 있다. 살그머니 주위에 떨어진 매실을 줍는다. 내 손에 올려진 작고 푸른 열매를 보니 더욱 애잔함이 전해진다.

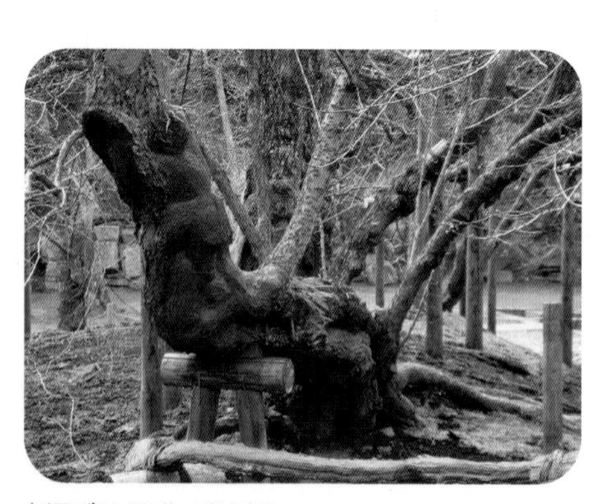
'와룡매'로 불리는 매실나무

일본 장수에 의해 현해탄을 건너 이국만리 이곳까지 실려온 우리 나무의 그리움을 달래기 위해 한국에서 다시 심어보고 싶은 생각이 들었다.

즈이간지 보물관의 지하전시관에는 필자의 눈길을 끄는 그림 한 점이 있다. 마사무네가 우리 매실나무를 일본으로 가지고 가는 장면이다. 마음은 급한데 가지고 갈 데가 없어 투구를 화분으로 삼아 그 속에다 매실나무를 심어서 가지고 갔다는 설명도 함께 전시되어 있다. 두 번 만났던 와룡매는 아직도 깊은 인상으로 남아 있다.

부작용도 조심

매실의 유기산은 체내에서 위액 분비를 촉진시켜 식욕을 돋우어주며 소화 흡수에 도움을 주기도 한다. 그러나 매실이 아무리 좋아도 강한 신맛과 치아를 상하게 하는 부작용이 있을 수 있고, 독성물질인 '청산배당체'가 풋매실인 청매의 과육과 씨에 들어 있으므로 조심해야 한다. 그러나 가공하여 사용하면 괜찮다.

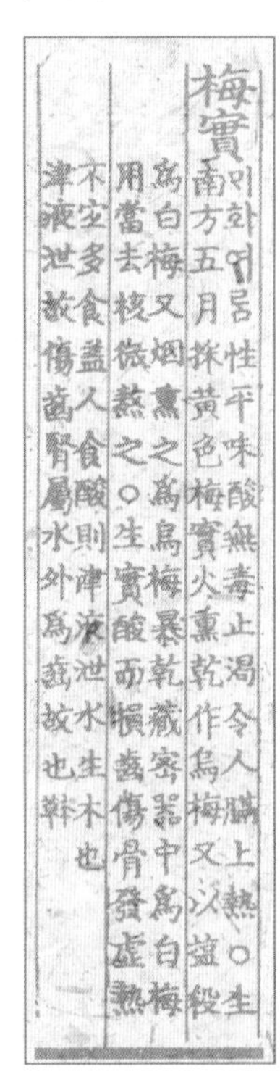
梅實 믹화여름
性平味酸無毒止渴令人膈上熱○生南方五月採黃色梅實火熏乾作烏梅又以鹽殺爲白梅又烟熏之爲烏梅暴乾藏密器中爲白梅用當去核微熬之○生實酸而損齒傷骨發虛熱不宜多食盖人食酸則津液泄水生木也津液泄故傷齒腎屬水外爲齒故也

동의보감에 수록된 매실

매실의 한방 특성

▶ 한방 효능

- 성미(性味) : 맛은 시며 독이 없고 성질은 평(平)하다.
- 귀경(歸經) : 간(肝), 비(脾), 폐(肺), 대장경(大腸經)으로 들어가 작용한다.
- 약효 : 수렴하고 진액을 생성하고 회충을 진정시키고 구충하는 효능이 있다. 만성 해수, 허열에 의한 심흉열감이나 인후갈증, 구학(久瘧), 이질, 변혈, 혈뇨, 혈붕(血崩), 구토를 치료한다.
- 약리작용 : 항균작용, 소화기분비 촉진작용, 청량, 지갈작용, 항암작용

▶ 동의보감 효능

성질은 평(平)하고 맛이 시며[酸] 독이 없다. 갈증과 가슴의 열기를 없앤다. 남방에서 나며 음력 5월에 노랗게 익은 열매를 따서 불에 쪼여 말린 다음 오매를 만든다. 또한 소금에 절여서 백매(白梅)를 만든다. 또는 연기에 그을려도 오매가 되며 볕에 말려 뚜껑이 잘 맞는 그릇에 담아두어도 백매가 된다. 이것을 쓸 때에는 반드시 씨를 버리고 약간 볶아야 한다.

생것은 시어서[酸] 이[齒]와 뼈를 상하게 하고 허열(虛熱)이 나기 때문에 많이 먹지 말아야 한다. 대체로 신것을 먹으면 진액이 빠지고(나무를 자라게 하는 데 물이 없어지는 것과 같다) 진액이 빠지면 이가 상한다. 이것은 신(腎)은 수(水)에 속하고 밖으로는 이[齒]가 되기 때문이다.

Patent

매실의 기능성 및 효능에 관한 특허자료

▶ 매실 추출물을 함유하는 피부 알레르기 완화 및 예방용 조성물

매실 추출물이 알레르기의 주된 인자인 히스타민의 유리를 탁월하게 억제하는 것으로부터 착안하여 피부 알레르기 완화를 목적으로 하는 조성물에 대한 것이다.

– 등록번호 : 10-0827195, 출원인 : 주식회사 엘지생활건강

▶ 항응고 및 혈전용해 활성을 갖는 매실 추출물

천연물로부터 유래되어 인체에 안전할 뿐 아니라 항응고 및 혈전용해 효과가 뛰어난 매실 추출물의 유효성분을 함유하는 식품 및 의약 조성물을 제공한다.

– 공개번호 : 10-2011-0036281, 출원인 : 정산생명공학주식회사

▶ 매실을 함유하는 화상치료제

본 발명은 매실의 성분을 함유하는 화상치료제에 관한 것으로서, 수포, 동통, 발적과 같은 화상으로 인한 증상을 완화시켜 손상된 피부의 치유기간을 단축시키는 역할을 한다.

– 등록번호 : 10-0775924, 출원인 : 한경동

매실차

| 효능 |

피로회복 효과, 동맥경화 예방, 항균 및 소화작용, 노화지연 효능

1. 매실 500g을 깨끗이 씻어서 강판에 간다.
2. 즙을 내어 약불에서 천천히 저어가며 끓인다.
3. 거품이 뽀글뽀글 생길 때 불에서 내린다.
4. 기호에 따라 꿀이나 설탕을 넣어서 마신다.
5. 이렇게 만든 매실은 유리병에 담아 냉장보관한다.

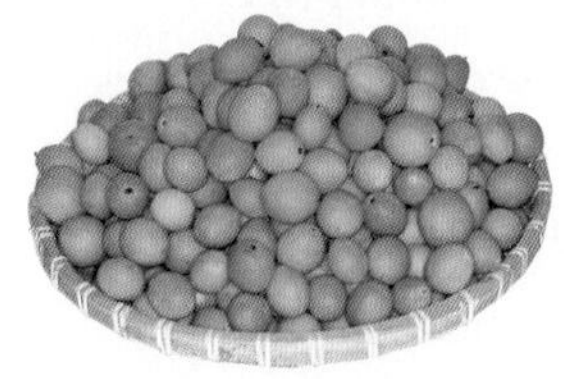

매실

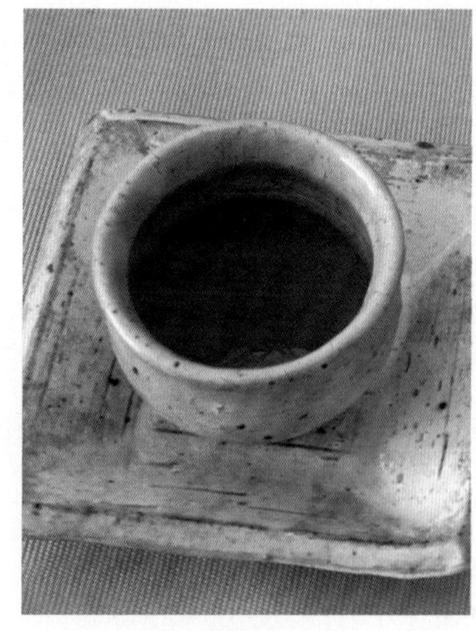

매실차

매실酒

맛은 시다. 기호와 식성에 따라 꿀, 설탕을 가미하여 음용할 수 있다. 1년 이상 숙성시켜 보관할 경우에는 설탕을 가미하지 않는다.

| 적용병증 |

- 숙취(宿醉) : 취기가 남아 그 후유증이 심한 경우를 말한다. 전날 술을 과음하여 이튿날이 되어도 술이 깨지 않고 몸이 잘 움직여지지 않으며 속이 쓰리고 구토가 나며 두통이 심하다. 30mL를 1회분으로 1일 1～2회씩, 7～8일 정도 음용한다.
- 구토(嘔吐) : 구역질을 하거나 먹은 음식을 토하는 것을 말하며, 이런 증상이 계속되면 위장장애가 심한 경우이다. 30mL를 1회분으로 1일 1～2회씩, 12～15일 정도 음용한다.
- 차멀미 : 교통수단을 이용할 때 멀미가 나는 경우이며, 심하면 두통, 빈혈, 구토를 하게 된다. 30mL를 1회분으로 1일 1～3회씩 음용한다.

| 만드는 방법 |

① 약효는 덜 익은 열매에 있으므로, 주로 덜 익은 푸른 열매를 사용한다.
② 씻어서 물기를 제거하고 사용한다.
③ 생매실 320g을 소주 3.8L에 넣고 밀봉하여 서늘한 냉암소에서 보관 숙성시킨다.
④ 3～4개월 침출한 후 찌꺼기를 걸러내고, 1년 이상 숙성시켜 사용하면 효과적이다. 생매실을 통째로 담그면 씨앗에서 유독성분이 분출되기 때문에 생매실의 핵과를 제거하고 담거나 4개월을 넘기지 말아야 한다.

| 구입방법 및 주의사항 |

- 시장이나 재배농가에서 직접 구입한다.
- 위산과다인 경우에는 음용하지 않는다.
- 본 약술 음용 중에는 돼지고기를 금한다.
- 돼지고기 양념재료로 매실청을 사용하는 경우가 많다. 하지만 이는 배합이 맞지 않으므로 피하는 것이 좋다.

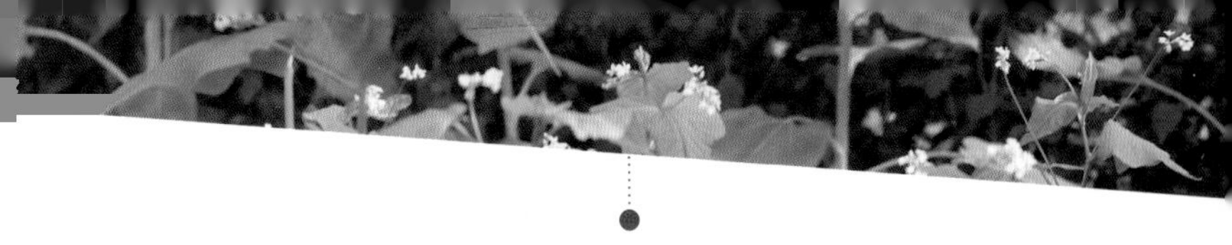

당뇨 개선과 혈압 강하에 좋은

메밀

- **생약명** : 교맥(蕎麥)
- **라틴생약명** : Fagopyri Semen
- **기원** : 이 약은 메밀 *Fagopyrum esculentum* Moench(마디풀과, 여뀌과 Polygonaceae)의 씨이다.

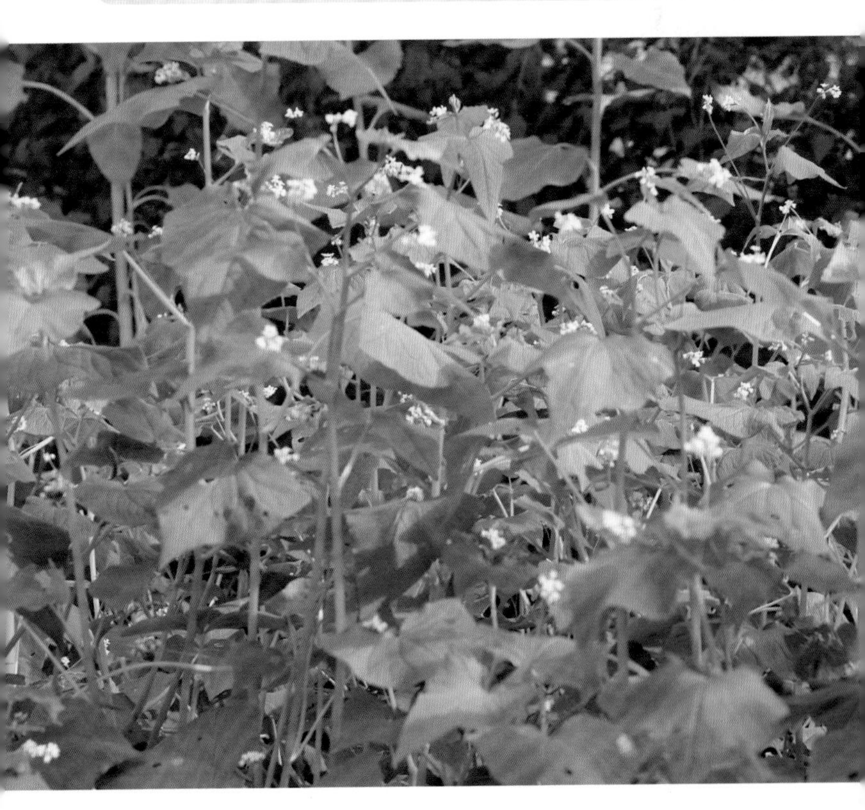

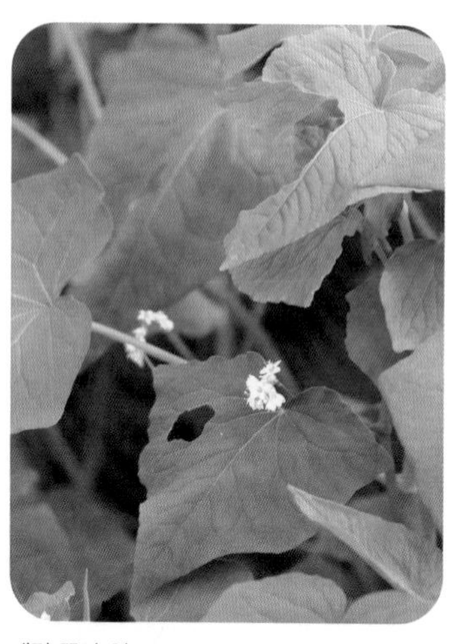

메밀 꽃과 잎

성인병 예방에 좋은 메밀

우리나라에서는 식생활이 서구화되어감에 따라 증가하는 각종 성인병의 예방과 치료에 메밀이 효과가 있다는 각종 보고와 함께 메밀의 소비도 증가하고 있다. 메밀이 새로운 건강 기능성 식품으로 주목받는 이유 중의 하나는 루틴 등의 생리활성물질을 다량 함유하고 있기 때문이다.

『민들레는 미혼모, 메밀꽃은 바람둥이』라는 책이 있는데, 이것은 꽃에 관한 동서고금의 일화를 곁들여 일반인의 이해를 도운 꽃의 생태학서로서 책 제목은 식물의 생식기관을 설명하고 있다. 메밀은 완전 타화수분으로 생식작용을 하는데 바람기가 심해서 신부(암술)는 남의 집 서방(화분)하고만 놀아나지, 제 집 서방(화분)은 거들떠보지도 않는다고 설명한다. 메밀꽃에는 꽃잎이 없고 꽃받침만 있어 흡사 속옷 없이 흰색 윗도리만 걸치는 꼴이라고 재미있게 표현하였다. 이효석의 「메밀꽃 필 무렵」에 나오는 메밀꽃은 실제로는 꽃잎이 아니고 꽃받침이며, 이 꽃받침이 꽃처럼 보일 뿐이다.

다양한 용도로 사용하는 메밀의 씨, 순, 껍질

메밀 종실은 전통적으로 묵의 재료로 이용되어왔으며 최근 국수, 빵 등으로 널리 이용되고, 메밀 순은 식이섬유와 비타민, 무기질 등이 풍부하여 신선한 녹채소로서 유용하다. 또 메밀짚은 좋은 가축사료가 될 뿐 아니라 메밀껍질은 전통적으로 베갯속 재료로 사용하는 등, 메밀은 다양하게 이용되는 식물이다. 메밀의 영양성분으로는 단백질 함량이 일반 곡류에 비해 많으며, 곡류에는 부족하기 쉬운 필수아미노산이 상당량 함유되어 있다. 또한 비타민 B_1, B_2의 좋은 공급원이기도 하다.

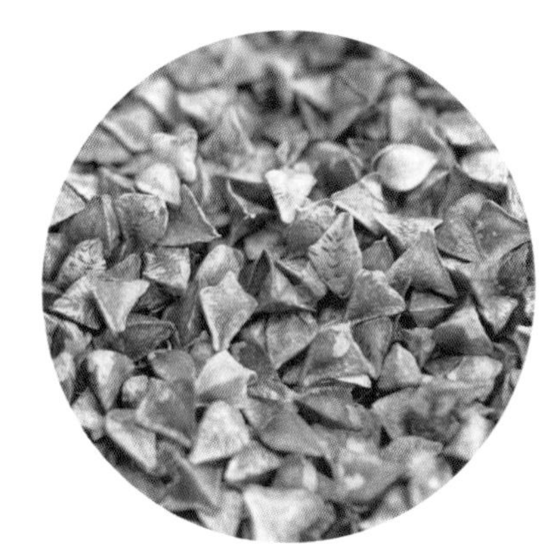
메밀 씨

신장에 좋은 메밀

메밀의 약리 효능을 살펴보기로 하자. 〈메밀 연구의 진보 및 전망〉이란 주제를 가지고 국제메밀심포지엄이 강원대학교의 주최로 춘천에서 개최되었다. 이 심포지엄에는 한국을 비롯하여 18개국 과학자들이 참가하여 논문을 발표하였는데, 이 중 메밀의 신장 기능 개선작용이 탁월하다는 연구 결과가 주목을 끌었다. 일본 도야마대학의 요코자와 다카코(横澤隆子) 교수는 메밀을 껍질째 갈아 농축한 추출물에서 분리한 카테킨 유도체 성분이 흰쥐의 신장에 독성물질 발생을 억제시키는 효소를 현저하게 증가시키고, 사람의 신장 상피세포에서는 독성을 나타내는 지표 효소량을 현저히 줄였다고 발표하였다. 이 카테킨 유도체는 녹차에 많이 함유되어 있으며 항암작용과 항산화작용을 하는 것으로 알려져 있다.

이 작용으로 메밀은 고혈압, 고지혈, 당뇨병 등에 효능이 있을 뿐 아니라 신부전증, 신장염 등 신장관련 질환의 개선에도 기여할 수 있을 것으로 전망된다. 요코자와 교수는 신독성 연구에 대해 세계적인 과학자로 인정받고 있으며 현재 한방약에서 새로운 신독성 해독약을 개발하고 있다.

혈압을 내리는 메밀

다음은 메밀의 혈압 강하작용이다. 고혈압은 발생 원인에 따라 크게 본태성 고혈압과 이차성 고혈압으로 분류할 수 있다. 이차성 고혈압이 발생하는 기작에 관여하는 물질로서 안지오텐신 전환효소(ACE)가 있는데 이는 직접 동맥 및 소동맥을 수축시키고, 부신피질을 흥분시켜 혈액량을 증가시킴으로써 혈압을 높인다. 따라서 이 ACE 효소를 억제하는 물질이 고혈압 치료제로서의 개발 가능성이 제시되어 있는데, 메밀 물 추출물이 93%의 높은 ACE 저해작용이 있다는 것이 발표되었다.

특히 환자를 이용한 혈압 강하작용의 임상실험 결과도 흥미롭다. 입원실의 21명의 환자를 대상으로 메밀 200g을 하루치 양으로 하여 묵을 만들어 한 끼 또는 두 끼에 나누어 두 달 동안 공급하며 치료하였다. 그 결과 두통, 머리가 무거운 느낌, 목이 뻣뻣한 느낌, 가슴 두근거림 등의 증상이 80% 이상의 환자에게서 줄어든 것으로 나타났다. 혈압은 첫 주부터 저하되었고 내린 상태에서 일정 기간 유지되었다.

당뇨에 효과

메밀의 당뇨에 대한 약리효능은 다음과 같다. 한양대학교에서 메밀이 당뇨 대사에 미치는 영향을 연구하기 위해 정상 성인에게 메밀과 곡류의 혈당반응을 비교하여 연구하였다. 19명의 정상 성인에게 쌀, 현미, 보리, 메밀을 섭취시킨 후 2시간 동안의 식후 혈당 변화 결과를 관찰하자 쌀을 섭취한 사람의 혈당이 가장 높았으며, 메밀은 가장 낮은 혈당 반응을 나타냈다. 인슐린 비의존성 당뇨 환자 9명을 대상으로 2주간 메밀을 섭취시킨 결과 총콜레스테롤 농도는 일반 식이와 비교하여 낮아졌으며, 공복 시 혈당도 감소하는 경향을 나타냈다. 따라서 메밀은 당뇨병의 대사조절에 효과적인 식품으로 판단할 수 있다.

메밀의 약효성분, 플라보노이드

또한 메밀에는 루틴이라는 플라보노이드 성분이 다량 함유되어 있는 것으로 알려져 있는데, 이는 모세혈관을 강화시키고 고혈압이나 뇌일혈, 폐출혈 등을 예방하는 것으로 알려져 있다. 이러한 약리학적 특성 때문에 최근 메밀은 고혈압, 당뇨병, 비만증, 기타 대사성 질환에 유용한 식품으로 성인병 예방과 관련하여 중요시되고 있는 식품이다.

메밀 연구는 일본과 캐나다에서 많이 이루어지고 있지만, 우리나라에서도 메밀이 많이 재배되는 지역의 대학인 강원대학교에서 메밀 과학 및 문화의 진흥을 위해 한국메밀연구회를 창립하여 활발한 활동을 하고 있다. 이 연구팀은 메밀의 높은 항산화작용, 혈당 강하작용, 돌연변이 억제작용 등에 대한 연구를 발표하기도 했다. 현재 필자의 실험실에서도 메밀 줄기와 잎을 이용하여 생리활성성분을 분리, 성분 구조를 밝혔으며 이들의 약리작용을 실험하고 있는 중이다.

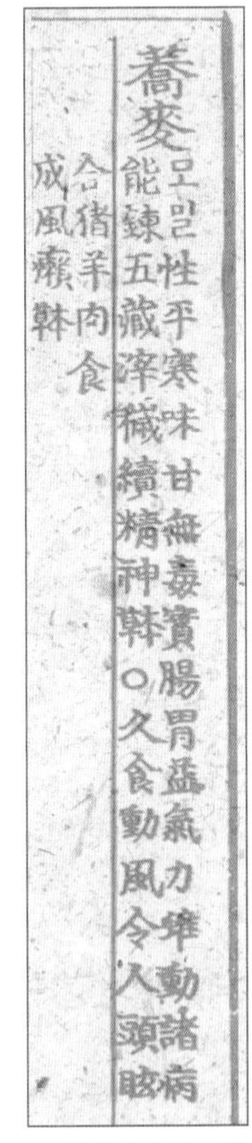
蕎麥 모밀 性平寒味甘無毒實腸胃益氣力韓動諸病 能鍊五藏滓穢續精神韓○久食動風令人頭眩
合猪羊肉食成風癩韓

동의보감에 수록된 메밀 [교맥]

메밀의 한방 특성

▶ 한방 효능

- 성미(性味) : 맛은 달고 독이 없으며 성질은 평(平)하다.
- 귀경(歸經) : 비(脾), 위(胃), 대장경(大腸經)으로 들어가 작용한다.
- 약효 : 개위관장(開胃寬腸)하고 하기소적(下氣消積)하는 효능이 있다. 교장사(絞腸痧), 장위적체(腸胃積滯), 만성설사, 금구리질(噤口痢疾), 적유단독(赤游丹毒), 나력, 화상으로 덴 상처를 치료한다.

▶ 동의보감 효능

성질이 평(平)하면서 차고[寒] 맛이 달며[甘] 독이 없다. 장위(腸胃)를 튼튼하게 하고 기력을 돕는다. 그리고 여러 가지 병을 생기게 한다고는 하나 오장에 있는 더러운 것을 몰아내고 정신을 맑게 한다.

– 오랫동안 먹으면 풍(風)이 동(動)하여 머리가 어지럽다. 돼지고기나 양고기와 같이 먹으면 풍라(風癩, 문둥병)가 생긴다[본초].

Patent

메밀의 기능성 및 효능에 관한 특허자료

▶ 카뎁신 K의 활성을 저해하는 메밀 추출물

메밀 추출물은 카뎁신 K 효소 활성을 효과적으로 억제하는 효과가 있으며, 상기 메밀 추출물의 유효성분을 포함하여 약 또는 기능성 식품을 만들면 골다공증 예방 및 치료에 효과적으로 이용할 수 있다.

– 공개번호 : 10-2004-0101621, 출원인 : 주식회사 한국야쿠르트

▶ 메밀 추출물을 함유하는 트롬빈 저해 혈전증 예방 및 치료용 조성물

본 발명의 메밀 종자 추출물 및 조정제물은 혈전 생성을 효율적으로 억제할 수 있으며, 혈행 개선을 통해 허혈성 뇌졸중 및 출혈성 뇌졸중과 같은 혈전증의 예방 및 치료용으로 사용할 수 있다.

– 등록번호 : 10-0740716, 출원인 : 안동대학교 산학협력단

▶ 메밀 추출물을 함유하는 피부 알레르기 완화 및 예방용 조성물

메밀 추출물이 알레르기의 주된 인자인 히스타민(histamine)의 유리를 탁월하게 억제하는 것으로부터 착안하여 피부 알레르기 완화 및 예방 효과를 갖는 조성물을 제공한다.

– 등록번호 : 10-0787363, 출원인 : 주식회사 엘지생활건강

메밀차

| 효능 |

성인병 예방, 신장기능 개선, 혈압 저하작용, 혈당 강하, 만성설사 치료에 효과

1. 찐 메밀이나 볶은 메밀을 구입한다.
2. 끓인 물 1컵에 메밀 2티스푼을 넣고 1~2분 우린 뒤 마신다.
3. 누룽지처럼 구수한 향을 내므로 남녀노소 모두가 즐길 수 있는 차다.
4. 단, 몸이 냉한 사람은 즐길 정도로 마시지 않도록 주의한다. 메밀 자체가 찬 성질을 가지고 있기 때문이다.

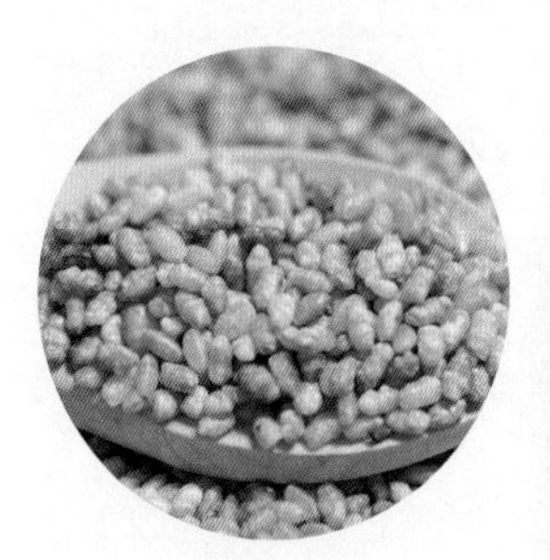

볶은 메밀

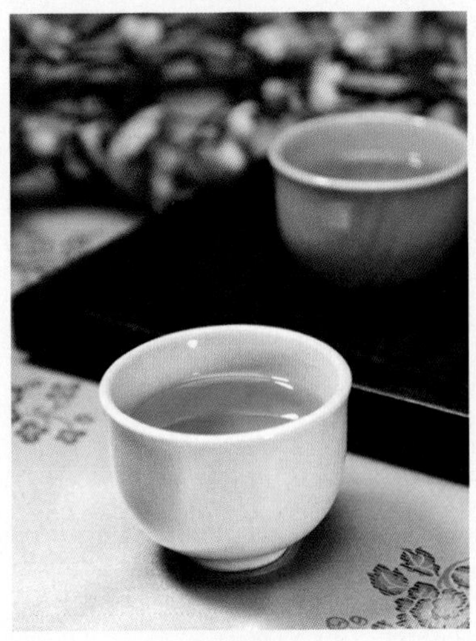

메밀차

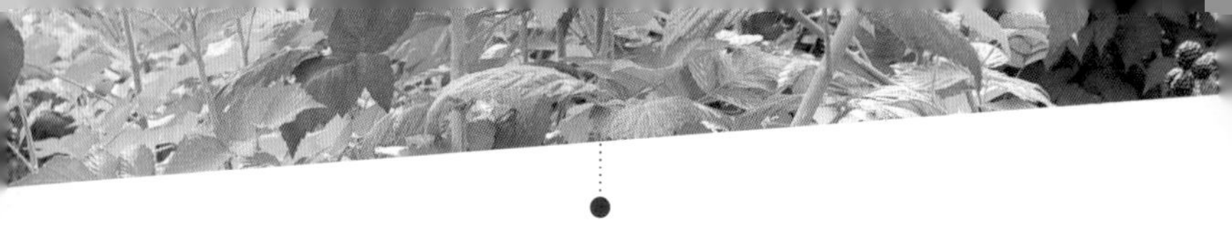

여성의 노화방지에 좋은

복분자

- 생약명 : 복분자(覆盆子)
- 라틴생약명 : Rubi Fructus
- 기원 : 이 약은 복분자딸기 *Rubus coreanus* Miquel(장미과 Rosaceae)의 채 익지 않은 열매이다.

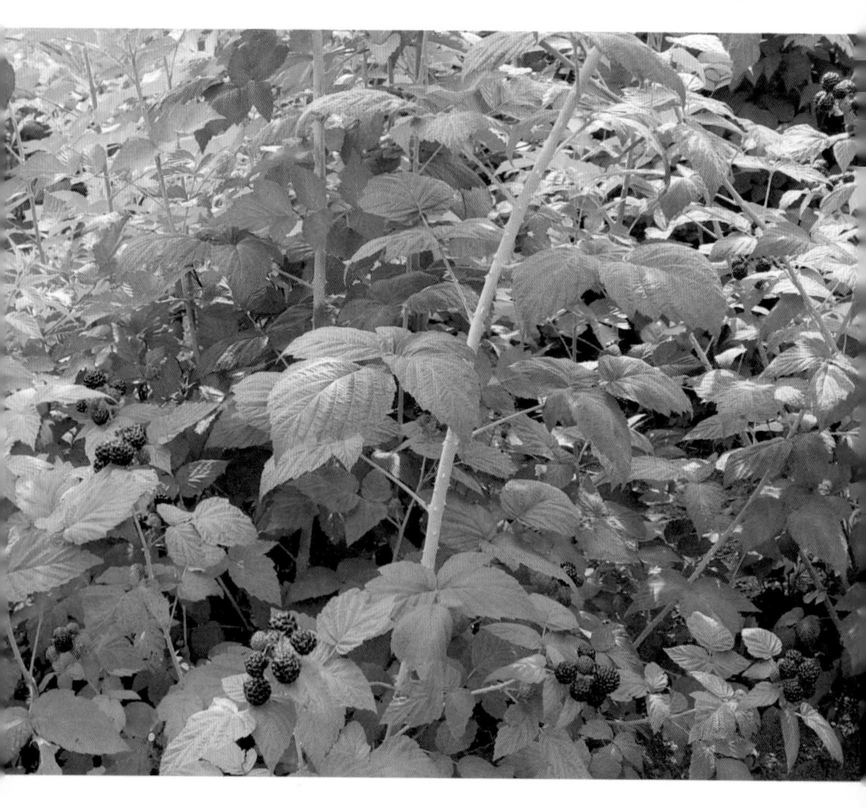

복분자술의 인기

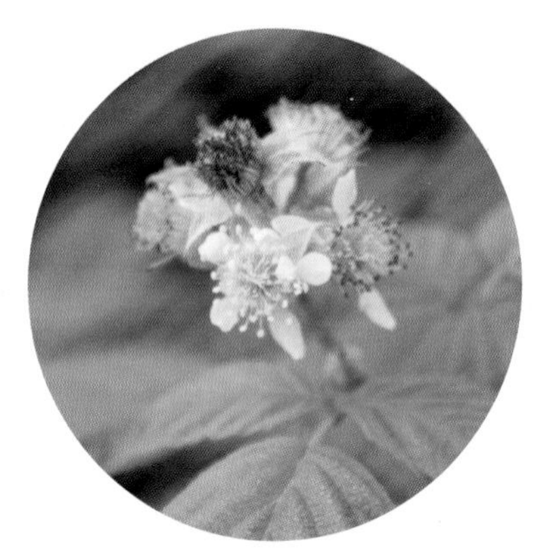
복분자 꽃

요강을 뒤엎을 정도로 소변 힘이 세어진다는 이름을 가진 복분자(覆盆子). 그 저력을 밑천 삼아 고창 복분자가 전국에 이름을 떨쳤다. 이 복분자술을 전국 무대에 데뷔시킨 최고의 홍보맨은 바로 고(故) 정주영 현대그룹 명예회장이었다.
정 명예회장이 북한 김정일 전(前) 국방위원장의 58회 생일 선물로 복분자술을 보냈다고 해서 화제가 된 것이다. 그는 복분자술 3병과 코냑 3병을 전달했는데, 그 전에도 정 명예회장은 서해공단사업과 금강산 관광 개발계획을 설명하기 위한 방북 일정 때 김정일 국방위원장에게 문배주와 복분자술 등의 고유 음료를 선물했다고 밝힌 바 있다.
노무현 전 대통령도 추석 선물로 복분자술이 포함된 '국민 통합형' 선물세트를 사회지도층 인사 등에게 보낸 것으로 알려졌다. 복분자술은 전북 고창의 산지를 떠올려 '호남'을 상징하고, 한과는 '영남'을 상징한다고 한다. 그리고 서울에서 열린 아시아유럽정상회의 연회장에서 건배주로 채택되면서 일약 유명 브랜드가 된 것이다.
이런저런 유명세로 산지의 술 공장에는 수십 명의 사람들이 북적댔다. 술 주문이 많은 때라 농한기에 접어든 인근 마을 주민들을 임시직으로 채용했다. 복분자로 술을 빚는 고창 내의 복분자주 공장은 이런 유명세 덕에 매출이 급신장했다고 한다.

복분자의 유래

복분자는 산딸기처럼 생겼지만 빨간 산딸기와는 달리, 익을수록 색

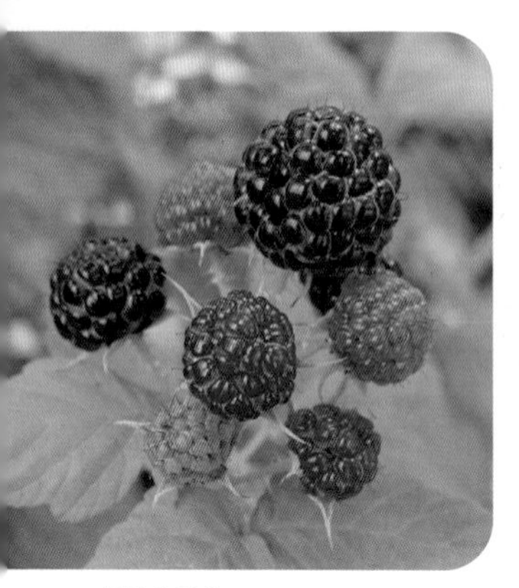
복분자 열매

깔이 까맣게 변한다. 복분자라는 이름의 유래는 이렇다. 옛날 어느 마을에 신혼부부가 살고 있었다. 하루는 남편이 이웃마을에 볼일이 생겨 갔다. 일을 마친 후 빨리 돌아올 욕심으로 지름길인 산허리를 넘다가 도중에 그만 길을 잃고 말았다. 깊은 산속으로 들어가게 된 그는 무척 배가 고파 산속에서 먹을 것을 찾아보았으나 눈에 띄지 않았다.

점점 깊은 산으로 걸어 들어가던 그는 마침 산딸기를 발견하고는 그쪽으로 달려갔다. "야! 산딸기가 많구나. 맛이 신데 아직 덜 익었군." 그는 허기진 나머지 맛을 음미할 겨를도 없이 허겁지겁 산딸기를 실컷 따 먹었다.

이제 배가 부른 그는 다시 길을 찾기 시작했지만 식곤증으로 잠이 와서 풀밭에서 그만 잠이 들어버렸다. 그는 한참 자다가 깨어나서 겨우 길을 찾아 마침내 집으로 돌아왔다. 그날은 부인에게 길 잃은 얘기만 하고 지친 몸으로 잠이 든 그는 이튿날 아침에 일어나 소변을 보려고 뒷간에 갔다. 오줌 항아리에 소변을 보기 시작하는데 쏴아~쏴아~ 하고 평소보다 소변 줄기에 힘이 차 있었다. 어제 먹은 산딸기로 밤사이 정(精)이 튼튼하고 양기(陽氣)가 세져 오줌 항아리가 오줌 줄기의 힘으로 뒤집어졌다.

그 이후로 그는 정력도 좋아지고 부인에게 사랑받는 남편이 되었다고 한다. 이에 산딸기가 오줌 항아리를 뒤집어 엎었다고 해서 뒤집어질 복(覆)에 항아지 분(盆)을 써서 '복분자'라고 부르게 되었다.

머리털이 희어지는 것도 막는다

『동의보감』에서는 복분자가 남자의 신기(腎氣)가 허하고 정(精)이 고

갈된 것과 여자가 임신되지 않는 것을 치료한다고 기재되어 있다. 남자의 음위증(陰痿證, 성욕은 있으나 음경이 제대로 발기되지 않는 증)을 낫게 하고 간을 보하며 눈을 밝게 하고 기운을 도와 몸을 가뿐하게 하며 머리털이 희어지지 않게 한다.

신정(腎精)을 보충해주고 오줌이 잦은 것을 멎게 한다. 복분자는 신기능 허약으로 인한 유정, 몽정, 유뇨, 빈뇨, 발기부전, 심한 피로감과 간신(肝腎)의 기능이 허약하여 발생하는 시력 약화, 귀울림, 어지럼증, 머리가 희어지는 증상 등을 치료한다.

성기능 개선, 여성의 노화방지에 효과

복분자의 약리작용을 살펴보자. 복분자가 성기능 개선에 효과가 있는 것으로 나타났다. 고창군 농업기술센터 연구팀은 스트레스와 갱년기 장애 등으로 성기능이 저하된 40대 남자 12명에게 매일 3회씩 20일간 복분자가 함유된 10여 종의 한약을 투여한 뒤 만족도를 조사했다. 그 결과 복분자 함유량이 높은 한약을 먹은 남자들이 '좋아졌다' 는 반응을 보였다고 발표한 것이다. 전북대학교와 원광대학교 연구팀은 복분자에 남성호르몬인 테스토스테론과 여성호르몬인 에스트로겐이 다량 함유된 것으로 발표하였다. 실험용 흰쥐를 대상으로 복분자 술과 과즙을 투여한 결과 일반쥐에 비해 많은 테스토스테론이 형성, 고환조직을 활성화시켰다고 밝혔다. 또한 에스트로겐이 다량 포함돼 여성의 노화방지를 비롯해 심장병, 골다공증, 우울증 등의 개선에 큰 효과가 있는 것으로 분석됐다.

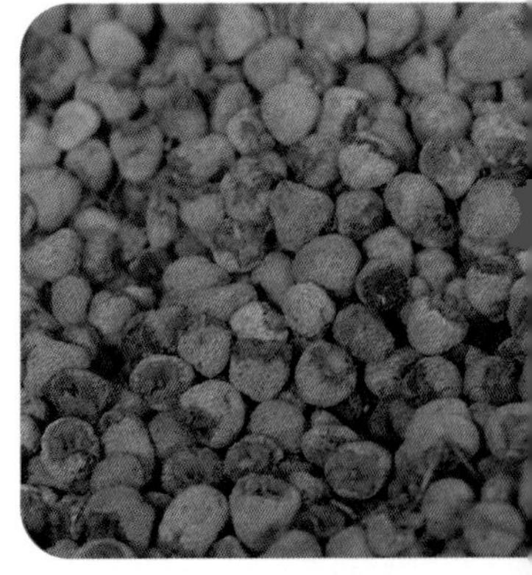
한약 복분자

경희대학교 한의대 연구팀도 복분자로 사용하는 중국의 장엽복분자와 복분자딸기는 시상하부-뇌하수체-성선의 여성 생식내분비기능의 부조화로 인한 증상에 일정한 효과가 있음을 발견하였다.

항산화작용

서울대학교와 경희대학교 연구팀은 복분자에 위, 십이지장의 질환을 유발하는 헬리코박터 파일로리균의 활동을 저하시키고 장내 유익균의 활성화에 기여하는 성분이 있다고 보고하였으며, 경원대학교 연구팀은 복분자 농축액과 유산 발효액은 항산화활성을 지니고 있고 특히 식중독 세균에 대한 항균활성도 어느 정도 지니고 있음을 확인하였다.

주의할 점

그렇지만 조심해야 하는 점도 있다. 복분자는 환자의 증상과 딱 맞아떨어질 때에만 효력을 발휘한다. 체내 음혈(陰血)이 부족한 사람에게는 오히려 화를 자초할 수 있으니 주의해야 한다. 현재 딸기속 식물은 중국에 50여 종, 일본에 27여 종 그리고 우리나라에 18여 종이 야생하고 있는데 그중 복분자는 복분자딸기, 산딸기 그리고 중국의 장엽복분자의 미성숙 과실을 사용한다.

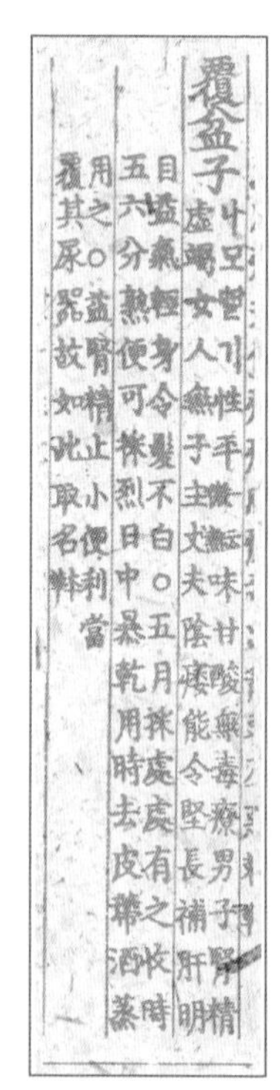
覆盆子 性平 味甘酸無毒 療男子腎精
虛竭女人無子 主丈夫陰痿 能令堅長 補肝明
目益氣輕身令髮不白 ○五月採 處處有之 收時
五六分熟便可採 烈日中暴乾 用時去皮蒂 酒蒸
用之 ○益腎精 止小便利 當
覆其尿器 故如此取名

동의보감에 수록된 복분자

복분자의 한방 특성

▶ 한방 효능

- 성미(性味) : 맛은 달고 시며 독이 없고 성질은 따뜻하다.
- 귀경(歸經) : 간(肝), 신(腎), 방광경(膀胱經)으로 들어가 작용한다.
- 약효 : 간신(肝腎)을 보(補)하고 소변을 줄이며

성기능을 돕고 정(精)을 고착시키며 눈을 밝게 한다. 음위, 유정, 빈뇨, 유뇨, 노점(癆漸), 목암(目暗)을 치료한다.

▶ 동의보감 효능

성질은 평(平)하며 맛은 달고[甘] 시며[酸] 독이 없다. 남자의 신기(腎氣)가 허하고 정(精)이 고갈된 것과 여자가 임신되지 않는 것을 치료한다. 또한 남자의 음위증(陰痿證)을 낫게 하고 간을 보하며 눈을 밝게 하고 기운을 도와 몸을 가뿐하게 하며 머리털이 희어지지 않게 한다. 음력 5월에 따는데 어느 곳에나 다 있다. 절반쯤 익은 것을 따서 볕에 말린다. 그것을 쓸 때에는 껍질과 꼭지를 버리고 술에 쪄서 쓴다. 신정(腎精)을 보충해주고 오줌이 잦은 것을 멎게 한다. 그러므로 요강을 엎어버렸다고 하여 엎을 '복(覆)' 자와 동이 '분(盆)' 자를 따서 복분자라고 하였다.

Patent

복분자의 기능성 및 효능에 관한 특허자료

▶ 복분자 추출물을 함유하는 골다공증 예방 또는 치료용 조성물

본 발명의 조성물은 조골세포 활성 유도뿐만 아니라 파골세포 활성 억제 효과를 동시에 나타내므로, 다양한 원인으로 인해 유발되는 골다공증의 예방 또는 치료에 유용하게 사용될 수 있다.

– 등록번호 : 10-0971039, 출원인 : 한재진

▶ 복분자 추출물을 포함하는 기억력 개선용 식품 조성물

본 발명은 복분자 추출물을 유효성분으로 포함하는 기억력 개선용 식품 조성물에 관한 것으로, 인체에 무해하고 부작용이 문제되지 아니한 복분자 추출물을 유효성분으로 포함하는 기억력 개선용 식품 조성물에 관한 것이다.

– 공개번호 : 10-2012-0090140, 출원인 : 한림대학교 산학협력단 외

▶ 복분자 추출물을 이용한 비뇨기능 개선용 조성물

본 발명의 복분자 추출물은 비뇨기능 개선용 의약품 및 건강기능성식품의 조성물로 제공할 수 있다.

– 등록번호 : 10-1043596, 출원인 : 전라북도 고창군

복분자차

| 효능 |

남자의 신기(腎氣)가 허한 증상에 효과, 남자의 음위증에 효과, 간을 보하며 눈을 밝게 하는 효능, 머리가 희어지는 증상 치료, 항산화작용

1. 물 1L에 복분자 말린 것 40g을 넣고 센불에서 30분 끓인 후 중불에서 2시간 정도 끓인다.
2. 끓인 후 복분자 열매는 건져내고 끓인 물만 따라 마신다.
3. 기호에 따라 설탕이나 꿀을 가미하여 마신다.

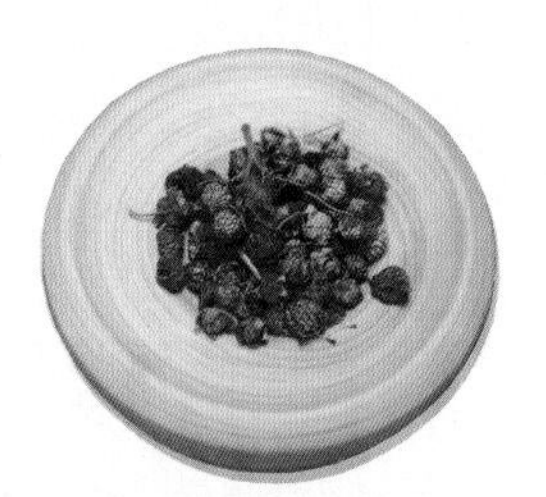

복분자 열매 말린 것

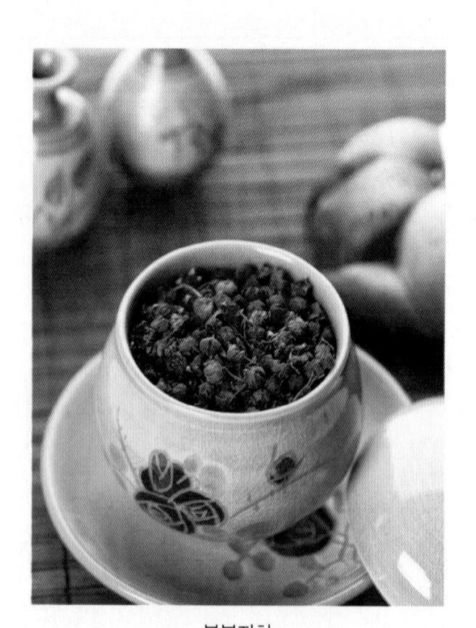

복분자차

간장과 신장에 좋은

산수유

- **생약명** : 산수유(山茱萸)
- **라틴생약명** : Corni Fructus
- **기원** : 이 약은 산수유나무 *Cornus officinalis* Siebold et Zuccarini(층층나무과 Cornaceae)의 잘 익은 열매로서 씨를 제거한 것이다.

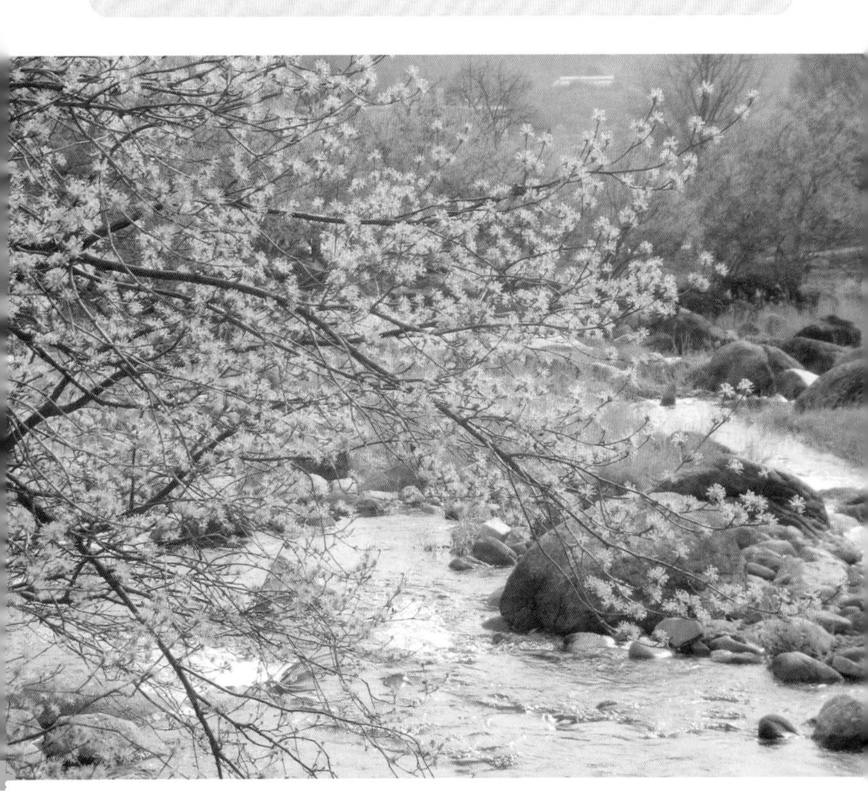

노란꽃, 빨간 열매의 아름다운 산수유를 생각하면서 국립순천대학교 문예창작학과 교수인 곽재구 시인의 「산수유꽃 필 무렵–산동에서」란 시를 소개한다.

꽃이 피어서 산에 갔지요
구름 밖에 길은 삼십 리
그리워서 눈 감으면
산수유꽃 섧게 피는 꽃길 칠십 리

간장과 신장에 좋은 산수유

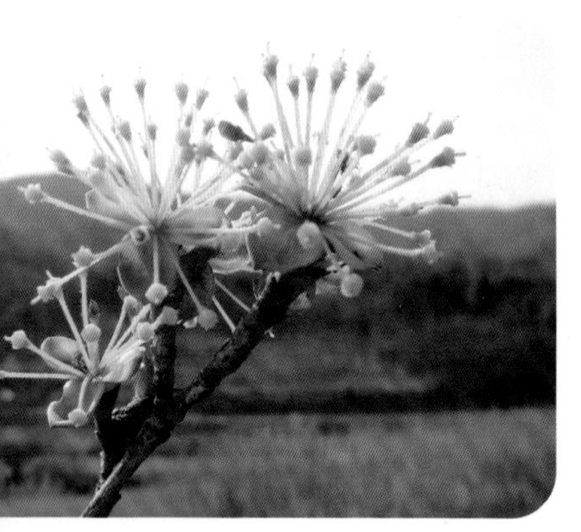
산수유 꽃

『동의보감』에서는 산수유의 효능을 다음과 같이 설명하고 있다.

'산수유는 음을 왕성하게 하며 신정(腎精, 신장의 정기)과 신기(腎氣, 신장의 기능)를 보하고 성기능을 높이며 음경을 단단하고 크게 한다. 또한 허리와 무릎을 데워주어 수장[水藏, 신(腎)을 말한다. 腎은 오행에서 水에 속하므로 몸의 수분대사와 소변의 생성, 배설에 중요한 기능을 수행한다는 뜻]을 돕는다. 오줌이 잦은 것을 낫게 하며 귀먹은 것을 낫게 한다.'

다시 말하면 하지관절이 무력하거나 소변을 자주 보는 현상, 허약해서 귀에서 소리가 나거나 어지러운 증상 등에 산수유를 섭취하여 한방에서 말하는 간과 신의 기운을 보해줄 수 있다는 것이다. 사상체질에서는 소양인을 위한 처방에 많이 사용하고 있다.

요실금에도 치료 효과

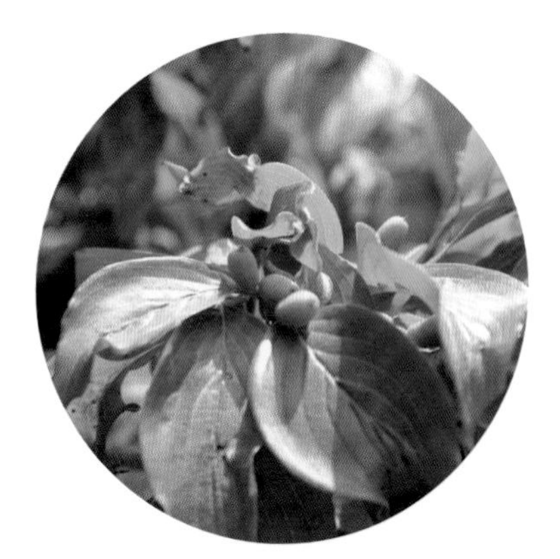
산수유 열매(덜 익은 것)

한방에선 요실금을 남녀 모두 신장의 기운이 약해졌을 때 나타나는 증상으로 본다. 요실금을 자주 경험하면 화장실에 가야 한다는 강박관념에 빠진다든지, 운동이나 외출을 꺼리는 등 사회생활에 지장을 받고, 우울증에 빠지기도 한다. 이때 한방에서는 신장과 방광을 따뜻하게 하면서 보해주고, 아랫도리의 기운을 북돋우는 처방을 많이 쓴다. 그중에서 신장의 기능을 정상으로 회복시키는 약물은 산수유가 대표적 약재이다. 산수유와 한약인 익지인을 대추와 함께 넣고 끓인 다음 수시로 마시면 증세가 호전된다. 신맛이 나는 산수유는 방광의 이완된 근육을 자극해 정상적인 배설을 돕는다.
한방처방을 찾아보면, 약해진 신장과 방광의 기운을 북돋아주는 인삼, 백출, 당귀 등의 한약재로 만든 보중익기탕(補中益氣湯)에 마, 익지인, 오미자를 가감한 방제도 알려져 있다.

탈모 방지에 대한 산수유의 임상 효과

탈모환자의 증가와 연령의 조기화로 육모제 및 탈모 방지를 위한 치료의 요구가 절실하다. 이에 따라 아주대학교 의대 연구팀은 탈모환자들에게 산수유를 이용한 임상실험을 실시했다. 모발은 여러 가지 아미노산의 복합체인 케라틴(keratin)으로 구성되어 있고 이 케라틴은 16%의 시스틴을 함유한다. 탈모환자의 상당수가 시스틴 결핍을 보이고 있으며, 모발 성장 및 대사 유지에 결함이 나타난다. 따라서 모발 구성요소인 시스틴을 침투가 용이한 가용성으로 변화시키고 또한 천연 보습제인 산수유 추출물을 첨가하여 탈모의 원인이 되는 두피 자극의 완화, 두피 건조의 방지를 예방하는 연구를 실시하였다.
지루성 습진, 미만성 탈모, 비듬이 많은 대상, 그 외 탈모 경향을 호소하는 남자 환자를 대상으로 산수유 약물 투여군 30명, 산수유가 없는 가짜약 투여군 10명으로 실험했다. 전신성 질환 및 반흔성 탈모의 원인이 되는 피부과적 질환을 가진 자는 제외하였다. 12주간에 걸쳐 매일 아침저녁으로 2회, 일정량을 두피에 도포하였으며, 매주 2일간은 연속으로 머리를 감은 후 탈락모를 모으도록 하였다.
주 · 객관적으로 관찰된 피부 및 모발의 변화, 부작용, 개선도, 유용도 등을 항목에 따라 분석하고 사진촬영을 병행 실시한 결과 산수유가 함유된 약물을 투여했을 때는 탈락모가 감소현상을 보인 반면 산수유가 빠진 가짜약 투여군에서는 눈에 띄는 감소나 증가가 관찰되지 않았다. 따라서 산수유는 탈모 방지의 효과를 보이는 약물임이 증명된 것이다.

알레르기 예방 효과

대전대학교 한의대 연구팀은 산수유의 항알레르기 효과에 대해 연구하였다. 비염은 크게 알레르기성 질환과 비알레르기성 질환으로 구분되는데, 알레르기성 질환은 바이러스성 질환과 증상이 유사하나 보다 지속적이고 계절적인 변화를 보인다. 주된 증상은 종종 눈의 자극을 동반하여 가려움증과 발적, 눈물의 과다생성 등을 나타내는데 수많은 알레르겐들에 의해 증상이 나타나는 것이 특징이다.
산수유가 한의학에서 적용하는 간(肝)과 신(腎) 부족으로 인한 여러 증상 외에 알레르기성 비염에도 일정한 효과가 있을 것으로 판단하여 연구에 착안하였다. 그 결과 산수유 추출물이 즉시형 과민반응에 효과적으로 작용하여 그 기전으로 야기되는 염증성 알레르기 반응에 효과가 있음이 증명되었다.

중금속 제거에도 효과

산수유는 중금속 제거에도 효능이 있다. 여러 중금속 물질은 식품, 공기, 물, 토양 등의 오염을 증가시킬 뿐 아니라 인체도 이런 중금속 오염물질에 항상 노출되어 있다. 환경 오염성 중금속 가운데 납은 일상생활을 통하여 많이 사용되고 있는 금속으로서, 중독 위험성이 매년 증가하고 있다.

체내에 축적되었을 때는 체중감소, 빈혈, 간 · 신장 등 장기의 형태학적 변화, 면역능력의 감소에 의해 혈액순환계 질병, 암, 중추신경계의 이상과 같은 여러 가지 중독현상을 일으킨다. 납과 산수유를 6주 동안 흰쥐에게 먹여 실험한 연구 결과가 있다. 이 연구에서 간 장기 조직의 무게는 납만 먹인 흰쥐그룹이 정상 흰쥐그룹에 비해 증가하였다. 또 각 장기 조직에서 정상그룹과 산수유를 먹인 흰쥐는 납 단독 급여그룹에 비하여 유의적으로 낮은 증가를 보였다. 반면에 납과 산수유를 같이 먹인 흰쥐들은 정상 흰쥐그룹에 가깝게 회복되었다. 따라서 산수유는 중금속 오염물질로부터 어느 정도 장기를 보호하는 효능이 있음을 알 수 있다.

산수유의 약리성분

산수유 열매는 로가닌(loganin), 스웨로사이드(sweroside) 등의 약효 성분이 알려져 있다. 또 아미노산인 아스파틴산(aspartic acid), 글루타민산(glutamic acid)의 함량이 높으며 칼륨과 칼슘 같은 무기질도 상당량 함유되어 있다. 열매의 지방산 중 총불포화지방산의 함량은 포화지방산의 두 배이다.

노란 꽃, 빨간 열매의 산수유

구례군 산동면은 전국 생산량의 70%를 차지하는 대표적인 산수유 산지이며 면내 1605농가, 294헥타르에서 산수유를 생산하고 있다. 먼 옛날 중국 산동성의 한 처녀가 지리산에 시집을 오면서 산수유나무 한 그루를 가져와 심은 것이 오늘날에 이르러 번창했다는 이야기가 전해 내려온다.
산동마을을 온통 노랗게 물들이는 산수유 꽃이 필 때면 이곳에는 '산수유 축제' 가 열린다. 계곡 옆에 서 있는 아름드리 산수유 나무도 노란색으로 물든다. 일주도로를 따라 마을을 한 바퀴 돌면 노란색 마을이 한눈에 들어온다. 가을이 되면 마을은 노랑에서 빨강으로 변신한다. 탐스런 빨간색 열매는 산동마을을 통째로 빨갛게 칠해버린다.

산수유 열매의 수확

11월 중순, 쌀쌀한 날씨가 되어 관광객들 발걸음이 뜸해지면 이제부터 산수유는 마을 주민들 차지가 된다. 열매를 수확하는 것이다. 산수유 열매를 따기 위해 나이 많은 어르신들이 높은 나무 위에 올라가 나뭇가지를 흔들고 나무 아래에는 할머니가 자리를 깔아놓고 떨어지는 열매를 줍는다. 열매가 조그맣다보니 나무를 흔들거나 가지를 쳐서 힘들게 떨어뜨리고 또 허리를 굽혀 열매를 줍는다.
매서운 날씨 속에서 산수유 열매 따기는 여간 힘든 일이 아니다. 필

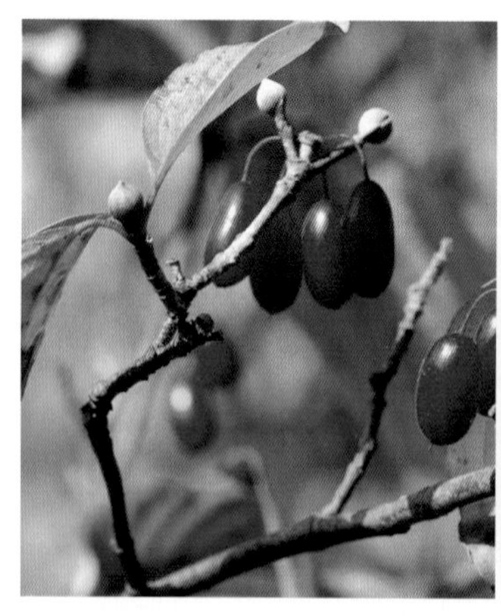
산수유 열매(익은 것)

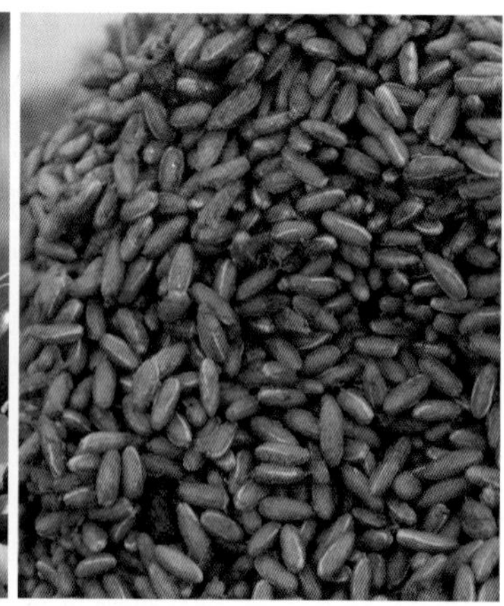
산수유 열매에서 빼낸 씨

자가 찾은 11월 중순은 아주 추운 날씨였다. 노부부가 칼바람을 피하기 위해 수건으로 귀를 덮고서 나무에 올라가 열매 따기에 여념이 없었다. 열심히 카메라 셔터를 눌러대는 필자를 향해 모델료 내라는 농담도 건네신다. 산수유 가지와 잎은 송풍기로 날려버리고 열매만 얻어 마당에서 건조한다. 골목마다 빨간 열매를 널어놓아서 마을 전체가 온통 붉은빛이다.

열매에서 씨를 빼내고 사용

나무에서 수확한 산수유는 한약으로 태어나기 위해 먼저 깨끗한 물을 부어놓은 큼직한 통에 담가 갈쿠리로 저으며 씻는다. 한방에서는 씨를 뺀 산수유를 사용한다. 예전에는 가을이 되어 열매를 수확하고 나면 건조기에 넣어 말리고 어느 정도 열매의 습기가 잦아들면 입으로 씨를 발라내야 했다. 산수유 수확철이 되면 마을 주민들은 남녀노소 구분 없이 입술을 붉게 물들이고 다녔다고 한다. 입으로 씨를 발라내는 과정에서 든 물이다. 어린 처녀들이 산수유 열매 씨를 이로 빼내면 음기가 충만해져 아름다운 아이를 밴다는 속설도 들려온다. 한방에서 열매의 살은 원기(元氣)를 세게 하며 정액을 굳건하게 하지만, 씨는 정(精)을 미끄러져 나가게 하므로 쓰지 않는 것이다. 그래서 마을마다 씨를 빼기 위해 분주하다. 이제는 '씨 제거용 기계' 를 이용하여 씨와 과육을 분리한다.

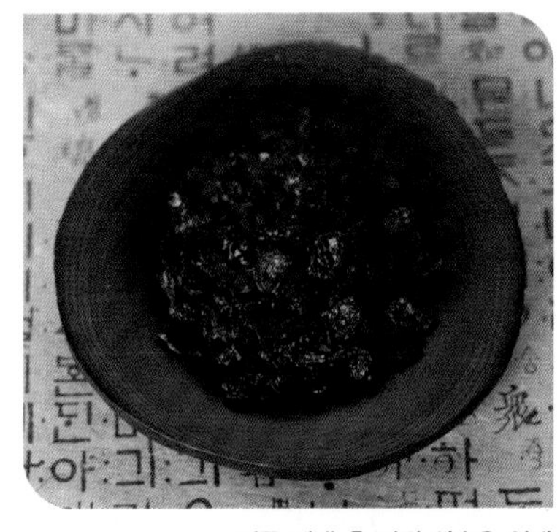

씨를 빼낸 후 말린 산수유 열매

한약 산수유의 탄생

씨를 뺀 열매를 건조기에서 말리면 한약국, 한의원으로 가는 한약 산수유로 탄생한다. 동네 어귀에는 열매에서 빼낸 씨가 소복하게 쌓여 있다. 버려져 있는 이 씨에서도 새로운 효능을 개발하여 좋은 소재로 활용되기를 기대한다.

산수유의 한방 특성

▶ 한방 효능

- 성미(性味) : 맛은 시고 떫으며 독이 없고 성질은 약간 따뜻하다.

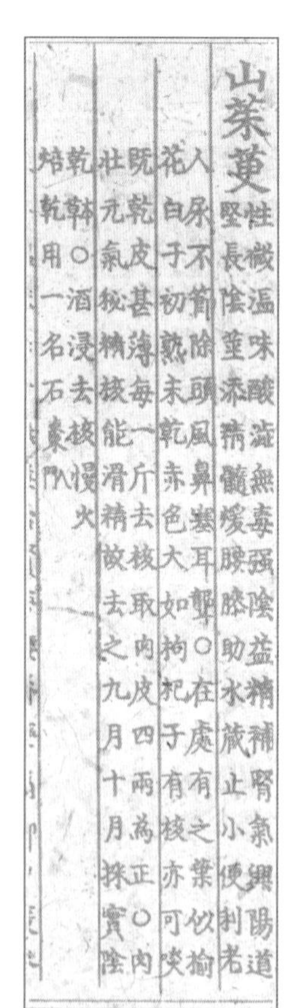
山茱萸 性微溫味酸澁無毒強陰益精補腎氣興陽道
堅長陰莖添精髓煖腰膝助水藏止小便利老
人尿不節除頭風鼻塞耳聾○在處有之葉似楡
花白子初熟未乾赤色大如枸杞子有核亦可喫
既乾皮甚薄每一斤去核取肉皮四兩爲正○肉
壯元氣秘精核能滑精故去之九月十月採實陰
乾本草○酒浸去核慢火
焙乾用一名石棗入門

동의보감에 수록된 산수유

- 귀경(歸經) : 간(肝), 위경(胃經)으로 들어가 작용한다.
- 약효 : 간신(肝腎)을 보양하고 정기(精氣)를 수렴하며 허탈한 기(氣)를 고착시키는 효능이 있다. 요슬산통(腰膝酸痛), 현기증, 이명, 음위, 유정, 소변빈삭, 간허한열(肝虛寒熱), 허한(虛汗)이 멎지 않는 증상, 심요맥산(心搖脈散)을 치료한다.
- 약리작용 : 이뇨작용, 피부진균의 발육 억제작용

▶ 동의보감 효능

성질은 약간 따뜻하며[微溫] 맛은 시고[酸] 떫으며[澁] 독이 없다. 음(陰)을 왕성하게 하며 신정(精)과 신기(腎氣)를 보하고 성기능을 높이며 음경을 딴딴하고 크게 한다. 또한 정수(精髓)를 보해주고 허리와 무릎을 덥혀주어 신(水藏)을 돕는다. 오줌이 잦은 것을 낫게 하며 연로한 사람이 때 없이 오줌 누는 것, 두풍과 코가 막히는 것, 귀먹는 것을 낫게 한다.

곳곳에서 난다. 잎은 느릅나무 비슷하고 꽃은 희다. 열매가 처음 익어 마르지 않았을 때는 색이 벌건데 크기가 구기자만 하며 씨가 있는데 또한 먹을 수 있다. 마른 것은 껍질이 몹시 얇다. 열매 600g에서 씨를 빼버리면 살이 160g 되는 것이 기준이다.
살은 원기를 세게 하며 정액을 굳건하게 한다. 그런데 씨는 정(精)을 미끄러져 나가게 하기 때문에 쓰지 않는다.

– 술에 담갔다가 씨를 버리고 약한 불에 말려서 쓴다. 일명 석조(石棗)라고도 한다 [입문].

Patent 산수유의 기능성 및 효능에 관한 특허자료

▶ 산수유 추출물을 함유하는 혈전증 예방 또는 치료용 조성물

산수유 추출물을 유효성분으로 함유하는 약학 조성물은 트롬빈 저해활성 및 혈소판 응집 저해활성을 나타내어 혈전 생성을 효율적으로 억제할 수 있으며, 추출액, 분말, 환, 정 등의 다양한 형태로 가공되어 상시 복용 가능한 제형으로 조제할 수 있는 뛰어난 효과가 있다.

– 공개번호 : 10-2013-0058518, 출원인 : 안동대학교 산학협력단

▶ 포제를 활용한 산수유 추출물을 함유하는 항노화용 화장료 조성물

포제를 활용한 산수유 추출물을 함유하는 화장료 조성물은 프로콜라겐 생성 촉진 및 콜라게나제 발현 억제 효과를 나타냈으며, 두 가지 활성의 복합 상승작용으로 인하여 우수한 피부 주름 개선 및 항노화 효과를 갖는다.

– 공개번호 : 10-2009-0128677, 출원인 : (주)아모레퍼시픽

▶ 항산화 활성을 증가시킨 산수유 발효 추출물의 제조방법

본 발명에 따른 추출 방법은 산수유를 증기로 찌고, 이를 락토바실러스 브레비스로 발효시킨 다음 열수 추출함으로써, 로가닌 함량이 높고, 항산화활성을 증가시킨 산수유 발효 추출물을 효율적으로 얻을 수 있다.

– 공개번호 : 10-2012-0139462, 출원인 : 동의대학교 산학협력단

산수유차

| 효능 |

신장의 정기와 기능을 보함, 요실금 치료, 알레르기 예방, 현기증, 이명 개선, 이뇨작용

1. 물 1L에 산수유 40g을 넣고 센불에서 30분가량 끓인다.
2. 약불에서 2시간 더 끓인다.
3. 붉은색과 새콤한 맛이 어우러져 갈증에도 좋은 약차가 된다.
4. 기호에 따라 설탕이나 꿀을 가미하여 마신다.

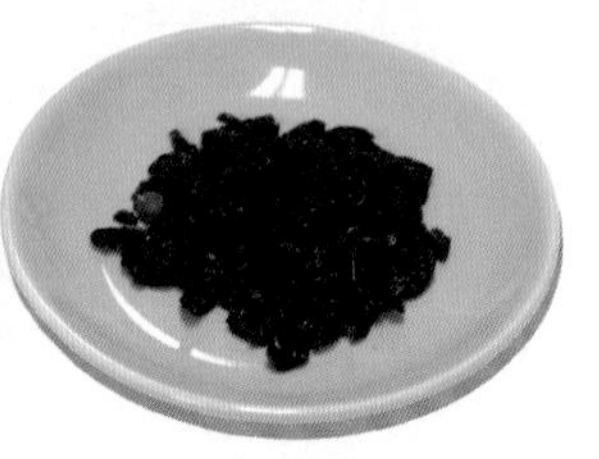

산수유 열매

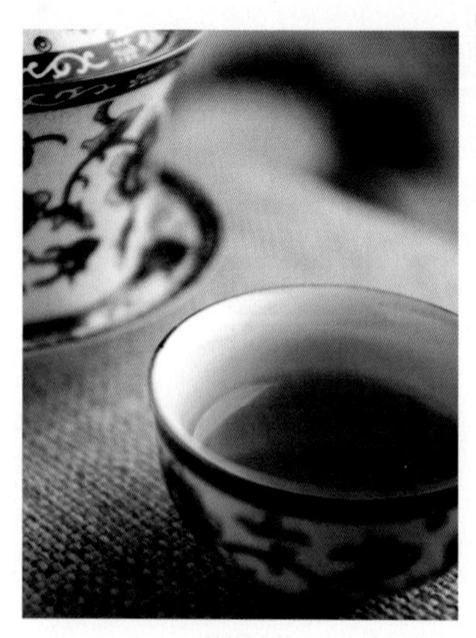

산수유차

산수유酒

맛은 시고 약간 떫다. 기호와 식성에 따라 꿀, 설탕을 가미하여 음용할 수 있다.

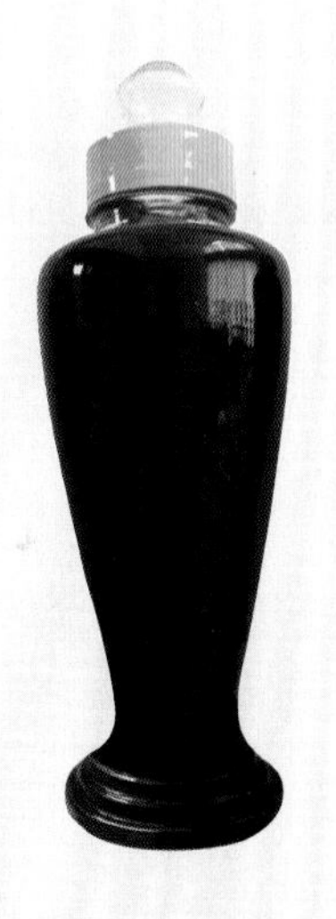

| 적용병증 |

- **신경쇠약(神經衰弱)** : 사물을 느끼거나 생각하는 힘이 평소보다 약해지는 증상을 말한다. 감정의 기복이 심하여 갑자기 성을 내거나 불평을 잘 하고, 권태나 피로를 쉽게 느낀다. 기억력이 떨어지고 불면증에 걸리기도 한다. 30mL를 1회분으로 1일 1~2회씩, 15일 정도 음용한다.
- **간염(肝炎)** : 간에 염증이 생겨 간세포가 파괴되는 증상을 말한다. 30mL를 1회분으로 1일 1~2회씩, 20~25일 정도 음용한다.
- **음위증(陰痿症)** : 남자의 생식기가 위축되거나 발기가 되지 않는 증상을 말한다. 30mL를 1회분으로 1일 1~2회씩, 20~30일 정도 음용한다.

| 만드는 방법 |

① 약효는 잘 익은 열매에 있으므로 주로 열매를 사용한다.
② 10~11월경에 채취하여 씨를 제거하고 과육을 건조시킨 다음 사용한다.
③ 말린 과육 약 195g을 소주 3.8L에 넣고 밀봉하여 서늘한 냉암소에서 보관 숙성시킨다.
④ 3~4개월 정도 침출한 다음 음용하며, 1년 3개월 정도 후에는 찌꺼기를 걸러낸다.

| 구입방법 및 주의사항 |

- 약재상에서 구입하며, 재배지에서도 구입할 수 있다.
- 오래 음용해도 해롭지는 않으나 씨까지 담근 술은 3일에 하루 정도 쉬어가며 음용하는 것이좋다.
- 신맛이 강하므로 꿀을 150~200g 정도 타서 음용한다. 물은 두 배로 타서 음용하는 것이 좋다.
- 음용 중에는 도라지와 방기 등을 금하며, 소변부실자도 금한다.

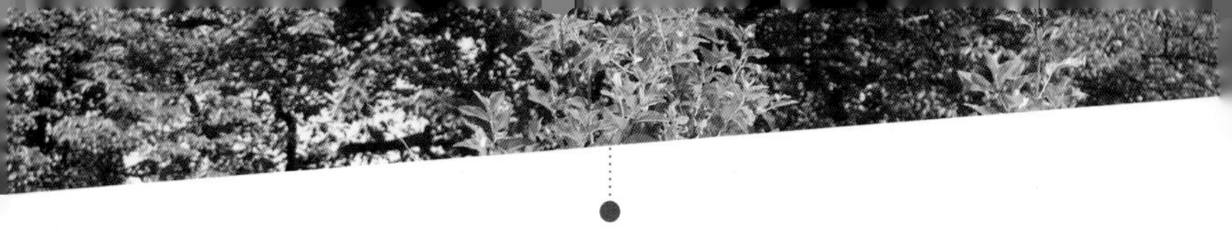

편안한 수면을 돕는

산조인

- **생약명** : 산조인(酸棗仁)
- **라틴생약명** : Zizyphi Semen
- **기원** : 이 약은 묏대추나무(산조) *Zizyphus jujuba* Miller var. *spinosa* Hu ex H. F. Chou(갈매나무과 Rhamnaceae)의 잘 익은 씨이다.

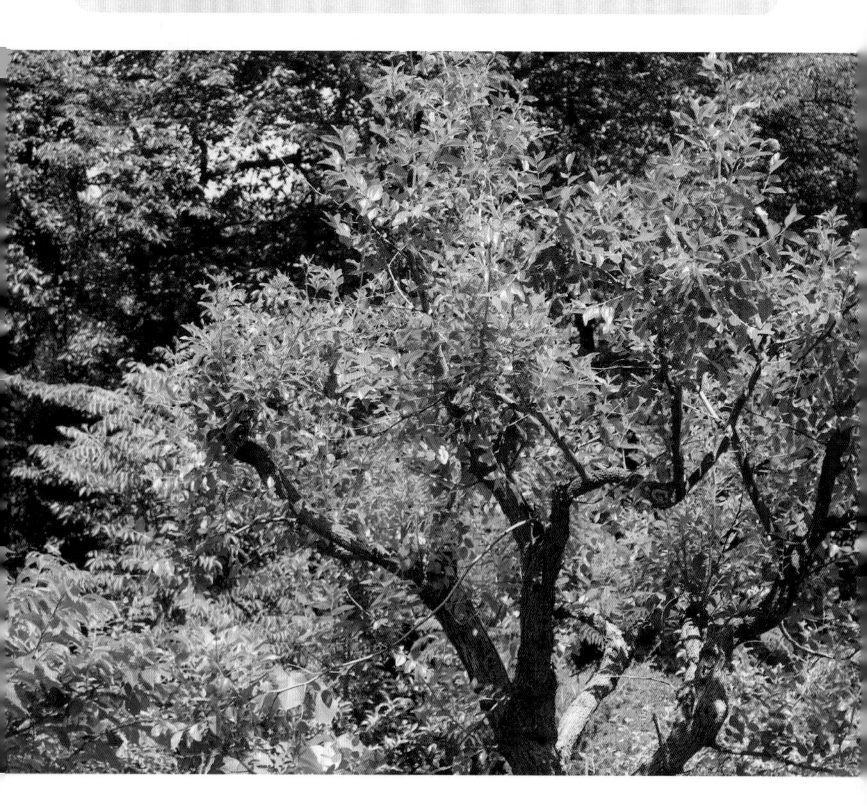

대추와 비슷한 산조인

〈묏대추나무 열매와 대추의 비교〉

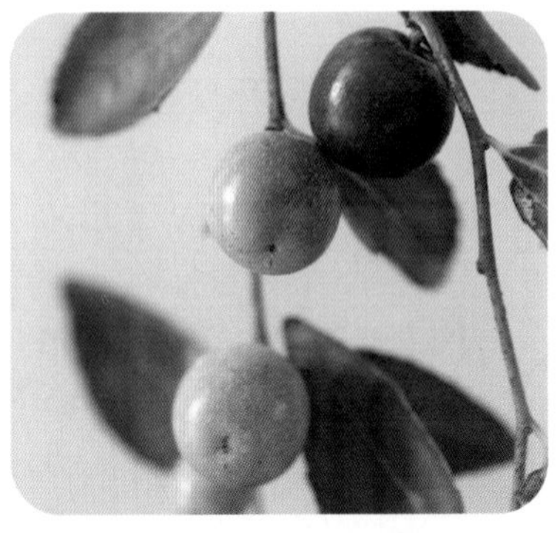

묏대추나무 열매(산조인)

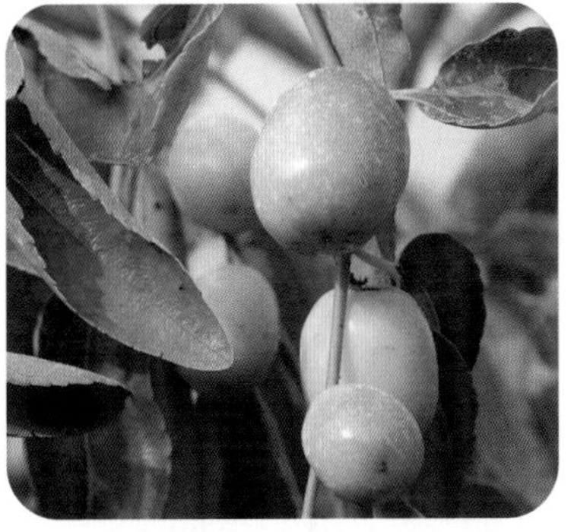

대추

대추와 유사한 한약으로서 '산조인(酸棗仁)' 이라는 약물이 있다. 산조인은 묏대추나무 열매의 씨를 말하는데, 열매는 대추와 비슷하나 크기가 약간 작다. 일반적으로 많이 알려진 한약은 아니지만 산조인의 효능이 흥미로워서 소개한다[참고: 대추 70쪽].

『신농본초경』 '상품' 에 수재된 이래 산조인은 불안을 없애고 신경을 안정시키는 목적으로 활용되어온 중요 한약재로서, 오랫동안 복용하면 오장이 편안하며 몸이 가볍고 오래 산다고 하였다.

한방에서의 효능

『동의보감』에는 다음과 같이 약효가 기술되어 있어 참고할 수 있다. 성질은 평하고 맛이 달며 독이 없다. 속이 답답하여 잠을 자지 못하는 증상, 배꼽의 위아래가 아픈 것, 피가 섞인 설사, 식은땀 등을 낫게 한다. 간기(肝氣)를 보하며 힘줄과 뼈를 튼튼하게 하고 몸을 살찌게 하며 힘줄과 뼈의 풍증을 낫게 한다. 특히 잠이 많으면 생것을 쓰고 잠이 안 오면 닦아 익힌[炒熱] 다음 다시 한나절가량 쪄서 꺼풀과 끝을 버리고 갈아서 쓴다고 되어 있다. 이 부분이 관심을 끄는 부분이므로 아래에 설명한다.

이처럼 산조인은 심(心), 간(肝), 담(膽)을 보하고 정신을 안정시키며 비(脾)의 기능을 돕고 땀이 나는 것을 멎게 한다. 또한 가슴이 답답한 것을 낫게 하고 뼈와 힘줄을 튼튼하게 하는 약물이다. 혈허(血虛)로 가슴이 답답하고 잠을 이루지 못하는 데 사용하며 잘 놀라고 가슴이 울렁거리며 땀이 잘 나는 데, 그리고 관절통, 신경쇠약증 등에 쓸 수 있는 흥미로운 한약인 셈이다.

약효성분은 우리말로 산조이닌

서울대학교 약대의 박명환 박사는 산조인에서 14종의 알칼로이드 성분을 분리했다. 그중 자연에서 처음으로 분리한 산조인의 알칼로이드 성분 이름을 산조이닌(sanjoinin), 산조이넨(sanjoinene) 등으로 우리말 '산조인'을 이용하여 명명하였는데 세계적으로 통용되고 있다. 대추 성분을 '대추사이클로펩타이드(daechucyclopeptide)'로 명명한 것과 마찬가지로 한글로 된 성분 이름이 대학 교재에 기술되어 있어 배우는 학생들도 뿌듯한 마음으로 공부한다.

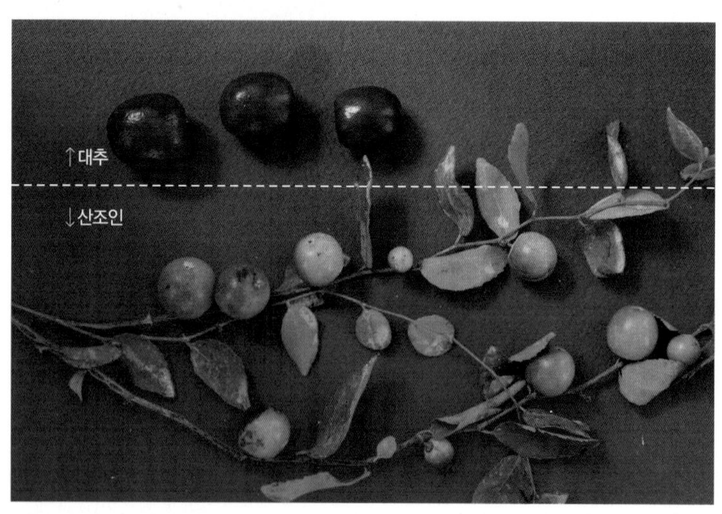

대추(上)와 묏대추나무 열매(下)

볶은 산조인이 신경 안정 효능 높아

산조인은 결명자와 같은 방법으로 프라이팬에 볶아서 사용하면 산조인이 가지고 있는 원래의 진정작용이 더욱 강해진다. 이같이 볶는 방법을 한방에서는 수치(修治) 또는 포제(炮製)라고 한다. 우리가 잘 아는 생지황과 수삼을 쪄서 숙지황 또는 홍삼을 만드는 방법도 이에 속한다. 이렇게 수치를 하는 이유는 산조인과 같이 진정작용의 효과를 높이기 위해서 또는 독성을 저하시키거나 약성을 변화시키기 위한 목적이다. 그래서 예로부터 산조인은 효능을 높이기 위해 볶아서 사용하고 있다.

그렇지만 볶으면 왜 진정작용이 강하게 나타나는지 모른 채, 그동안 과학적 검증 없이 경험으로만 사용해왔다. 서울대학교 약대 박정일 교수는 이에 대한 의문을 해소하기 위해 산조인 수치 연구를 실시하여 결과를 발표하였다. 연구 보고에 의하면 산조인의 원래 성분인 '산조이닌 A'는 가열하여 볶게 되면 '산조이닌 Ah1' 화합물로 변한다는 사실을 알았다.

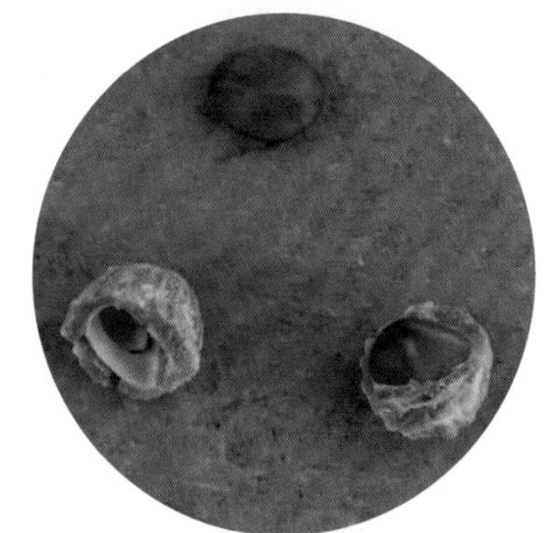

한약 산조인(上)과 묏대추나무 씨(下)

변해진 이 성분이 진정작용을 높이는 데 관여할 것이라는 가정 아래 성분들을 수면제를 복용한 흰쥐에 투여하였다. 즉 수면제에 의해 잠자고 있는 흰쥐에 변해진 성분인 '산조이닌 Ah1' 화합물을 투여하니 원래 생(生)성분인 '산조이닌 A'를 투여할 때보다 잠을 더 연장한다는 연구 결과가 나왔다. 볶은[炒] 성분이 본래[生] 성분보다 잠을 더 자게 함으로써 흰쥐의 진정작용을 강하게 한다는 사실을 발견한 것이다.

이처럼 산조인을 왜 볶아서 사용하는지 그 이유를 밝힘으로써 선조

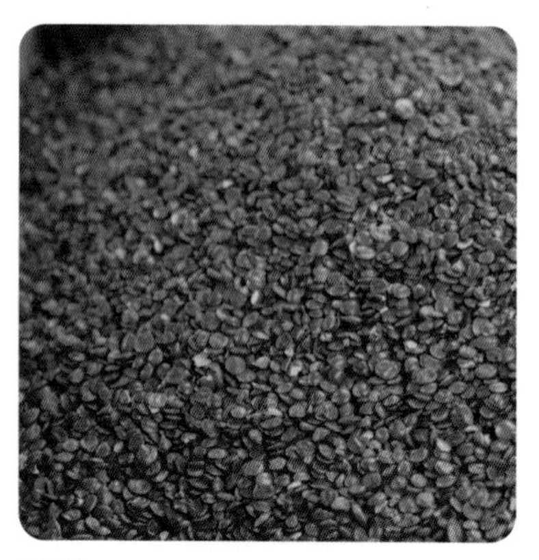
산조인

들이 경험으로 사용해왔던 우리 한약의 효능을 과학적으로 입증한 훌륭한 연구 결과가 보고된 것이다.

산조인 알칼로이드 성분은 신경안정제로 개발

이런 진정작용과 관련하여 산조인 알칼로이드 성분들은 동물의 자발운동을 현저히 억제하며, 동물의 공격성 행동실험에서는 사회성 및 활동성을 현저히 감소시킨다는 약리작용도 알려져 있다. 따라서 산조인 알칼로이드는 기존 신경안정제와는 약리기전과 화학구조가 전혀 다른 새로운 정신 신경안정제로서 개발될 수 있는 가능성을 제시하고 있는 것이다.

스트레스 해소에도 도움

스트레스에 대해서는 산조인이 어떤 효과가 있을까? 문명의 발전과 생활의 다양화로 현대인은 많은 스트레스를 받고 있어 이에 대한 연구는 주목을 끈다. 첫째 실험에서는 흰쥐를 나무상자에 넣어서 구속이란 스트레스를 받게 한 후 산조인을 투여하여 어떤 작용이 있는지 실험하였다.

이 결과 산조인은 구속 스트레스에 대해 유의미한 효과를 얻었으며 특히 생 산조인보다 볶은 산조인이 효과가 좋았다고 한다. 두 번째 실험은 스트레스의 유형을 한랭(寒冷) 스트레스로 이용하였다. 원통형 용기에 물과 얼음을 넣어서 산조인을 투여한 생쥐를 넣고 강제로 수영시킨 것이다. 볶은 산조인은 생쥐의 한랭 스트레스 때 뇌 부위별 세로토닌 함량 변화를 증가시켜 스트레스 억제에 유의미한 효능이 있는 것으로 인정되었다. 이처럼 산조인에는 스트레스를 억제하는 효과가 있으며 특히 위에서 언급한 수치의 목적, 즉 볶으면 효과가 더 증대된다는 사실을 과학적 실험으로 다시 한 번 확인시켜주는 연구 결과라 생각된다.

성장장애에도 효과

한편 경희대학교 한방병원 소아과에서는 산조인이 스트레스성 성장장애에도 효과가 있다는 논문을 발표하였다. 연구팀은 돼지를 이용한 동물실험에서 산조인이 스트레스를 완화하고 성장호르몬의 증가를 가져오는 것으로 보고하였다. 성장을 방해하는 2차적 원인 중 큰 영향을 미치는 것이 스트레스이고 이때 민감하게 반응하는 것이 베타-엔돌핀 호르몬인데, 산조인은 이 호르몬 분비량을 증가시키고 성장률을 뚜렷하게 높인다는 것이다. 이와 같이 산조인은 진정 및 최면작용과 스트레스에 대해 훌륭한 효능이 있음을 알 수 있다.

간 보호 효능

마지막으로 간 보호작용과 진통작용에 대한 효능을 알아본다. 사람을 비롯한 포유류에 간 조직의 심한 괴사적 변성을 일으켜 간 손상을 유발하는 물질로 사염화탄소가 있다. 사염화탄소에 의해 간 중독을 유발시킨 흰쥐에 생 산조인과 볶은 산조인을 투여하여 간장에 미치는 영향을 조사하였다.

이 결과 산조인은 손상 간에 유효함이 인정되었고 볶은 산조인이 생 산조인보다 더 우수하게 간 손상을 보호하는 효과가 있었다. 그리고 사람을 실험대상으로 한 진통작용의 실험에서도 산조인은 관절통, 신경통 환자에게 효과가 있음을 알 수 있었다.

산조인은 한약국이나 한약방, 한약도매상에서 쉽게 구입할 수 있다. 스트레스를 많이 받는 현대인의 건강을 위해 몸이 좋아하는 산조인을 잘 알고 사용해보자.

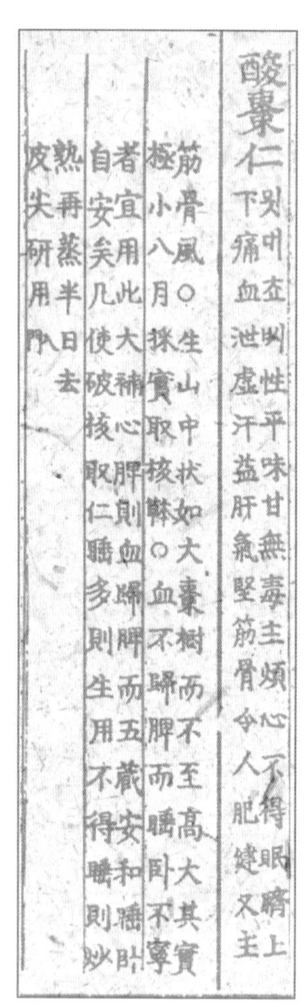
酸棗仁
묏대ᄎᆞᄡᅵ性平味甘無毒主煩心不得眠臍上下痛血泄虛汗益肝氣堅筋骨令人肥健又主
筋骨風○生山中狀如大棗樹而不至高大其實
極小八月○採實取核仁○血不歸脾而睡臥不寧
者宜用此大補心脾則血歸脾而五藏安和睡臥
自安矣凡使破核取仁睡多則生用不得睡則炒
熟再蒸半日去
皮尖研用入門

동의보감에 수록된 산조인

산조인의 한방 특성

▶ 한방 효능

- 성미(性味) : 맛은 달고 독이 없으며 성질은 평(平)하다.
- 귀경(歸經) : 심(心), 폐(肺), 담(膽), 비경(脾經)으로 들어가 작용한다.
- 약효 : 간을 양(養)하고 심(心)을 진정시키며 정신을 안정시키고 한(汗)을 수렴하는 효능이 있다. 허번불면(虛煩不眠), 경계정충(驚悸怔忡), 번갈(煩渴), 허한(虛汗)을 치료한다.
- 약리작용 : 최면 연장작용, 혈압 강하작용, 진정작용, 진통작용, 항고지혈증작용

▶ 동의보감 효능

성질은 평(平)하며 맛이 달고[甘] 독이 없다. 속이 답답하여 잠을 자지 못하는 증, 배꼽의 위아래가 아픈 것, 피가 섞인 설사, 식은땀 등을 낫게 한다. 또한 간기(肝氣)를 보하며 힘줄과 뼈를 튼튼하게 하고 몸을 살찌게 하고 든든하게 한다. 또 힘줄과 뼈의 풍증을 낫게 한다. 산에서 자란다. 생김새는 대추나무 같은데 그렇게 크지는 않다. 열매는 아주 작다. 음력 8월에 열매를 따 씨를 빼서 쓴다.

혈(血)이 비(脾)에 잘 돌아오지 못하여 잠을 편안히 자지 못할 때에는 이것을 써서 심과 비를 크게 보하는 것이 좋다. 그러면 혈이 비에 잘

돌아오게 되고 오장이 편안해져 잠도 잘 잘 수 있게 된다. 쓸 때에는 씨를 깨뜨려 알맹이를 쓴다. 잠이 많으면 생것대로 쓰고 잠이 안 오면 닦아 익힌[炒熱] 다음 다시 한나절가량 쪄서 꺼풀과 끝을 버리고 갈아서 쓴다.

Patent 산조인의 기능성 및 효능에 관한 특허자료

▶ 산조인 추출물 또는 베툴린산을 유효성분으로 함유하는 성장호르몬 분비 촉진용 조성물

본 발명의 산조인 추출물 또는 베툴린산은 성장호르몬 분비량을 현저하게 증가시키므로 소인증, 왜소증, 소아의 발육부진 및 성장저하와 같은 성장질환의 예방 및 치료에 유용하게 사용될 수 있다.

— 등록번호 : 10-0763620, 출원인 : 한국한의학연구원

▶ 산조인 추출물을 유효성분으로 함유하는 속효성 우울증 예방 및 치료용 약학적 조성물

본 발명의 산조인 추출물은 기존 우울증 치료제에 비하여 신속한 항우울 효과를 나타내므로, 상기 산조인 추출물은 우울증 예방 및 치료용 약학적 조성물 또는 상기 목적의 건강식품의 개발에 효과적으로 이용될 수 있다.

— 공개번호 : 10-2013-0086459, 출원인 : 경희대학교 산학협력단

▶ 산조인 성분을 함유한 진정제

본 발명은 통상의 껌베이스에 볶거나 날것을 파쇄하거나 물과 혼합하여 달인 후 엑기스로 추출한 산조인 성분과 꿀을 첨가한 껌에 관한 것으로 껌을 씹을 때 각각 진정작용 또는 각성작용을 하게 하여 스트레스로 인해 각종 각성제와 진정제를 남용하는 현대인들을 위한 껌에 관한 것이다.

— 공개번호 : 10-2008-0090736, 출원인 : 김덕산

산조인차

| 효능 |

신경 안정, 신경쇠약증 치료, 간 보호 효능, 힘줄과 뼈를 튼튼하게 보완, 가슴이 답답한 것을 낫게 하는 효능, 혈압하강, 고지혈증 치료

1. 물 1L에 말린 산조인 30g을 넣고 센불에서 30분 정도 끓인다.
2. 중불에서 2시간 정도 끓인다.
3. 약간의 누룽지 맛이 나므로 먹기에도 좋다.
4. 기호에 따라 설탕이나 꿀을 가미하여 마신다.

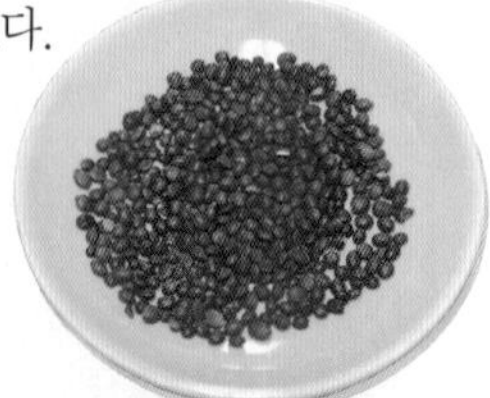

산조인

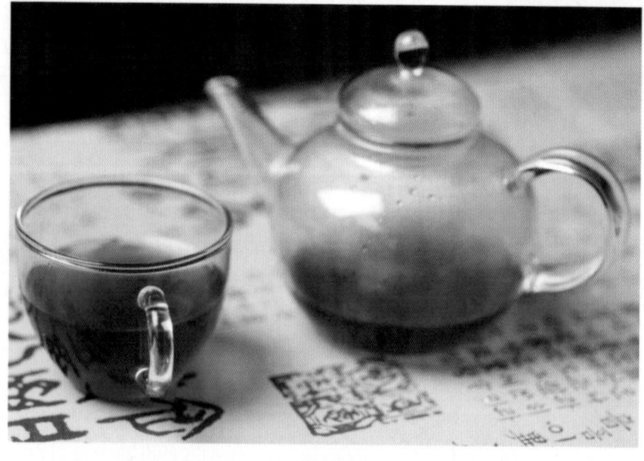

산조인차

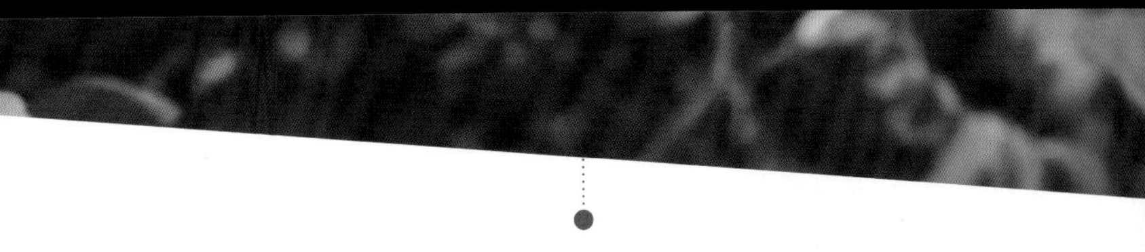

비타민 C가 풍부하고 기억력 회복에 도움을 주는

생열귀

- **생약명** : 자매과(刺莓果)
- **기원** : 이 약은 생열귀나무 *Rosa davurica* Pallas(장미과 Rosaceae)의 열매이다.

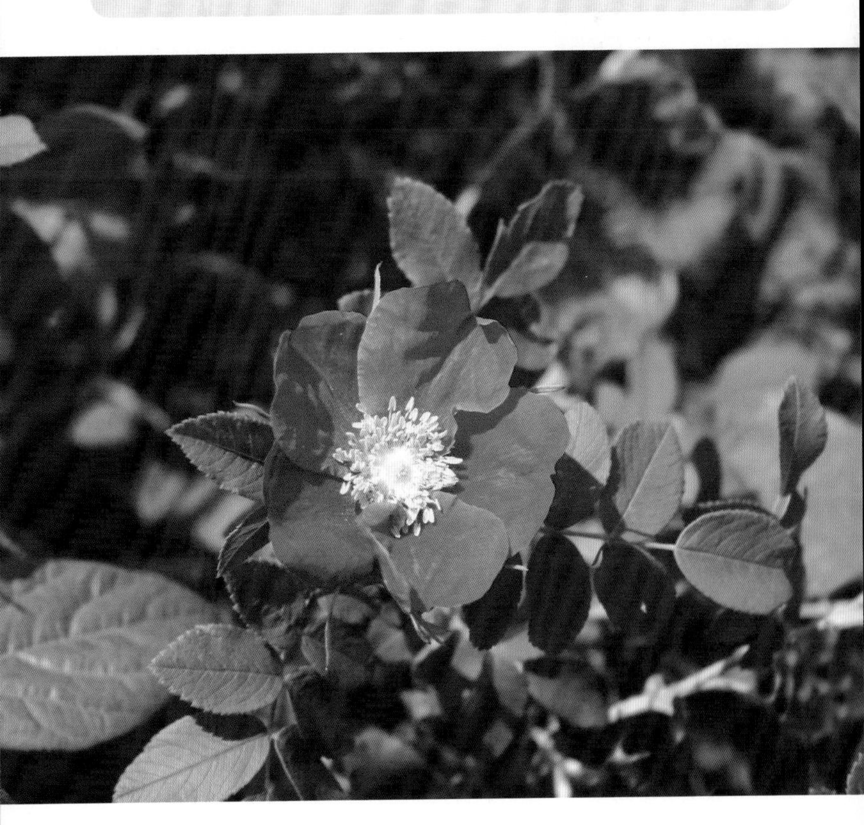

〈생열귀와 해당화의 꽃 비교〉

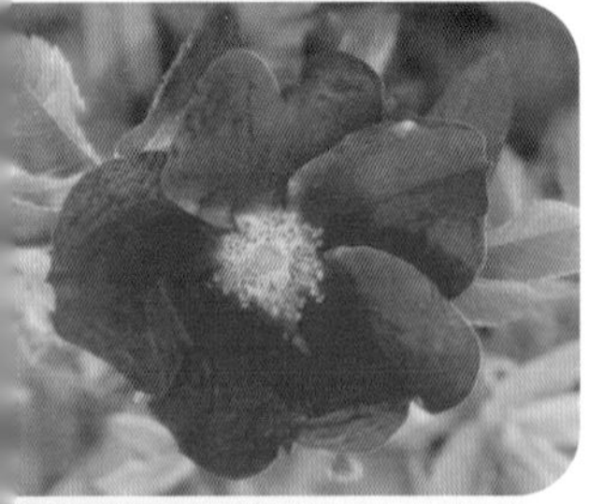

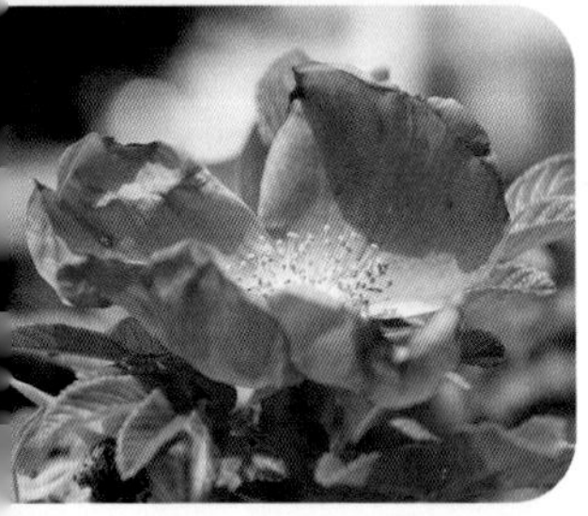

생열귀 꽃(上)과 해당화 꽃(下)

〈생열귀와 해당화의 열매 비교〉

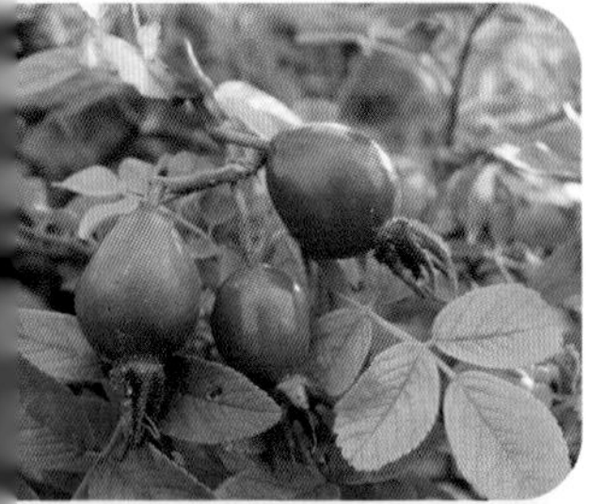

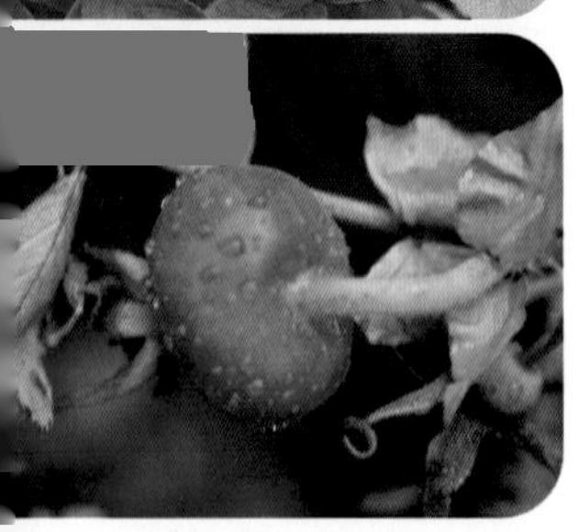

생열귀 열매(上)와 해당화 열매(下)

해당화와 이웃사촌인 생열귀

생열귀라고 하면 낯선 식물 이름이다. 그러나 해당화와 이웃사촌이라고 하면 쉽게 떠올릴 수 있을 것이다. 장미과에 속하는 이 식물은 키가 1~1.5m인 낙엽 관목으로서 보통은 해당화와 유사하게 붉은색 꽃이 피고 열매는 둥글며 적색으로 성숙한다.

해당화가 바닷가의 모래사장에서 잘 자라므로 섬처녀라고 한다면 생열귀는 높은 산에서 서식하므로 산골처녀로 비교할 수도 있겠다. 아직 우리에게 생소하지만 식물 형태나 함유하고 있는 약리성분에 있어서도 해당화와 닮은꼴이 많은 약용식물이다.

생열귀나무의 꽃은 지름이 4~6cm 정도이며 장미색이다. 열매는 둥근 모양이며 붉은색으로 익고 원줄기는 적갈색이며 털이 없는 것이 해당화와 차이점이다.

턱잎 밑에는 가시가 있고 작은잎은 타원형 또는 긴 타원형이다. 해당화의 꽃은 대개 장미색이며 지름이 6~9cm 정도로서 생열귀 꽃보다 약간 크다. 열매는 둥근 모양이며 황적색이고 줄기에는 커다란 가시와 가시 모양의 털 또는 융모가 밀생하고 있다. 작은잎은 타원형 또는 난형이다[참고 : 해당화 221쪽].

중국에서는 강장음료

생열귀나무 열매에는 비타민 C가 풍부하게 함유되어 있고, 중국 민간에서는 강장음료로 사용하기도 하며 소화불량, 위통, 월경불순 등의 치료에 이용되기도 한다. 꽃은 향기가 강해 방향유를 채취해 향수의 원료로도 사용한다. 특히 강원도 정선의 산간지역 주민들은 열매를 술에 담가 약술로 이용하거나 생열귀나무 가지를 썰어 선달에 막걸리를 담가 입춘에 먹기도 했다.

비타민 C가 풍부한 생열귀 열매

이 식물의 자랑인 비타민 함량에 대해 알아보자. 서울대학교 천연물과학연구소 연구팀은 생열귀 열매 가운데 유용성분을 분석한 결과 천연비타민 C가 레몬의 10~30배 이상 들어 있다고 밝혔다. 그중 잎 부분의 함유량이 가장 높으며 이는 열매보다 3배, 줄기와 뿌리보다 14배 정도 많은 양이다. 또 11월에 채취한 잎이 9월 채취보다 2배가량 더 높은 함량을 보이는 것으로 알려졌다. 그래서 생열귀는 건강식품으로 개발 가치가 높은 것으로 분석됐다.

민간에서는 기침, 위장장애에 사용

한방에서는 생열귀의 열매를 자매과(刺莓果)라고 부르며 소화불량, 위통, 월경불순 치료에 사용한다. 뿌리도 자매과근(刺莓果根)이라 하여 월경불순 치료에 쓰는데, 뿌리를 달인 물에 달걀을 넣어 복용한다. 그리고 세균성 이질 치료와 예방에는 생열귀나무 뿌리 600g에 물 4L를 붓고 1L가 되도록 달여서 하루 2~3번 나누어서 복용한다.
꽃은 자매화(刺莓花)로서 월경과다에 꽃 3~6개를 달여서 복용한다. 강원도 지방에서는 뿌리나 꽃잎을 달여 방광염, 폐결핵, 기침, 설사, 위장장애 등에 민간요법으로써 이용해왔다. 이렇듯 생열귀나무는 열매, 뿌리, 꽃 등의 여러 부위들이 약용으로 사용된다.

항산화 효능 우수

이 식물의 약효 연구로는 강원도 보건환경연구원 연구팀이 생열귀 뿌리가 기존의 합성 항산화제보다 효과가 뛰어나서 천연 항산화제 개발이 가능해졌다고 밝힌 바 있다. 이는 생열귀 뿌리에 항산화 효과가 뛰어난 천연성분이 함유돼 있는 것을 의미한다.

이 연구팀은 생열귀 열매가 레몬보다 풍부한 비타민을 함유하고 있는데다 뿌리 또한 활성산소 제거 효과 등이 뛰어난 것으로 나타나 이용가치가 높아지게 됐다며, 활성산소 제거 효과를 나타내는 생열귀 뿌리 성분이 규명될 경우 성인병 치료제 및 노화방지 화장품이나 식품첨가제로 개발될 수 있을 것이라고 했다.

생열귀나무 뿌리는 노화방지 등과 관련된 항산화 효과에 뛰어나고 암, 동맥경화 등의 주요 원인물질인 활성산소 제거 효율이 높은 성분을 다량 함유하고 있는 것으로 밝혀진 것이다. 필자도 생열귀를 연구하여 효능과 성분에 관한 논문을 한국식품영양학회, 임학회, 목재공학회 등에 발표하였다. 즉 생열귀의 강력한 항산화작용, 과산화지질 생성 억제작용, HIV 효소활성 저해작용, 간독성에 대한 보호작용의 생리활성을 발표한 것이다.

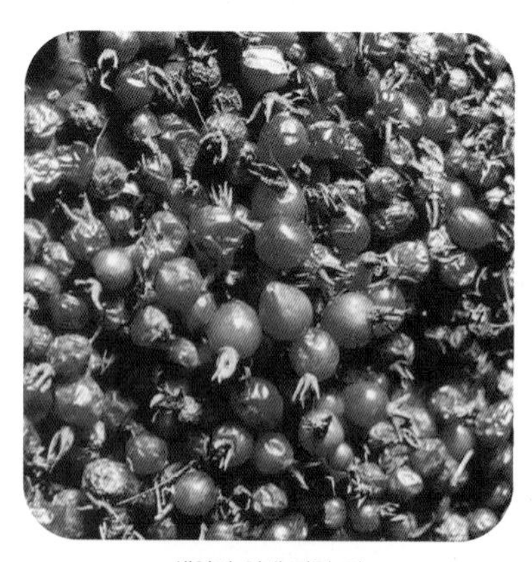

생열귀 열매 말린 것

기억 회복에도 효과

생열귀의 알코올 해독작용과 지질대사 개선에 관한 연구 결과는 생열귀가 숙취해소용 음료나 고지혈증 개선제 등의 기능성 식품으로 활용될 수 있는 가능성을 보여주고 있다. 즉 생열귀에서 혈중 알코올 농도의 감소와 혈중 콜레스테롤을 감소시키는 기능이 있음을 발견한 것이다. 원광대학교 한약학과 연구팀은 생열귀 열매가 흰쥐에게서 즉각형 알레르기 반응을 억제하는 효과가 있다고 영국학술지에 발표한 바 있다.
한편 중국의 동북지방에 생열귀가 많이 분포하고 있는데, 이 지역의 중국 과학자들도 생열귀가 기억 획득 장애와 기억 보존 불량에 대해 현저한 방지작용이 있고 동물실험에서는 혈압을 감소시키는 효과가 있다고 발표하여 생열귀의 약리작용에 관심을 불러일으키고 있다.
이와 같이 다양한 효능이 알려져 있는 생열귀에는 탄닌(davuriciin)과 사포닌(rosamultin), 플라보노이드 등의 약리성분이 함유되어 있다고 일본과 한국에서 발표하기도 했다. 일반성분으로는 탄수화물이 가장 많고 조단백 및 회분 등의 함량도 높으며 또한 풍부한 무기성분을 함유하는데 열매, 잎, 뿌리에는 칼륨, 칼슘, 마그네슘, 인의 함량이 높다.

정선 아우라지에는 붉은 생열귀꽃 만발

생열귀는 고산지대에 자생하며 강원도에서 인공재배에 성공하여 대량 번식시키고 있다. 정선 아우라지 근처에 있는 생열귀 농장에는 10월에 꽃이 피면 이 일대를 붉은색으로 장식해 장관을 이룬다.
KBS 1TV의 〈6시 내 고향〉 프로그램에서 아름다운 정선 아우라지의 생열귀 농장과 생열귀를 이용한 막걸리, 국수 등의 가공품들이 소개되기도 했다. 비타민 함유량이 많아 식음료 자원식물로 자리매김할 수 있는 생열귀는 우수한 약효를 가진 약용식물이자 그 외적인 아름다움으로 관상식물로서도 손색이 없을 듯하다.

생열귀의 한방 특성

▶ 한방 효능

- 성미(性味) : 맛은 시고 쓰며 성질은 따뜻하다.
- 귀경(歸經) : 비(脾), 위(胃), 폐경(肺經)으로 들어가 작용한다.

- 약효 : 건비소식(健脾消食), 활혈조경(活血調經), 염폐지해(斂肺止咳)
- 약리작용 : 면역작용, 항암작용, 간 보호작용

Patent

생열귀의 기능성 및 효능에 관한 특허자료

▶ 생열귀나무로부터 비타민 성분의 추출방법

생열귀나무 열매에 아스코르빈산은 레몬보다 10배 이상 함유하고, β-카로틴은 당근보다 8~10배 많이 함유하고 있어 이들 열매로부터 고수율로 비타민을 추출 분리하여 건강보조식품인 음료, 분말 및 주류 등의 제품에 사용할 수 있다.

– 공개번호 : 10-1996-0040363, 출원인 : 신국현 외

▶ 생열귀나무 추출물을 함유하는 항산화 또는 항노화용 피부화장료 조성물

항산화 활성물질인 카테친을 다량 함유하고 있는 생열귀나무 추출물을 화장료에 적용한 것으로, 피부노화를 예방 및 지연하는 항산화 또는 항노화 효과가 뛰어나고 안정성 및 피부 안전성이 우수한 피부 화장료 조성물에 관한 것이다.

– 공개번호 : 10-2004-0038243, 출원인 : ㈜마이코스메틱

생열귀 차

| 효능 |

항산화 효능, 기억 회복에 효과, 소화불량 치료, 면역증강, 간 보호작용

1. 물 500mL에 생열귀 꽃 4g을 넣고 중불에서 5분 정도 끓인다.
2. 기호에 따라 꿀이나 설탕을 가미하여 마신다.

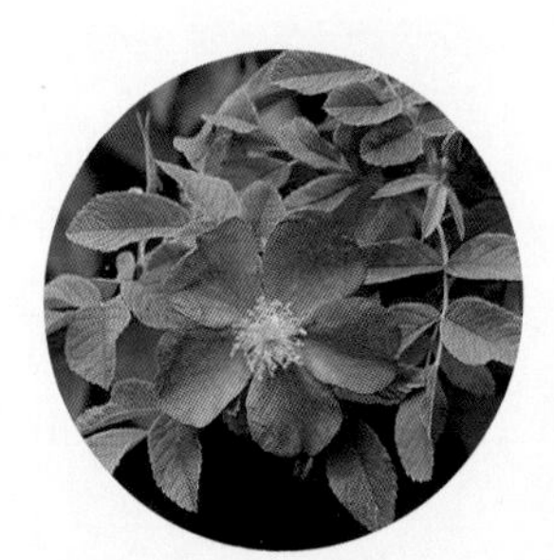

생열귀 꽃

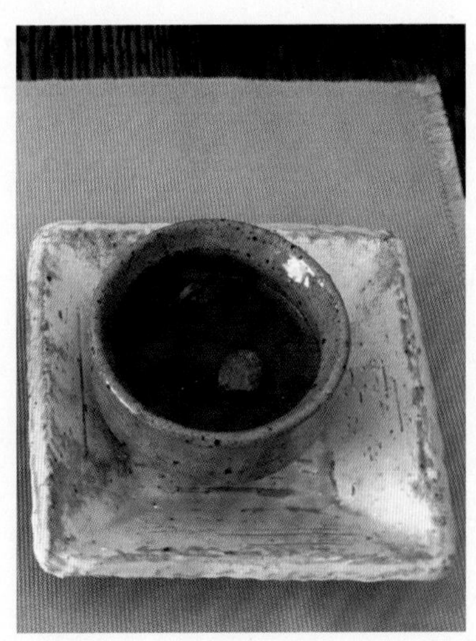

생열귀차

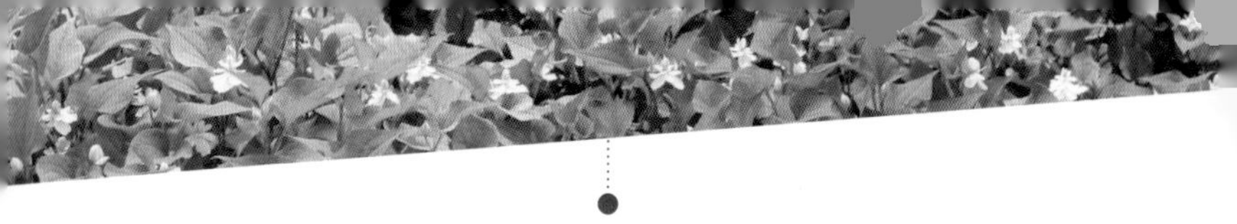

미용과 독소 해독에 좋은

어성초

- 생약명 : 어성초(魚腥草)
- 이명 : 즙채, 중약, 십약
- 라틴생약명 : Houttuyniae Herba
- 기원 : 이 약은 약모밀 *Houttuynia cordata* Thunberg(삼백초과 Saururaceae)의 지상부이다.

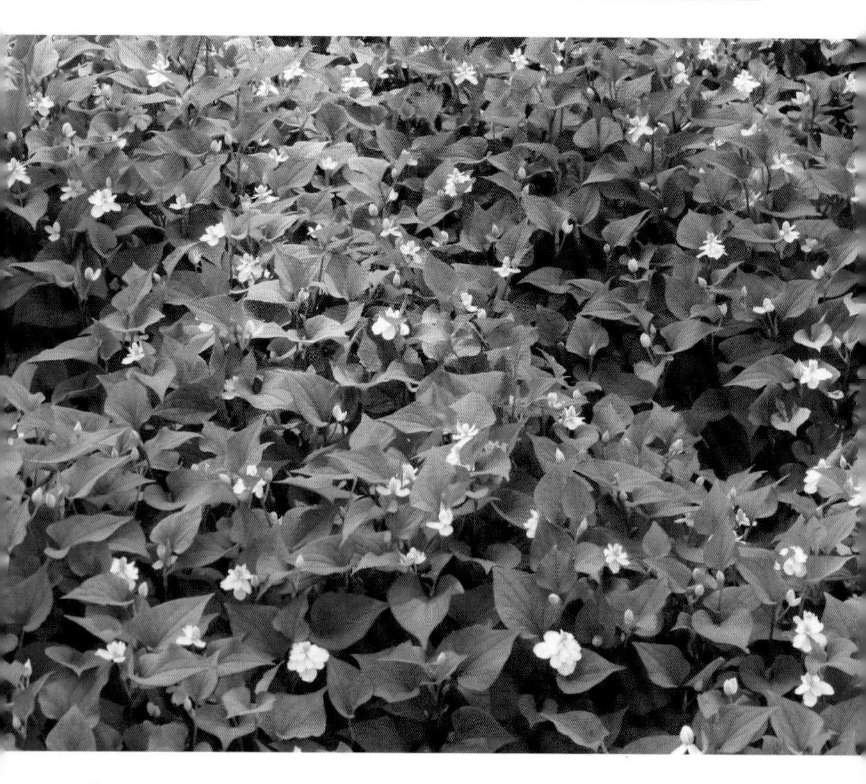

어성초는 삼백초와 다른 식물

〈어성초와 삼백초의 비교〉

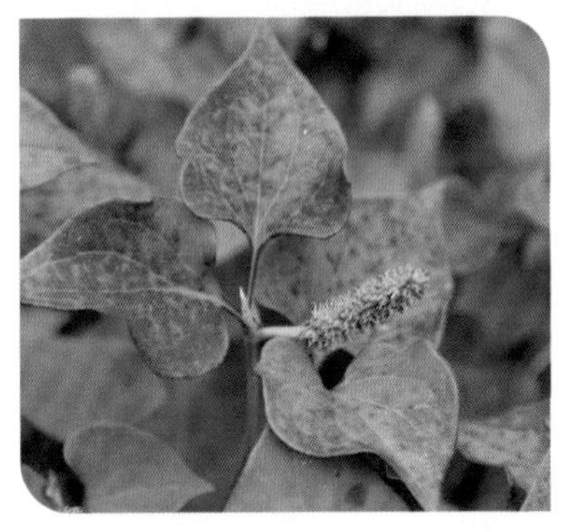

어성초

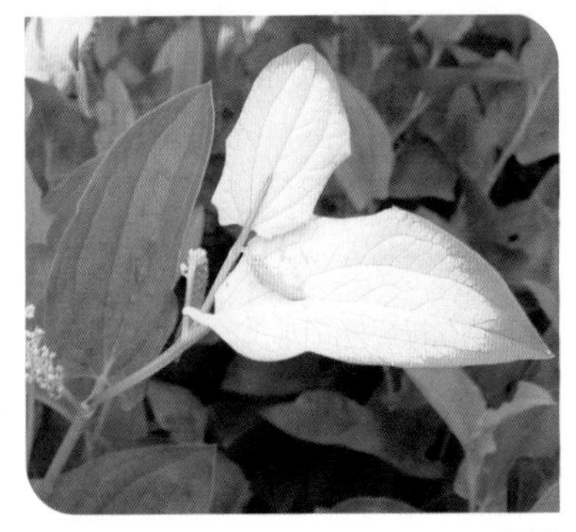

삼백초

최근 어성초는 진액 차, 환, 건조 분말과 술 그리고 비누, 연고, 화장수 등 여러 형태로 제품화되어 건강보조제품으로 많은 사람들이 이용하고 있다. 원폭 피해를 받은 일본 히로시마에서 가장 먼저 자란 식물로도 알려질 만큼 자생력이 강하며, 또한 히로시마의 원폭 피해자들 중 어성초를 지속적으로 마신 사람들은 목숨을 구했다는 이야기와 함께 중요한 약용식물로 알려져 있다. 어성초는 삼백초과에 속하는 다년생 초본인 약모밀의 뿌리가 달린 식물을 말한다. 식물분류상 삼백초과(科)에 속하지만 약용식물인 삼백초와는 다른 식물이므로 혼동해서는 안 된다.

어성초 잎의 모양이 고구마 잎과 비슷하며 생선 비린내와 흡사한 냄새가 나므로, 한자로 고기 어(魚)와 비린내 성(腥)을 붙여서 중국에서는 어성초(魚腥草)라 불린다. 이런 냄새 때문에 어성초 재배 단지 주위에는 벌레가 접근하지 않아 농약을 사용할 필요가 없어서 어성초는 무공해 식물로 알려져 있다.

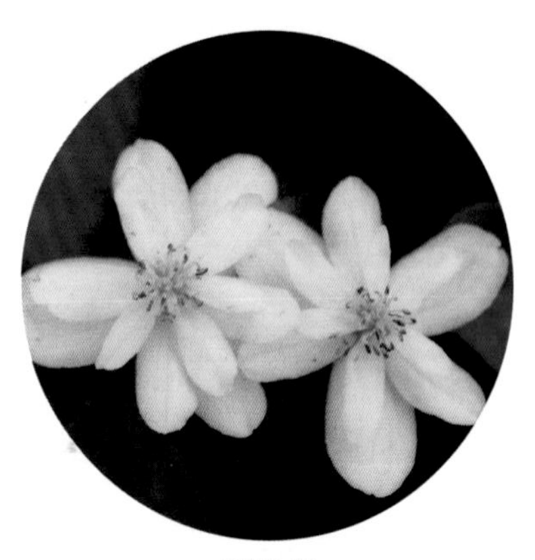
어성초 꽃

어성초의 약효

어성초는 중요한 약이라는 의미로서 중약(重藥), 즙채 등의 별명이 있다. 특히 일본에서는 한약보다 민간약으로 널리 사용되는데, 중요한 약이라는 의미의 십약(十藥)과 해독작용이 있는 식물로서 독을 교정하는 약용식물이라는 의미로 '도쿠다미(毒橋ス)' 라고 불리고 있다. 그러므로 일반인들에게 어성초는 독을 없애주는 약용식물로 널리 알려져 있기도 하다. 어성초의 약효로는 청열해독, 이뇨, 소종작용으로 폐렴, 수종, 임병, 습진, 개선의 증상을 치료하며 이외에도 백일해, 피부병, 급만성 비염, 만성 건조성 비염, 인후염에 일정한 치료 효과가 있는 것으로 알려져 있다. 그리고 최근에는 항산화작용, 인플루엔자 바이러스에 대한 억제 효과, 항종양, 항백혈병, 고지혈 억제, 간 보호작용이 발표되었다.

항암, 면역 증강효과

한의대와 치대에서 어성초의 항암작용에 관해 연구한 논문을 살펴보자. 첫 번째는 어성초가 만성골수성백혈병 세포주에 대해 직접적인 세포독성이 있다는 연구, 두 번째는 인체의 구강유상피암종세포와 피부흑색종세포에 대한 감소작용 연구, 세 번째는 어성초를 녹즙기로 갈아낸 즙액이 강력한 발암물질인 아플라톡신이 주입된 살모넬라 균주에 대해 강력한 항돌연변이 효과를 보였다는 연구이다.
생명체의 돌연변이는 암 유발의 초기단계에서 매우 중요한 작용을 하며 현재까지 밝혀진 대부분의 발암물질이 돌연변이원이었고, 또한 돌연변이를 억제할 수 있는 물질은 암을 예방할 수 있는 작용이 있다. 네 번째 연구로는 한방병원에서 급성기관지염, 폐렴, 폐암 등의 환자들에게 어성초와 어성초를 함유하는 한방처방을 투여하여 호전된 것을 관찰하였으며, 따라서 어성초는 면역력이 저하되어 생기는 각종 감염질환, 염증질환 및 종양에 대한 치료제로 응용이 가능하다는 연구 결과이다.

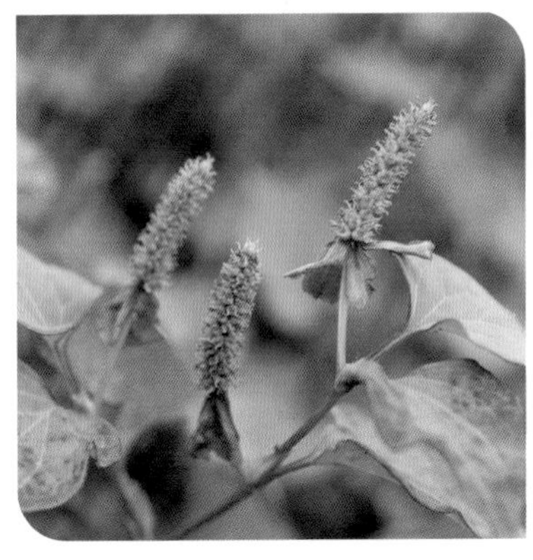
어성초(종자 결실)

필자도 최근 일본 연구팀과 공동연구로 어성초가 산화를 억제하는

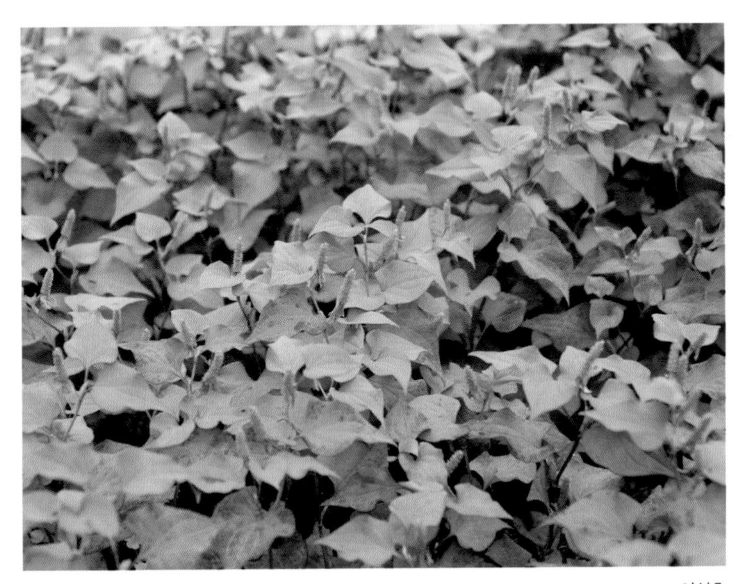
어성초

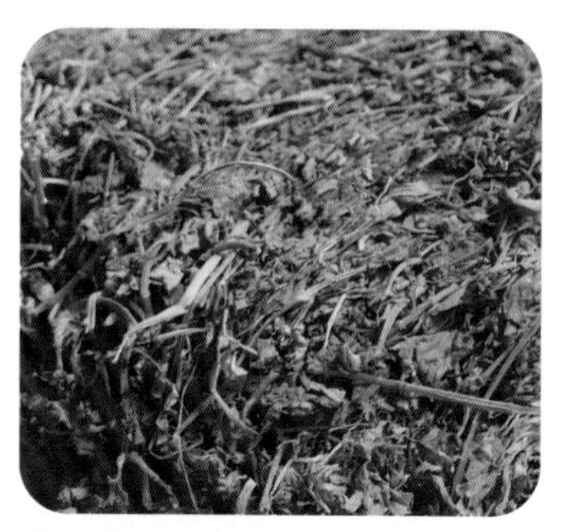
어성초 말린 것

우수한 작용을 하며 어성초의 플라보노이드 성분에 강력한 항산화작용이 있음을 독일 학술지에 발표하였다.

폐렴 치료에도 도움

중국에서 어성초를 이용하여 폐렴과 기관지염을 임상 치료한 결과를 소개한다. 폐렴 치료로서 어성초와 도라지를 달여서 하루에 3~4회 복용하고, 점성이 있는 담이 많이 날 때에는 다시 어성초 탕제를 분무기로 흡입하여 치료한 결과, 폐렴 28사례의 치료에서 26사례가 완치된 결과를 얻은 것이다.

그리고 만성기관지염의 치료에서도 도라지를 약한 불에 10~20분 끓인 후 어성초를 넣고 다시 5분간 끓여 하루에 3~4회 복용하였을 때, 기침과 가래 증상이 모두 경감되거나 소실되었다는 것이다. 호흡기 질환 치료에 도움이 될 만한 임상자료라 생각된다.

축농증 치료 작용

일본에서는 변비와 축농증을 치료하는 데 민간약으로서 어성초를 달여서 사용한다고 도야마대학의 생약학자인 난바 교수는 소개하고 있다. 또한 그는 어성초의 비린내 성분인 데카노일 아세트알데히드가 강한 항균제인 설파민에 비해 4만 배나 높은 항균작용이 있다고 밝힌다.

항균작용의 범위도 대단히 넓은데 대장균, 티푸스균, 파라티푸스균, 임균, 포도구균, 사상균, 무좀균, 백선균, 항산성 세균뿐 아니라 비병원성 세균에도 그 효과를 나타낸다.

피부에도 효과

이상의 약효로서 일반인들에게 미용초(美容草), 해독초(解毒草), 정장초(整腸草)로도 알려진 어성초는 이 같은 의미의 약효를 어느 정도 뒷받침해준다고 할 수 있으며, 다양한 항균력으로 무좀에 사용하기도 한다. 벌레가 싫어하고 심으면 잘 자라기 때문에 그다지 주의가 필요하지 않은 어성초를 화단이나 아파트 베란다의 화분에 심어서 그 약효를 이용해보면 어떨는지? 잎과 줄기를 잘라서 사용하면 다음에 다시 자라서 또 이용할 수 있으므로 키우는 재미도 괜찮다.

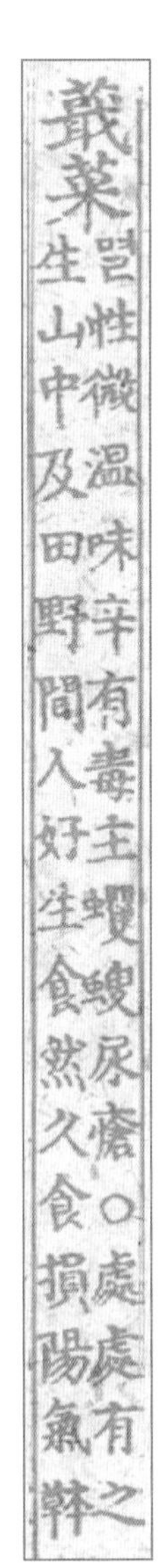

蕺菜 멸 性微溫味辛有毒主蠼螋尿瘡○處處有之
生山中及田野間人好生食然久食損陽氣

동의보감에 수록된 어성초[즙채]

어성초의 한방 특성

▶ 한방 효능

- 성미(性味) : 맛은 맵고 성질은 약간 따뜻하다.
- 귀경(歸經) : 폐(肺), 간경(肝經)으로 들어가 작용한다.
- 약효 : 열을 내리고, 해독하며, 이뇨하고 부기를 가라앉히는 효능이 있다. 폐렴, 폐농양, 열리(熱痢), 말라리아, 수종, 임병(비뇨계통질환), 백대, 옹종, 치질, 탈항, 습진, 개선(疥癬)을 치료한다.
- 약리작용 : 황색포도구균과 폐렴구균 억제작용, 이뇨작용

▶ 동의보감 효능

즙채(蕺菜, 멸)라 하며 성질이 약간 따뜻하고[微溫] 맛이 매우며[辛] 독이 있다. 그리마(돈벌레)의 오줌독으로 생긴 헌데[尿瘡]를 치료한다.

- 여러 지방의 산과 밭, 들에서 자란다. 사람들은 이것을 생것으로 먹기 좋아한다. 그러나 많이 먹으면 양기(陽氣)가 상한다[본초].

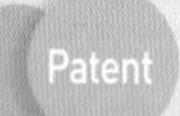

어성초의 기능성 및 효능에 관한 특허자료

▶ 항당뇨 활성을 갖는 어성초 혼합 추출액

본 발명에 따른 어성초 혼합 추출액은 당뇨 흰쥐의 체중 감소를 억제시키고 식이효율 저하를 방지하며, 췌장 β-세포로부터의 인슐린 분비를 증진시킬 뿐만 아니라 췌장조직을 보호하는 효과가 있어 항당뇨 활성이 우수하다.

– 공개번호 : 10-2010-0004328, 출원인 : 성숙경 외

▶ 어성초 추출물 또는 이로부터 분리된 리그난 계열 화합물인 디하이드로구아이아레트산을 유효성분으로 하는 심장순환계 질환의 예방 및 치료용 조성물

어성초 추출물 또는 이로부터 분리된 리그난 계열 화합물은 고지혈증, 관상동맥심장병, 동맥경화, 심근경색 등과 같은 심장순환계 질환의 예방 및 치료용 조성물에 유용하게 사용될 수 있다.

– 등록번호 : 10-0836189, 출원인 : 한국생명공학연구원

▶ 어성초 추출물을 포함하는 여드름 치료 및 예방용 화장용 또는 약제학적 조성물

본 발명은 피부에 상재하는 균인 스타필로코커스 에피더미디스(Staphylococcus epidermidis)의 생장을 억제하고, 피부 지방을 분해하는 성분을 함유하는 어성초 추출물을 포함하는 여드름 치료 및 예방용 화장용 또는 약제학적 조성물에 관한 것이다.

– 공개번호 : 10-2000-0058332, 출원인 : 주식회사 아주의대벤쳐메딕스

어성초차

| 효능 |

고지혈 억제, 간 보호작용, 면역 증강, 축농증 개선, 비염 완화, 항산화 작용, 이뇨 효과

1. 물 1L에 말린 어성초 10g을 넣고 중불에서 30분 정도 끓인다.
2. 기호에 따라 꿀이나 설탕을 가미하여 마신다.
3. 생잎은 비릿한 냄새가 나므로 잘 말린 것을 구입하여 사용한다.

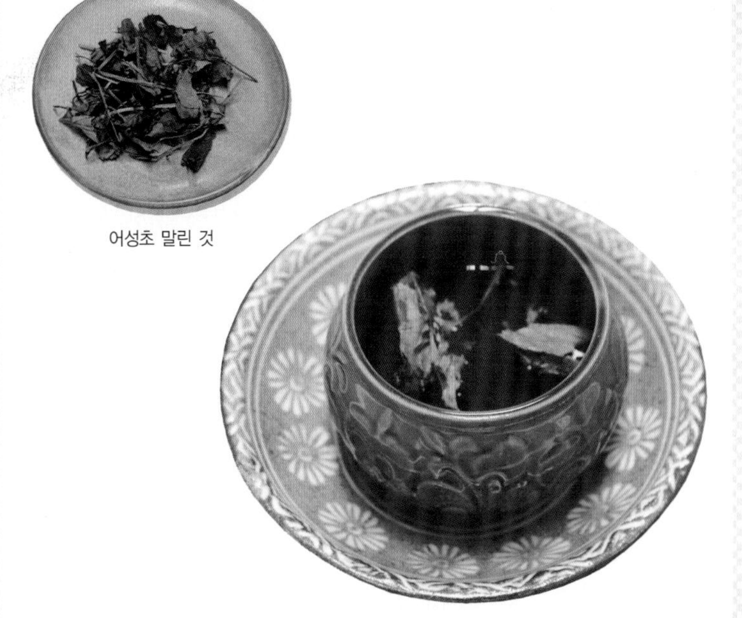

어성초 말린 것

어성초차

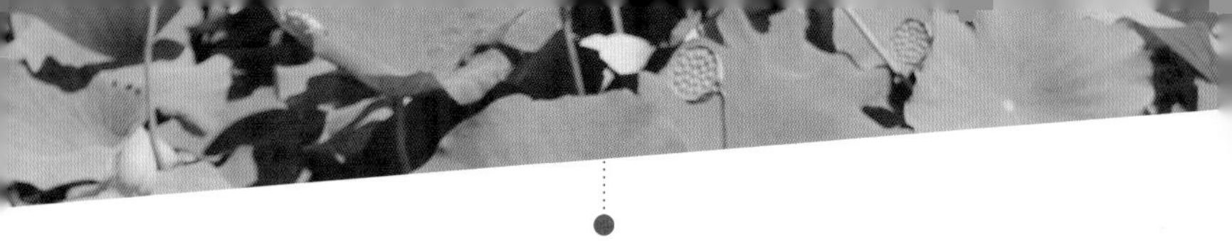

항산화, 고혈압 예방 효능의

연잎

- 생약명 : 하엽(荷葉)
- 라틴생약명 : Nelumbonis Folium
- 기원 : 이 약은 연꽃 *Nelumbo nucifera* Gaertner(수련과 Nymphaeaceae)의 잎이다.

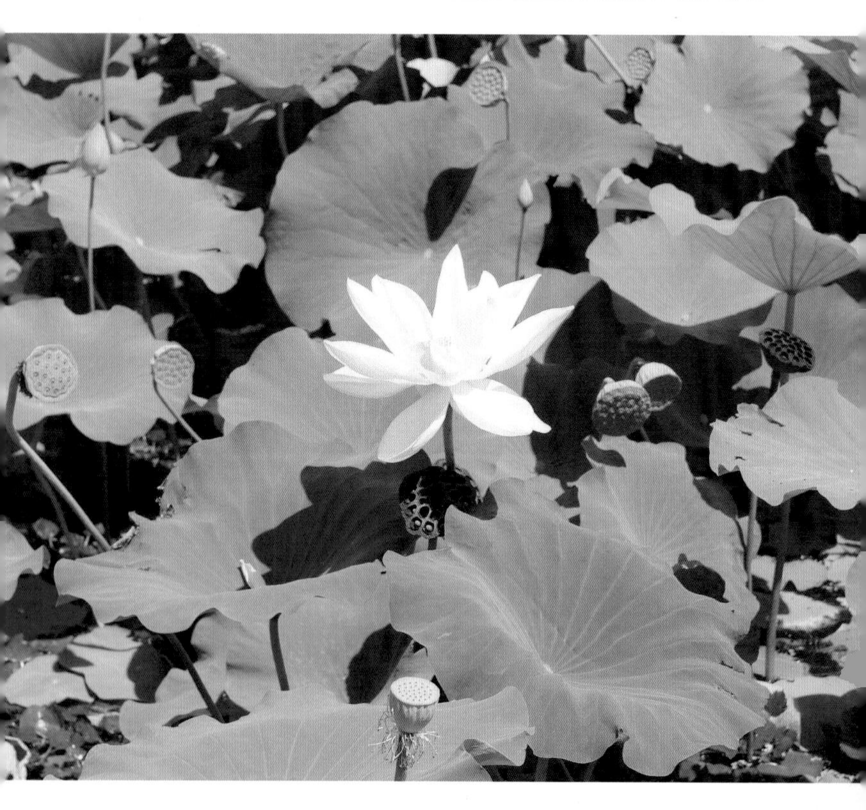

신성한 식물, 연

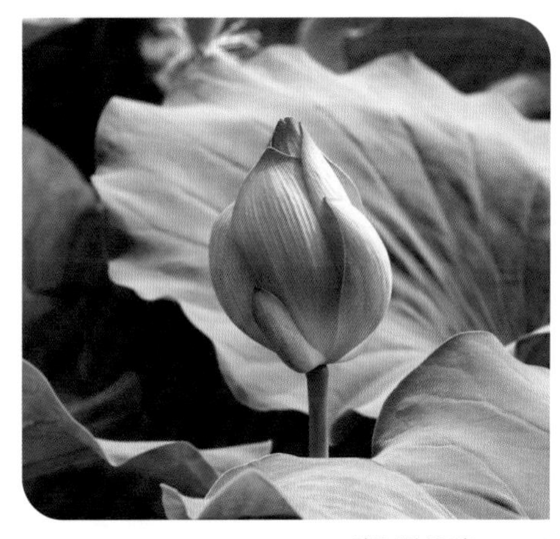
연꽃 꽃봉오리(개화 직전)

연은 수천 년 이상 인간과 가까이 있었던 식물이다. 인도에서는 연을 신성한 식물로 생각하고 있다. 즉 물 위에 떠 있는 연꽃은 조물주, 생명력과 연관되는 상징으로 비유된다. 중국에서도 2500~3000년 전의 책에 연이 있었다고 기록되어 있다. 연잎의 효능에 대한 옛이야기를 전하면 다음과 같다.

옛날 중국 어느 마을에 화재가 발생하였는데 대부분 사망하거나 부상하였다. 그런데 그중에서 몸이 아주 약한 부인이 화상도 없고 아무런 부상이 없이 안전하게 살아 있었다. 주위 사람들이 이상해서 그녀에게 물어보니 화재가 났을 때 목이 말라 연잎을 끓여 마셨다고 했다. 즉 연잎의 작용으로 그녀가 살아남은 것이다. 이후부터 마을에서는 더위 먹은 사람이나 발열이 있는 사람에게는 연잎을 끓여 복용하게 했으며 연잎이 청열해독(淸熱解毒)의 약임을 알게 되었다. 우리의 『동의보감』에도 연잎을 하엽(荷葉)이라 하여 갈증을 멎게 하고 버섯 중독을 풀어주며 혈창으로 배가 아픈 것을 치료한다고 기술되어 있다.

항산화작용과 에이즈 예방작용

연뿌리는 식용으로 많이 사용되고 있으나 연잎에 대한 식품개발과 실험적 약리 효과 연구는 부족한 실정이다. 최근 필자의 연구실에서의 실험 결과로 연잎의 항산화작용과 인간면역결핍바이러스(HIV)의 저해작용을 발견하였는데, 이에 대해 간단히 기술해보겠다.

쇠가 산소의 작용으로 녹슬듯[산화] 우리 몸도 산소로 인해 녹이 스는데, 이것이 곧 노화다. 그리고 호흡으로 들어온 산소 중 밖으로 배출되지 못하고 몸에 남는 것이 유해산소(활성산소)로서 이는 성인병과 노화를 촉진시킨다.

이 유해산소가 몸에 해로운 것은 강력한 산화작용 때문이며 유해산소는 유전자의 본체인 DNA나 세포막을 만들고 있는 지방질 분자를 파괴하기 위해 여러 가지의 장해를 일으켜 세포를 노화시키고 암을 유발할 수 있게 된다. 연잎은 체내에서 발생하는 유해산소인 유리 라디칼(유리기, 전기적으로 불안정한 물질로서 자유 전자를 가짐)의 활동을 무력화시키는 항산화작용이 있음을 발견할 수 있다.

그리고 에이즈는 후천성면역결핍증후군으로 인간면역결핍바이러스에 의해 발생되는 질병이다. 바이러스는 자신만으로는 살 수 없고, 숙주가 필요하며 세균보다도 작은 입자이다. 이 에이즈 바이러스의 경우, 직경이 약 100nm이고 사람의 'Help T 세포'라 부르는 면역세포를 숙주로서 침입하고 핵 안에 있는 유전자 안에 자신의 유전자를

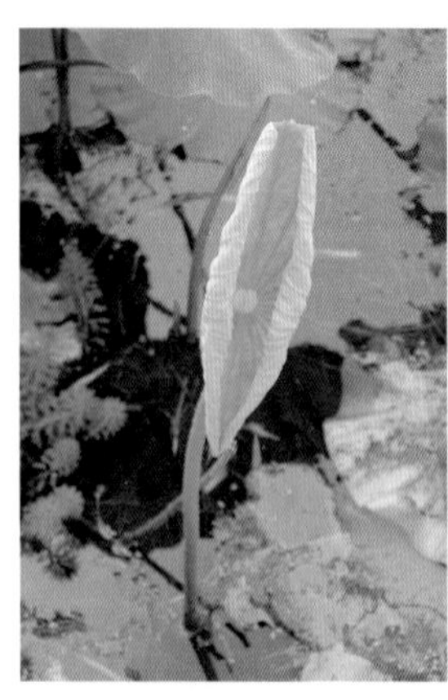

연잎(펼쳐지기 전)

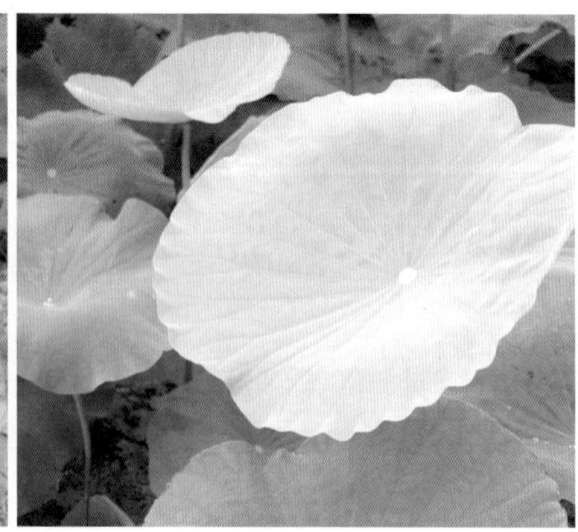

연잎(펼쳐진 후)

넣는다.
이 에이즈 바이러스는 인간에게는 없는 효소 및 효소의 유전자를 가지고 있다. 인간의 유전자는 DNA이지만 에이즈 바이러스 유전자는 RNA이므로, 인간의 면역세포 유전자에 들어가기 위해서는 역전사 효소(HIV 바이러스의 RNA를 DNA로 바꾸는 효소)가 필요하며, 또 자손의 에이즈 바이러스 입자를 세포 밖으로 방출할 때는 프로테아제(protease, HIV 바이러스 내에 존재하는 단백분해 효소) 효소가 필요하다. 인간에게는 없고 에이즈 바이러스만이 가지고 있는 효소에 대한 억제물질을 찾는 것이 가능하면 인간의 생체 내 반응에는 영향을 주지 않고, 에이즈만을 특이적으로 공격하는 것이 가능하게 되어 에이즈치료약으로 개발될 가능성도 있다. 따라서 HIV 억제제 개발을 위한 기초연구로서 생물공학을 이용하여 얻은 HIV 프로테아제 효소를 사용하여 일어나는 화학반응을 연잎 추

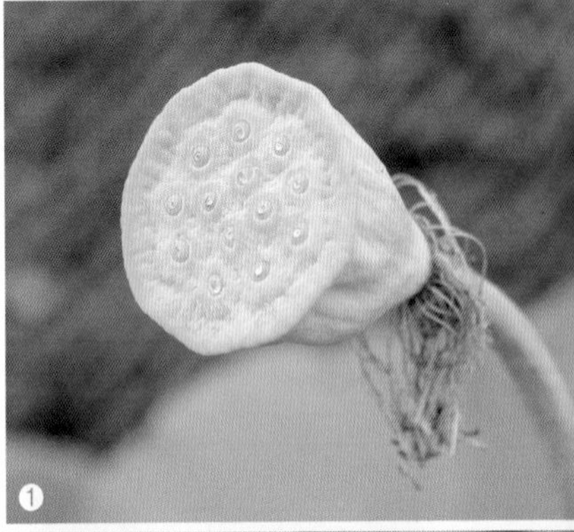

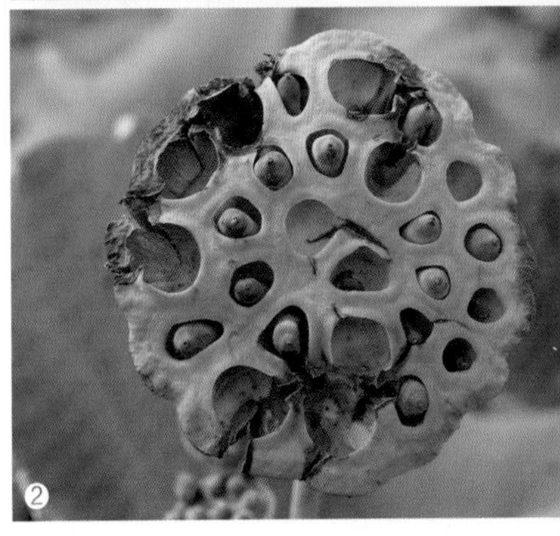

❶❷ 연방(蓮房)

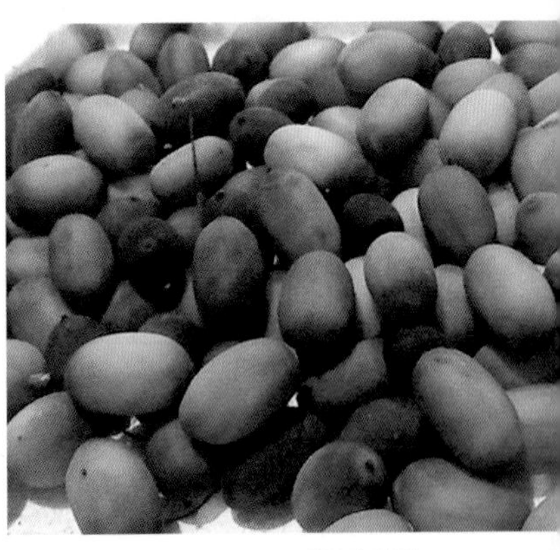

연꽃의 연씨(미성숙)

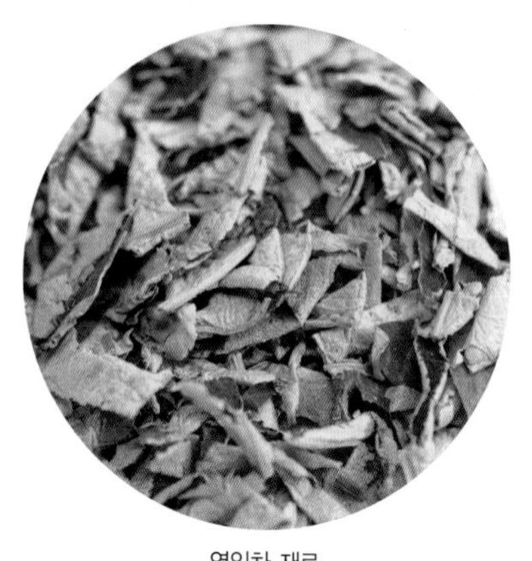
연잎차 재료

출물이 어느 정도 억제하는지, 그 반응을 측정하였다. 그 결과 연잎의 메타놀 추출물이 HIV 프로테아제 효소를 억제하는 작용이 있음을 발견하였다. 그다지 강한 억제작용은 아니지만 식품으로써 자주 섭취하게 될 때 에이즈와 관련되는 예방작용도 기대할 수 있으리라 생각된다.

고혈압 예방 효능

연잎의 생리활성성분 연구에서는 플라보노이드 성분을 대량 분리할 수 있었다. 즉 플라보노이드 성분은 곡물, 채소, 과일 등에 상당량 들어 있으며 진정작용, 항혈관삼투작용, 살균작용, 이뇨작용 등의 효과가 있는 생리활성성분이다.

연잎의 주성분인 플라보이드 화합물(NM-253으로 명명)은 안지오텐신(혈압상승물질) 전환효소(ACE, 안지오텐신 I을 안지오텐신 II로 바꾸는 효소)를 억제하는 작용이 있어 혈압 강하작용과 관련이 있는 성분으로 알려져 있다. 즉 신장(腎臟)에서 레닌(renin, 신장에 들어 있는 단백분해효소) 분비가 촉진되면 ACE 효소에 의해 안지오텐신 II 농도가 높아져서 부신피질의 알도스테론(부신피질호르몬의 일종으로 혈압 상승에 관여) 분비를 촉진시키고, 이는 신장에서 혈류량을 증가시켜 혈압이 상승하게 된다.

연잎의 주성분인 플라보노이드 성분은 ACE 효소를 억제하는 작용이 있어 결과적으로 혈압을 내리게 한다.

한방에서는 하엽

한방에서 하엽이라 하여 사용되는 연잎에 대한 약효와 성분에 대한 연구는 계속되어져야 한다. 특히 연잎은 뿌리, 꽃, 씨 등의 부위보다 양이 많아 재료 구입이 용이하며 기능성 차 등의 훌륭한 가공식품이 개발된다면 많은 소비가 있을 것이다. 그렇다면 농가에 고부가가치를 지니는 작물로써 재배되어 농가 소득 향상에도 많은 도움이 되리라 생각된다.

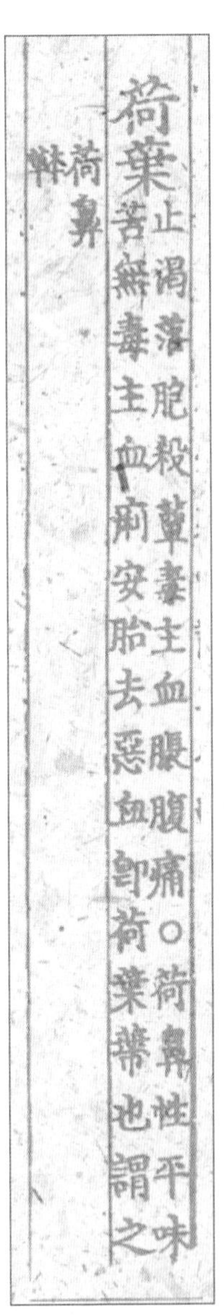
荷葉 止渴落胞殺蕈毒主血脹腹痛○荷鼻性平味苦無毒主血崩安胎去惡血卽荷葉蔕也謂之荷鼻

동의보감에 수록된 연잎

연잎의 한방 특성

▶ 한방 효능

- 성미(性味) : 맛은 쓰고 성질은 평(平)하다.
- 귀경(歸經) : 심(心), 간(肝), 비경(脾經)으로 들어가 작용한다.
- 약효 : 서기(暑氣)를 제거하고 습을 배출시키며 맑은 양기(陽氣)를 승발(升發)하고 지혈하는 효능이 있다. 습(濕)에 의한 설사, 현기증, 수기(水氣)에 의한 부종, 뇌두풍(腦頭風), 토혈, 비출혈, 붕루, 혈변, 산후의 혈훈(血暈)을 치료한다.
- 약리작용 : 토혈(吐血), 변혈(便血), 붕루(崩漏)

▶ 동의보감 효능

갈증을 멎게 하고 태반을 나오게 하며 버섯 중독[蕈毒]을 풀어주고 혈창(血脹)으로 배가 아픈 것을 치료한다.

– 하비(荷鼻)는 성질이 평(平)하고 맛은 쓰며[苦] 독이 없다.

혈리(血痢)를 치료하고 안태시키며 궂은 피[惡血]를 없앤다. 하비는 즉 연잎의 꼭지이다[본초].

Patent 연잎의 기능성 및 효능에 관한 특허자료

▶ 연잎에서 추출한 추출물을 함유한 당뇨성 예방 및 치료효능을 갖는 약학 조성물 및 건강식품

본 발명은 당뇨성 합병증 억제 활성을 갖는 연잎 조추출물, 비극성 용매 가용 추출물 및 그로부터 분리한 플라보노이드류의 화합물들을 함유하는 약학 조성물 및 건강식품에 관한 것이다.

– 공개번호 : 10-2009-0094614, 출원인 : 목포대학교 산학협력단

▶ 연잎 추출물 및 타우린을 함유하는 대사성 질환 예방 및 치료용 조성물

본 발명은 고지혈증 또는 지방간 예방 및 치료용 조성물에 관한 것으로서, 보다 상세하게는 연잎 추출물 및 타우린을 유효성분으로 함유하는 대사성 질환인 고지혈증 또는 지방간 예방 및 치료용 조성물에 관한 것이다.

– 등록번호 : 10-1176435, 출원인 : 인하대학교 산학협력단

▶ 우울증 치료용 연자육 추출물, 이를 포함하는 약학적 조성물 및 건강식품

발명의 연자육 추출물은 동물행동학적, 생화학적 방법을 통하여 강력한 항우울 활성을 나타내고 기존 항우울제의 부작용을 감소시키는 안전성이 확보되어 있으므로 우울증 치료용 조성물 및 건강식품으로 유용하게 사용될 수 있다.

– 등록번호 : 10-0672949, 출원인 : 퓨리메드 주식회사

▶ 연자육 추출물을 함유하는 인지기능 장애 관련 질환의 예방 및 치료용 조성물

본 발명의 연자육 추출물은 우수한 기억력 및 학습능력 향상 효과와 뇌세포 증식에 탁월한 증가 효과를 나타내므로 인지기능 장애 관련 질환의 예방 및 치료용 조성물로 유용하게 이용될 수 있다.

– 등록번호 : 10-0861730, 출원인 : 무안군

연잎차

| 효능 |

청열해독, 항산화작용, 에이즈 예방, 현기증 개선에 효과

1. 끓인 물 한 잔에 연잎 소량을 다기에 넣어서 1~2분 우려낸다.
2. 따뜻할 때 마신다.
3. 연잎은 덖은 연잎과 쪄서 말린 연잎이 있다. 집에서 만드는 방법들이 많이 있지만 바쁜 현대인들이 좁은 집에서 만들기가 번거로우므로 시중에서 구입해서 은은한 향을 즐기며 여유를 맛보는 것도 좋은 방법이다.

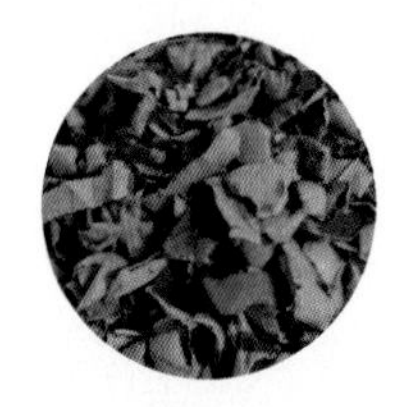

덖은 연잎

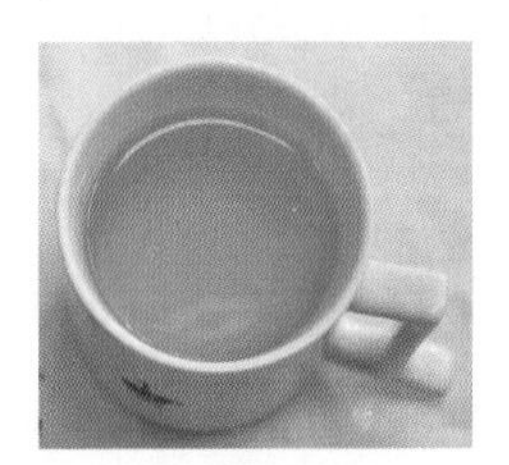

연잎차

연꽃차

| 효능 |

심신 안정, 안색을 좋게 함, 혈액순환 촉진

1. 꽃을 손질하여 말린다.
2. 그늘에 말려 방습제를 넣은 밀폐용기에 보관하면서 이용한다.
3. 연꽃이 크므로 잘게 부수어 꽃잎을 반 스푼 정도 찻잔에 담는다.
4. 끓는 물을 붓고 1~2분이 지나면 마신다.

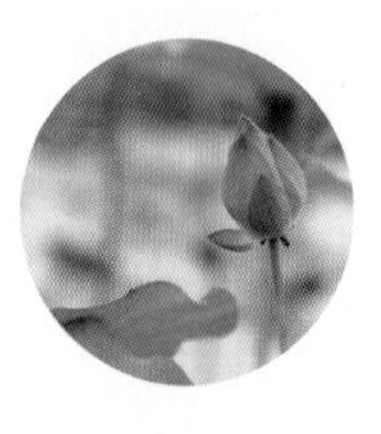

연꽃

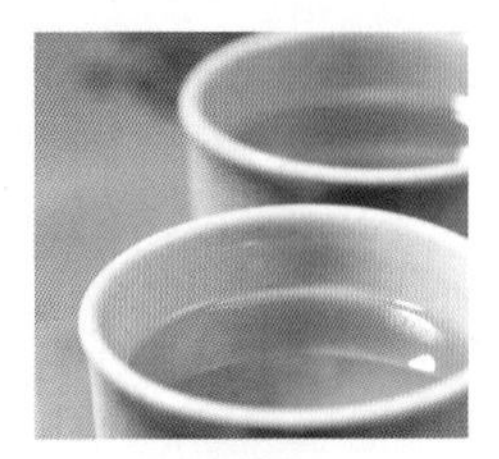

연꽃차

치매 치료와 혈압 강하에 좋은

영지

- **생약명** : 영지(靈芝)
- **라틴생약명** : Ganoderma
- **기원** : 이 약은 영지 *Ganoderma lucidum* Karsten 또는 기타 근연종(잔나비걸상과 Polyporaceae)의 자실체이다.

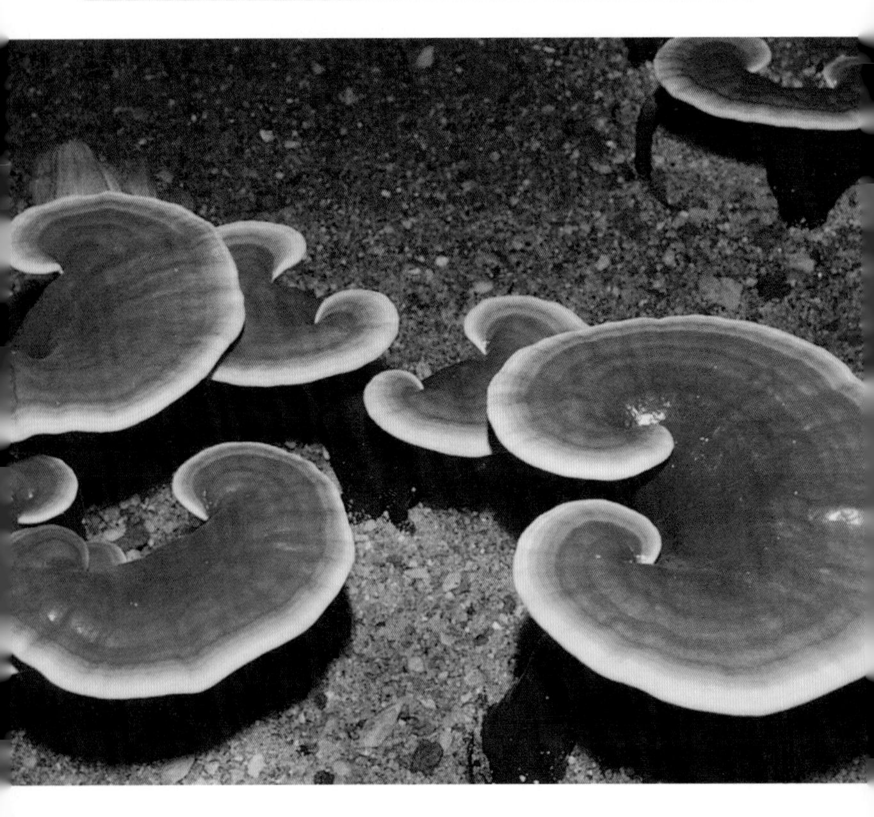

영지란?

영지는 수천 년 전부터 한약으로 사용되고 있는 버섯으로 불로초 또는 만년버섯 등의 여러 가지 이름으로 불리고 있다. 최근 일본, 대만, 중국이나 러시아를 비롯한 구소련 등지에서 건강식품으로 널리 인기를 끌게 되자 영지의 연구가 확대되고 있으며, 이 버섯의 약효성분과 약리작용이 점차 밝혀지고 있다.

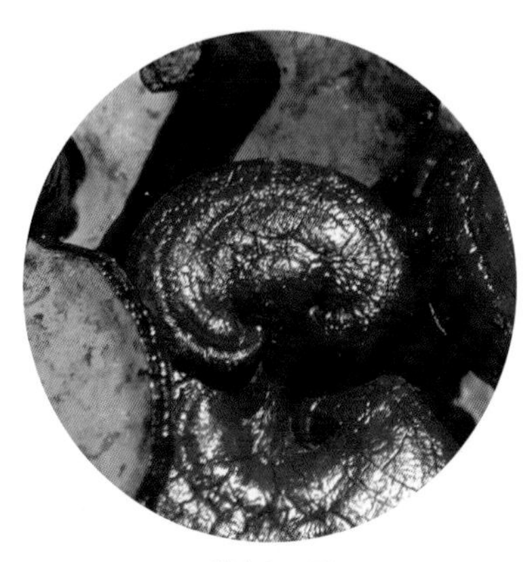
영지 ⓒ배기환

영지의 한방 약효

영지는 중국의 오래된 한방 약물 서적인 『신농본초경』에 적지(赤芝), 청지(靑芝), 황지(黃芝), 백지(白芝), 흑지(黑芝), 자지(紫芝) 등 여섯 종류의 이름으로 '상약(上藥)' 에 분류되어 기재되어 있다.

'상약' 은 생명을 북돋워주고, 무독하며 부작용이 없는 약이다. 또한 다량 복용하거나 장기간 복용하여도 사람에게 해를 주지 않고 장수하는 약물이다. 이러한 상약에 포함되는 영지는 옛 한방 책에 의하면 부작용이 없고 오래 살게 하는 약물로 분류되어 있으며 강장, 정신안정작용, 관절염, 기관지염 등의 치료에 유효하다고 기재되어 있다.

치매 치료작용

영지에 관한 국제 심포지엄에서 미국 텍사스 대학 연구팀은 영지가 알츠하이머 질환에 효과가 있다고 하여 주목을 끌었다. 영지버섯 추출액에서 활성성분을 분리하였는데 이 성분은 비스테로이드성으로서 류머티스성 관절염 치료에 대표적으로 사용되는 하이드로코티손

보다 효과가 우수하다는 것이다. 뇌에 염증이 생기거나 손상으로 생기는 노화 및 기억력 상실 억제 효과가 있고 부작용도 없어 장기간 투여도 가능하여 효과적인 치매 치료제로서 효과가 기대된다고 발표하였다.

혈압 강하작용

관심을 끌고 있는 영지의 혈압 강하작용을 소개한다. 일본 긴키 대학 동양의학연구소 진료과에 통원 중인 본태성 고혈압증 환자를 대상으로 영지를 투여한 결과, 4주간 단기간 투여에서 67세 여성과 64세 남성의 혈압 변화를 볼 수 있었다.
또한 20주간 영지의 장기 투여에서도 64세 남성의 혈압 강하 효과가 관찰되며 혈중 지질의 정상화도 보인다. 고혈압은 대부분 원인불명인 경우가 많다. 그러나 동물실험 결과뿐 아니라 임상실험에서도 이 같은 약효가 인정되는 영지를 고혈압 예방의 목적으로 차로서 매일 끓여 마시는 것도 권할 만하다.

면역 조절 효과

중국과 한국의 과학자에 의해 영지의 면역 증강작용도 발표되었다. 중국 베이징 대학 연구팀은 말기암 환자를 대상으로 영지버섯 추출물을 투여한 결과 통증과 구토를 경감시켰으며, 성인에게 투여한 결과 인터페론 및 인터루킨-2의 생성을 크게 증가시켜 노화와 스트레스 등으로 인한 세포 면역활성을 증가시켜주었다.
한편 서울대학교 약대 연구팀도 영지의 면역과민증 및 면역기능 저하 시 뛰어난 면역 조절 효과를 밝혔다. 이러한 사실은 알레르기, 관절염, 전신성 홍반성 낭창 등 면역과민증인 환자의 치료제로서 신약개발은 물론 이를 이용하면 항암제 개발도 가능하다고 하였다. 또한 영지의 다른 분획은 면역세포의 증식을 촉진시켰는데 장기이식 환자처럼 면역기능이 저하된 사람들에게 매우 효과적인 면역 증강 효과가 있음을 발견한 것이다. 이는 영지버섯의 면역 조절작용을 실험동물이 아닌 정상인의 혈액을 통해 직접 밝혔다는 데 의의가 있다.

항암작용

중국의 연구팀이 국제학술회의에서 발표한 자료에 의하면 상하이 의료기관들에서 치료받고 있는 암환자를 대상으로 실시한 임상실험 결과 영지 추출물이 식욕저하, 피로, 통증 등 암환자들에게 나타나는 증상들을 현저히 호전시키는 효과가 있는 것으로 밝혀졌다.

이 추출물은 화학요법과 방사선치료에 의한 암환자들의 부작용을 감소시키는 것으로도 알려졌다. 또 위 절제 수술을 받은 위암 환자에 대한 임상실험에서도 영지 추출물이 이들의 5년 생존율을 높여주는 것으로 밝혀졌다고 보고하였다.

영지의 약리성분

이와 같은 다양한 약리작용이 있는 영지를 달여 마시면 쓴맛이 난다. 이 쓴맛의 본체는 영지에서만 고유하게 존재하는 것으로 사포닌과

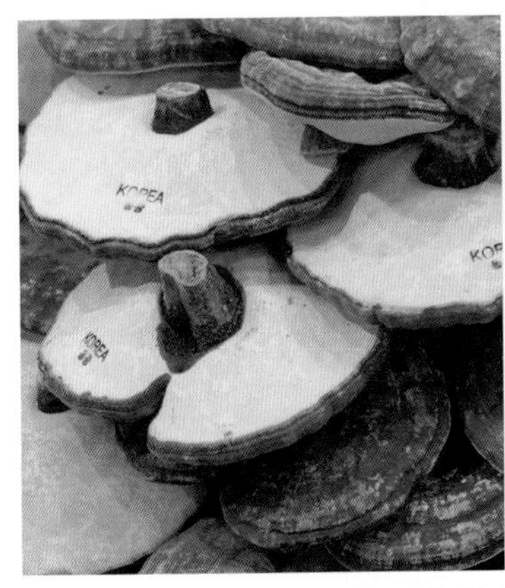

한국에서 판매되고 있는 영지

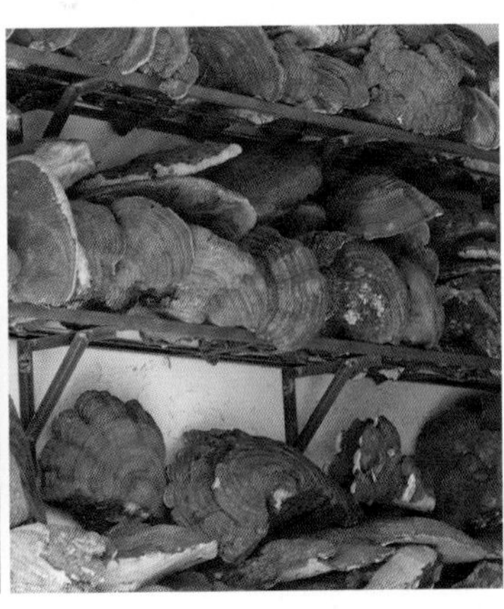
중국에서 판매되고 있는 영지

유사한 트리테르페노이드 성분이라 불리는 가노데린산(ganoderic acid)류 성분이다. 영지에는 이러한 트리테르페노이드 성분이 100여 종 포함되어 있다. 이 성분들은 여러 가지 약리작용을 나타낸다.

영지의 전설

하늘의 서왕모 생일잔치가 열려 신선과 선녀 들이 서로 다투어 선과와 선초를 바쳤다. 그런데 영지선녀만이 늦게 와서 영지를 바쳤다. 늦게 도착한 영지선녀에게 화가 난 서왕모는 영지선녀를 청봉산으로 쫓아버렸다. 영지선녀는 그곳에서 만난 청년을 오라버니로 삼아서 신선들만 먹는 영지를 먹였다. 인간과 사귀고 신선만 먹는 영지를 인간에게 먹인다는 사실을 안 서왕모는 영지선녀를 불러들였다. 잡혀갈 것을 예상한 영지선녀는 청년에게 영지버섯의 균을 주면서 마른 나무뿌리에 심어서 키워, 가난해서 병을 치료하지 못하는 사람들에게 영지를 나누어주도록 하였다. 이때부터 인간은 영지를 약용할 수 있었던 것이다.

영지 고르는 법

2천 년간 상약으로 취급되어 부작용이 없는 약으로 귀하게 사용되어 왔고 최근 과학적으로 위와 같은 여러 가지 약효들이 검증된 영지버섯의 선별 요령은 다음과 같다. 삿갓부분이 충분히 펼쳐져 있지 않거나 얇은 것은 약효가 떨어지며, 일반적으로 줄기가 짧고 굵으며 갓이 크고 두께가 두터운 것이 좋은 영지라고 알려져 있다.

영지의 한방 특성

▶ 한방 효능

- 성미(性味) : 맛은 달며 약간 쓰고 성질은 약간 따뜻하다.
- 귀경(歸經) : 심(心), 비(脾), 폐(肺), 간(肝), 신경(腎經)으로 들어가 작용한다.

● 약효 : 허로(虛勞), 해수, 기천(氣喘), 불면증, 소화불량을 치료한다.
● 약리작용 : 혈압 강하작용, 수면시간의 연장

Patent 영지의 기능성 및 효능에 관한 특허자료

▶ 골다공증 예방 및 치료용 영지버섯 추출물

본 발명에 의한 영지버섯 추출물은 골다공증 치료제 또는 예방제로서 사용될 수 있을 뿐만 아니라 건강식품으로도 응용될 수 있다.

– 등록번호 : 10-0554387, 출원인 : 주식회사 오스코텍

▶ 저지혈증 효과를 갖는 영지버섯 유래의 세포외다당체와 세포내다당체 및 그 용도

본 발명은 저지혈증 효과를 갖는 영지버섯 유래의 세포외다당체 및 세포내다당체에 관한 것으로, 저지혈증 효과가 증가하는 뛰어난 효과가 있다.

– 등록번호 : 10-0468648, 출원인 : 학교법인 영광학원

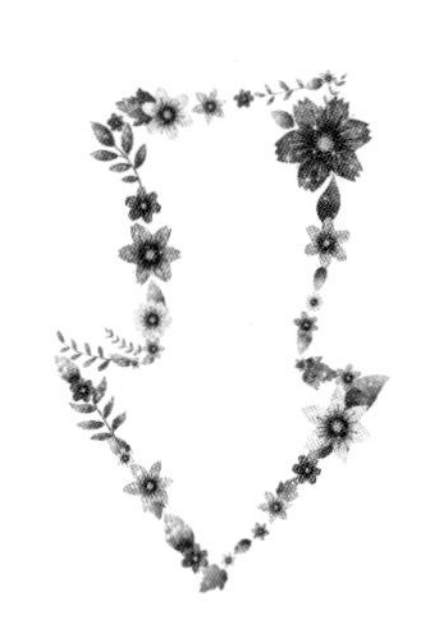

영지차

| 효능 |

강장 효과, 정신 안정작용, 치매 치료, 혈압 강하작용, 면역증진 효과

1. 영지는 그대로 끓이면 쓴맛이 나므로 뜨거운 물에 영지 15g을 1시간 정도 담가놓는다.
2. 쓴맛을 우려낸 영지를 건져 물 2L에 넣고 15분 정도 끓이면 쓴맛이 없어지고 영지 특유의 맛이 나오기에 적당한 상태가 된다.
3. 맑은 노란색이 되면 꿀이나 설탕을 가미하여 마시면 좋다.
4. 2~3차례 더 끓여 마셔도 된다.

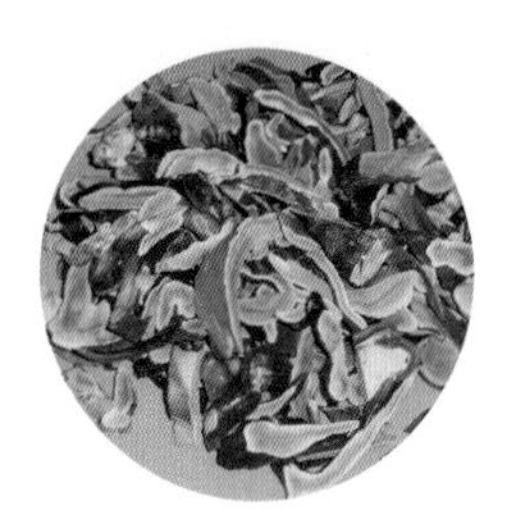

잘라서 말린 영지

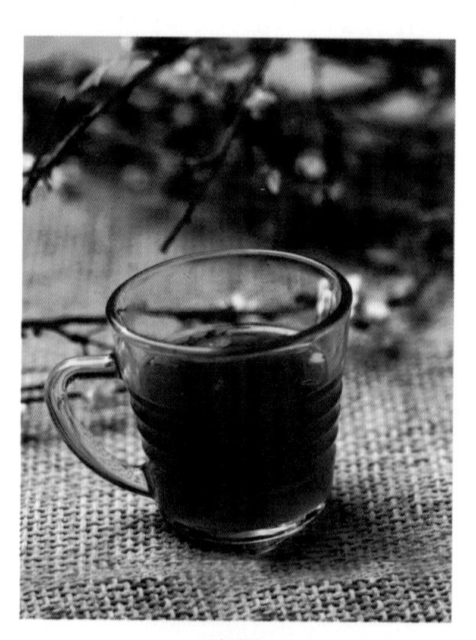

영지차

강장 및 위궤양 보호 효능의

오가피

- **생약명** : 오가피(五加皮)
- **라틴생약명** : Acanthopanacis Cortex
- **기원** : 이 약은 오갈피나무 *Acanthopanax sessiliflorum* Seeman 또는 기타 동속식물(두릅나무과 Araliaceae)의 뿌리껍질 및 줄기껍질이다.

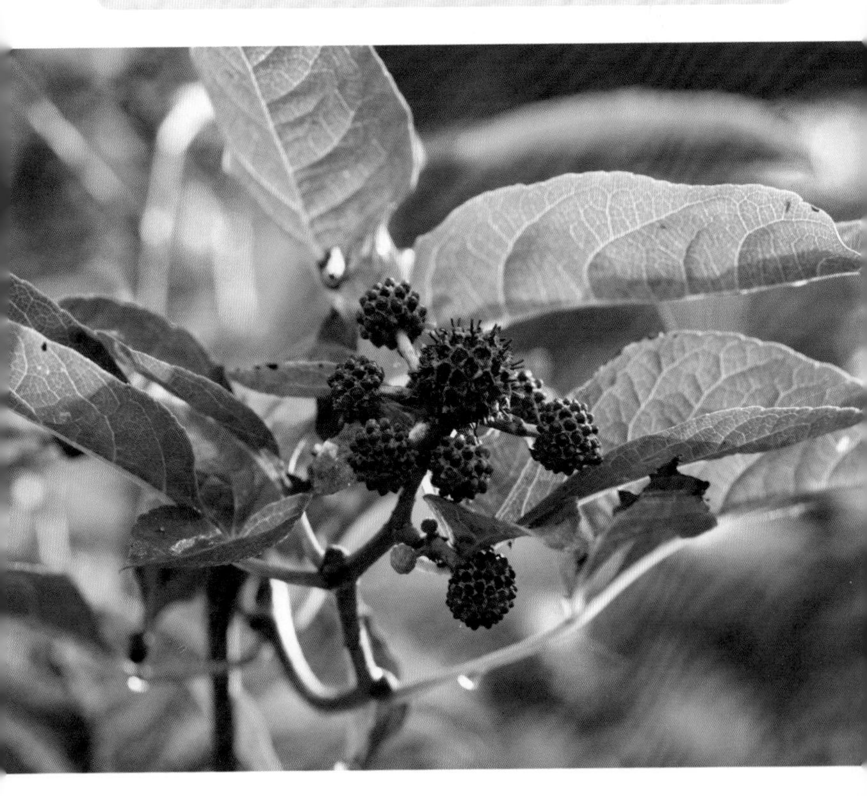

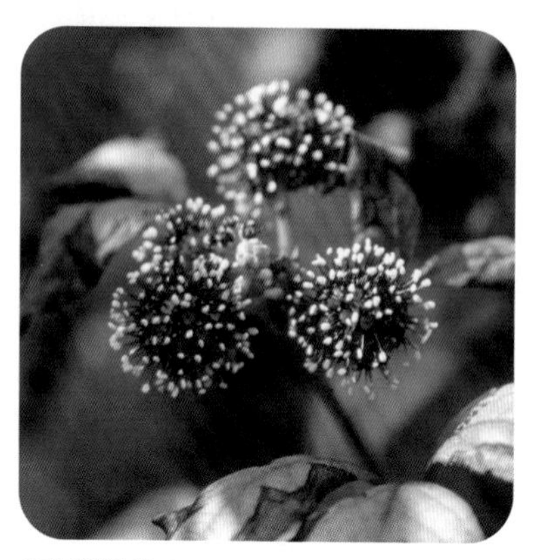

오갈피나무 꽃 ©배기환

시베리아 인삼, 오가피

미국의 슈퍼마켓에서 '시베리아 인삼' 이라는 자양, 강장의 효능을 가진 상품이 1970년대 초에 인기를 끌었다. 고려인삼은 잘 알려졌지만 시베리아 인삼이 과연 그에 버금갈 만한 것인지 호기심을 유발하였다. 인삼 약효 연구자로 유명한 러시아의 브렉만 박사는 시베리아 일대에서 고려인삼과 유사한 가시오갈피나무를 발견하여 인삼과 흡사한 약효를 찾아내었던 것이다.

뒤이어 오가피가 운동선수뿐 아니라 우주비행사, 노동자들의 정신적, 육체적 능력을 증강시킨다는 외국 과학자들의 연구 결과가 발표되었다. 러시아에서는 혹한 속에서 원기를 북돋워주는 식품으로 유명세를 타기 시작하였고 올림픽선수들도 복용하였으며, 우리 선수들의 월드컵 4강 진출에도 가시오가피 복용이 일조를 하였다는 신문광고가 등장했다.

힘줄과 뼈를 튼튼히

오가피는 오갈피나무의 뿌리의 껍질을 벗겨 말린 것이다. 요즈음에는 자원 부족으로 줄기와 가지도 사용하고 있다. 『동의보감』에서는 오가피의 효능을 다음과 같이 설명하고 있다.

첫째, 오로(五勞, 오장이 허약해서 생기는 5가지 허로) 칠상[七傷, 남자에게서 신기(腎氣)가 허약해서 생기는 7가지 증상]을 보하며 기운을 돕는다. 두 번째로 힘줄과 뼈를 튼튼히 하고 의지를 굳세게 하며 남자의 음위증과 여자의 음부 가려움증을 낫게 한다. 세 번째로 뼈의 통증과 허약함을 낫게 한다. 그리고 어린이가 3세가 되어도 걷지 못할 때에 먹이면 걸어다닐 수 있게 된다는 재미있는 효능이 기재되어 있다. 최근에는 일반 오갈피나무보다 가시오갈피나무의 약효가 높이 평가되면서 가시오갈피나무에 대한 관심이 높아지고 있다. 고대에는 오가피에 대한 기록만 있을 뿐 가시오가피에 대한 구체적인 언급이 없었으나 『중국약전』에 1977년부터 처음으로 가시오가피를 오가피와 다른 독립적인 약물로 수록하였다.

강장 효능

가시오가피는 아답토겐 효과가 인삼보다 더 좋은 것으로 나타나 있다. 브렉만 박사가 제창한 아답토겐 효과설은 생체가 가지고 있는 바, 여러 병적 인자에 대해서 비특이적으로 저항하는 능력을 증가시켜주는 효과이다.

즉 혈압이 낮은 사람은 높여주는가 하면 혈압이 높은 사람은 낮추어주며, 건강한 경우보다는 건강이 비정상적인 상태에 있을 때 균형을 유지시켜 정상적인 상태로 가라앉게 해주는 효과로 해석된다.

오가피의 이런 아답토겐 약효 특징으로는 과도한 운동, 춥거나 매우 더운 상태의 물리적 요인으로 인한 스트레스를 경감시키고, 당뇨병에 걸린 흰쥐의 체중이 내려가는 것을 저하시키고 소변 속의 당분을 감소시키며 수명을 연장시키는 효과를 나타낸다. 또한 종양의 발생을 지연시키고 종양의 전이를 억제하는 등 생물학적 요인에서도 효과를 나타낸다.

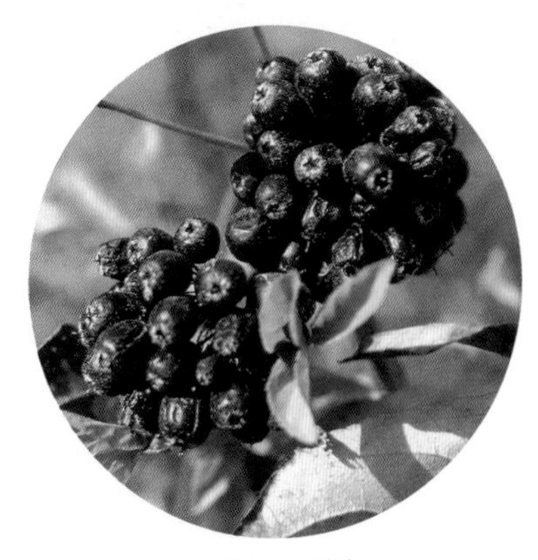

오갈피나무 열매

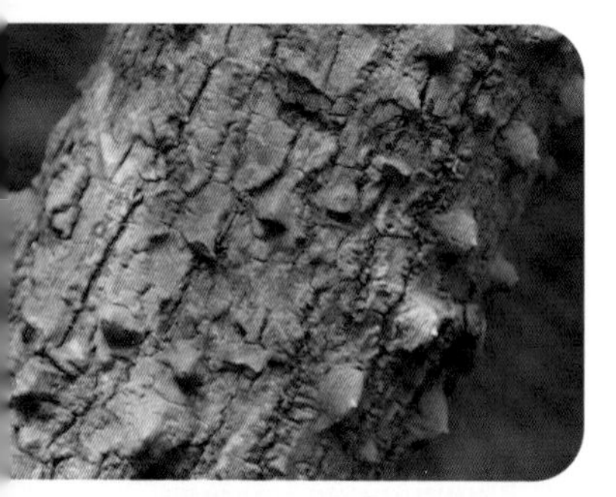
오갈피나무 수피

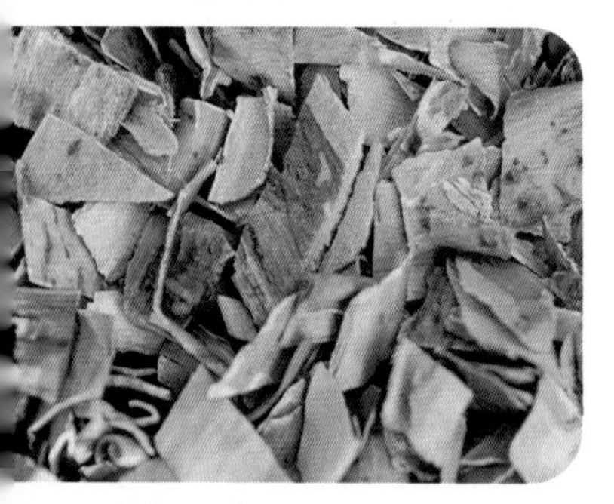
한약 오가피 ⓒ배기환

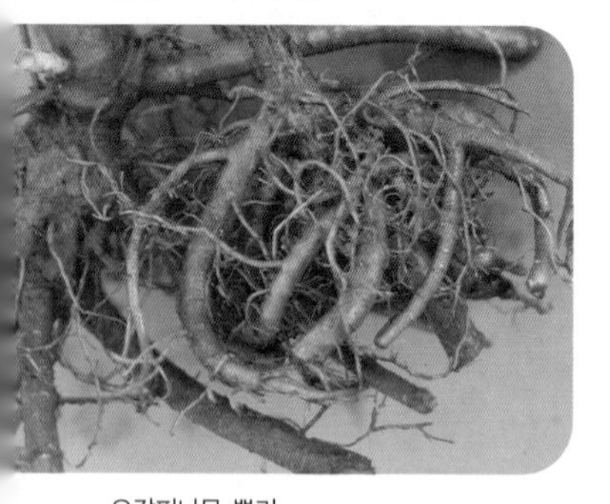
오갈피나무 뿌리

성장 촉진과 면역 증강작용

오가피의 약리작용 연구 결과를 살펴보기로 한다. 류마토이드 관절염은 관절 사이의 막인 활액막과 관절 주위에 염증성 병변이 초래되어 지속적으로 진행되는 것이 특징인데, 경희대학교 한의대 연구팀은 오가피가 다량의 호중구 침착이 문제가 되는 류마토이드 관절염에 일정한 치료 효과가 있다고 하였다.

한국한의학연구원 연구팀도 가시오가피가 성장판 말단부의 연골세포에 활력을 증대시켜 성장판 두께를 증가시키고 골 무기질의 밀도를 증가시킨다고 발표하였다. 이는 성장기 어린이의 성장 촉진 및 골 강화에 유용하다는 내용이다.

우리 몸이 동일한 외부의 이물질로 인한 자극(항원)에 반복적으로 접촉함으로써 이상반응을 일으키는 알레르기는 현대에 와서 각종 공해로 인해 더욱 발병이 빈번해지고 있다. 경희대학교 동서의학대학원 연구팀은 가시오가피가 항원에 대한 대응에 응용할 수 있는 소재임을 밝혔다. 이와 관련하여 대전대학교 한의학연구소 연구팀도 「본초학회지」에 발표한 논문에서 조혈촉진 및 면역기능 증진작용이 있어 이와 관련된 질환의 예방 및 치료에 오가피의 활용이 가능하다고 하였다.

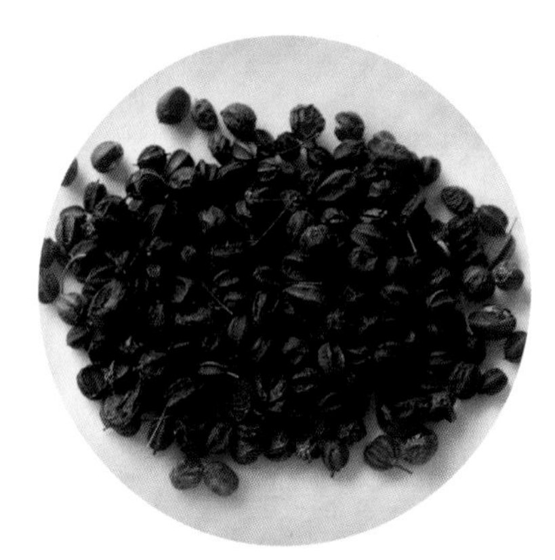
가시오가피 씨

오가피를 이용한 음료를 운동선수에게 복용하게 하여 이들의 호흡순환기능에 미치는 영향도 연구하였다. 신라대학교 체육학과 연구팀은 신체 건강하고 주 3일 이상 간헐적인 운동을 하는 대학생 7명을 대상으로 제약회사 제품의 오가피차를 하루 3번씩 1개월 동안 복용하게 하였다. 사전검사와 1개월 뒤의 사후검사를 통하여 오가피차는 운동선수의 최대 산소섭취량을 비롯한 심폐기능을 향상시킴을 알 수 있었다.

위궤양 보호, 성기능 회복 개선 효과

가시오가피의 효능에 대한 연구는 현재 신약개발의 지평을 넓히고자 하는 연구자들의 열정으로 봇물이 넘친 듯 활기를 더하고 있다. 일본 학자들은 가시오가피와 그 성분인 세사민이 사람의 위암세포의 생장을 억제하고 괴사시키는 작용을 규명함으로써 가시오가피에 항암 효과가 있음을 밝혔으며, 다른 연구팀은 가시오가피 추출물이 스트레스로 유발된 위궤양에 보호 효과가 있음을 발표하였다.

중국에서 연구된 가시오가피의 최근 임상연구도 관심을 끌고 있다. 지친 심신에 노동능력이 회복되고, 건강한 사람이 복용하면 강장 효과가 있으며, 질병에 잘 걸리지 않고, 성기능이 회복되거나 개선되며 당뇨병, 만성기관지염에도 효과가 있다는 것이다.

약리성분

약효성분으로는 엘루데로사이드라는 리그난 배당체가 주성분이며, 쿠마린과 페놀성 성분도 다양하게 함유되어 있다. 한국산 오가피는 일본 식물학자인 나카이에 의해 1909년 소개된 이래 지리산오갈피나무, 섬오갈피나무, 왕가시오갈피나무, 서울오갈피나무 등 여러 종류의 오갈피나무가 발견되었다.

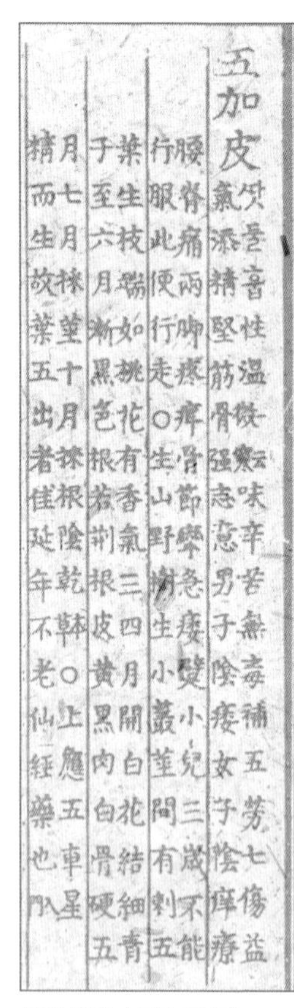

五加皮
溫微寒云味辛苦無毒補五勞七傷益氣添精堅筋骨強志意男子陰痿女子陰痒療
腰脊痛兩脚疼痺骨節攣急痿躄小兒三歲不能行服此便行走○生山野樹生小叢莖間有刺五
葉生枝端如桃花有香氣三四月開白花結細青子至六月漸黑色根若荊根皮黃黑肉白骨硬五
月七月採莖十月採根陰乾本草○上應五車星精而生故葉五出者佳延年不老仙經藥也入門

동의보감에 수록된 오가피

오가피의 한방 특성

▶ 한방 효능

- 성미(性味) : 맛은 맵고 독이 없으며 성질은 따뜻하다.
- 귀경(歸經) : 간(肝), 신경(腎經)으로 들어가 작용한다.
- 약효 : 풍사(風邪)를 몰아내고 습사를 없애고 근골을 강하게 하며 혈을 잘 순환하게 하고 어혈을 없애는 효능이 있다. 풍한습비(風寒濕痺), 근골 경련, 요통, 음위, 소아보행기능의 지연, 수종, 각기, 타박상을 치료한다.
- 약리작용 : 강장작용, 간 손상 보호작용, 혈당 강하작용

▶ 동의보감 효능

성질은 따뜻하며[溫, 약간 차다(微寒)고도 한다] 맛은 맵고 쓰며[辛苦] 독이 없다. 5로 7상을 보하며 기운을 돕고 정수(精髓)를 보충한다. 힘줄과 뼈를 튼튼히 하고 의지를 굳세게 하며 남자의 음위증과 여자의

음부 가려움증을 낫게 한다. 허리와 등골뼈가 아픈 것, 두 다리가 아프고 저린 것, 뼈마디가 조여드는 것, 다리에 힘이 없어 늘어진 것 등을 낫게 한다. 어린이가 3세가 되어도 걷지 못할 때에 먹이면 걸어다닐 수 있게 된다.

– 산과 들에 있는데 나무는 잔 떨기나무이고 줄기에는 가시가 돋고 다섯 갈래의 잎이 가지 끝에 난다. 꽃은 복숭아꽃 비슷한데 향기롭다. 음력 3~4월에 흰 꽃이 핀 다음 잘고 푸른 씨가 달린다. 6월에 가면 차츰 검어진다. 뿌리는 광대싸리뿌리 비슷한데 겉은 검누른 빛이고 속은 희며 심은 단단하다. 음력 5월과 7월에는 줄기를 베고 10월에는 뿌리를 캐어 그늘에서 말린다[본초].

– 위[上]로 오거성의 정기[五車星精]를 받아서 자란다. 그렇기 때문에 잎이 다섯 갈래로 나는 것이 좋다. 오래 살게 하며 늙지 않게 하는 좋은 약이다[입문].

Patent 오가피의 기능성 및 효능에 관한 특허자료

▶ 오가피 추출물 및 이를 포함하는 성장기 뼈 형성 촉진 및 골다공증 예방 또는 치료용 약학적 조성물

본 발명의 오가피 추출물은 골다공증, 퇴행성골질환 및 류마티스 관절염과 같은 골질환 등의 예방 또는 치료에 유용하게 사용될 수 있다.

– 등록번호 : 10-0399374, 출원인 : 주식회사 오스코텍

▶ 오가피 추출물을 유효성분으로 함유하는 위장질환의 예방 또는 치료용 조성물

본 발명에 따른 오가피 추출물은 위염, 위궤양 및 십이지장궤양 등의 위장질환의 예방 또는 치료에 유용하게 사용될 수 있다.

– 등록번호 : 10-1120000, 출원인 : ㈜휴럼

▶ 오가피 추출물을 포함하는 치매 예방 또는 치료용 조성물

본 발명은 오가피 추출물을 포함하는 치매 예방 또는 치료용 조성물에 관한 것이다. 본 발명에 따른 상기 오가피 추출물은 오가피에 물, 증류수, 알코올, 핵산, 에틸 아세테이트, 아세톤, 클로로포름, 메틸렌 클로라이드 또는 이들의 혼합 용매를 첨가하여 추출되어진 것이다.

– 공개번호 : 10-2005-0014710, 출원인 : 성광수 외

오가피차

| 효능 |

강장 효능, 간손상 보호, 면역기능 증진작용, 어린이 성장 촉진, 성기능 회복 개선 효과

1. 물 1L에 말린 오가피 줄기 15g을 넣고 센불에서 30분 정도 끓인다.
2. 중불에서 2시간 정도 더 끓인다.
3. 쓴맛이 있기 때문에 대추나 감초를 넣어서 함께 끓여 마시면 좋은 차가 된다.
4. 기호에 따라 꿀이나 설탕을 가미하여 마신다.
5. 3~4회 더 끓여 마셔도 은은하게 즐길 수 있는 좋은 차가 된다.

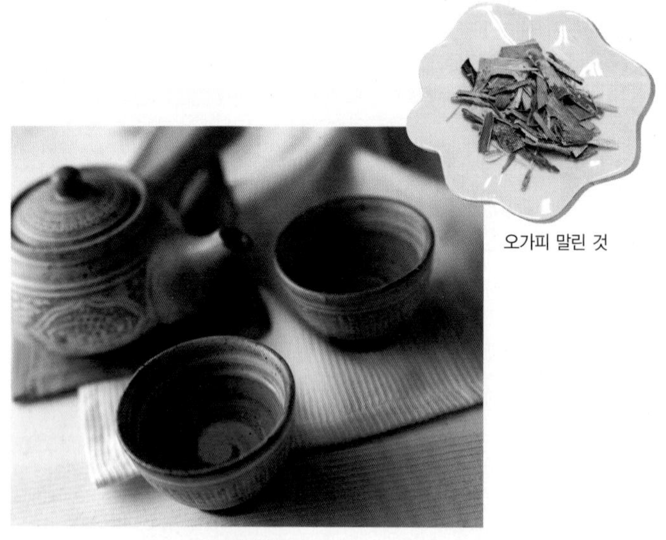

오가피 말린 것

오가피차

오가피酒

맛은 맵다. 기호와 식성에 따라 꿀, 설탕을 가미하여 음용할 수 있다.

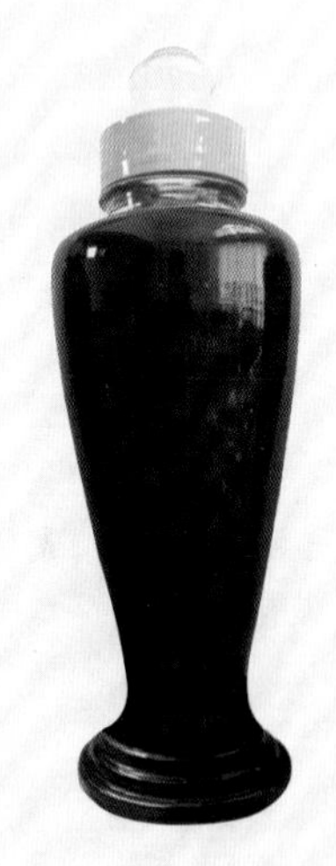

| 적용병증 |

- 골절번통(骨折煩痛) : 주로 갱년기에 나타나며 특별한 자극이 없어도 뼈마디가 쑤시고 통증이 오는 증상을 말한다. 날씨가 흐리면 통증이 더 심해진다. 30mL를 1회분으로 1일 1~2회씩, 15~20일 정도 음용한다.
- 강심제(强心劑) : 심장의 기능을 강화하기 위한 약재이다. 30mL를 1회분으로 1일 1~2회씩, 15~20일 정도 음용한다.
- 위장염(胃腸炎) : 위와 장에 염증이 생기는 증상을 말한다. 대장균, 장티푸스, 이질균, 콜레라균, 인플루엔자 등이 원인이 될 수 있다. 30mL를 1회분으로 1일 1~2회씩, 10~15일 정도 음용한다.

| 만드는 방법 |

① 약효는 나무껍질, 뿌리, 열매 등에 있으므로, 주로 나무껍질, 뿌리, 열매 등을 사용한다.
② 여름과 가을 사이에 채취하여 생으로 사용하거나 햇볕에서 말려 사용한다.
③ 생으로 사용할 때는 나무껍질 약 240g, 뿌리 약 220g, 열매 약 260g 정도, 말린 것을 사용할 때에는 나무껍질 약 210g, 뿌리 약 200g, 열매 약 210g 정도를 소주 3.8L에 넣어 밀봉하여 서늘한 냉암소에서 보관 숙성시킨다.
④ 나무껍질, 뿌리는 8~10개월, 열매는 5~6개월 정도 후 침출한다.
⑤ 껍질과 뿌리는 침출한 후 그대로 두고 사용하며, 열매는 찌꺼기를 걸러낸다.

| 구입방법 및 주의사항 |

- 약재상에서 취급하고 재배농가에서 구입할 수 있다.
- 오래 음용해도 해롭지는 않으나 3~5일에 1일 정도는 쉬어가며 음용한다.
- 본 약술을 음용 중에 현삼, 뱀 껍질(뱀 허물)을 금한다.

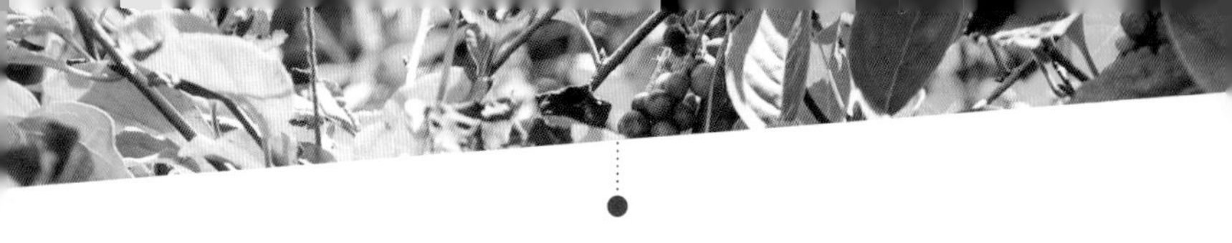

피로회복과 간염 치료에 좋은

오미자

- 생약명 : 오미자(五味子)
- 라틴생약명 : Schizandrae Fructus
- **기원** : 이 약은 오미자 *Schisandra chinensis* Baillon(오미자과 Schisandraceae)의 잘 익은 열매이다.

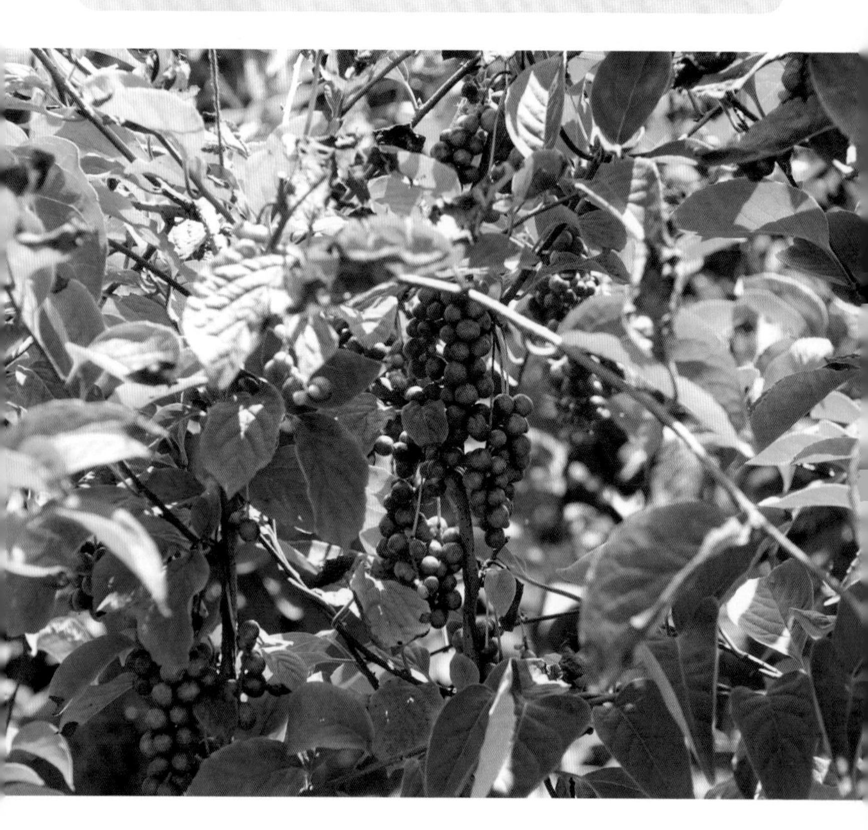

기침이 자꾸 나와서 오미자차를 끓여 마신다는 사람들이 있는가 하면 성악가나 가수들처럼 목을 많이 써야 하는 직업적인 특성상 오미자차를 많이 마시는 경우도 있다. 특히 라이브 카페에서 노래를 부르는 사람이 그때마다 오미자차를 약처럼 마셔서 효과를 보는데 어떤 사람은 일어나자마자 1컵 정도 마시고, 노래 부르기 전에 1컵, 노래를 다 부르고 또 자기 전에 1컵 정도 마시니까 효과를 봤다는 내용 등 오미자에 관한 여러 가지 효능들이 인터넷에 소개되어 있다. 이에 대한 약효를 알아보자.

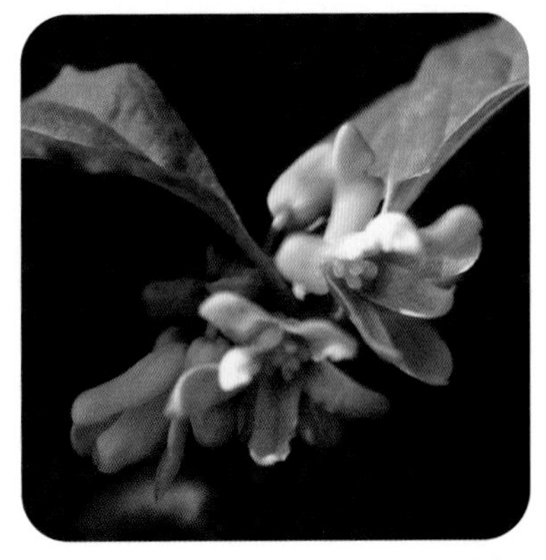
오미자 꽃

다섯 가지 맛이 나는 오미자

껍질과 살이 달고 시며 씨는 맵고 쓰고 전체는 짠맛이 있는데 이러한 다섯 가지 맛이 나기 때문에 오미자(五味子)라고 한다. 오미자는 『동의보감』에서 성질은 따뜻하고 맛이 시며 독이 없고, 몹시 여윈 것을 보하며 눈을 밝게 하고 신을 덥히며 양기를 세게 하는 약물이다. 남자의 정을 돕고 음경을 커지게 한다.

또한 소갈증을 멈추고 번열을 없애며 술독을 풀고 기침이 나면서 숨이 찬 것을 치료한다. '여름철에 오미자를 늘 먹어 오장의 기운을 보해야 한다.'고 한 것은 위로는 폐(肺)를 보하고 아래로는 신(腎)을 보하기 때문이다. 한방에서는 오미자의 약효는 자양강장, 진해 약으로써 해소, 자한, 도한, 몽정(꿈을 꾸면서 정액이 배설되는 병증), 유정(정액이 저절로 나오는 병증), 만성하리, 입속 건조 치료에 사용하고 있다.

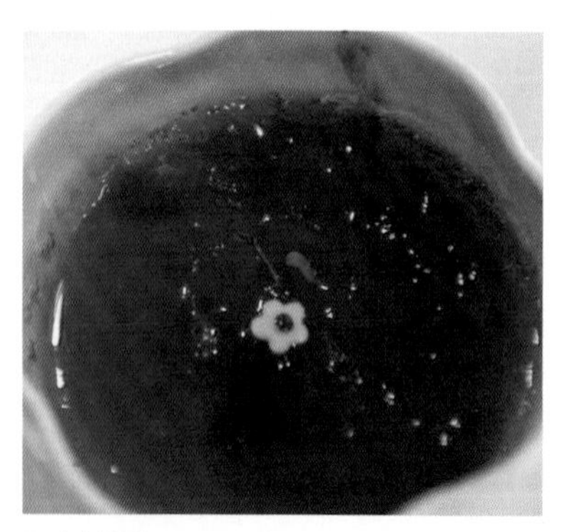
오미자 화채

간염 치료에도 효과

『중약대사전』에서의 약효를 살펴보면 오미자를 이용하여 간염을 치료하는데 환자 중 102건의 사례를 관찰한 결과 유효율은 85%이고 그 중 기본 치유가 76%를 차지했다. 특히 증상이 잠복되고 있거나 간기(肝氣)가 몰려서 풀리지 못하며, 간비(肝脾)의 부조화 등 3가지 유형에 대한 효과가 비교적 좋았다는 것이다. 이러한 증상에는 오미자를 약한 불에 쬐어 말리고 가루로 낸 다음 체로 쳐서 성인은 1일 3회 1일 5g을 복용하는데 30일을 1번의 치료기간으로 하여 먹으면 효과가 있다고 한다.

또 꿀에 개어 환제로 하여 복용하여도 좋다. 신경쇠약 치료에도 효과가 있다는 중국의 임상보고가 있다. 즉 환자의 불면, 두통, 현기증, 유정 등의 증상을 제거하거나 개선한다. 환자 73사례를 관찰한 결과 완치가 43사례였고 호전된 것이 13사례였다.

빠른 피로회복제 오미자 드링크제

한국체육대학교에서는 운동선수에게 오미자 드링크제를 복용하게 하여 피로회복에 어떠한 효과가 있는지 그 연구 결과를 발표하였다. 1시간 이상 지속적인 운동수행을 요구하는 달리기 선수를 대상으로 오미자를 이용하여 피로회복과 운동수행능력의 향상 여부를 검증한 것이다.

대상자들은 대학생인 운동 경력 5년 이상의 국가대표급으로서 남자 장거리 달리기 선수 16명으로 하였다. 실험 참가 전 1개월 이내에 약물 복용의 경험이 없는 선수들을 대상으로 하여 오미자 음료를 투여하여 관찰하였다. 음료 섭취는 실험기간 동안 1일 3회 식후 1시간 100mL를 지도자의 감시하에 마시게 하였다.
그 결과 오미자를 이용한 스포츠 음료의 급성섭취는 혈중 포도당과 전해질 보충 효과가 있고 빠른 피로회복에 효과가 있는 것으로 나타났다.

면역조절작용도 좋고 항암작용도 있는 오미자

중앙대학교 연구팀은 최근 오미자가 간암세포의 증식을 억제하는 효과가 있음을 밝혔다. 즉 간암세포주(SNU-398)에 대한 오미자의 항암 효과가 있다는 것이다.
그리고 오미자의 면역조절작용도 관심을 끈다. 오미자는 면역세포인 T, B림프구 및 대식세포의 활성을 높이는 작용이 있으며 또한 면역 조절제로서의 역할도 하는 것으로 알려졌다. 그 외에 오미자의 약리 작용으로서 간장 기능 개선 효과, 항산화 효과, 항균 효과, 중추신경계의 반사기능 항진작용, 혈당 강하작용 등도 발표되었다.

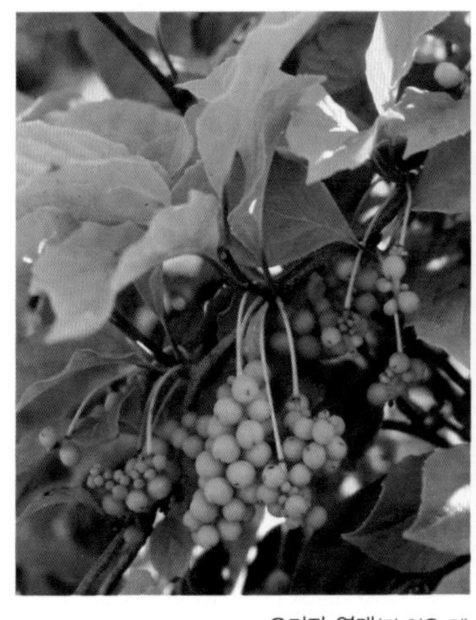

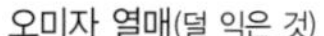
오미자 열매(덜 익은 것)

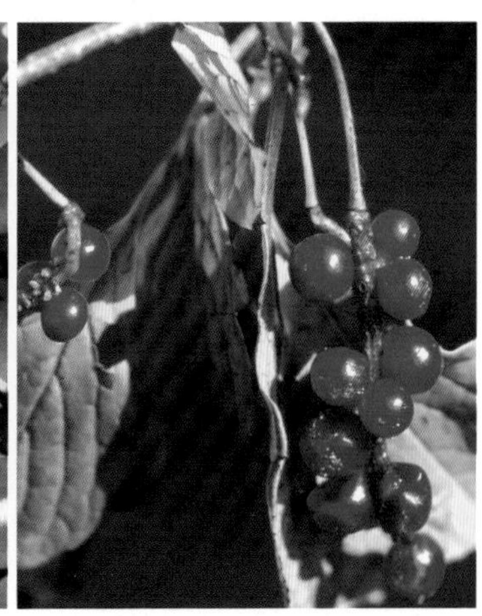

오미자 열매(성숙한 것)

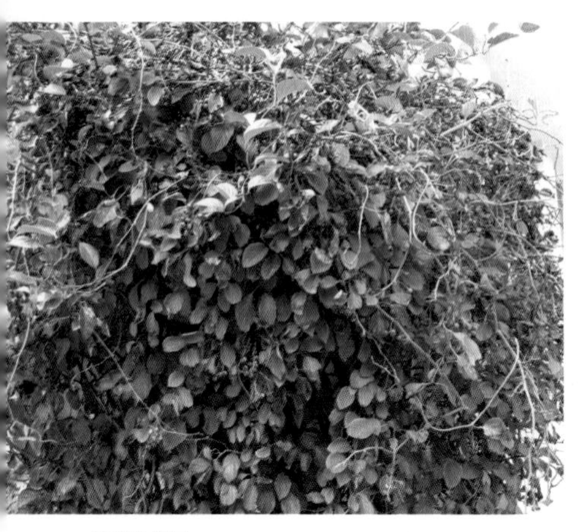
오미자 덩굴

오미자의 약효성분은?

시잔드린(schizandrin)이라는 리그난 성분이 오미자의 대표 성분인데 이 성분이 간 보호 효과가 있으며 함량도 높아서 오미자의 간 기능 개선에 크게 기여하고 있는 것으로 여겨지고 있다. 그 외에 고미신(gomisin)과 유기산 성분도 함유되어 있다.

오미자는 아름다운 붉은 매화 색을 가진 우리 전통 음료이다. 그 아름다운 색을 잘 내기 위해서는 만드는 과정에 쇠로 된 숟가락 하나라도 닿지 않아야 한다고 한다. 시판되는 청량음료에 길들여진 우리 아이들에게 다섯 가지 오묘한 맛에 대해 설명해주고 조금씩 맛보면서 다가가게 하는 것도 좋을 듯하다. 얼려서 갈아주어도 또한 그 맛이 좋지 않을까?

한여름 무더위로 지치기 쉬운 때에 빠른 피로회복과 갈증 해소작용이 있는 시원한 오미자차를 마시면서 여름을 잘 마무리하기를 권해본다.

오미자의 한방 특성

▶ 한방 효능

- 성미(性味) : 맛은 시며 약간 쓰고 독이 없으며 성질은 따뜻하다.
- 귀경(歸經) : 폐(肺), 심(心), 신경(腎經)으로 들어가 작용한다.
- 약효 : 간기(肝氣)를 수렴하고 신(腎)을 자양하며 진액을 생성하고 한(汗)을 수렴하며 정(精)을 수렴하는 효능을 갖고 있다. 폐허(肺虛)

로 인한 천식과 해수, 구갈, 자한, 도한, 몽정, 유정, 만성 설사와 만성 이질을 치료한다.

- 약리작용 : 간 기능 보호작용, 중추신경 억제작용, 진해작용, 항알레르기작용, 소염작용, 항산화작용

▶ 동의보감 효능

성질은 따뜻하고[溫] 맛이 시며[酸, 약간 쓰다(苦)고도 한다] 독이 없다. 허로(虛勞)로 몹시 여윈 것을 보하며 눈을 밝게 하고 신[水藏]을 덥히며 양기를 세게 한다. 남자의 정을 돕고 음경을 커지게 한다. 소갈(消渴)증을 멈추고 번열을 없애며 술독을 풀고 기침이 나면서 숨이 찬 것을 치료한다.

- 깊은 산속에서 자란다. 줄기는 붉은빛이고 덩굴로 자라는데 잎은 살구나무잎[杏葉]과 비슷하다. 꽃은 노랗고 흰빛이며 열매는 완두콩만 한데 줄기 끝에 무더기로 열린다. 선 것[生]은 푸르고 익으면[熟] 분홍자줏빛이며 맛이 단것이 좋다. 음력 8월에 열매를 따서 볕에 말린다.
- 껍질과 살은 달고 시며 씨는 맵고 쓰면서 모두 짠맛이 있다. 그래서 다섯 가지 맛이 다 나기 때문에 오미자라고 한다. 약으로는 생것을 볕에 말려 쓰고 씨를 버리지 않는다[본초].
- 손진인(孫眞人)이 "여름철에 오미자를 늘 먹어 오장의 기운을 보해야 한다."고 한

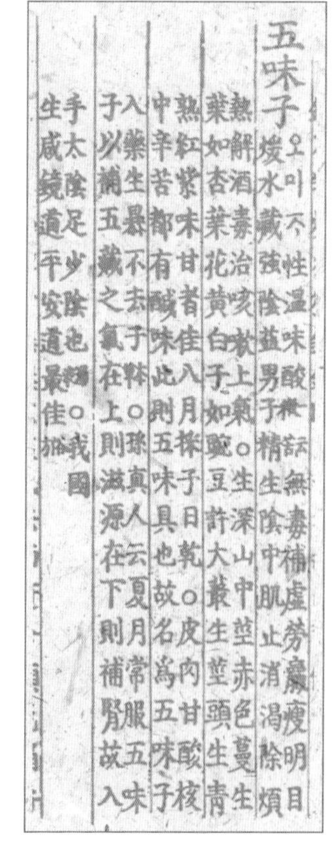
五味子 오미자 性溫味酸一云微苦無毒補虛勞羸瘦明目
煖水藏強陰益男子精生陰中肌止消渴除煩
熱解酒毒治咳嗽上氣○生深山中莖赤色蔓生
葉如杏葉花黃白子如豌豆許大叢生莖頭生靑
熟紅紫味甘者佳八月採子日乾○皮肉甘酸核
中辛苦都有鹹味此則五味具也故名爲五味子
入藥生暴不去子本草○孫眞人云夏月常服五味
子以補五藏之氣在上則滋源在下則補腎故入
手太陰足少陰也湯液○我國
生咸鏡道平安道最佳俗方

동의보감에 수록된 오미자

것은 위로는[上] 폐를 보하고 아래로는 신을 보하기 때문이다. 수태음, 족소음경에 들어간다[탕액].

- 우리나라에서는 함경도와 평안도에서 나는 것이 제일 좋다[속방].

Patent 오미자의 기능성 및 효능에 관한 특허자료

▶ 오미자 추출물로부터 분리된 화합물을 유효성분으로 함유하는 대장염 질환의 예방 및 치료용 조성물

오미자 추출물로부터 분리된 화합물을 유효성분으로 함유하는 조성물을 대장염 질환의 예방 및 치료용 약학조성물 또는 건강기능식품으로 유용하게 이용할 수 있다.

— 공개번호 : 10-2012-0008366, 출원인 : 김대기

▶ 오미자 에틸아세테이트 분획물 또는 이로부터 분리한 우웨이지수 C를 유효성분으로 포함하는 비만 예방 또는 치료용 조성물

본 발명의 오미자 에틸아세테이트 분획물 또는 이로부터 분리한 우웨이지수 C는 지방세포의 분화를 억제하고, 지질의 축적을 억제하는 효능이 우수하므로, 비만의 예방 또는 치료에 유용하게 사용될 수 있다.

— 공개번호 : 10-2012-0112137, 출원인 : 서울대학교 산학협력단

▶ 오미자 씨앗 추출물을 함유하는 항암 및 항암보조용 조성물

본 발명은 항암 및 항암보조용 조성물에 관한 것으로써 오미자 씨앗 추출물을 유효성분으로 함유하는 것을 특징으로 한다.

— 공개번호 : 10-2012-0060676, 출원인 : 문경시

▶ 오미자 씨앗 추출물을 함유하는 알츠하이머병 예방 및 치료용 조성물

본 발명은 알츠하이머병을 예방 및 치료하는 기능을 갖는 조성물에 관한 것으로써, 본 발명에 따른 알츠하이머병 예방 및 치료용 조성물은 오미자 씨앗 추출물을 유효성분으로 함유하는 것을 특징으로 한다.

— 공개번호 : 10-2012-0060678, 출원인 : 문경시

오미자차

| 효능 |

신장의 정기와 기능을 보함, 요실금 치료, 알레르기 예방, 현기증, 이명 개선, 이뇨작용

1. 물 1L에 오미자 30g을 넣고 1시간 정도 우려낸다.
2. 우려낸 후 중불에서 살짝 끓인다.
3. 서늘한 날씨에는 따뜻하게, 더운 날씨에는 차게 해서 마신다.
4. 기호에 따라 설탕이나 꿀을 가미하여 마신다.

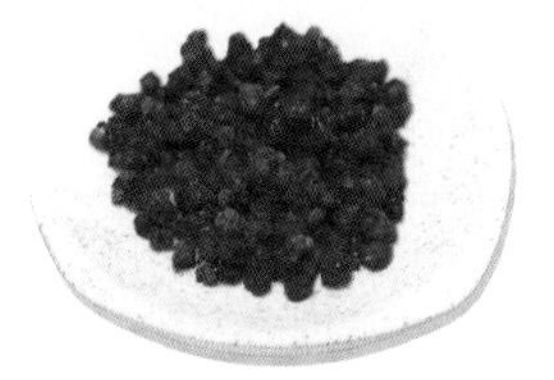

오미자 열매 말린 것

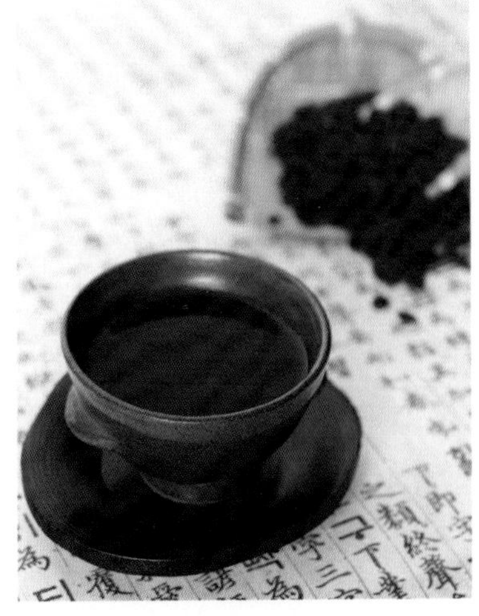

오미자차

오미자酒

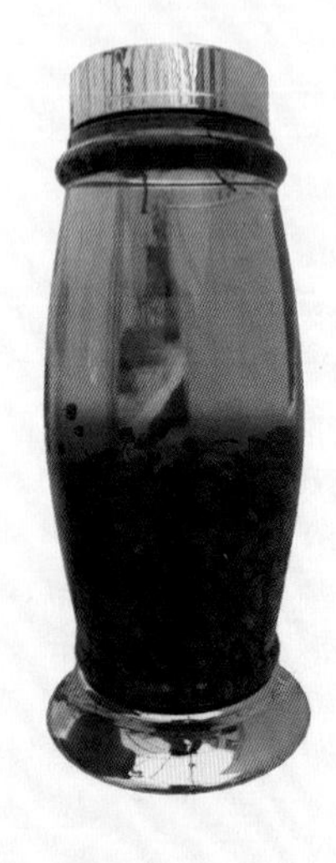

맛은 향이 짙으면서 약간 시고 떫고 맵고 쓰고 달다. 기호와 식성에 따라 꿀, 설탕을 가미하여 음용할 수 있다.

| 적용병증 |

- 피로회복(疲勞回復) : 피로는 신체적 이상의 징후이다. 주로 환절기나 이른 봄에 온몸이 나른하고 권태로우며 특정한 곳 없이 온몸이 아픈 경우의 처방이다. 30mL를 1회분으로 1일 1~2회씩, 20~25일 정도 음용한다.

| 만드는 방법 |

① 약효는 열매에 있으므로, 주로 열매를 사용한다. 방향성(芳香性)이다.
② 10~11월 서리가 내릴 즈음 익은 열매만을 채취하여 햇볕에 말리거나 화로를 사용하여 건조시킨다.
③ 말린 오미자 약 200g을 소주 3.8L에 넣어 밀봉하여 서늘한 냉암소에서 보관 숙성시킨다.
④ 6~8개월 정도 침출한 다음 음용하며, 2년 후 찌꺼기는 걸러낸다.

| 구입방법 및 주의사항 |

- 약재상에서 취급하며, 깊은 산에서도 직접 채취할 수 있다.
- 장기 음용해도 이로운 술이다.
- 본 약술을 음용 중에 폐가 약할 경우 철을 금한다.

기미와 주름살 예방에 좋은

유자

- **생약명** : 등자(橙子)
- **라틴생약명** : Citri Junosis Fructus
- **기원** : 이 약은 유자나무 *Citrus junos* Tanaka(운향과 Rutaceae)의 열매이다.

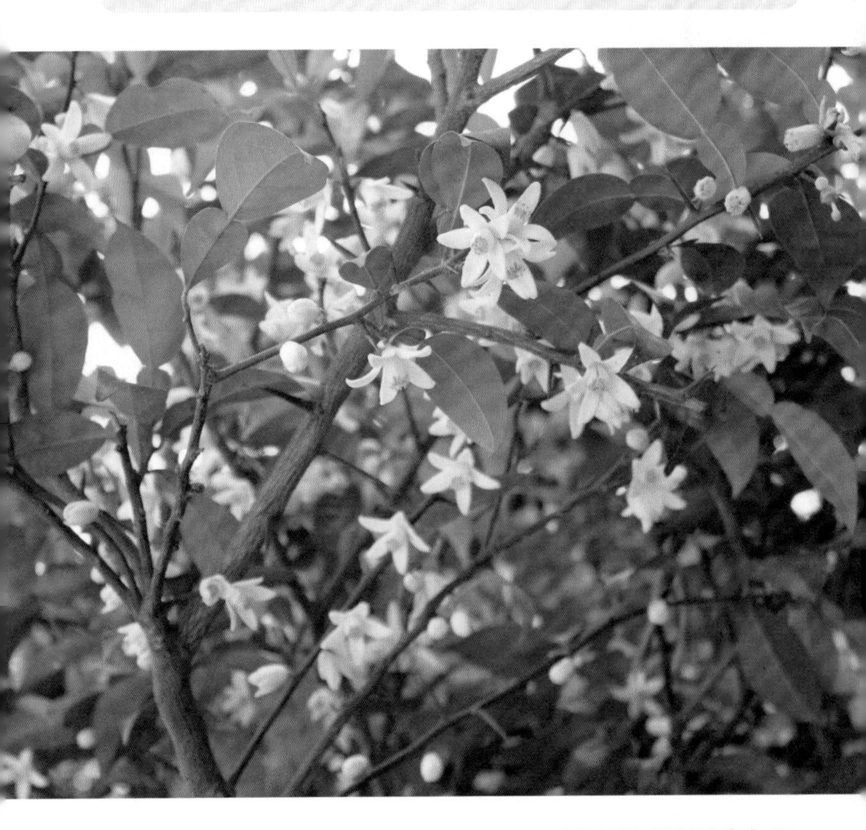

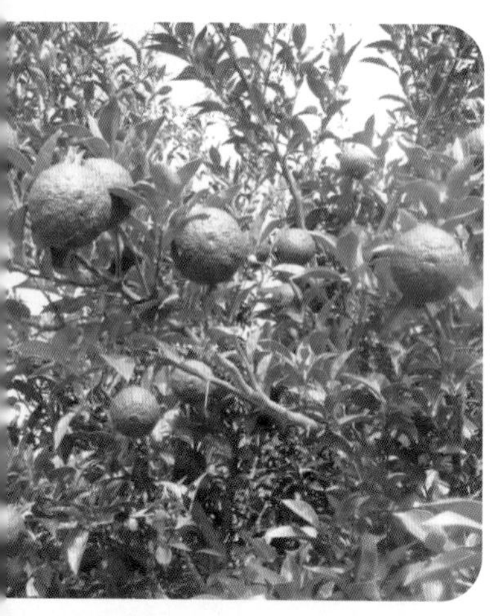

유자 열매(덜 익은 것)

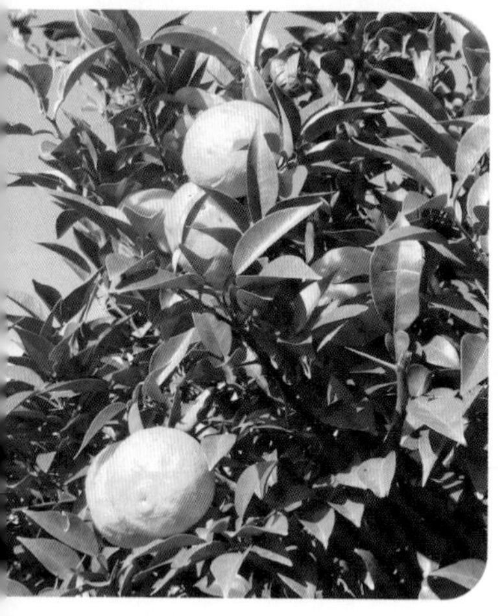

유자 잎과 열매

유자 아이스크림을 개발하여 언론의 조명을 받은 지자체가 있다. 유자 아이스크림은 시판 중인 아이스크림의 제조공정에 유자의 독특한 향과 맛을 내는 유자 추출물을 넣어 유자의 풍미를 그대로 간직한 상품으로 개발한 것이다. 그리고 유자 가격이 생산비도 건질 수 없게 될 정도로 떨어지자 유자 목욕탕을 시범 운영하여 관심을 끈 지자체도 있다. 이 지역의 목욕탕은 광목이나 삼베를 이용한 망에 유자를 넣은 뒤 온탕에 띄운다.

'유자 속의 칼슘, 비타민 C, 천연 유기산, 리모넨 등이 피로회복과 스트레스 해소, 혈액순환 촉진 등의 약리 효과를 지니고 있어 유자 목욕도 같은 효과가 기대된다.' 고 설명하고 있다.

우리나라 남부지방에서 주로 재배하고 있는 유자는 난지과수로서 식물학상 운향과, 감귤속에 속하며 다른 감귤속에 비하여 내한성과 내병성이 강한 나무이다. 식품으로 잘 알려진 유자이지만 실은 그 우수한 약효도 『동의보감』에 실려 있다. 맛은 달고 독이 없다. 위(胃) 속의 나쁜 기를 없애고 술독을 풀어주며 술 마신 사람의 입에서 나는 냄새도 없애준다.

기미와 주름살에 좋은 유자

한방에서는 얼굴의 기미 치료에 유자가 좋다고 한다. 음식물의 소화와 흡수를 담당하는 위(胃)와 비장(脾臟) 기능이 떨어지면 몸 구석구석까지 영양분이 제대로 전달되지 않아 피부의 영양상태가 나빠진다. 이럴 때 사람은 얼굴빛이 칙칙해지고 기미가 잘 생기는데, 한방에선 유자를 추천하고 있다. 즉 몸을 덥게 하고, 위의 나쁜 기운을 없애 소화를 돕는다는 것이다.

그리고 신경이 날카롭거나 화를 잘 내는 사람도 얼굴에 기미가 생기기 쉬운데, 한방에선 기(氣) 순환이 원활하지 못해 간(肝)의 기운이 막힌 결과로 풀이한다. 이런 사람은 간 기능을 향상시키며 해독작용을 하는 유자를 먹으면 효험을 볼 수 있다고 한다.

재미있게 전해오는 유자의 다른 효능도 살펴보자. 섣달 납일(음력 12월 마지막 밤)에 온 눈을 녹인 물을 납설수(臘雪水)라고 한다. 예전에 부잣집에서는 이 납설수를 장독대에 보관해두었다가 세수를 했다고 한다. 그 물에 유자나 창포, 느릅나무 잎을 달여 바르면 주름살이 생기지 않거나 주름 골이 얕아진다고 여겼기 때문이다. 그러니 유자는 여자의

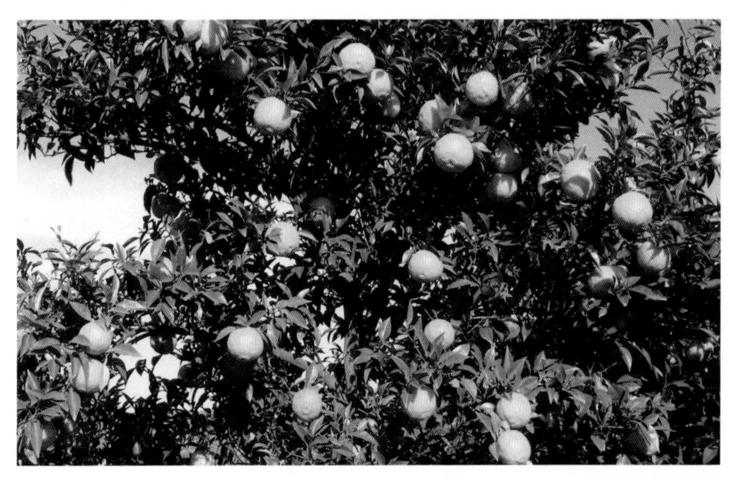

잘 익은 유자 열매

과실이라고 해도 될까?

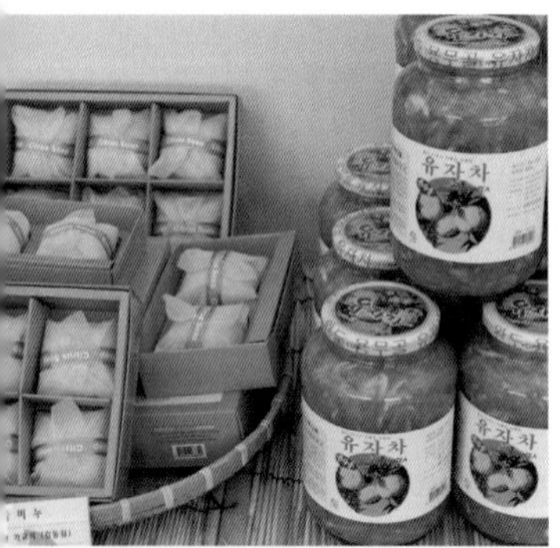

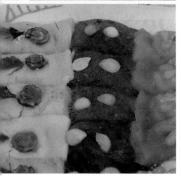

유자를 이용한 식품(上)과 유자 부꾸미(下)

전립선암에도 효과

서울대 연구팀은 유자가 전립선암에 효능이 있다고 해서 관심을 끌었다. 즉 국제심포지엄에서 발표한 논문에서 냉동건조된 유자를 가루로 만들어 전립선암을 앓고 있는 쥐에게 지속적으로 투여하였더니 종양 크기가 줄어들거나 성장이 억제되는 효과가 나타났다고 밝힌 것이다. 특히 연구팀은 유자의 껍질과 과육에 함유된 카로티노이드 성분이 암세포 증식을 억제하고, 유자에 풍부한 비타민 C와 폴리페놀 성분이 암의 원인으로 지목되는 활성산소의 체내 활동을 각각 억제하므로 이러한 효능이 있다고 설명하고 있다. 그렇다면 유자는 남자의 과실이라고 해도 되겠다. 그리고 민간에서는 입안이 허는 증상에도 유자와 꿀이 도움이 되는 것으로 알려져 있다.

유자의 약효성분

유자의 약리성분으로는 플라보노이드 화합물이 잘 알려져 있다. 껍질에도 함유되어 있는 성분은 나린진, 네오헤스페리딘 등이다. 이중 나린진 성분의 동물실험 결과 안구결막의 혈관 내에서 혈구가 응집되고 모세혈관의 저항력이 저하되는 것을 호전시켰다.

경상대학교 연구팀은 유자 껍질과 과육에서 라이신, 아스파틴산의 아미노산 함량이 많다고 발표했다. 한국식품개발연구소 연구팀도 유자 껍질에서 초임계 이산화탄소를 이용하여 향기성분을 추출했는데 주요 향기성분은 리모넨이며 그 외 테르피넨, 리나룰, 사비넨 등이 있다고 했다. 유자껍질에는 헤스페리딘이라는 플라보노이드 성분이 많이 함유되어 있다. 모세혈관을 강화하여 뇌출혈 예방에 특효가 있고 고혈압 예방에 도움을 주는 이 성분은 유자 등 감귤류의 껍질에 많이 분포되어 있다.

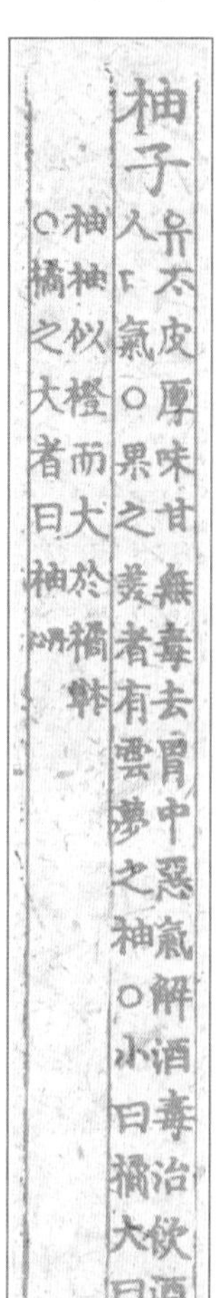
柚子 유ᄌᆞ 皮厚味甘無毒去胃中惡氣解酒毒治飮酒人口氣○果之美者有雲夢之柚○小曰橘大曰柚 柚似橙而大於橘 [illegible] ○橘之大者曰柚 [illegible]

동의보감에 수록된 유자

유자차 즐기는 법

남자, 여자가 아닌 온 가족의 유자로서 유자차를 만들어보자. 10월 말이나 11월 초순에 유자를 수확하여 차를 담그면 매우 좋은 차 맛을 즐길 수 있다. 유자 껍질은 소금을 조금 묻혀서 잘 닦은 후 물기를 말린다. 껍질은 과도로 벗겨내 잘게 채 썰고 하얀 속껍질은 대충 벗겨낸다.

과육 속에 박혀 있는 씨는 쓴맛이 있으므로 잘 뺀다. 다음에 과육과 과육을 둘러싸고 있는 질긴 막을 썰어서 채 썰어둔 껍질과 합친 다음 설탕을 넣는다. 유자와 비슷한 양의 설탕으로 잘 버무려 유자의 숨이 죽으면 소독된 병에 넣고 다시 윗부분에 설탕을 두껍게 얹어 설탕 마개를 친다.

유자의 한방 특성

▶ 한방 효능

- 성미(性味) : 맛은 달며 독이 없고 성질은 서늘하다.
- 귀경(歸經) : 간(肝), 위(胃), 폐경(肺經)으로 들어가 작용한다.

● 약효 : 구오(嘔噁)를 멎게 하고 관흉격(寬胸膈)하며 소영(消癭), 해주(解酒)하고 물고기 · 게의 독을 없앤다.

● 약리작용 : 진토(鎭吐), 행기(行氣), 해독(解毒)

▶ 동의보감 효능

유자의 껍질은 두텁고 맛이 달며[甘] 독이 없다. 위(胃) 속의 나쁜 기를 없애고 술독을 풀며 술을 마시는 사람의 입에서 나는 냄새를 없앤다.

- 좋은 과실로서는 운몽(雲夢) 지방에서 나는 유자가 좋다.
- 작은 것은 귤이고 큰 것은 유자인데 유자는 등자(橙子)와 비슷하면서 귤보다 크다[본초].
- 귤이 큰 것을 유자라고 한다[단심].

Patent **유자의 기능성 및 효능에 관한 특허자료**

▶ 유자 추출물을 함유하는 뇌혈관 질환의 예방 또는 치료용 조성물

본 발명의 유자 추출물을 포함하는 조성물은 뇌세포에 대한 보호 효과를 나타낼 뿐만 아니라 허혈성 뇌혈관 질환인 뇌경색 억제에도 뛰어난 효능이 있으므로, 다양한 뇌혈관 질환의 예방 또는 치료에 유용하게 사용될 수 있다.

– 등록번호 : 10-1109174, 출원인 : 건국대학교 산학협력단 외

▶ 유자 추출물을 유효성분으로 함유하는 심장질환의 예방 또는 치료용 조성물

본 발명의 유자 추출물을 포함하는 조성물은 심근세포에 대한 보호 효과를 나타낼 뿐만 아니라 허혈성 심장질환인 심근경색 억제에도 뛰어난 효능이 있으므로, 다양한 심장질환의 예방 또는 치료에 유용하게 사용될 수 있다.

– 등록번호 : 10-1109771, 출원인 : 건국대학교 산학협력단 외

▶ 유자 과피 추출물을 유효성분으로 포함하는 항 당뇨 조성물 및 이의 제조방법

본 발명에 의한 항 당뇨 조성물은 혈당, 당화혈 색소 및 혈중 지질의 수치 감소, 인슐린 감수성 개선을 통해 항 당뇨 효과를 제공할 수 있다.

– 공개번호 : 10-2013-0001510, 출원인 : 한국식품연구원 외

유자차

| 효능 |

기미 치료에 효과, 전립선암에 효능, 해독 효능, 술독을 풀어주는 효과

1. 유자 200g, 백설탕 210g을 준비한다.
2. 유자를 반으로 갈라 씨를 제거한다.
3. 깨끗이 씻어서 잘게 채 썬다.
4. 잘게 썬 유자 200g에 설탕 100g을 넣고 잘 버무린다.
5. 설탕이 녹은 유자를 유리병에 담고 그 위에 나머지 110g의 설탕을 부어서 서늘한 곳에 보관한다.
6. 적당량을 덜어 끓인 물을 부어 마신다.
7. 참고로 유자차는 백설탕에 절이면 유자 자체의 향과 제 맛을 즐길 수 있다.

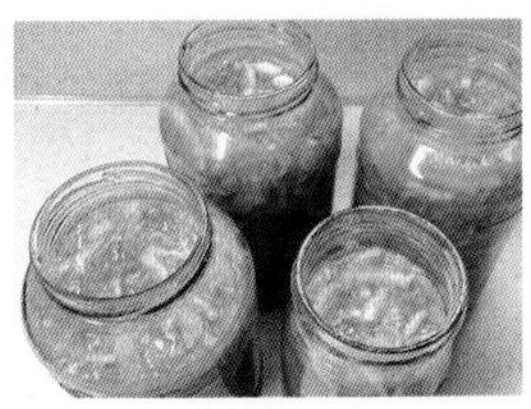

유자차 담근 모습

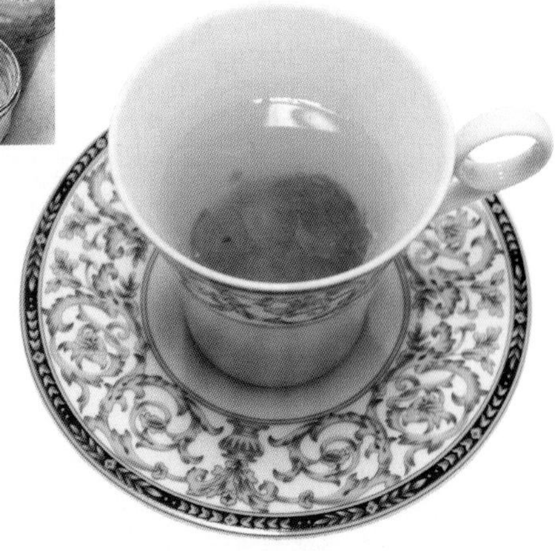

유자차

유자酒

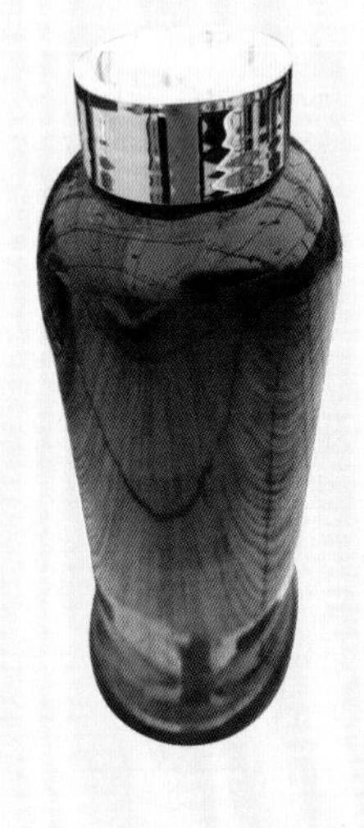

맛은 시다. 기호와 식성에 따라 꿀, 설탕을 가미하여 음용할 수 있다.

| 적용병증 |

- 구토(嘔吐) : 몸속의 여러 가지 이상으로 헛구역질을 하거나 먹은 음식을 토하는 경우로 격렬한 두통이 따른다. 30mL를 1회분으로 1일 2~3회씩, 9~10일 정도 음용한다.
- 진통(陣痛) : 분만이 임박해서 자궁의 수축에 의해 정기적으로 반복되는 복부의 통증을 말한다. 30mL를 1회분으로 1일 4~5회씩, 9~10일 정도 음용한다.
- 혈액순환(血液循環) : 피의 순환을 돕기 위한 처방으로 사용한다. 30mL를 1회분으로 1일 2~3회씩, 15~30일 정도 음용한다.

| 만드는 방법 |

① 약효는 덜 익은 열매껍질(청과피)에 있다. 방향성(芳香性)이다.
② 열매껍질을 채취하여 깨끗이 씻어 말린 다음 사용한다.
③ 말린 껍질 약 200g을 소주 3.8L에 넣고 밀봉하여 서늘한 냉암소에서 보관 숙성시킨다.
④ 8개월 이상 침출한 다음 음용하며, 1년 3개월 정도 후 찌꺼기를 걸러낸다.

| 구입방법 및 주의사항 |

- 유자는 9월 이후 시장에서 구입할 수 있으며 덜 익은 열매껍질은 산지(産地)에서 구입한다. 전남 고흥, 경남 남해에서 재배한다.
- 오래 음용해도 해롭지는 않으나 치유되는 대로 중단한다.
- 본 약술의 음용 중에 가리는 음식은 없다.

기억력 향상과 성기능장애 개선에 좋은

인삼

- **생약명** : 인삼(人蔘)
- **라틴생약명** : Ginseng Radix
- **기원** : 이 약은 인삼 *Panax ginseng* C. A. Meyer(두릅나무과 Araliaceae)의 뿌리로서 그대로 또는 가는 뿌리와 코르크층을 제거한 것이다.

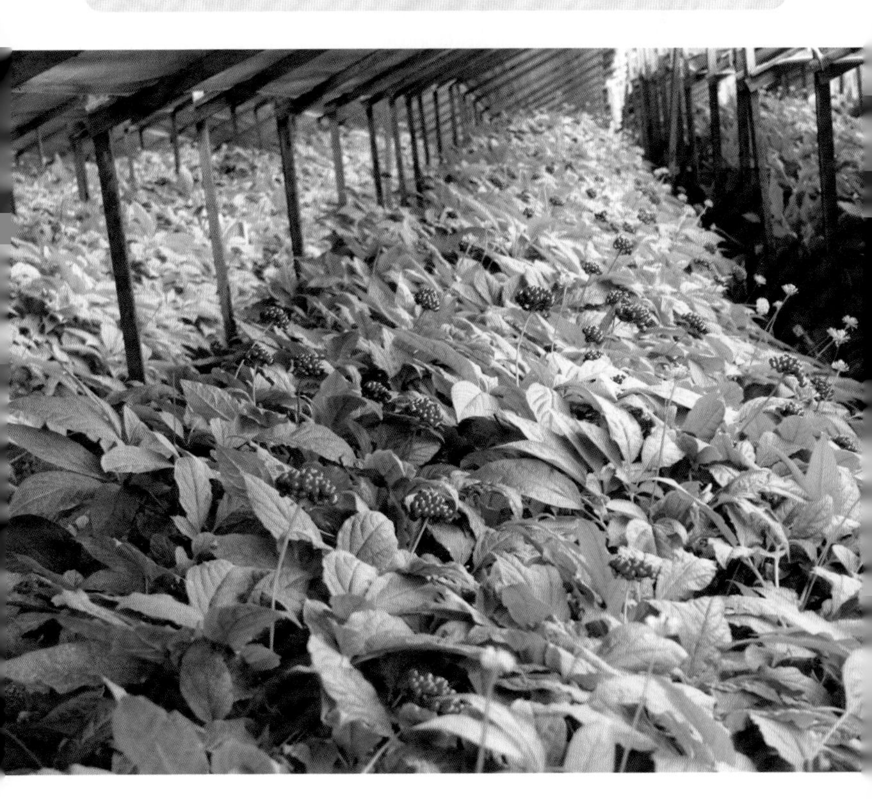

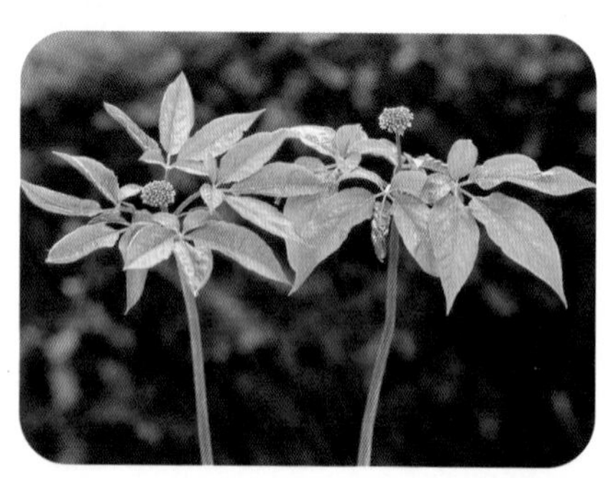
인삼 잎

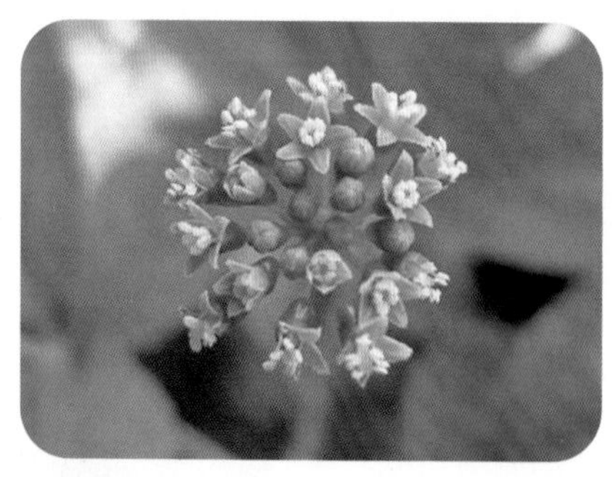
인삼 꽃

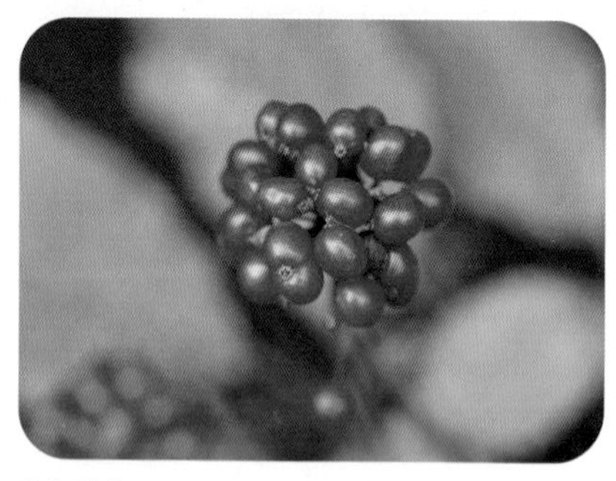
인삼 열매

인삼이란?

인삼(人蔘)은 오갈피과에 속하는 다년생 초본으로 한방에서 성질은 약간 따뜻하고 맛이 달며 독이 없는 한약으로 알려져 있다. 1843년 러시아의 생물학자 메이어(Meyer)가 인삼을 *Panax ginseng* C. A. Meyer라고 명명했는데 이 중 Panax란 단어는 모든 질병을 치유한다는 그리스어에서 유래했다.

『동의보감』에는 인삼은 주로 오장의 기가 부족한 데 사용하며 정신을 안정시키고 눈을 밝게 하며 기억력을 좋게 하는 데도 쓰는 한약으로 기재되어 있다.

최근 고려인삼에 관한 연구 통계에 따르면 생물과 화학분야 4천여 편, 의약분야 3천여 편 및 식물재배분야 2천여 편 등 9천여 편의 연구논문이 발표되고 있다. 우리나라에서는 인삼만을 소재로 한 학회인 〈고려인삼학회〉가 설립되어 많은 과학자들이 학회활동을 하고 있는 상황이며 이와 더불어 단일 생약으로는 가장 많은 연구가 진행되어왔다.

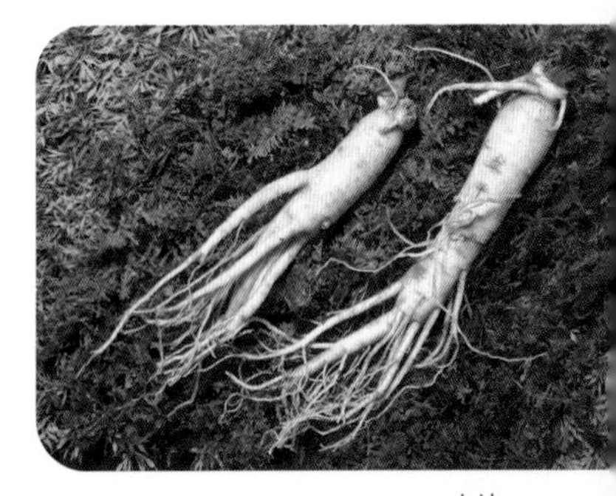
수삼

인삼의 종류

우리 고려인삼과 유사한 삼(蔘)으로는 미국삼(*Panax quiquefolium*)이 있으며, 학명에서 Panax속이나 형태면에서 전혀 다른 중국의 삼칠삼(*Panax notoginseng*)과 일본의 죽절삼(*Panax japonicum*)도 있다. 이들은 고려인삼과는 품질이나 약효 면에서 비교가 되지 않는다는 것이 인삼에 관해 연구하는 학자들의 공통된 견해이다.

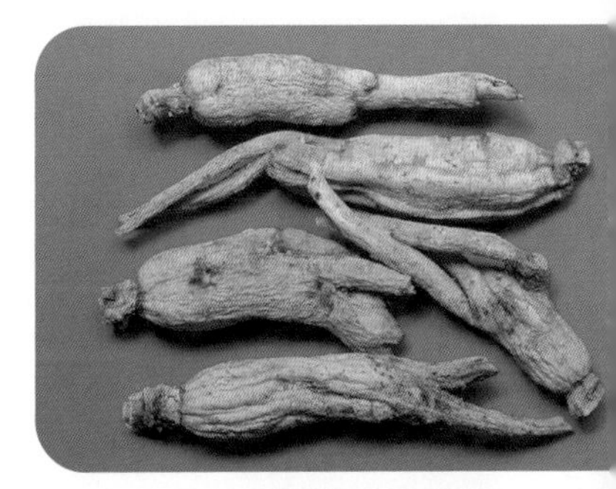
건삼(인삼 뿌리 말린 것)

인삼은 품종, 토양, 기후, 물에 따라 품질과 성분이 다르고 생산지역마다 특성이 다르다. 일제시기부터 지역마다 인삼을 제조하는 방식이 달라서 이것이 지역의 인삼을 구분하는 특징이 된 것이다. 개성인삼은 직삼으로 곧게 말린 것이고, 풍기인삼은 뿌리만 말아놓은 반곡삼이고, 금산인삼은 몸체까지 말아놓은 모습이어서 곡삼이라 하는데, 그중 개성인삼을 제일 높게 쳐줬다고 한다.

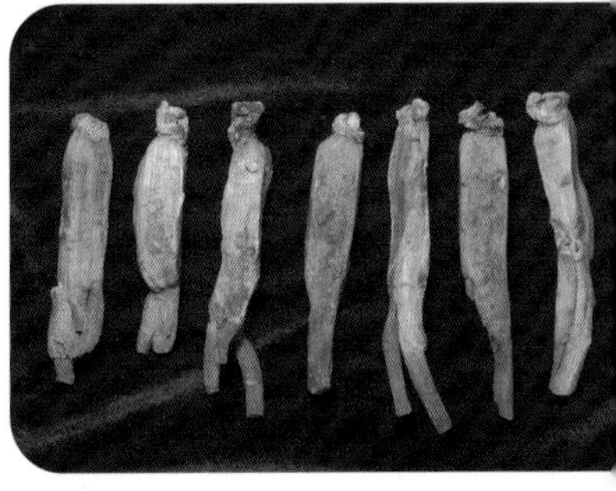
홍삼

그래서 바로 남쪽 김포에서 개성인삼을 대신할 인삼을 재배하게 됐다고 한다. 이런 직삼, 곡삼, 반곡삼 등의 규격 체계가 이어져오다가 70년대 들어 이 규격이 헝클어졌는데, 그 이유는 인삼 재배 특성상 한번 심었던 장소에서는 곧이어 인삼을 재배하지 못하고 땅을 바꿔줘야 하기 때문에 이동해야 하는데 이 와중에 지역적인 특성이 허물어져버린 것이다. 아울러 "인삼 거상들이 금산에 몰려들면서 금산이 인삼 시장의 중심으로 떠오르게 됐다."고 동국대학교 한의대의 강병수 명예교수는 전하고 있다.

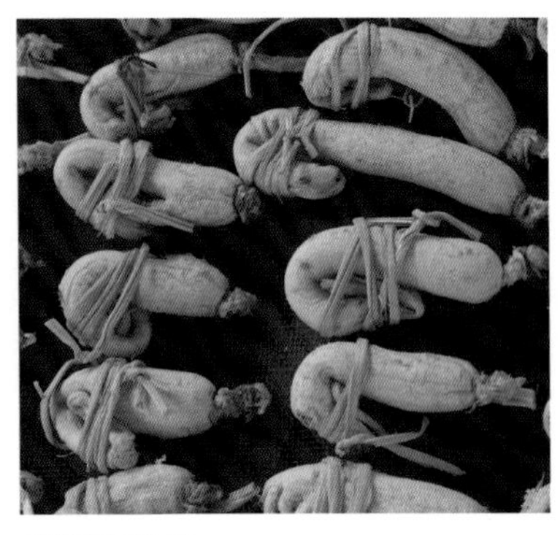

곡삼(인삼 말린 것)

백삼과 홍삼

인삼은 가공방법에 따라 백삼(白蔘)과 홍삼(紅蔘)으로 나누어진다. 즉 백삼은 채굴하여 아무런 가공도 하지 않은 생태의 수삼의 세근 등 잔뿌리를 제거한 후 껍질을 벗겨 햇볕이나 열풍(熱風)에 말려 일정한 가공과정을 거쳐 유통하는 인삼을 가리킨다. 홍삼은 수삼의 껍질을 벗기지 않고 증기로 쪄서 가공, 수제한 인삼으로 6년근을 원료로 하지만 최근 전매법이 폐지되어 4~5년근으로도 홍삼을 만들고 있다. 홍삼은 수증기로 쪄서 다시 약 2주일 동안 일건(日乾)하는 과정을 거친다.

약리성분인 인삼의 사포닌

고려인삼의 성분은 1960년대 후반부터 일본 교수팀에 의해서 사포닌 성분 연구가 시작되었다. 지금까지 밝혀진 사포닌은 백삼에서 22종, 홍삼에서 27종이 분리되었으며, 홍삼과 백삼에 함유된 사포닌은 대부분 공통된 것도 있지만 각각 특유의 사포닌도 존재한다.

고려인삼의 성분연구는 1970년대 말까지는 거의 사포닌 성분을 중심으로 이루어져왔다. 그러나 사포닌 성분이 아닌 말톨(maltol)이 홍삼에서 분리되어 항피로 효과를 나타내는 유효성분으로 보고되고 석유에텔 가용성 분획이 항암 효과가 있음이 보고되었다. 이후 학자들에게 비사포닌 성분들도 화학적 연구의 관심 대상이 되었다. 특히 비사포닌 분획 중 지용성 성분들은 고려인삼의 약 1~2% 정도밖에 함유되어 있지 않으나 항산화작용을 보여주는 페놀계 화합물이나 항암 관련 성분으로서 추정되는 폴리아세틸렌(polyacetylene)계 성분, 그리고 생리활성이 기대되는 알칼로이드 성분이 함유되어 있는 분획으로 최근에 주목을 받고 있다.

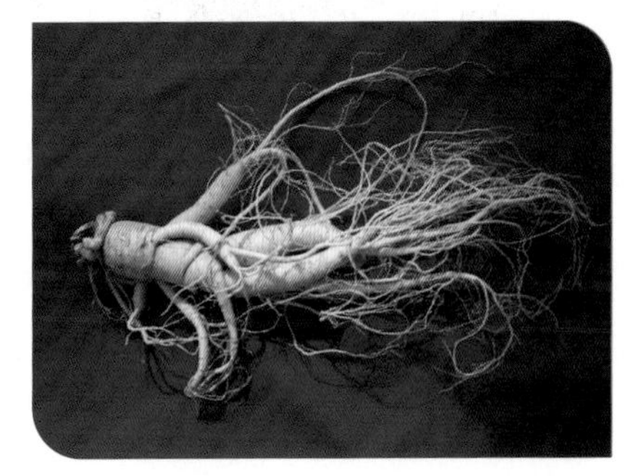
6년근 인삼

인삼의 아답토겐 효과

인삼의 약효는 러시아의 브렉만 교수가 많은 연구를 수행하였다. 특히 1969년에 제창한 고려인삼의 아답토겐(adaptogen) 효과설, 즉 생체가 가지고 있는 여러 병적 인자에 대해서 비특이적으로 저항하는 능력을 증가시켜주는 효과는 지금도 학자들로부터 많은 설득력을 얻고 있다.

이 효과를 풀이하면 혈압이 낮은 사람에게는 혈압을 높여주는가 하면 혈압이 높은 사람은 낮추어주는 등 이른바 비특이적으로 작용하며 일시적인 효과보다는 지속적이고, 건강한 경우보다는 건강이 비정상적인 상태에 있을 때 늘 정상적인 상태로 이끌어주는 효과로 해석되고 있다.

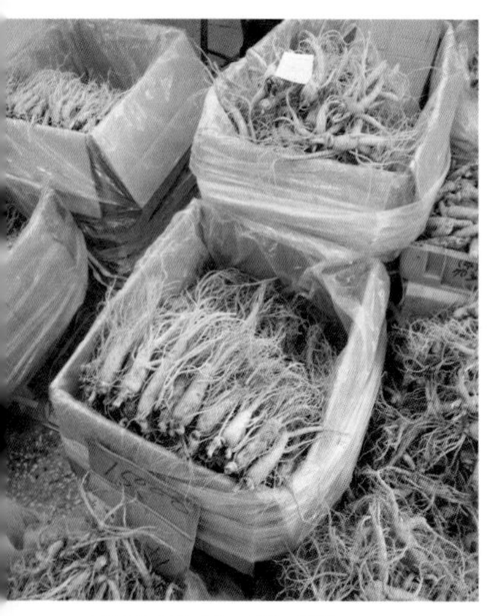
시중에서 판매하고 있는 인삼

당뇨병 치료 효능

최근 고려인삼이 당뇨병에 탁월한 효능을 발휘하는 것으로 나타났다. 토론토대학 연구팀은 당뇨 환자의 혈당 조절을 위해 당뇨병 환자를 대상으로 하루 6g씩 홍삼분말을 3개월간 섭취시킨 결과 공복 및 포도당 섭취 후 혈중 인슐린 농도가 현저히 낮아졌으며 혈당이 상승되지 않는다는 연구 결과를 발표했다.

체중 조절 효능

인삼 열매의 체중 감량 효과가 미국 텍사스대학 연구팀에 의해 밝혀졌다. 연구팀은 인삼 열매 추출물이 인슐린 감수성을 높여 혈당을 조절하며, 콜레스테롤 수치를 떨어뜨릴 뿐 아니라, 식욕을 줄이고 활동력을 높여 체중조절 효과를 발휘한다고 발표했다.

수술 후 면역조절 작용

위암 환자의 수술 후 면역조절제로서 고려홍삼이 효과가 있음이 고려대학교 의대 연구팀에 의해 밝혀졌다. 위암은 한국에서 암 사망의 주요한 원인이 되고 있다. 본 연구는 위암 수술 후 화학요법제의 치료 중 생존율과 저하된 면역활성에 미치는 홍삼의 효과를 평가했다. 위암 수술 환자를 대상으로 항암제를 홍삼분말을 매일 복용시켜 수술 전과 후에 관찰한 결과 홍삼은 위암 수술 환자의 화학치료 요법시 저하된 면역기능을 회복시켜주고 면역조절 특성을 보여주는 것으로 밝혀졌다.

기억력 향상에 도움

인삼의 사포닌이 사람의 인지기능 및 기억력 향상에 영향을 미친다는 사실이 영국의 노섬브리아 대학 연구팀에 의해 발표되었다. 사람을 대상으로 천연물이나 약품을 섭취한 후 변화하는 기분, 인지능력 변화 등을 컴퓨터를 이용해서 체계적이고 과학적으로 검증해왔다. 이번 연구는 인삼 사포닌을 건강한 성인 남녀에게 투여한 결과는 혈중당의 흡수를 인삼이 도와 인지능력을 향상시킨다는 것을 밝혔다. 한편 뇌파검사법을 이용한 실험에서도 인삼은 한번 투여에서 성인 두뇌의 계획수립, 주의, 결정 등에 작용하는 수행능력을 향상시킨다는 사실을 찾아냈다. 즉 인삼이 기억에 있어 중요한 역할을 수행하여 기억수행속도를 향상시키고 일의 집중도를 높여준다는 점을 입증한 것이다.

노인의 생활의 질 개선 효과

노인들에게 고려홍삼이 생활의 질 개선에 효과가 있는지 또는 노인들의 심장 기능에 좋은 효과를 보이는지를 중국의 중일우호병원 연구팀이 조사했다. 연령 분포는 50~70세로 특별한 질환이 없는 사람을 대상자로 결정했다. 실험결과 홍삼을 한 달간 복용 후 변화된 자각적 증상 조사에서 인삼은 생활의 질 개선에 보다 큰 효과를 보였다. 특히 숨이 가쁨, 건망증, 가슴이 답답함, 불면증, 귀울림 등에서 개선 효과가 크게 나타났다.
결론적으로 고려홍삼은 노인들이 복용해도 특이한 부작용 없이 생활의 질 개선에 효과적이며 심장 기능을 강화시키는 효능을 보여 예방이나 장기치료의 목적에 적절한 약제임을 제시해준다.

동맥경화증 경감작용

고려인삼의 동맥경화성 질환에 관한 인삼 연구에서 임상 투여는 혈액 중 총콜레스테롤과 중성지방 등 동맥경화증으로 수반되는 자각장애 증상은 개선되었다. 이런 결과는 인삼이 동맥경화증의 경감과 진전에 예방적 효과가 있다는 것을 암시하는 것으로, 치료의 활용이 기대되고 있다. 다만 인삼의 효과는 완만하므로 다른 약제와 병용하는 것이 바람직하다. 수많은 인삼의 약효 중에서 현대인의 관심을 끄는 성기능장애에 관한 효능에 대해서 알아본다. 복잡한 현대사회와 각종 환경공해로 말미암아 성인병과 정신신경계 질환의 증가와 함께 전 세계적으로 성기능장애 환자가 증가 추세에 있다.

인삼은 강정제, 회복제 또는 건강증진과 장수를 목적으로 사용되어 왔으나, 특히 성기능장애나 불임증 치료를 위해 사용되는 전통 약재 중에서 중요한 의약품이다. 현재까지도 인삼을 포함하여 많은 약들이 신체적 혹은 정신적 쇠약상태에서 발기부전의 치료에 효과적인 것으로 인식되고 있다. 특히 중국 약전에는 인삼이 임포텐스(발기부전)의 치료에 사용되는 약재로 등재되어 있기도 하다.

임포텐스 치료에 효과

홍삼이 남성의 임포텐스 치료에 상당한 효과가 있다는 연구 결과가 관심을 끌고 있다. 연세대학교 연구팀은 임포텐스 때문에 병원을 찾은 환자 90명을 대상으로 6개월간 실험한 결과, 이 같은 사실을 발견했다고 밝혔다. 90명의 환자를 세 그룹으로 나눠 A그룹은 홍삼정 2정(1정=300mg)을 1일 3회 먹도록 하고, B그룹은 가짜약을 1일 3회, C그룹은 현재 사용 중인 발기촉진제 트라조돈 25mg을 취침 전 1회 투약하여 3개월 뒤 변화를 측정했다.

그 결과 임포텐스 치료 효과는 A그룹이 60%로, B · C그룹의 30%보다 두 배 높은 것으로 나타났다는 것이다. 그 이유는 홍삼이 긴장완화와 스트레스 해소로 성호르몬의 생성을 촉진시키고 음경 내 혈류의 증가를 가져오기 때문인 것으로 보인다고 해석하고 있다. 특히 기존 치료제와 달리 만성 독성이나 부작용이 없는 것이 큰 장점으로 평가됐다.

발기부전 치료

한국담배인삼공사 중앙연구원 연구팀에 의해 홍삼 복합제제가 남성의 발기기능을 크게 증가시켜준다는 결과도 발표됐다. 즉 홍삼과 강장, 강정 효과가 있는 것으로 알려진 한약재를 혼합한 천연 홍삼제가 남성의 성기능 개선에 탁월한 효과가 있다는 것이다.

연구팀은 평균연령 55세, 발기부전 병력기간이 2년 이상이며 기존 발기부전 치료제를 복용 중인 남성 30명을 대상으로 임상실험을 실시해 이 같은 결과를 얻었다. 연구팀은 이들에게 복합제 2개월 복용 후 발기 정도가 향상됐는지에 대한 주관적 평가를 질문했는데 투약군의 85.7%가 '예' 라고 답한 반면 가짜약 그룹에서는 14.3%만이 '예' 라고 응답했다.

이 밖에 40대 이상 일반 남성 50명을 대상으로 복합제를 한 달간 복용시킨 뒤 실시한 설문조사에서도 72.3%가 성기능이 향상됐다고 답했으며, 84.6%가 신체 활력도 증진됐다고 답변했다. 이 실험에서 홍삼복합제에서는 일반 발기부전 치료제와는 달리 혈압과 심박동수 등 어떤 부작용도 발견되지 않아 장기복용해도 큰 문제가 없다는 사실도 발견했다.

연세대학교 연구팀은 홍삼이 한국인의 임포텐스에 효과가 있음을 발견하고 한국인과 체질이 다른 동남아인을 대상으로 홍삼이 임포텐스에 미치는 효과를 관찰하였다. 연구대상은 한국인, 싱가포르 및 중국인으로 하고, 기질적 원인이 없는 심인성 임포텐스나 경도나 중등도의 기질성 임포텐스 환자 64명을 무작위로 2그룹으로 나누어 수행하였다.

즉 한국인 25명(홍삼 투여그룹 18명, 가짜약 투여그룹 7명), 중국인 20명(홍삼 및 가짜약 투여그룹 각 10명), 싱가포르인 19명(홍삼 투여그룹 9명, 가짜약 투여그룹 10명)이며, 6년근 홍삼정(1정=300mg)을 1회 2정씩, 1일 3회 3개월 동안 투약하였으며, 가짜약 그룹에는 옥수수 전분 캡슐을 각각 3개월간 복용시켰다. 피험자들의 특성은 평균연령, 유병기간,

결혼 여부, 흡연 여부 등에 있어 양 그룹간에 유의한 차를 보이지 않았다.
복용 후 설문에 의한 주관적 유효성 평가 결과, 전체적으로 성기능의 개선 효과가 있다고 응답한 비율은 가짜약 그룹의 25.9%에 비해 홍삼 그룹이 70.2%로 유의미한 개선 효과의 차이를 보였다. 이 연구팀은 홍삼은 한국인뿐만 아니라 중국인 및 싱가포르인에게도 효과가 있으며 급성 혹은 만성의 독성이나 부작용이 없어 홍삼은 발기부전 치료제로 사용될 수 있다고 주장하였다.

정자 부족에도 효과

남성불임증에 미치는 효과로서 주요 원인으로 알려지고 있는 핍정자증(乏精子症)과 약정자증(弱精子症) 등에 대한 인삼제제의 효과도 연구된 바 있다. 인삼제제 투여에 의한 정자수의 증가, 정자의 운동성 증가, 임신가능 예의 조사에서 대상자 12명에서는 각각 58%, 33%, 25%로서 그리고 실험대상자를 55명으로 실시한 다른 연구에서도 각각 64%, 21%, 27%로 긍정적 효과가 나타나기도 했다.
한편 최근 외국 연구자는 정상인을 포함한 남성불임증 환자의 내분비계와 생식기관에 인삼이 어떤 영향을 미치는지를 조사하였는데, 실험대상으로서 원인 불명의 정자결핍증 환자군 30명(27~36세) A그룹, 특발성의 정맥류(靜脈瘤)를 가진 정자결핍증 환자군 16명(31~45세) B그룹, 그리고 정자의 운동성과 정자수가 정상적인 30~40세의 지원자 20명을 정상 대조군 C그룹으로 나누었다.
모든 피험자들은 인삼추출물을 3개월 동안 하루에 4g씩 복용하였다. 각 군의 정자수는 인삼투여 전에 비해 인삼투여 3개월 후에 A그룹군은 15에서 29로, B그룹은 5에서 25로 현저히 증가했으며, 정상그룹인 C그룹은 85에서 93으로 역시 유의하게 증가하였으나 환자그룹보다는 그 증가가 현저하지는 못하였다. 정자의 전진운동을 보인 정자수(106/mL)의 비율은 A그룹이 투여 전 10.2%에서 40.5%로, B그룹이

5.2%에서 31.2%로, C그룹이 62.7%에서 72.7%로 각각 증가하였다. 혈장의 총테스토스테론(남성호르몬) 수치(밀리그램/밀리리터)는 A그룹이 투여 전 3.1에서 투여 후 7.2로, B그룹이 2.5에서 5.2로, C그룹은 7.5에서 9.6으로 증가되었고, 유리 테스토스테론 수치도 A그룹이 10.4에서 29.8로, B그룹이 8.2에서 22.7로, C그룹은 25.1에서 34.3으로 각각 증가되었다고 발표하였다. 한방과 약리실험에 의해 다양한 약효가 알려지고 있는 인삼이 홍삼과 함께 성기능장애에 대해 임상실험에서도 유효성이 있다는 것은 현대인들의 관심을 끄는 약효임에 틀림없다. 일전에 어느 외국인이 한 말이 생각난다. 그는 한국이 월드컵을 치르면서 세계적 위상이 일본과 대등하게 되었다고 하면서도 프랑스 하면 '패션', 일본은 '첨단기술'이 국가 브랜드화되어 있지만 아직 한국은 국가 브랜드가 없어서 안타깝다고 신문에서 소개한 바 있다.

이참에 건강과 장수에 좋은 고려인삼을 한국의 대표적인 브랜드로 개발하면 어떨는지? 우리나라 특산물인 고려인삼을 우리의 우수한 생명과학기술과 천연물연구를 활용하여 세계적인 상품의 대한민국 브랜드로 개발할 수 있을 것이다.

인삼의 한방 특성

▶ 한방 효능

- 성미(性味) : 맛은 달며 약간 쓰고 독이 없으며 성질은 약간 따뜻하다.
- 귀경(歸經) : 비(脾), 폐(肺), 심경(心經)으로 들어가 작용한다.
- 약효 : 원기(元氣)를 크게 보양하고 진액을 생겨나게 하며 안신(安神)한다. 노상허손(癆傷虛損), 소식, 권태, 반위(反胃), 구토, 대변 활설(滑泄), 경계(驚悸), 건망증, 현기증, 양위, 빈뇨, 소갈, 여성 출혈, 소아의 경련, 오랫동안 회복되지 않은 허약 증세, 모든 기혈 진액이 부족한 증세를 치료한다.

● 약리작용 : 인슐린 작용 증가, 혈당 강하 효과, 간 RNA 합성작용, 단백질 합성 촉진, 당 및 지방대사 촉진작용, 중추 흥분작용, 항스트레스작용

▶ 동의보감 효능

성질은 약간 따뜻하고[微溫] 맛이 달며[甘, 약간 쓰다고도 한다] 독이 없다. 주로 오장의 기가 부족한 데 쓰며 정신을 안정시키고 눈을 밝게 하며 심규를 열어주고 기억력을 좋게 한다. 허손된 것을 보하며 곽란으로 토하고 딸꾹질하는 것을 멎게 하며 폐위(肺痿)로 고름을 뱉는 것을 치료하며 담을 삭인다.

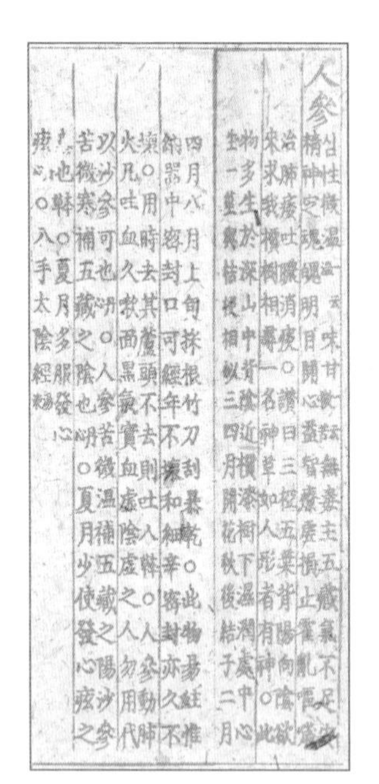

동의보감에 수록된 인삼

- 찬(讚)에는 '세 가지 다섯 잎에 그늘에서 자란다네. 나 있는 곳 알려거든 박달나무 밑 보라네.'라고 쓰여 있다. 일명 신초(神草)라고도 하는데 사람의 모양처럼 생긴 것이 효과가 좋다.
- 산삼은 깊은 산 속에서 흔히 자라는데 응달쪽 박달나무나 옻나무 아래의 습한 곳에서 자란다. 인삼 가운데는 하나의 줄기가 위로 올라갔는데 마치 도라지(길경)와 비슷하다. 꽃은 음력 3~4월에 피고 씨는 늦은 가을에 여문다. 음력 2월, 4월, 8월 상순에 뿌리를 캐어 대칼로 겉껍질을 벗긴 다음 햇볕에 말린다.
- 인삼은 좀이 나기 쉬운데 다만 그릇에 넣고 꼭 봉해두면 몇 해 지나도 변하지 않는다. 또는 족두리풀(세신)과 같이 넣어서 봉해두어도 역시 오래도록 변하지 않는다.
- 쓸 때에는 노두(蘆頭)를 버려야 하는데 버리지 않고 쓰면 토할 수 있다[본초].

- 인삼은 폐화(肺火)를 동하게 하므로 피를 토하거나 오랫동안 기침을 하거나 얼굴빛이 검고 기가 실하며 혈이 허하고 음이 허해진 사람에게는 쓰지 말고 더덕(사삼)을 대용으로 쓰는 것이 좋다[단심].
- 인삼은 쓰고[苦] 성질이 약간 따뜻한데[微溫] 오장의 양을 보하고 더덕은 쓰고 성질이 약간 찬데 오장의 음을 보한다[단심].
- 여름철에는 적게 써야 한다. 그것은 심현(心痃)이 생기기 때문이다[본초].
- 여름철에 많이 먹으면 심현이 난다[단심].
- 인삼은 수태음경(手太陰經)에 들어간다[탕액].

Patent 인삼의 기능성 및 효능에 관한 특허자료

▶ 인삼이 포함된 니코틴 제거 효과가 있는 금연재 약학 조성물

흡연자의 체내에 축적되어 있던 니코틴을 빠르게 배출시켜주고, 니코틴 부족으로 인한 불안 등의 스트레스를 최소화할 수 있으며, 금연을 쉽게 유도할 수 있는 인삼이 포함된 니코틴 제거 효과가 있는 금연재 약학 조성물에 관한 것이다.

– 등록번호 : 10-1117669, 출원인 : ㈜노스모

▶ 디올계 사포닌 분획 또는 인삼의 디올계 사포닌 성분을 포함하는 항여드름용 화장료 조성물

본 발명은 여드름과 관련된 염증반응 억제, 여드름균 억제, 여드름에 의해 형성되는 여드름성 흉터 형성 억제, 여드름성 상처에 대한 피부재생 촉진 효과가 있는 천연 추출물을 화장품류에 함유시켜 효과적으로 여드름을 예방 및 치료할 수 있는 항여드름용 화장료 조성물이 개시된다.

– 공개번호 : 10-2012-0130487, 출원인 : 성균관대학교 산학협력단

▶ 인삼 열매 추출물을 함유하는 남성 성기능 개선용 조성물

본 발명의 조성물은 인삼 열매 추출물을 유효성분으로 함유함으로써 혈관내피세포에서의 일산화질소(NO) 생성 증가 효과를 나타내어, 음경해면체 평활근을 이완시켜 음경의 발기증진을 통해 남성 성기능을 개선시킬 수 있다.

– 공개번호 : 10-2011-0020889, 출원인 : ㈜아모레퍼시픽

인삼차

| 효능 |

오장의 기 부족에 효과, 정신 안정 효능, 당뇨병 개선, 체중조절 효능, 수술 후 면역조절, 기억력 향상 효과, 동맥경화증 경감, 발기부전 치료

1. 물 1L에 인삼 30g을 넣고 센불에서 30분 정도 끓인다.
2. 중불에서 2시간 정도 끓인다(건조가 잘 된 것은 서서히 끓여야 잘 우러난다).
3. 기호에 따라 대추를 넣어 함께 끓여 마셔도 되고 인삼만 끓여서 꿀을 가미하여 마신다.
4. 인삼차는 그 자체만으로도 맛을 즐길 수 있는 좋은 차이다.

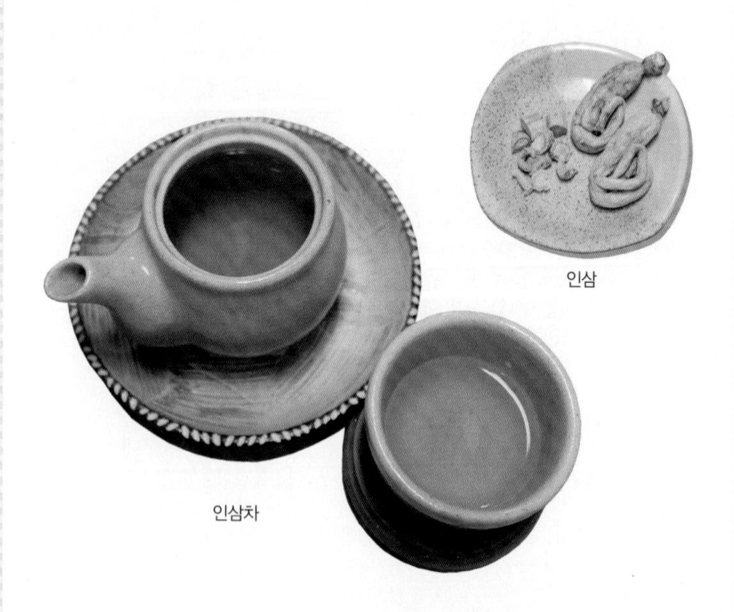

인삼

인삼차

인삼酒

맛은 달고도 쓰다. 기호와 식성에 따라 꿀, 설탕을 가미하여 음용할 수 있다.

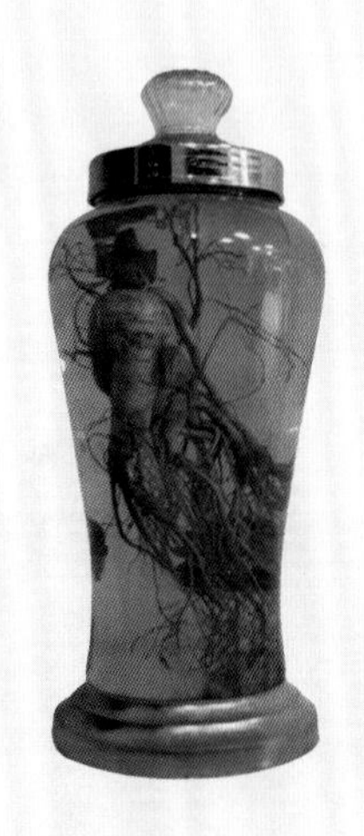

| 적용병증 |

- **식욕부진(食慾不振)** : 식욕이 줄어들거나 없는 상태를 말한다. 30mL를 1회분으로 1일 1~2회씩, 20~25일 정도 음용한다.
- **마비증세(麻痺症勢)** : 근육이나 신경에 감각이 없어지는 경우로, 지각운동 기능의 장애가 일어나는 경우이다. 30mL를 1회분으로 1일 1~2회씩, 15~20일 정도 음용한다.
- **정력증진(精力增進)** : 부족한 원기와 정력을 보충하기 위한 처방이다. 30mL를 1회분으로 1일 1~2회씩, 20~25일 정도 음용한다.

| 만드는 방법 |

① 인삼보다 산삼이 약효가 월등하다. 방향성(芳香性)이다.
② 8~9월경 죽도를 이용하여 뿌리를 캐어내 생삼으로 쓰거나 말려서 건삼으로 이용한다.
③ 술을 담글 때에는 생삼을 사용하는 것이 효과가 좋다.
④ 생삼 약 220g을 소주 3.8L에 넣어 밀봉하여 서늘한 냉암소에서 보관 숙성시킨다.
⑤ 5~6개월 정도 침출한 다음 음용하며, 찌꺼기를 걸러내지 않아도 된다.

| 구입방법 및 주의사항 |

- 약재상이나 생산농가, 재래시장에서 구입한다.
- 오래 음용해도 무방하나 좋다고 볼 수 없다.
- 음용 중에 고삼, 복령, 철분을 금하고, 혈압이 높은 사람은 마시지 않는다.

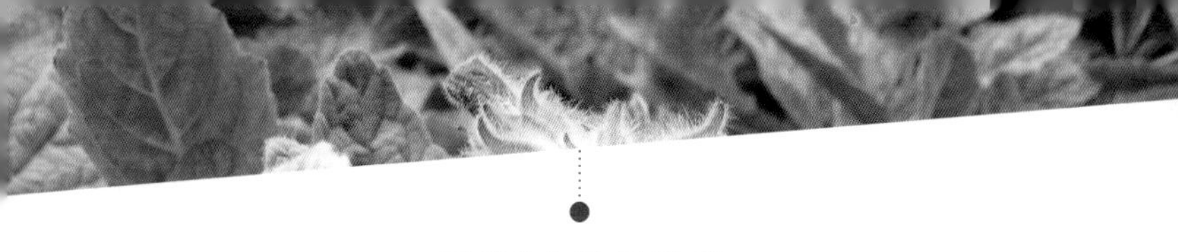

무병장수를 위한 약

지황

- 생약명 : 지황(地黃)
- 라틴생약명 : Rehmanniae Radix
- **기원** : 이 약은 지황 *Rehmannia glutinosa* Liboschitz ex Steudel(현삼과 Scrophulariaceae)의 뿌리이다.

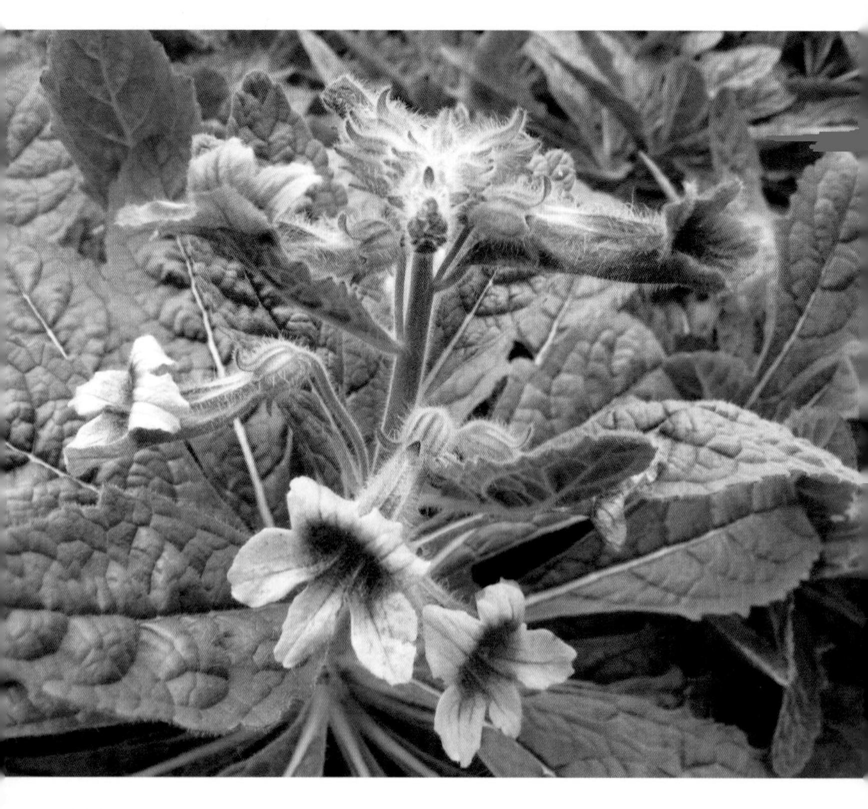

30대에 도지사가 되었던 고건 전 국무총리는 우리나라에서 관운이 좋은 대표적인 인물로 꼽혀왔다. '새파란 나이에 도백(道伯)이 되었던 고건 전 총리에게 따라다니던 에피소드는 바로 숙지황(熟地黃) 이야기였다.' 고 조용헌 씨는 말한다. 젊은 고건은 일부러 흰머리를 만들기 위하여 숙지황을 먹고 무를 먹었다는 이야기가 많이 떠돌았다고 한다. 그 이유는 숙지황을 복용할 때 무를 같이 먹으면 머리가 희어진다는 속설 때문이라는 것이다. 하지만 아직까지 과학적으로 그 속설이 밝혀진 바 없다.

생지황, 건지황, 숙지황

지황은 현삼과에 속하는 다년초로서 식물 전체에 짧은 털이 있으며 뿌리는 굵고 옆으로 뻗는다. 가공 방법에 따라 '생지황', '건지황' 및 '숙지황' 의 3종류로 구별한다. 생지황은 밭에서 채취한 뒤 모래에 저장한 신선한 지황 뿌리를 가리키며, 건지황은 채약 후 죽도로 껍질을 벗기고 말린 지황 뿌리를 말하고, 숙지황은 생지황을 한약 사인이 함유된 술에 담갔다가 술과 함께 쪄서 폭건시켜 이것을 9차례 반복하여 제품화한 것이다.

한방에서 생지황은 청열, 양혈, 생진의 효능이 알려져 있으며, 건지황은 자음, 양혈의 효능이 있다. 그리고 까만 숙지황은 보익약 중에서도 보혈약으로 분류하고 있다. 혈허의 증후를 개선하는 데 사용하며 사물탕, 육미지황환, 숙지황환 등에 배합하는 한약이다.

약효성분이 변화한 숙지황

이처럼 동일한 약재라 하더라도 가공 방법에 따라 그 성질에 많은 차이를 보이는 것이 한의학에서의 약물관이며 이런 행위를 수치(修治) 또는 법제(法制)라고 한다. 이러한 약물관에 근거하여 가공과정을 거치는 동안 약물 자체의 기미에 변화가 일어나, 기존에 존재하지 않았던 전혀 새로운 효능이 나타날 수 있는 것이다.

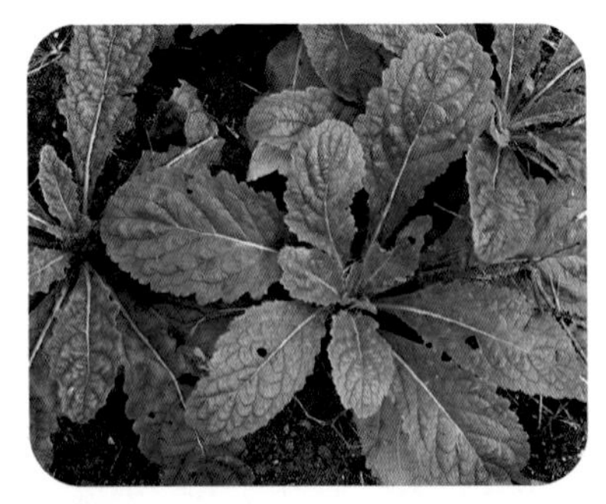

지황 잎

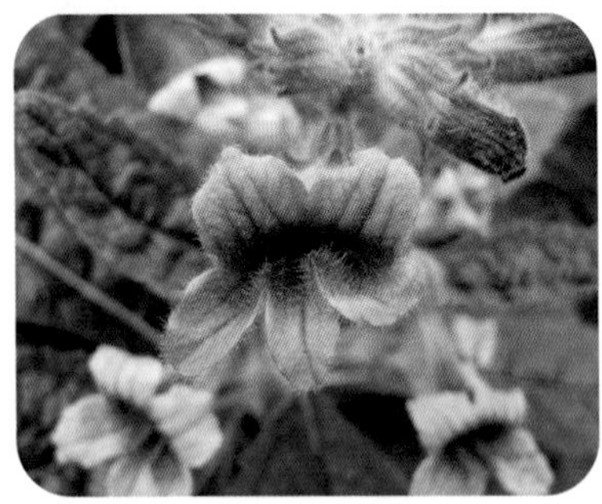

지황 꽃

일본 오사카대학에서는 중국산 건지황과 숙지황을 이용, 이들 약효성분의 변화에 대해 실험하여 박사학위 논문으로 발표한 바 있다. 즉 건지황을 숙지황으로 만들게 되면 주성분인 카탈폴(catalpol)과 레오누라이드(leonuride) 성분 함량은 66% 감소되며 건지황에서 보였던 배당체 성분은 소실되어 아예 검출되지 않는다. 즉 건지황에서 숙지황으로 변하면 낮은 함량으로 바뀌는 것이 이 성분의 특징이다. 숙지황의 올리고당도 건지황에 비해 함량이 낮지만 대신 단당류 함량은 증가한다. 숙지황의 총지질 함량 역시 생지황이나 건지황에 비해 감소되지만, 인지질의 함량은 건지황보다 증가한다. 이러한 성분들의 함량 변화로 인해 생지황과 숙지황의 약효가 다른 것이다.

중국에서 가장 오래된 약물학 서적인 『신농본초경』에서는 지황을 생지황과 건지황으로만 구분하였으며 숙지황에 관한 언급은 없었다. 그 후 『본초도경』이란 책에서 숙지황을 최초로 언급함으로써 비로소 생지황, 건지황과 숙지황의 세 종류로 분류하게 되었으며 생지황은 양혈, 숙지황은 보혈작용을 위주로 사용하기 시작하였던 것이다.

보혈약인 숙지황 한 가지 또는 다른 한약과 함께 사용한 처방의 실험 결과에서도 우수한 조혈작용을 가지고 있음을 대전대학교 한의대 연구팀은 밝히고 있다. 조혈작용은 주로 골수에서 일어나며 이는 숙지황의 효능 중 귀경이 간신경(肝腎經)이라는 점에서 관련이 있는 것으로 이 연구팀은 발표했다.

허리 아플 때도 숙지황

허리가 자주 아프고 새벽에 너무 통증이 심해 날을 샐 때도 있는 증상을 한방에서는 '신허(腎虛)요통'으로 본다. 신장기능이 허약해지면 뼈도 약해질 뿐만 아니라 뼈를 둘러싸고 있는 근육과 인대가 약해져 퇴행이 빠르게 진행된다. 아침에 일어나 허리가 아픈 것도 신장이 허한 상태에서 밤새 오랜 시간 누워 있게 되면 허리의 만곡을 지탱하는 근육이 피곤해지기 때문이라는 분석이다.
이러한 신허요통에는 숙지황이 함유된 육미지황환(六味地黃丸)과 숙지양근탕(熟地養筋湯)을 복용해야 한다고 한의사들은 전한다. 육미지황환은 산약과 산수유, 숙지황을 주재료로 한 보음제로서 신장의 기운이 허약해 진액이 부족한 것을 치료하며 골수를 윤택하게 한다.
또 우슬과 두충, 숙지황이 주재료인 숙지양근탕은 신허로 인해 근골

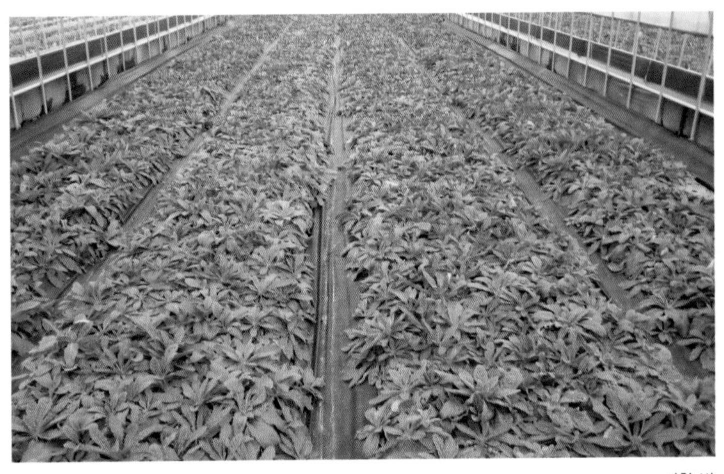

지황 밭

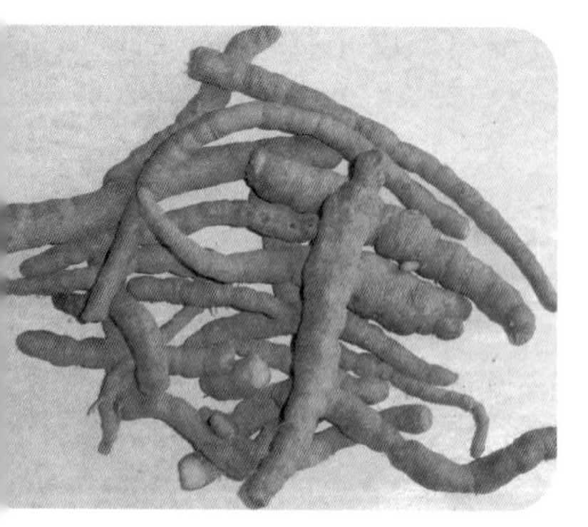

생지황

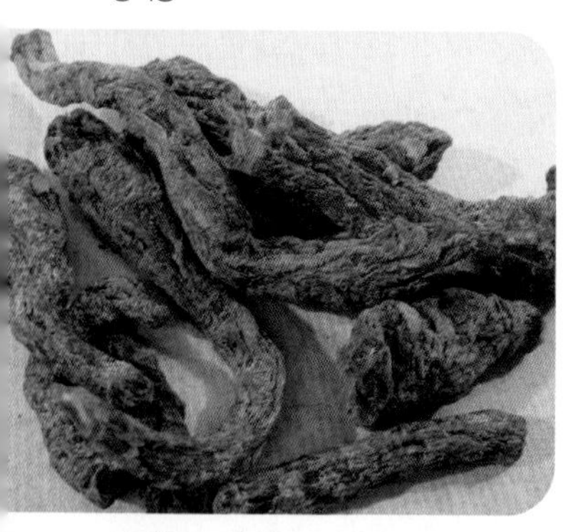

건지황

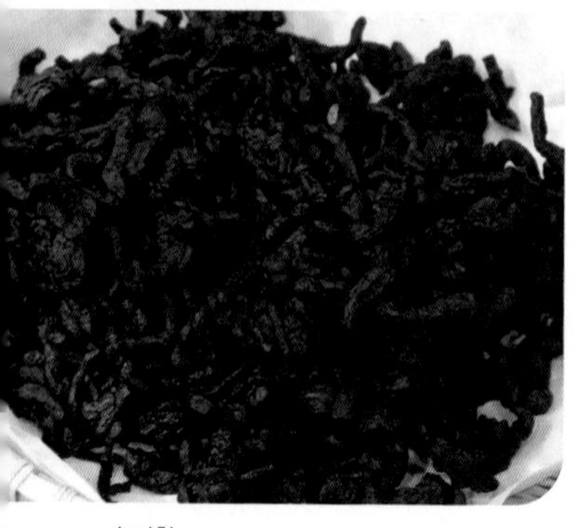

숙지황

격이 허약해지고 힘이 없는 것을 튼튼하게 하는 효과가 있다. 이러한 보음제는 "허리를 지탱하는 근육과 인대의 피로를 풀어주고 강화해 궁극적으로 통증을 가시게 한다."고 자생한방병원 신준식 원장은 전한다.

간 기능 개선 효능

육미지황탕, 지황탕 등 지황이 주요 약재로 쓰이는 처방이 다른 효능과 더불어 지질대사와 간 기능을 개선하는 효능이 있다고 알려진 바 있으며, 또한 숙지황만으로도 고지혈증, 당 대사 및 간 손상을 개선시키는 효과가 있다고 발표된 바 있다. 육미지황탕, 지황탕 등이 간 기능의 개선에 유효하며, 단방으로서 숙지황이 당 대사와 간 손상 개선 등에 유효하다는 점은 "이 같은 처방에 포함된 숙지황이 혈액성분들의 조절, 특히 간의 기능에 중요한 영향을 미침을 시사한다."고 경원대 한의대 연구팀은 강조한다.

소양인에게 좋은 숙지황

사상체질로서 태양인, 소양인, 태

음인, 소음인으로 분류할 때 숙지황은 소양인에게 좋다. 소양인이 보음과 보혈작용이 있는 숙지황차를 만들어 마시면 효과가 있다. 소양인 중 몸이 찬 사람이 더 잘 맞는다.
소양인은 일에 싫증을 잘 느끼며 무슨 일에도 용두사미 격으로 마무리를 잘하지 못하는 성격의 소유자이다. 항상 밖의 일을 좋아하고 자신의 일이나 가정의 일은 소홀히 여기는 경향이 있으며 옳다고 생각하는 일에는 물불을 가리지 않고 달려들며 몸에 칼이 들어와도 하고야 마는 정의의 성격을 가진 사람들이다. 물론 체질은 전문 한의사의 검증된 진단을 받는 것이 좋다.

병들지 않게 하며 건강하고 오래 살게 하는 약

『동의보감』에는 병들지 않고 건강하게 오래 살 수 있는 한약이 소개되어 있다. 500세까지 살 수 있다는 등 현실적이지 못한 부분도 있지만, 장수할 수 있고 몸이 가뿐해진다는 점은 우리의 관심을 끌고 있다. 그중 지황도 '오랫동안 먹으면 몸이 가뿐해지고 늙지 않는다.'라고 소개하고 있다.
먹는 방법으로는 지황 뿌리를 캐서 씻어 짓찧어 즙을 낸 후 이 즙을 달여 걸쭉해지면 꿀을 넣고 다시 달여 벽오동씨만 하게 알약을 만들어 한 번에 30알씩 하루 세 번 술로 빈속에 먹으면 된다. 그런데 파, 마늘, 무는 먹지 말아야 하며 약을 만들 때 쇠그릇을 쓰면 안 된다는 점이 주의사항이다. 우리나라에는 전라북도 정읍에 숙지황 가공공장이 있으며 이곳에서 지황을 대량 재배한다.

지황의 한방 특성

▶ 한방 효능

【생지황】

- 성미(性味) : 맛은 달고 쓰며 성질은 차다.
- 귀경(歸經) : 심(心), 간(肝), 신경(腎經)으로 들어가 작용한다.

● 약효 : 열을 내리고 혈을 식히며 진액을 생성하는 효능이 있다. 온병(溫病)에 의한 상음(傷陰), 대열(大熱)에 의한 번갈(煩渴), 신혼(神昏), 반진(斑疹), 토혈, 허로골증(虛勞骨蒸), 해혈(咳血), 소갈, 변비, 혈붕을 치료한다.

【건지황】

● 성미(性味) : 맛은 약간 쓰고 달며 성질이 매우 차다.

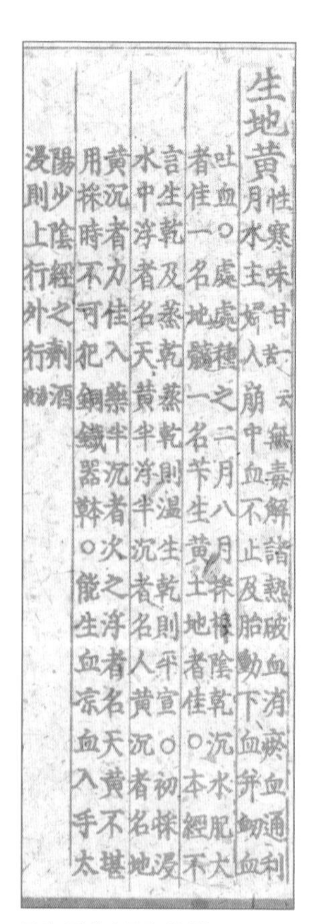
生地黃 性寒味甘苦一云無毒解諸熱破血消瘀血通利月水主婦人崩中血不止及胎動下血幷衄血吐血○處處種之二月八月採根陰乾○沈水肥大者佳一名地髓一名芐生黃土地者佳○本經不言生乾及蒸乾蒸乾則溫生乾則平宣○初採浸水中浮者名天黃半浮半沈者名人黃沈者名地黃沈者力佳入藥半沈者次之浮者名天黃不堪用採時不可犯銅鐵器䒷○能生血凉血入手太陽少陰經之劑酒浸則上行外行

동의보감에 수록된 생지황

● 귀경(歸經) : 심(心), 간(肝), 신경(腎經)으로 들어가 작용한다.

● 약효 : 자음(滋陰), 양혈(養血)하는 효능이 있다. 음허(陰虛)로 인한 발열, 소갈증, 토혈, 자궁출혈, 월경불순, 태동불안(胎動不安), 음이 손상되어 생긴 변비를 치료한다.

【숙지황】

● 성미(性味) : 맛은 달고 성질은 약간 따뜻하다.

● 귀경(歸經) : 간(肝), 신경(腎經)으로 들어가 작용한다.

● 약효 : 음(陰)을 자양하고 혈을 보양하는 효능이 있다. 음허혈소(陰虛血少), 요슬위약(腰膝痿弱), 노해골증(勞嗽骨蒸), 유정(遺精), 붕루(崩漏), 월경불순, 소갈, 수수(溲數), 이농(耳聾), 목혼(目昏)을 치료한다.

▶ 동의보감 효능

【생지황】

성질은 차고[寒] 맛이 달며[甘, 쓰다(苦)

고도 한다] 독이 없다. 모든 열을 내리며 뭉친 피를 헤치고 어혈을 삭게 한다. 또한 월경을 잘 통하게 한다. 부인이 붕루증으로 피가 멎지 않는 것과 태동(胎動)으로 하혈하는 것과 코피, 피를 토하는 것 등에 쓴다.

- 어느 곳에나 심을 수 있는데 음력 2월이나 8월에 뿌리를 캐어 그늘에 말린다. 물에 넣으면 가라앉고 살이 찌고 큰 것이 좋은 것이다. 일명 지수(地髓) 또는 하(芐)라고도 하는데 누런 땅에 심은 것이 좋다.
- 『신농본초경[本經]』에는 생으로 말린다[生乾]는 말과 쪄서 말린다[蒸乾]는 말은 하지 않았는데 쪄서 말리면 그 성질이 따뜻하고[溫] 생으로 말리면 그 성질이 평순해진다[平宣].
- 금방 캔 것을 물에 담가 뜨는 것을 인황(人黃)이라 하며 가라앉는 것을 지황(地黃)이라고 한다. 가라앉는 것은 효력이 좋아서 약으로 쓰며 절반쯤 가라앉는 것은 그다음이며 뜨는 것은 약으로 쓰지 않는다. 지황을 캘 때 구리나 쇠붙이로 만든 도구를 쓰지 않는 것이 좋다[본초].
- 생지황은 혈을 생기게 하고 혈의 열을 식히며 수태양과 수소음경에 들어가며 술에 담그면 약성이 위로 올라가고 겉으로 나간다[탕액].

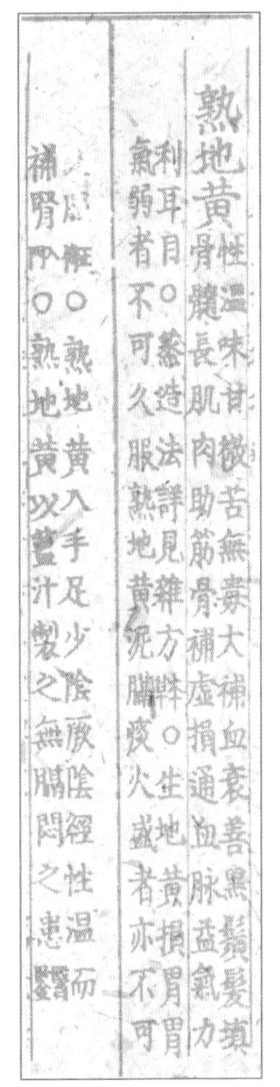
熟地黃 性溫味甘微苦無毒大補血衰善黑鬚髮塡骨髓長肌肉助筋骨補虛損通血脈益氣力利耳目○蒸造法詳見雜方門○生地黃損胃氣弱者不可久服熟地黃泥膈痰火盛者亦不可○○熟地黃入手足少陰厥陰經性溫而補腎○○熟地黃以薑汁製之無膈悶之患醫鑑

동의보감에 수록된 숙지황

【숙지황】

성질은 따뜻하고[溫] 맛이 달며[甘] 약간 쓰고[微苦] 독이 없다. 부족한 혈을 크게 보하고 수염과 머리털을 검게 하며 골수를 보충해주고 살찌게 하며 힘줄과 뼈를 튼튼하게 한다. 뿐만 아니라 허손증(虛損證)을 보하고 혈맥을 통하게 하며 기운을 더 나게 하고 귀와 눈을 밝게 한다.

- 쪄서 만드는 법[蒸造法]은 잡방(雜方)에 자세히 쓰여 있다[본초].
- 생지황은 위(胃)를 상하므로 위기(胃氣)가 약한 사람은 오랫동안 먹지 못한다. 지황 찐 것[숙지황]은 가슴을 막히게 하므로 담화가 성(盛)한 사람은 역시 오랫동안 먹을 수 없다[정전].
- 지황 찐 것은 수, 족소음경과 궐음경(厥陰經)에 들어가며 성질은 따뜻하여 신(腎)을 보한다[입문].
- 지황 찐 것을 생강즙[薑汁]으로 법제하면 가슴이 답답해지는 일이 없다[의감].

Patent 지황의 기능성 및 효능에 관한 특허자료

▶ 지황 추출물을 함유하는 타액 분비 증강용 조성물

지황 추출물은 갈증 상태에서 아쿠아포린-5(aquaporin-5)의 발현량을 증가시킴으로써, 구강 내의 타액 분비가 촉진되므로 본 발명의 조성물은 구강 건조증 질환의 예방 및 치료에 유용하게 사용될 수 있다.

— 등록번호 : 10-1117491, 출원인 : 경희대학교 산학협력단

▶ 지황 물 추출물을 유효성분으로 함유하는 각질 제거용 조성물

본 발명의 지황 추출물은 피부 노화 방지, 미백 또는 각질 제거용 피부외용 약학 조성물 및 화장료 조성물로 이용될 수 있다.

— 등록번호 : 10-1010744, 출원인 : 대구한의대학교 산학협력단

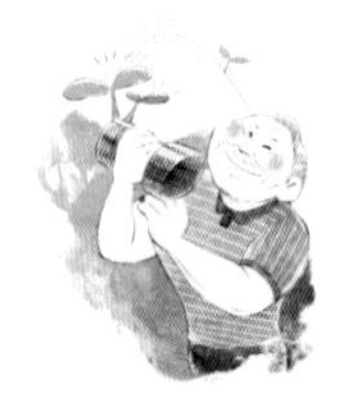

지황차

| 효능 |

보혈 효능, 월경불순 개선, 허리 아플 때 효과, 간 기능 개선

1. 물 1L에 숙지황 30g을 넣고 센불에서 30분 정도 끓인다.
2. 중불에서 2시간 정도 더 끓인다.
3. 끓을 때 차의 색은 아주 까만색으로, 구수한 향을 낸다.
4. 기호에 따라 꿀이나 설탕을 가미하여 마신다.
5. 한방에서도 보혈약으로 많이 사용하는 좋은 약차이다.

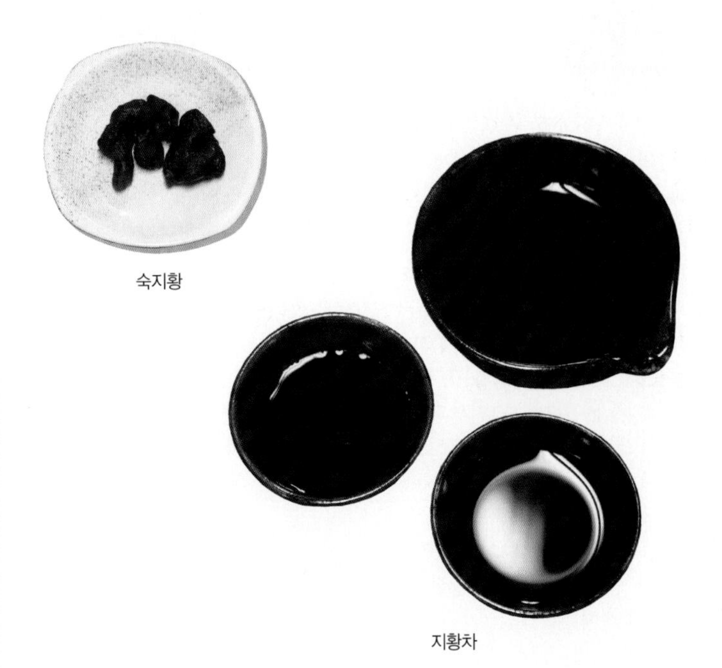

숙지황

지황차

지황酒

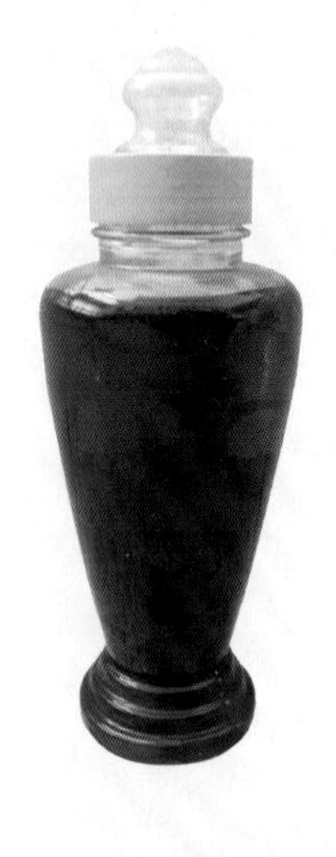

맛은 달다. 기호와 식성에 따라 꿀, 설탕을 가미하여 음용할 수 있다.

| 적용병증 |

- 행혈(行血) : 약재를 써서 피를 잘 돌게 하는 처방이다. 30mL를 1회분으로 1일 2~3회씩, 15~20일 정도 음용한다.
- 현기증(眩氣症) : 눈앞에 별이 보이면서 어지러운 증상을 말한다. 30mL를 1회분으로 1일 2~3회씩, 15~20일 정도 음용한다.
- 전립선비대(前立腺肥大) : 남성호르몬이 줄어들면서 전립선이 달걀 정도의 크기로 커지는 증상을 말한다. 30mL를 1회분으로 1일 3~4회씩, 20~30일 정도 음용한다.

| 만드는 방법 |

① 약효는 생지황, 건지황, 숙지황 다 같이 있다.
② 구입한 지황(생지황, 건지황, 숙지황)은 생지황의 경우 물로 씻어 물기를 없앤 다음 사용하고, 건지황 · 숙지황은 그대로 사용한다.
③ 생지황은 약 250g, 건지황과 숙지황은 약 230g을 소주 3.8L에 넣고 밀봉하여 서늘한 냉암소에서 보관 숙성시킨다.
④ 생지황은 8개월, 건지황과 숙지황은 10개월 이상 침출한 다음 음용하며, 생지황과 숙지황 모두 1년 6개월 정도 후 찌꺼기를 걸러낸다.

| 구입방법 및 주의사항 |

- 지황은 건재상, 약재상, 약령시장 또는 재래시장에서 구입한다.
- 음용 중에는 무, 연근, 용담, 녹두나물을, 그리고 취급 중에는 구리, 우유, 복령을 금한다.

부종 개선 및 기운 없을 때 좋은

택사

- **생약명** : 택사(澤瀉)
- **라틴생약명** : Alismatis Rhizoma
- **기원** : 이 약은 질경이택사 *Alisma orientale* Juzepzuk(택사과 Alismataceae)의 덩이줄기로서 잔뿌리 및 주피를 제거한 것이다.

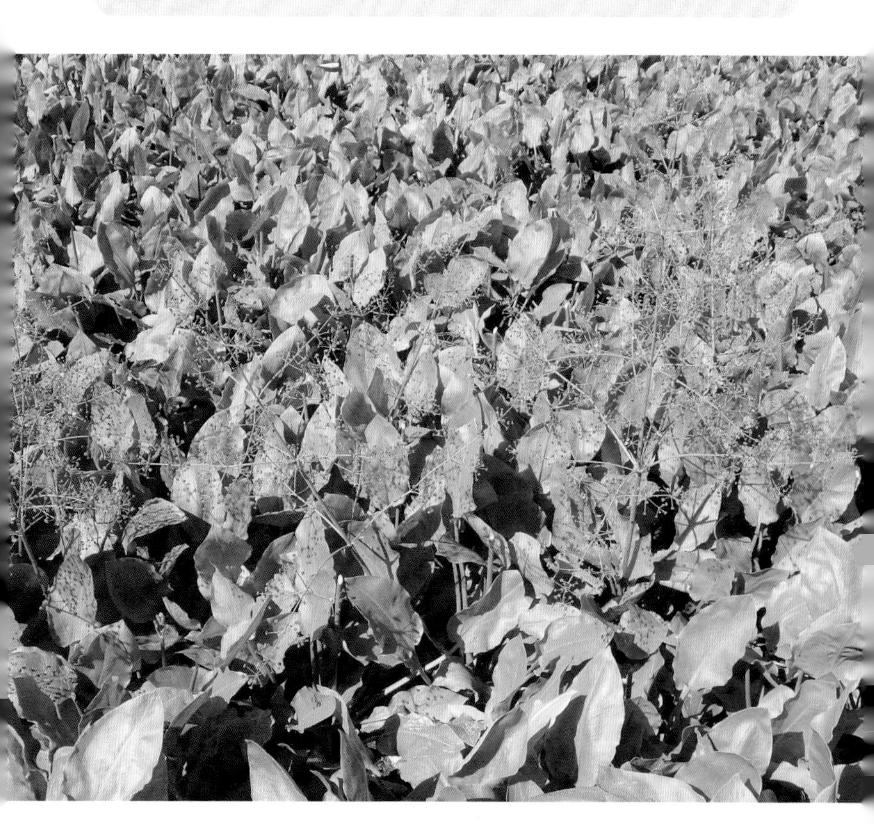

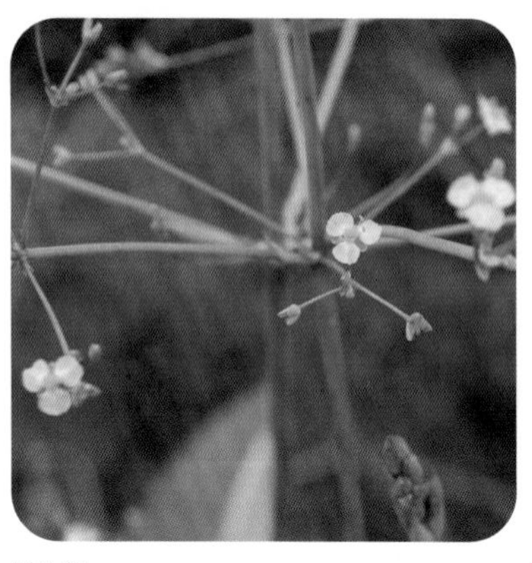
택사 꽃

한방에서는 이뇨제로 사용

택사(澤瀉)는 한방에서 소변을 잘 보게 하고 부종을 없애주며 택사탕, 육미지황원 등의 처방에 이용하는 한약이자 약차의 재료이다. 『동의보감』에서는 '택사의 성질은 차고 맛이 달며 짜고 독이 없다. 방광에 몰린 오줌을 잘 나가게 하고 방광의 열을 없애며 오줌이 방울방울 떨어지는 것을 멎게 하고 습을 없애는 데 아주 좋은 약이다.'라고 설명하고 있다.

『신농본초경』 '상품'에도 택사가 수재되어 있다. 중국에서 가장 오래된 한약 전문서적인 『신농본초경』은 학술적인 가치가 높고, 작자 신농씨(神農氏)는 당시의 사람으로, 고대인의 존경을 받아 붙은 이름이다. 상품의 약은 생명을 북돋워주고 무독하며 부작용이 없는 약물이다. 또한 다량 복용하거나 장기간 복용하여도 사람에게 해를 주지 않는 약물로서, 오늘날의 보약, 즉 강장제를 말한다. 택사가 바로 상품에 속하는 한약이다.

한약 택사는 우리 몸의 습기(濕氣)를 빨아들이고, 소변을 잘 보게 하며, 설사를 멈추게 하고 부종을 없애주는 약물로 알려져 있다. 또 남성의 설정(泄精, 정액이 저절로 나오는 병증)을 없애주기도 한다. 한방에서는 차가운 성질을 이용하여 갈증과 종양을 없애고 땀을 많이 흘리는 병을 치료한다. 택사는 담미[淡味, 싱거운 맛으로 소변을 잘 나오게 하고 습사(濕邪)를 없앤다]를 지니고 있어 습기를 빼주고 배설시킨다. 이의 차가운 성질은 신장의 화기(火氣, 피부의 일정한 부위가 갑자기 벌겋게 부어오르고 달아오르면서 몸에 열이 나는 병증)를 없애주고 혈액 중에 노폐물과 콜레스테롤을 제거해주는 효능도 있다.

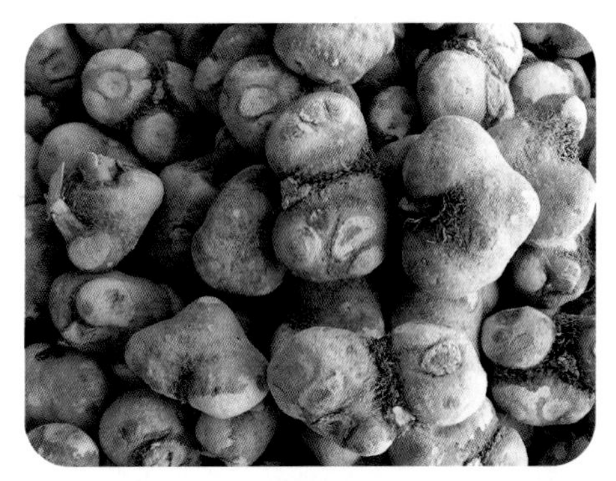
택사 덩이줄기

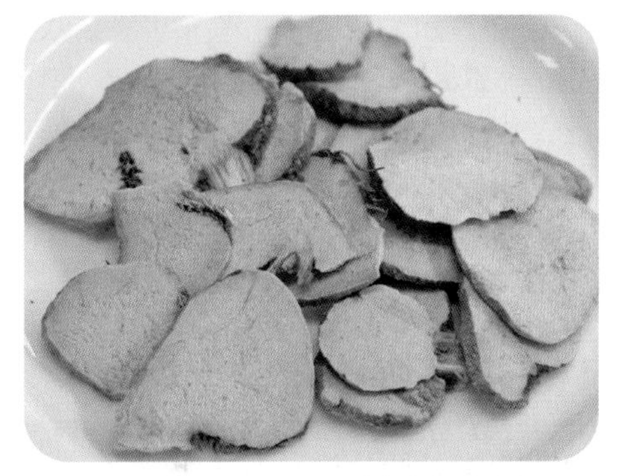
택사 덩이줄기 절편(말린 것)

항균작용과 혈당 강하 효과

최근에 발표된 택사의 약리연구 논문을 살펴보면, 순천대학교 연구팀은 비브리오균에 대한 강한 항균작용과 항산화작용, 서울대학교 연구팀은 간독성 흰쥐에서 택사의 성분 중 알리솔(alisol)이란 화합물의 간 보호작용을 확인했으며 덕성여자대학교 연구팀은 당뇨병으로 인한 고혈당과 당뇨 합병증으로 인한 지질 과산화적 손상을 완화시킨다는 다양한 연구 결과를 발표하였다.

임신 부종에도 효과

또한 경산대학교 한의대 연구팀은 임신 부종에 미치는 영향에 대해 택사가 포함된 한약처방을 사용하여 연구하였다. 임신 부종은 자종(子腫, 임신 말기에 몸이 붓는 병증)이라고 하는데 임신 후반기, 특히 임신 말기에 몸이 붓는 병증이다. 임신 3~4개월에 걸쳐 안면과 다리에 부종이 발생하여 점차 하지 전체에 미치며, 심한 경우는 전신에 부종이 발생한다.

임신 부종은 증상과 발병 부위에 따라 자종, 자기(子氣, 임신 때 몸이 붓는 병증으로서 발이 몹시 붓고 발가락 사이에서 누르스름한 물이 나오는 것), 자만(子滿, 임신 5~7개월에 배가 지나치게 커지고 가슴이 답답하며 소변이 잘 나오지 않고 온몸이 붓는 병증), 추각(皺脚, 임신 때 주로 다리가 붓는 병증), 취각(脆脚, 자기와 같은 뜻) 등 크게 5가지로 구분한다.

안태의 기본방인 안태음에 복령, 택사를 가한 가미안태음과 택사탕이 흰쥐의 난소기능과 이뇨에 미치는 영향을 관찰한 결과 모두 임신 부종을 개선시키는 데 유효함을 발견하였다.

기운이 없을 때도 사용

택사를 차로 이용할 때는 보통 하루에 6~15g을 달여서 마시는 것이 좋은데, 몸이 붓거나 신장염이 있을 때 마셔도 부기가 빠지고 증세가 가벼워지는 효과를 볼 수 있다.

택사가 포함된 한약처방인 육미지황원차도 좋다. 즉 숙지황 24g, 산약과 산수유 각 12g, 택사 · 복령 · 목단피 각 9g을 물에 달여 하루 2~

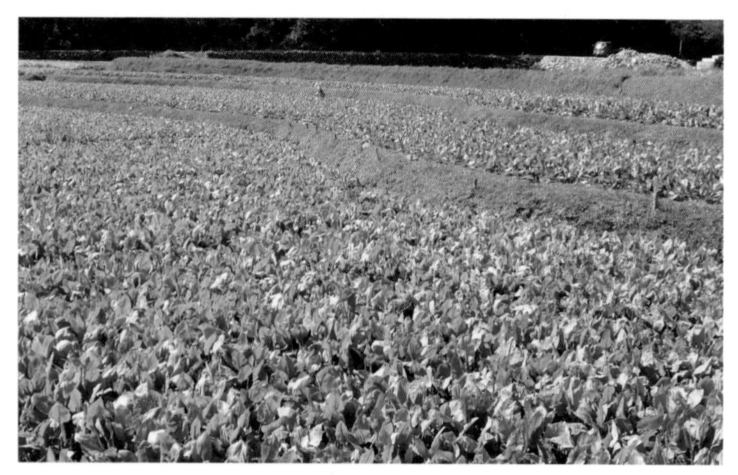

택사 재배밭

3회 차로 마신다. 이 약차는 음(陰)을 자양하고 신장을 보(補)하는 효능이 있다. 따라서 주로 신음부족(腎陰不足)을 다스리고 허화(虛火)가 위로 치솟아 오르는 증상을 다스린다. 또 허리와 무릎이 시큰하며 기운이 없는 증상에도 효과가 있다. 현기증이 나고 귀울림 현상이 심하며 식은땀이 나고 유정이나 몽정, 남성 성기능 저하에 응용하면 좋은 치료 효과를 기대할 수 있다. 소변 양이 많은 사람, 몸에 습기가 없는 사람, 신장의 기능이 거의 없어진 사람, 양기가 허해서 정액이 저절로 나오는 사람은 택사를 조심하는 것이 좋다. 『동의보감』에도 신기(腎氣)를 사(瀉)하므로 많이 먹거나 오랫동안 먹을 수 없으며, 많이 먹으면 눈병이 생기게 된다고 하였다.

택사의 약리성분으로는 알리솔(alisol) 성분과 알리스몰(alismol), 알리스목사이드(alismoxide) 그리고 레시틴(lecithine), 콜린(choline) 등이 알려져 있다.

재배량도 일등, 약리성분도 일등인 순천산 택사

전남 순천시 해룡면에서는 전국에서 가장 먼저 모내기를 한다. 보통 4월 중순에 모내기를 하여 8월 중하순에 수확한다. 벼를 재배, 수확한 뒤에는 그 후작으로 택사를 같은 논에 심어 소득을 올리고 있다. 우리나라에서는 택사 생산량의 50% 이상을 순천 지역 200여 농가가 생산하고 있다. 순천지방에서 재배되는 택사는 '질경이택사' 로서 '택사' 와 외관상 비슷하지만 잎의 아랫부분이 둥근 모양으로 피침형의 택사와는 구별이 된다. 질경이택사의 뿌리줄기 역시 한약으로 사용한다.

필자는 국내 각지에서 유통되는 택사를 수집하여 지표성분을 비교한 결과 순천에서 재배되는 택사가 약리성분을 가장 많이 함유하고 있다는 사실을 발견하였다. 택사 뿌리줄기는 보통 구원형이고 비대하며 외부는 황백색, 내부는 백색을 띠고 신선한 것이 좋다. 내부가 담적색 또는 황적색이면 좋은 것이 아니다. 택사과에 속하는 택사는 습

지나 연못, 전답 등에서 자라며, 키는 1m 정도 자라고 7월에 흰 꽃이 피며 잎도 약용으로 사용할 수 있다.

澤瀉 쇠귀ᄂᆞ물불휘 性寒味甘鹹無毒逐膀胱停水治五淋利膀胱熱宣通水道通小腸止遺瀝○生水
澤中處處有之八九月採根暴乾○入足太陽經少陰經除濕之聖藥也然能瀉腎不可多服久
服本經云多服病人眼澁○入藥酒浸一宿漉出暴乾用仲景八味丸酒蒸用之臥

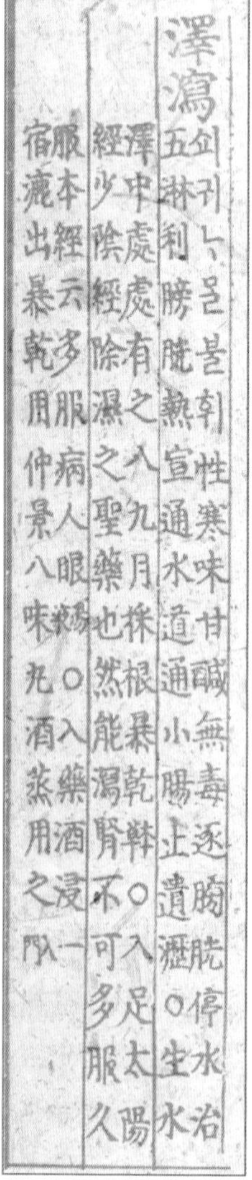

동의보감에 수록된 택사

현재 식품으로 사용 불가

식품의약품안전청에서 발행한 『식품공전』에는 식품의 원료, 제한적 사용원료, 식품에 사용할 수 없는 원료가 소개되어 있다. 이 중에서 택사는 식품에 사용할 수 없는 원료로 구분되어 있다. 따라서 택사를 원료로 하여 한약이 아닌 식품으로 개발하는 것은 현재 불가능하다.

택사의 한방 특성

▶ 한방 효능

- 성미(性味) : 맛은 달고 짜며 독은 없으며 성질은 차다.
- 귀경(歸經) : 신(腎), 방광경(膀胱經)으로 들어가 작용한다.
- 약효 : 소변이 잘 나오게 하고 습을 거두며 열을 사하는 효능이 있다. 소변이 잘 나오지 않는 증상, 수종창만, 구토, 사리(瀉痢), 담음(痰飮), 각기, 임병(淋病), 요혈(尿血)을 치료한다.
- 약리작용 : 이뇨작용

▶ 동의보감 효능

성질은 차며[寒] 맛이 달고[甘] 짜며[鹹] 독이 없다. 방광에 몰린 오줌을 잘 나가게 하며

5림(5가지 임질)을 치료하고 방광의 열을 없애며 오줌길과 소장을 잘 통하게 하고 오줌이 방울방울 떨어지는 것을 멎게 한다.

- 택사는 못에서 자라며 어느 곳에나 다 있다. 음력 8~9월에 뿌리를 캐어 볕에 말린다[본초].
- 족태양경과 족소음경에 들어간다. 습을 없애는 데 아주 좋은 약[聖藥]이다. 그러나 신기(腎氣)를 사하므로 많이 먹거나 오랫동안 먹을 수 없다. 『신농본초경』에는 많이 먹으면 눈병이 생기게 된다고 하였다[탕액].
- 약에 넣을 때에는 술에 하룻밤 담가두었다가 볕에 말려 쓴다. 중경이 쓴 팔미환(八味丸)에는 술로 축여 써서 쓴다고 하였다[입문].

Patent 택사의 기능성 및 효능에 관한 특허자료

▶ 택사 추출물을 함유하는 충치억제용 조성물

본 발명은 충치원인균으로 알려진 스트렙토코커스 뮤탄스(Streptococcus mutans)에 대해 우수한 항균력을 나타내며 플라그의 형성을 저해하는 안전성이 높은 택사 추출물을 함유하는 충치억제용 조성물에 관한 것이다.

– 등록번호 : 10-1025886, 출원인 : 주식회사 오비엠랩

▶ 택사 추출물을 유효성분으로 함유하는 폐기종 및 폐고혈압 예방 및 치료용 조성물

본 발명은 물을 추출용매로 사용하고 가열하여 택사로부터 유효성분을 추출한 택사 추출물을 유효성분으로 함유하는 폐기종 및 폐고혈압 예방 및 치료용 조성물에 관한 것이다.

– 공개번호 : 10-2013-0030620, 출원인 : 세명대학교 산학협력단

택사차

| 효능 |

소변이 잘 나오지 않을 때 효과, 항균작용, 혈당강하 효과, 기운 없을 때 효과, 임신 부종에 효과

1. 물 1L에 택사 50g을 넣고 센불에서 30분 정도 끓인다.
2. 중불에서 2시간 정도 더 끓인다.
3. 이때 약간의 우윳빛과 함께 기름기 같은 것이 뜨는 것을 볼 수 있다.
4. 약간의 쓴맛과 덤덤한 맛을 함께 내지만 뒷맛은 깔끔하다.
5. 기호에 따라 대추나 감초를 넣어 끓여 마시면 좋다.
6. 택사는 현재 『식품공전』에 수재되어 있지 않으므로 택사차를 판매하는 것은 곤란하다.

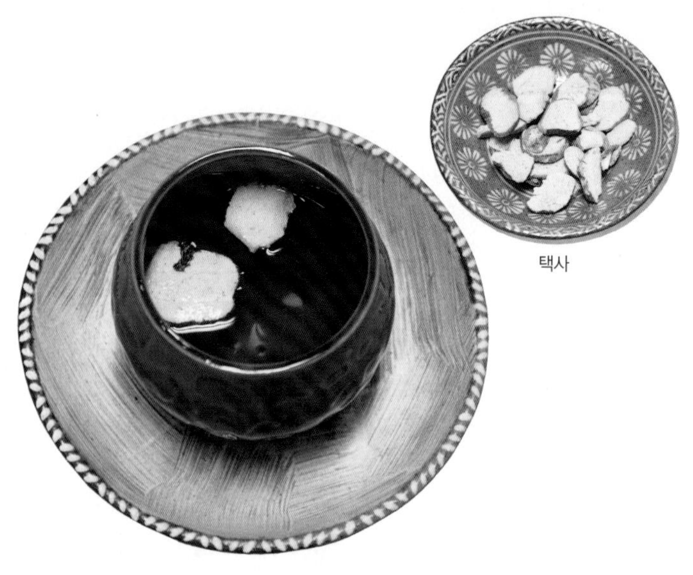

택사

택사차

당뇨병 개선에 효과 있는

해당화

- **생약명** : 매괴화(玫瑰花)
- **라틴생약명** : Rosae Rugosae Flos
- **기원** : 이 약은 해당화 *Rosa rugosa* Thunberg(장미과 Rosaceae)의 꽃봉오리이다.

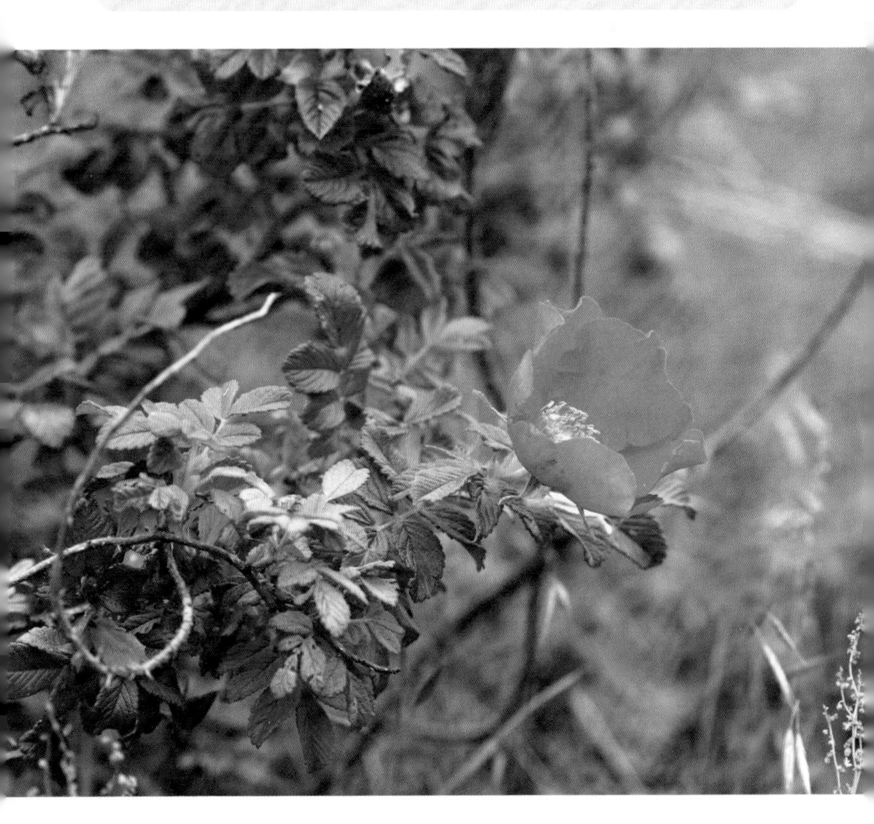

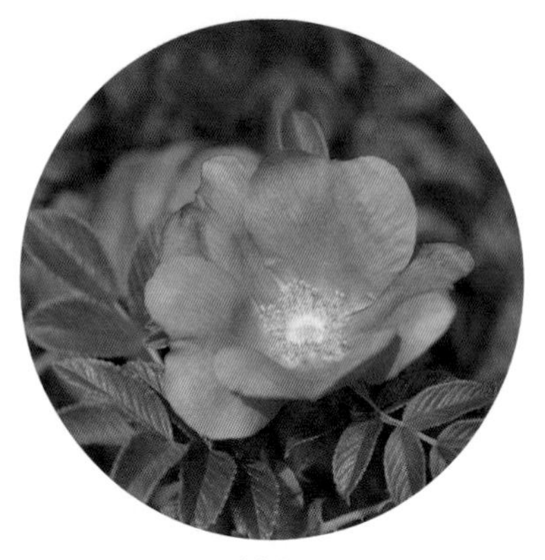
해당화 꽃

중국 시안(西安)을 방문했을 때 북한 상품을 파는 상점에 들른 적이 있다. 여기에서 북한 금성청년출판사에서 펴낸 꽃 전설집인 『해당화』라는 책이 눈에 띄었다. 평소 해당화에 관심이 있어 연구하던 중이라 책 제목이 당연히 필자의 눈길을 끌었던 것이다. 해당화 뿌리는 우리나라에서만 오랫동안 민간약으로서 당뇨병 치료제로 사용하여왔기에 흥미 있게 생각하는 약용식물이다.

바닷가에서 자라는 해당화

해당화는 한국, 중국, 일본에 분포하며 바닷가 모래밭이나 산기슭에서 자라는 장미과 낙엽활엽관목으로서 가시에 털이 있으며 뿌리에서 많은 줄기를 내어 대군집을 형성하여 자라며, 추위와 공해에 잘 견디고 내건성도 강하다. 관상용, 약용 및 염료의 원료로 쓰이며, 꽃은 향수의 원료가 되기도 한다.

비무장지대의 해당화

이전에 강원도 고성군의 동해안 비무장지대 안에서 국내 최대 규모의 해당화 군락이 발견되었다는 보도가 있었다. 이 군락은 1.2km에 이르는 비무장지대의 남북에 걸쳐 해안선을 따라 길게 형성된 것으로 확인되었다.

환경 파괴로 전국 곳곳의 해변 모래밭이 줄면서 해당화 군락지가 사라져가는 가운데, 50년 넘게 생태계를 고이 보존한 비무장지대 덕분이다. 이제는 다시 들어갈 수 없지만 몇 년 전 비무장지대를 넘어 직접 북한 땅, 해금강에서 활짝 핀 해당화를 보았다. 금강산 육로관광으로 남방한계선과 북방한계선을 버스로 통과하여 북한으로 바로 건너가는 것이다. 분위기를 압도하는 '보행금지', '주정차금지'의 팻말과 일정한 간격으로 붉은 깃발을 든 인민군이 지켜보는 가운데 긴장된 마음으로 북한으로 들어갔다.

〈해당화와 생열귀의 꽃 비교〉

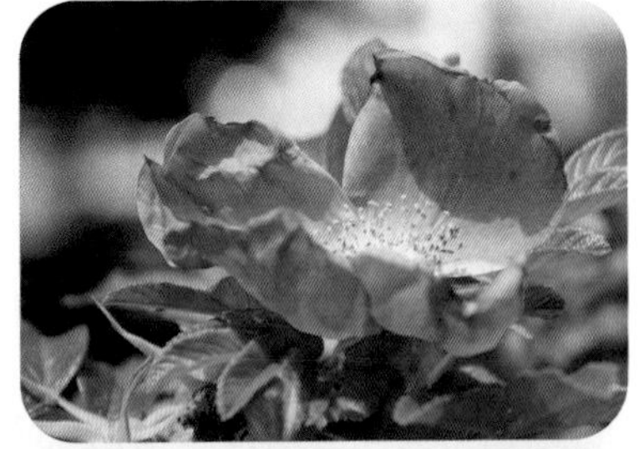

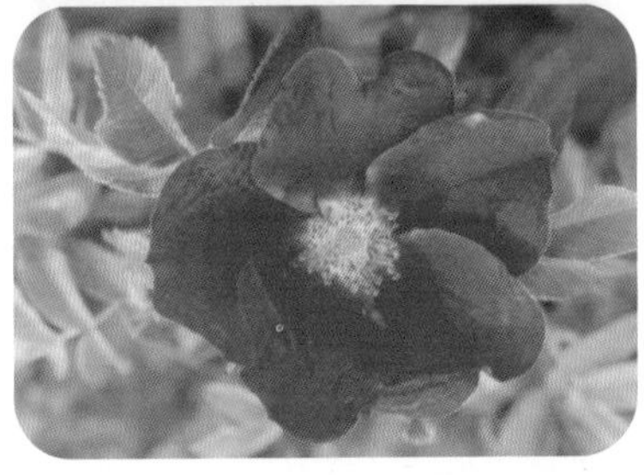

해당화 꽃(上)과 생열귀 꽃(下)

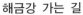

해금강 가는 길

해금강 구역은 숙소인 온정각에서 북한측 전용도로를 빌려서 버스로 20여 분 달리니 나왔다. 금강산 가는 길과는 달리 해금강행은 북한 도로를 달리다보니 길 옆의 우체국과 학교도 볼 수 있었다. 가까이 지나가니 우체국에 설치된 인민일보 게시판이 보이고, 가로수 사이로 봉화초등학교의 교실과 운동장, 자전거도 훔쳐볼 수

〈해당화와 생열귀의 열매 비교〉

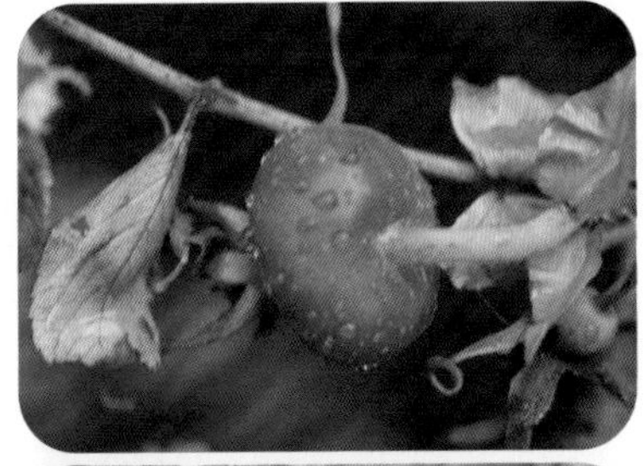

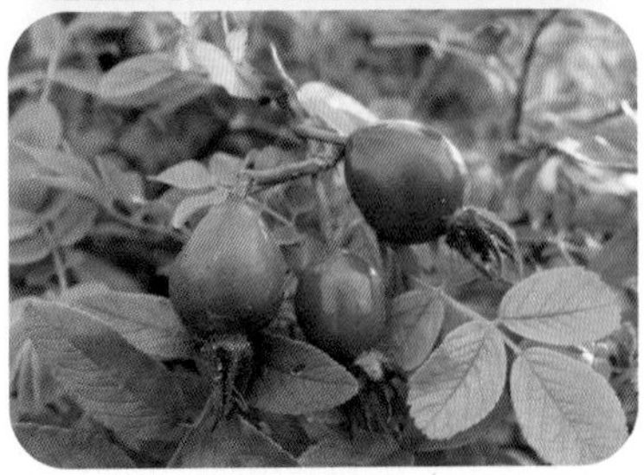

해당화 열매(上)와 생열귀 열매(下)

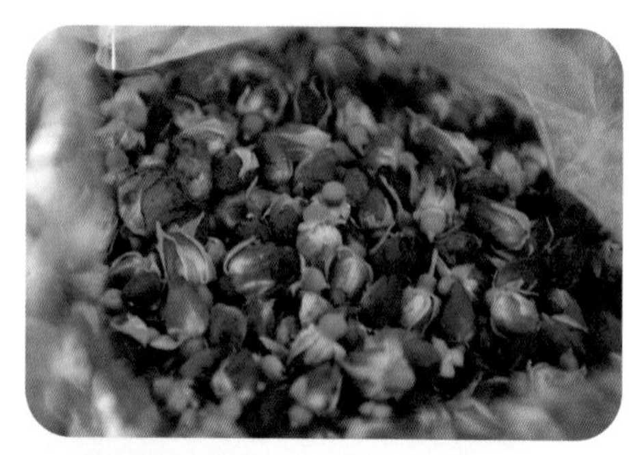
중국산 해당화 꽃 말린 것

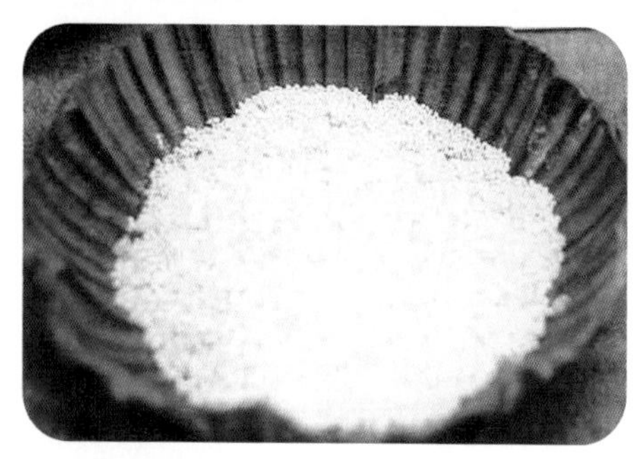
일본산 해당화 씨

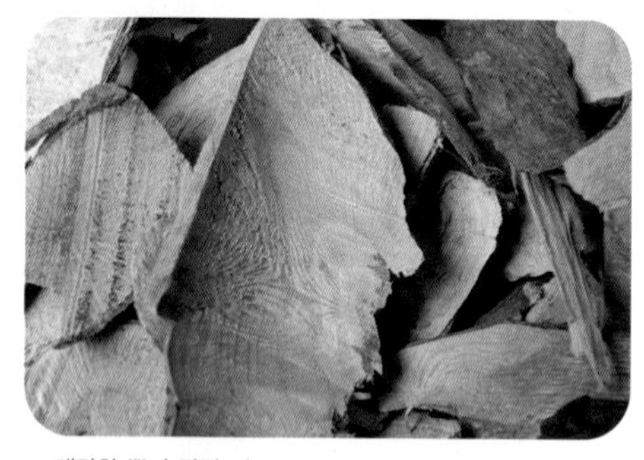
해당화 뿌리 말린 것(절편)

있었다. TV를 통해서가 아니라 내 눈으로 직접 이런 광경을 보다니, 고(故) 정주영 명예회장께 감사 인사를 드리고 싶었다. 길목 주변의 이곳저곳 풍경을 열심히 눈에 담았다.

해금강에서 찾은 해당화

필자는 짧은 금강산 여행에서 해당화를 촬영하기 위해 만물상 등산을 포기하고 선택관광인 해금강행 버스에 올랐다. 해금강에서 우리측 안내원이 건너편 멀리 있는 하얀 건물 같은 모습이 고성의 통일전망대라고 알려주었다. 예전에는 새해 첫날의 신문 1면에는 해금강의 아름다운 풍경이 가끔 등장했다. 날씨 좋은 날, 통일전망대에서 어렵게 촬영했다는 해금강의 기암괴석이었다. 이제는 반대로 해금강에서 고성을 바라보니 꿈인가 생시인가 싶었다.

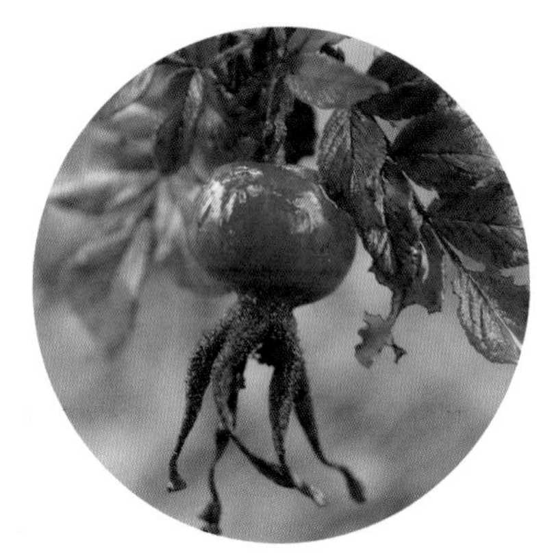
해당화 열매

해금강의 전망대 정자로 가는 바닷가에는 해당화 꽃길이 있었다. 해당화 군락지에 핀 붉은 꽃이 우리 일행을 반겼다. 이 식물을 연구하는 필자는 꽃을 보는 순간 특종 기사를 찾은 기자처럼 사진 촬영에 몰두했다. 더운 날씨 속에서 실패하지 않기 위해 여러 노출로 이 배경, 저 배경으로 아마 100여 장 정도 사진을 촬영한 것 같다.
해안가의 해당화는 생각보다 많지 않았지만 북한 땅 해금강에서 찾았다는 사실만으로도 대단한 의미를 부여할 수 있겠다. 열심히 촬영하는 필자에게 북한 안내원이 직업이 기록된 명찰을 보더니 해당화를 연구하느냐고 물었다. 해당화 뿌리는 우리나라에서 민간약으로서 당뇨병 치료제로 쓴다고 하니 그녀는 필자에게 해당화를 한 뿌리 캐어드리고 싶지만 그럴 수 없으니 어떻게 하면 좋으냐고 간절히 얘기했다. 그 진솔한 얘기에 필자가 더 미안했다.

중국, 일본에서는 꽃을 사용

꽃은 『본초강목』에서 매괴화(玫瑰花)라고 하여 처음 개화할 때 채집하여 건조한 것을 약용으로 쓰며 위통, 토혈, 월경과다, 인후궤양 등에 이용한다. 그리고 방향성이 높아서 간위(肝胃) 기능의 감퇴로 인해 흉복부가 그들먹하고 아픈 증상을 치료한다. 또한 여성의 생리가 일정치 않거나 생리 전에 유방이 붓고 아픈 증상에 이용된다.
해당화 열매에는 비타민 C가 풍부하여 서양에서는 잼을 만들어 이용한 기록이 있다. 중국에서는 해당화 열매를 꿀이나 설탕에 재어서 매과당으로 만들어 먹었고, 타박상, 풍비(風痺), 복중냉통(腹中冷痛)의 치료 및 부인의 월경과다, 하리 등에 사용하였다. 일본에서는 꽃의 색소를 천연착색료로, 꽃잎은 지사제와 지혈제로 이용하기도 한다.

우리나라는 뿌리 사용

우리나라는 해당화 뿌리를 당뇨병 치료의 민간약으로 오랫동안 사용하여왔다. 유독 한국에서만 뿌리를 이러한 약물로 사용하였기에 이에 관한 약리실험 연구는 주로 한국의 과학자들에 의해 많이 이루어졌다. 해당화의 여러 효능 중에서 민간에서 이용된 당뇨병 치료 효과에 대해 우선 살펴본다.

혈당 감소 효능

해당화의 당뇨병에 관한 연구는 연세대학교 의대 연구팀이 처음으로 시작하였다. 즉 당뇨병 치료의 약제로 많은 당뇨병 환자가 그 치료 효과를 본 바 있으나 이에 대한 과학적 성분 분석 및 약리작용에 대한 연구는 실시되어 있지 않아 해당화 뿌리가 당뇨 치료에 미치는 영향을 규명하기 위한 연구를 실시하여 그 결과를 발표한 것이다.

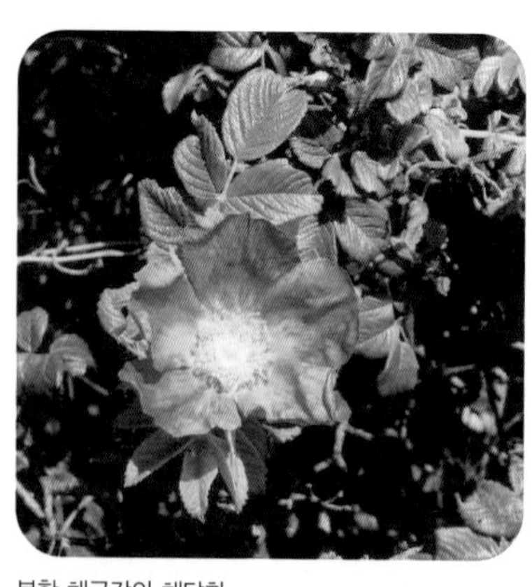
북한 해금강의 해당화

물을 투여한 대조그룹(당뇨를 일으키지 않은 쥐)의 정상 쥐에 비해 해당화를 투여한 그룹은 언제나 낮은 혈당치를 보였다. 또한 실험적으로 당뇨를 일으킨 쥐에서는 대조그룹에 비해 추출액 투여그룹에서 포도당 주사 후 45분과 60분에서 혈당치는 의의있게 낮아졌다. 따라서 해당화 뿌리는 실험적으로 당뇨를 일으킨 쥐에서 혈당치를 감소시키는 효과가 있음을 얻은 것이다.
조선대학교 식품영양학과 연구팀도 해당화 뿌리의 성분과 독성을 규명하고 약효의 유의성을 추구하기 위하여 해당화 뿌리가 집토끼의 실험적 고혈당 및 고지혈병에 미치는 영향에 대하여 연구하였다. 해당화 뿌리의 메타놀 추출물과 정제되지 않은 사포닌을 알록산으로 당뇨를 일으킨 집토끼에 투여하였다. 그 결과 해당화 추출물과 사포닌은 대조그룹에 비하여 혈당 강하작용을 나타냈다. 또한 추출물과 사포닌을 투여한 쥐에서는 대조그룹에 비해 혈중 고농도의 총콜레스테롤, 중성지질 양 등도 저하되었다.
중앙대학교에서는 약학석사학위 논문을 통해서 해당화 뿌리의 부탄올 분획물이 스트렙토조토신으로 당뇨를 일으킨 쥐에 대하여 고혈당 억제 효과를 나타내었으며 혈청 중성지방 농도가 감소됨을 보고하였다.
전북대학교 연구팀도 고혈당 쥐를 사용하여 실험한 결과 해당화 뿌리의 물 추출물에서 분리한 로자닌(rosanin)이라는 다당류 성분이 뛰어난 항고혈당 효과를 나타내었다고 발표하였다. 이상의 결과로서 해당화 뿌리는 고혈당을 일으킨 실험동물에게서 혈당치를 감소시키는 효과가 있음을 증명한 셈이다.

고지혈증 개선 효능

다음으로 해당화의 고지혈증 개선 효과에 대해 알아본다. 강원대학교 연구팀은 미국에서 발행되는 유명 학술지인 「라이프 사이언스(Life Science)」에 발표한 논문에서 해당화 뿌리 추출물을 흰쥐에 경구투여 시 간장과 혈청 중의 지방을 현저히 감소시키는 효과가 있음을 밝혔다. 이 연구팀은 한국의 생물공학회지에서도 해당화 뿌리의 지방대사에 미치는 효과를 발표했는데, 해당화가 흰쥐의 간장 및 혈청 중성지방 농도를 감소시키고 특히 성숙한 흰쥐에서 혈청 유리지방산 농도를 감소시키는 효과가 있음을 발표하였다. 필자도 약학회지에서 해당화 뿌리에서 분리한 카테킨[(+)-catechin]이란 성분이 흰 쥐의 혈청 콜레스테롤 농도 저하작용이 있음을 발표한 바 있다.

항산화, 간 보호작용

그 외 해당화 뿌리의 약리작용으로는 항염작용, 혈압 강하작용, 항산화작용, 간 보호작용 등도 연구되어 있다. 중앙대학교 연구팀은 해당화의 부탄올 추출물의 카라제닌(carrageenin) 유발 부종에 대해 염증을 감소시키는 작용을 발표했고, 어자번트(adjuvant) 유발 부종에 대한 항염 효과는 예방 효과보다 치료 효과에서 보다 큰 효과를 나타낸다는 사실도 발표하였다. 필자도 독일의 학술지에 해당화 뿌리의 사포닌 성분인 로자멀틴(rosamultin)이 강한 항산화작용이 있음을 발표하였고, 해당화 뿌리의 혈압 강하작용과 해당화 사포닌 성분의 간 보호작용을 발표한 바 있다. 생명공학연구원 연구팀도 해당화 잎의 항산화작용과 약리성분인 베타글루코갈린(β-glucogallin)의 강력한 항산화활성을 발표하였다. 강원대학교 연구팀은 해당화 뿌리와 줄기가 잎, 열매보다 항산화작용이 강하고 잎에는 비타민 C 함량이, 열매에는 베타카로틴 함량이 높다고 발표하였다.

이처럼 국내 과학자들은 해당화의 여러 가지 효능에 대한 연구 결과를 발표하였다. 그러나 아직 해당화의 독성검사에 대한 연구는 많지 않다. 민간약으로 사용하여왔지만 독성검사가 충분히 이루어진다면 과학적으로 입증된 당뇨병 치료 효과 등의 우수한 약효를 이용해서 새로운 의약품이나 기능성 식품의 소재로 유용하게 활용할 수 있으리라 생각된다. 참고로 필자의 해당화 연구 결과가 게재된 전문지 「약사공론」을 다음에 인용한다.

해당화에서 혈압 강하 효과 확인

우리나라 연안에서 자생하는 해당화가 혈청 중 지질성분의 농도 저하 및 혈압 강하 등의 작용이 있는 것으로 밝혀져 학계의 주목을 끌고 있다. 최근 발표된 「해당화 지하부의 성분에 관한 연구」(양한석 · 박종철)라는 논문에서 이처럼 밝히고 이 식물의 뿌리에서 추출해낸 메타놀엑기스로 동물실험을 실시한 결과 혈청콜레스테롤 양의 저하와 혈압 강하 사실을 발견했다고 주장했다.

이 논문은 해당화의 에타놀 분획 중 주성분인 (+)-카테킨을 단독으로 고지혈 흰쥐의 복강 내에 투여했을 때 유의성 있는 혈청콜레스테롤 저하가 있었음을 지적하면서 카테킨이 지질 감소작용을 지닌 유효성분일 것으로 추측했다. 이 논문은 특히 해당화가 우리나라에서는 민간요법으로 당뇨병에 광범위하게 사용되고 있다는 실례를 들며 이 식물의 생리활성물질을 체계적으로 시도하기 위해 연구를 실시했다고 밝혔다.

이 논문은 또 콜레스테롤 저하작용 외에도 나타난 혈압 강하 효과는 부타놀(BuOH) 분획에 있음을 발견했다고 밝히고 민간요법과 같은 혈당 강하작용은 없었다고 강조했다. 또한 이 논문에서는 연구의 결과로 클로로포름분획과 에타놀분획을 통해서 2α, 3α, 19α trihydroxy-urs-12-en-28-oic acid(euscaphic acid) 등 7종의 화물물을 최초로 분리했다고 밝혔다. 한편 해당화는 표고 1,600m 이하의 모래땅에서 잘 자라고 경북, 충남북, 전남북, 강원, 황해도 지방 등 한반도 전 연안에서 자생하고 있다. 꽃은 매괴화(玫瑰花)라고 불리며 예로부터 토혈(吐血), 풍비(風痹), 월경과다 등에 사용된 것으로 알려지고 있으나 뿌리의 경우는 전래되어온 민간요법에서 당뇨병 치료제로 통용되어왔다.

해당화의 한방 특성

▶ 한방 효능

- 성미(性味) : 맛은 달며 약간 쓰고 독이 없으며 성질은 따뜻하다.
- 귀경(歸經) : 간(肝), 비경(脾經)으로 들어가 작용한다.
- 약효 : 이기해울(理氣解鬱)하고 화혈산어(和血散瘀)하는 효능이 있

다. 간위기통(肝胃氣痛), 급만성 유주성 관절 풍습통, 토혈과 각혈, 월경불순, 적백대하, 이질, 화농성 유선염, 종독을 치료한다.

- 약리작용 : 간 보호작용, 항산화작용

Patent 해당화의 기능성 및 효능에 관한 특허자료

▶ 항당뇨와 항산화 효능이 있는 해당화잎차 제조방법

해당화의 독성을 현저히 감소시키고 항당뇨, 항산화 및 항지질 효과를 지닌 기능성 성분이 증가되며 해당화 특유의 향과 맛이 어우러진 새로운 형태의 해당화 옥록차를 제공하는 것에 관한 것이다.

– 등록번호 : 10-1006375, 출원인 : 전라남도

▶ 해당화 줄기 추출물을 포함하는 암 예방 또는 치료용 조성물

본 발명에 따른 해당화 줄기 추출물은 히스톤 아세틸 전이효소의 활성을 억제하는 효과가 우수하여 암, 특히 호르몬 수용체 매개 암, 예를 들어 전립선암의 예방, 개선 또는 치료에 뛰어난 효과가 있다.

– 등록번호 : 10-0927431, 출원인 : 연세대학교 산학협력단

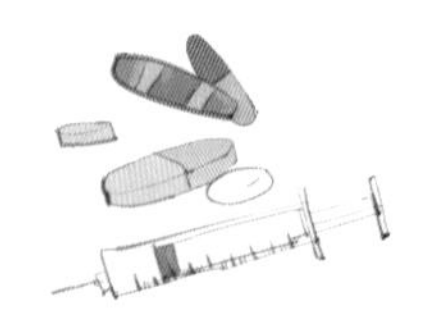

해당화 차

| 효능 |

혈당 강하작용, 고지혈증 개선, 간 보호작용, 월경과다 및 하리 개선 효과

1. 물 500mL에 말린 해당화 꽃 4g을 넣고 중불에서 5분 정도 끓인다.
2. 기호에 따라 꿀이나 설탕을 가미하여 마신다.

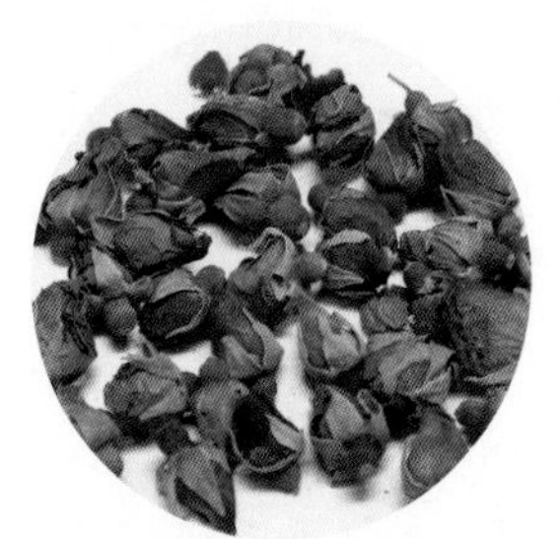

해당화 꽃 말린 것

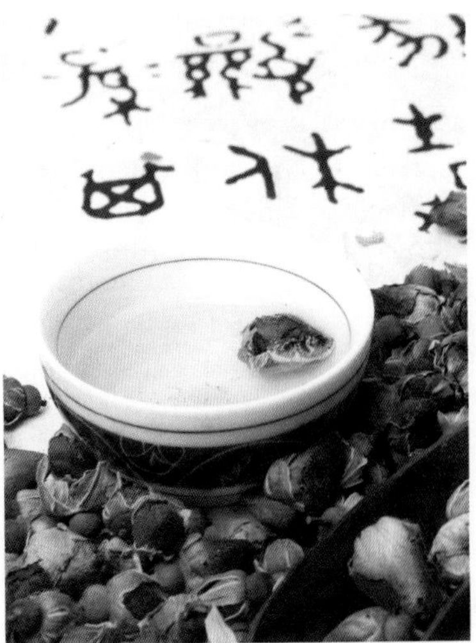

해당화차

해당화酒

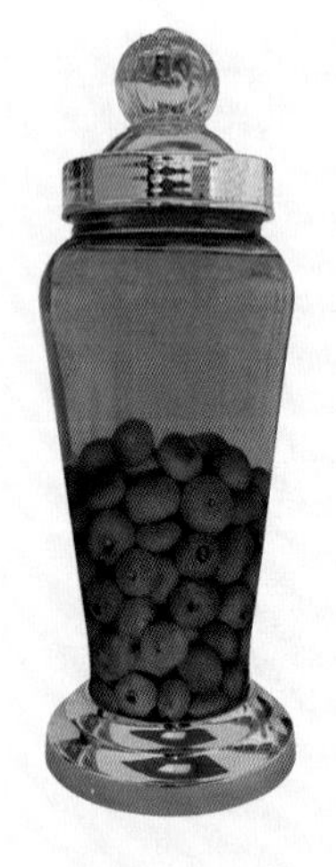

맛은 달고 약간 쓰다. 기호와 식성에 따라 꿀, 설탕을 가미하여 음용할 수 있다.

| 적용병증 |

- **보간(保肝)** : 간을 보하는 데에도 해당화술이 효과적이다. 물론 자제하지 못하고 평소같이 음주를 계속한다면 효과는 기대할 수 없다. 금주하며 다음 처방을 따른다면 좋은 효과를 볼 수 있다. 30mL를 1회분으로 1일 1~2회씩, 25~30일 정도 음용한다.
- **통경(痛經)** : 오줌소태나 초경에 심한 통증이 오는 증상을 말한다. 30mL를 1회분으로 1일 1~2회씩, 10~15일 정도 음용한다.
- **혈폐(血閉)** : 폐경의 시기가 아님에도 불구하고 생리가 그치는 증상을 말한다. 30mL를 1회분으로 1일 1~2회씩 10~15일, 심하면 25일 정도 음용한다.

| 만드는 방법 |

① 약효는 꽃과 열매, 뿌리에 있으므로, 주로 꽃과 열매, 뿌리를 사용한다.
② 꽃과 열매는 5~7월에, 뿌리는 연중 수시로 채취할 수 있으나 가을에 채취하는 것이 좋다.
③ 꽃은 신선한 것만을 사용하며, 열매와 뿌리는 그늘에서 말린 후 사용하는 게 좋다.
④ 생화는 약 250g, 말린 뿌리는 약 200g을 각각 소주 3.8L에 넣고 밀봉하여 서늘한 냉암소에서 보관 숙성시킨다.
⑤ 꽃은 3~4개월, 열매는 5~6개월, 뿌리는 6~8개월 정도 침출한 다음 음용한다.
⑥ 꽃은 8개월, 뿌리는 2년 정도 후 찌꺼기를 걸러낸다.

| 구입방법 및 주의사항 |

- 약재상에서 많이 취급하지 않으나 해변 모래땅에서 자생하므로 채취하여 사용한다.
- 오래 음용해도 해롭지는 않으나 치유되는 대로 중단한다.

임산부를 편안하게 하고 혈압도 내리는

황금

- **생약명** : 황금(黃芩)
- **라틴생약명** : Scutellariae Radix
- **기원** : 이 약은 속썩은풀 *Scutellaria baicalensis* Georgi(꿀풀과 Labiatae)의 뿌리로서 그대로 또는 주피를 제거한 것이다.

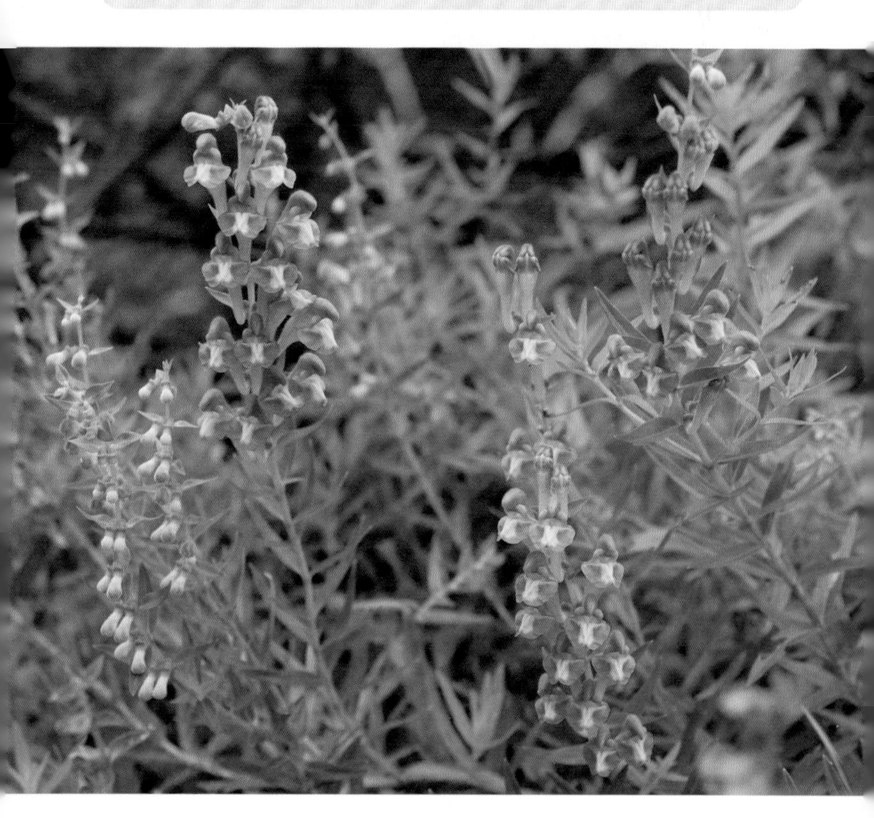

한약 황금을 먹인 '황금닭' 인기

보도에 의하면 '황금닭'을 전남 지역의 대표 토종닭 브랜드로 육성한다고 한다. 황금닭이라고 하면 황금색을 띠거나 황금(黃金)을 먹인 닭쯤으로 생각할 수 있지만 이 닭은 금(金)이 아닌 황금(黃芩)이란 한약을 먹여 키운 닭을 말한다.

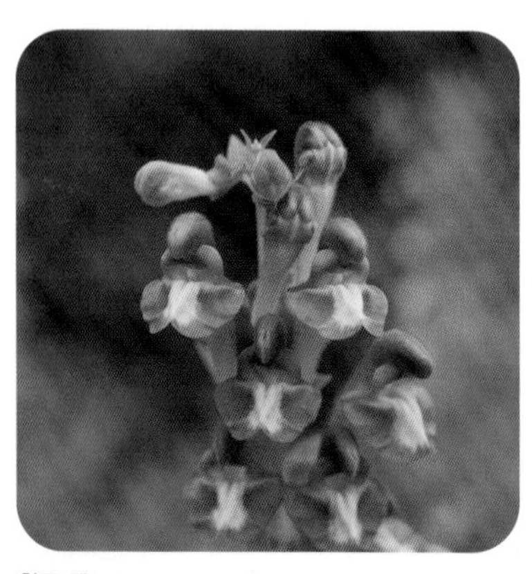

황금 꽃

항균작용이 탁월한 한약 황금과 미생물제 등을 원료로 한 사료를 먹여 키우므로 기존 항생제를 전혀 사용하지 않을 뿐 아니라 방목장에서 길렀으므로 일반 닭에 비해 기름기가 적고 육질이 부드럽다는 평가를 얻어 인기가 좋다.

큰 닭 기준으로 마리당 1만 5천 원 이상, 달걀은 개당 300원의 고가로 주문 판매하고 있는데도 전국에서 주문이 쇄도해 현재 적기 공급이 달리고 있다고 한다.

안태, 항균 효능

항균 효능이 우수한 한약 황금을 먹여 항생제를 사용하지 않아도 되도록 하고, 닭의 브랜드 명칭을 '황금닭'으로 명명함으로써 사람들의 호기심을 유발시키고 황금알을 낳는 성공브랜드로 격상시킨 전남도청 관련 공무원들의 아이디어에 박수를 보낸다.

황금은 식물 '속썩은풀'의 뿌리를 말한다. 속썩은풀은 우리나라 각처의 산지에서 나고 흔히 밭에 재배하는 다년초이다. 한방에서 열을 식히고 습을 변화하여 제거하는 청열조습(淸熱燥濕), 열기를 제거하고 독을 없애는 사화해독(瀉火解毒)의 효능이 있다. 그리고 태아가 움직여서 임신부의 배와 허리가 아프고 낙태의 염려가 있는 것을 다스려 편안하게 하는 안태(安胎) 약효가 있고 혈압을 내리는 약리작용도 있는 한약이다. 황금에 함유된 성분 중 바이칼린(baicalin)은 진정작용을 하며 모세혈관의 투과성을 저하시키므로 지혈작용이 있다. 바이칼린 성분은 가수분해하여 바이칼레인(baicalein)과 글루쿠론산(glucuronic acid)이 되는데 바이칼레인은 이뇨작용, 글루쿠론산은 해독작용을 나타낸다. 바이칼린과 바이칼레인은 담즙의 분비를 촉진하는 이담작용도 있다. 황금은 해열, 항염증, 간 세포 보호, 항알레르기, 호흡기질환 개선, 백내장 개선, 당뇨 개선작용 등이 연구되어 있다.

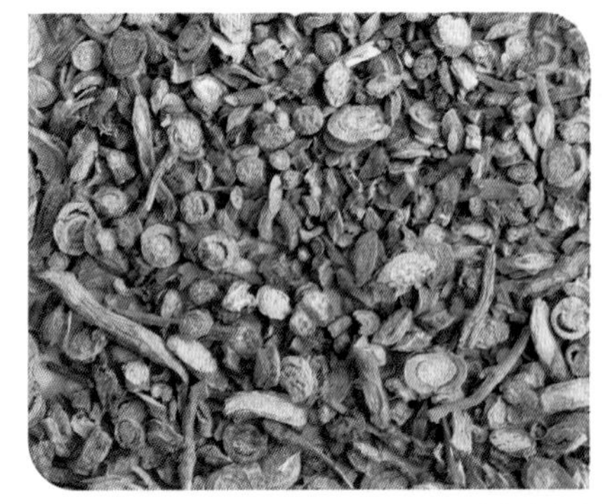
황금 절편 말린 것

배합 금기

산수유, 용골(龍骨, 큰 포유동물의 화석화된 뼈)은 상사(相使, 두 가지 이상의 약성이 다른 약재를 함께 사용하여 하나는 주된 작용을 하고 나머지는 보조 역할을 하여 한 가지 약재만을 쓸 때보다 더 좋은 효과를 내는 것), 총실(葱實, 파의 종자)은 상악(相惡, 두 가지의 약을 배합하여 쓸 때, 한 약물이 다른 약물의 성능을 약화시킴), 단사(丹砂), 목단, 여로(黎蘆)는 상외(相畏, 두 가지의 약을 배합하여 쓸 때, 한 약물이 다른 약물의 독성이나 강렬한 성질을 감소시키거나 없애는 일)작용을 한다.

황금의 한방 특성

▶ 한방 효능

● 성미(性味) : 맛은 쓰고 성질은 차다.

● 귀경(歸經) : 심(心), 폐(肺), 담(膽), 대장경(大腸經)으로 들어가 작용한다.

● 약효 : 지혈(止血), 안태(安胎)의 효능이 있다. 실화(實火)를 사하하고 습열을 제거하며 지혈하고 태(胎)를 안정시킨다. 심한 열로 인한 번갈, 폐가 열(熱)하여 나는 기침, 습열로 생긴 설사와 이질, 황달, 열림(熱淋), 토뉵(吐衄) 붕루(崩漏), 목적종통(目赤腫痛)을 치료한다.

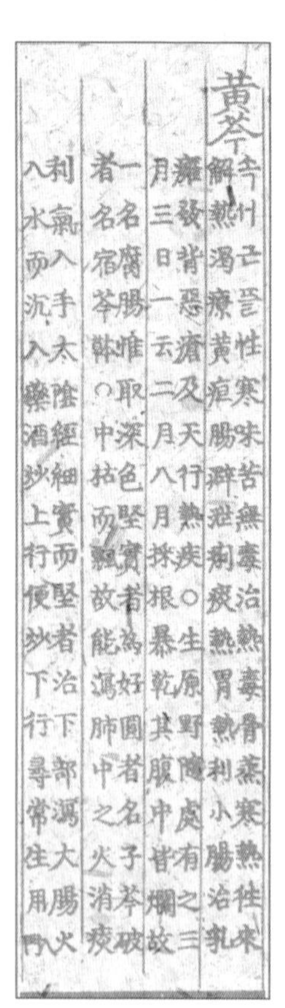

黃芩
속서근플性寒味苦無毒治熱毒骨蒸寒熱往來解熱渴療黃疸腸澼泄痢痰熱胃熱利小腸治乳
癰發背惡瘡及天行熱疾○生原野隨處有之三月三日一云二月八月採根暴乾其腹中皆爛故
一名腐腸惟取深色堅實者爲好圓者名子芩破者名宿芩韓○中枯而飄故能瀉肺中之火消痰
利氣入手太陰經細實而堅者治下部瀉大腸火入水而沈入藥酒炒上行便炒下行尋常生用門

동의보감에 수록된 황금

● 약리작용 : 해열작용, 항염증작용, 이담작용, 진정작용, 혈압 강하작용, 간세포 보호작용, 항종양작용, 신경세포 보호작용

▶ 동의보감 효능

성질은 차고[寒] 맛은 쓰며[苦] 독이 없다. 열독(熱毒), 골증(骨蒸), 추웠다 열이 났다 하는 것을 치료하고 열로 나는 갈증을 멎게 하고 황달, 이질, 설사, 담열(痰熱), 위열(胃熱)을 낫게 한다. 소장을 잘 통하게 하고 유옹, 등창, 악창과 돌림열병[天行熱疾]을 낫게 한다.

– 들과 벌판에 나는데 곳곳에서 다 자란다. 음력 3월 초나 2월과 8월에 뿌리를 캐 햇볕에 말린다. 그 속이 전부 썩었기 때문에 일명 부장(腐腸)이라고도 한다. 색이 진하고 속이 비지 않고 단단한 것이 좋

다. 둥근 것은 자금(子芩)이라 하고 갈라진 것은 숙금(宿芩)이라 한다[본초].

- 속이 마르고 퍼석퍼석하기[飄] 때문에 폐 속에 화(火)를 사(瀉)할 수 있고 담을 삭게 하고 기가 잘 돌게 한다.
- 수태음경에 들어가며 뿌리가 가늘고 단단하면서 속이 비지 않는 것은 하초의 병을 낫게 하고 대장의 화(火)를 사한다. 물에 넣어서 가라앉는 것을 약에 쓴다. 술로 축여 볶으면 약 기운이 올라가고 동변(童便, 소아의 소변)에 축여 볶으면 내려간다. 보통 때는 생것을 쓴다[입문].

Patent 황금의 기능성 및 효능에 관한 특허자료

▶ 황금 정제 추출물, 이의 제조 방법 및 이를 유효성분으로 함유하는 간보호 및 간경변증 예방 및 치료용 조성물

본 발명의 제조방법에 의해 제조된 황금 표준화시료용 정제 추출물 또는 이를 함유하는 조성물은 간보호 및 담즙성 간경변증 예방 및 치료용 조성물로 사용될 수 있다.

– 등록번호 : 10-0830186, 출원인 : 원광대학교 산학협력단

▶ 황금 추출물을 포함하는 난청의 예방 또는 치료용 조성물

본 발명에 따른 조성물에 함유되는 상기 황금 추출물은 소음 등으로 인한 청력 역치의 상승을 효과적으로 억제시킴으로써 난청, 특히 음향 외상성, 일시적 또는 영구적 소음성 난청을 억제할 수 있다. 따라서 상기 황금 추출물은 난청의 예방 또는 치료에 유용하다.

– 등록번호 : 10-0971374, 출원인 : 히어랩㈜

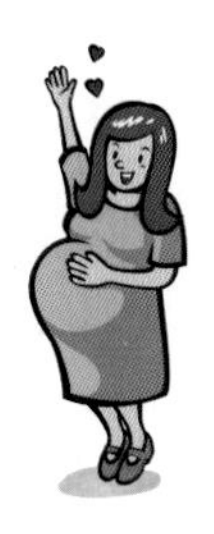

황금차

| 효능 |

항균 효능, 혈압 강하작용, 간세포 보호, 항알레르기 효능, 당뇨 개선작용

1. 물 1L에 황금 20g을 넣고 센불에서 30분 정도 끓인다.
2. 중불에서 약 2시간 정도 더 끓인다.
3. 예쁜 황금색으로 변할 때 기호에 따라 꿀이나 설탕을 가미하여 마시면 아주 좋은 약차가 된다.
4. 몸에 좋은 약은 쓰듯, 약간 쓴맛을 내면서 뒷맛은 깔끔하다.
5. 쓴맛을 싫어하는 사람은 감초 3~4조각(약4~5g)이나 대추 3~4개를 넣어 같이 끓여 마시면 좋은 맛을 낸다.

황금 말린 것

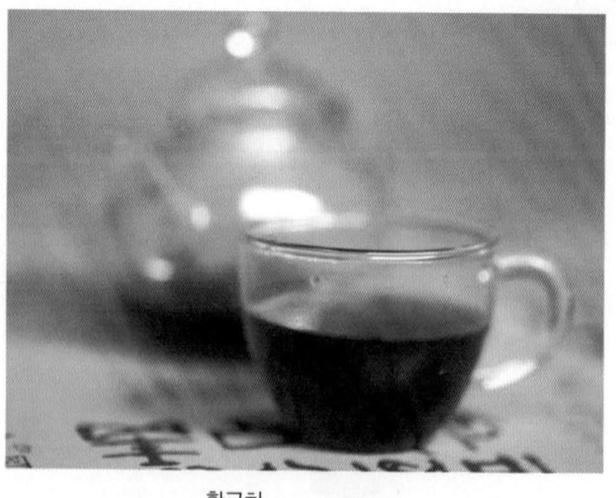

황금차

보기약

황기

- 생약명 : 황기(黃芪)
- 라틴생약명 : Astragali Radix
- **기원 :** 이 약은 황기 *Astragalus membranaceus* Bunge 또는 몽골황기(蒙古黃芪) *Astragalus membranaceus* Bunge var. *mongholicus* Hsiao(콩과 Leguminosae)의 뿌리로서 그대로 또는 주피를 제거한 것이다.

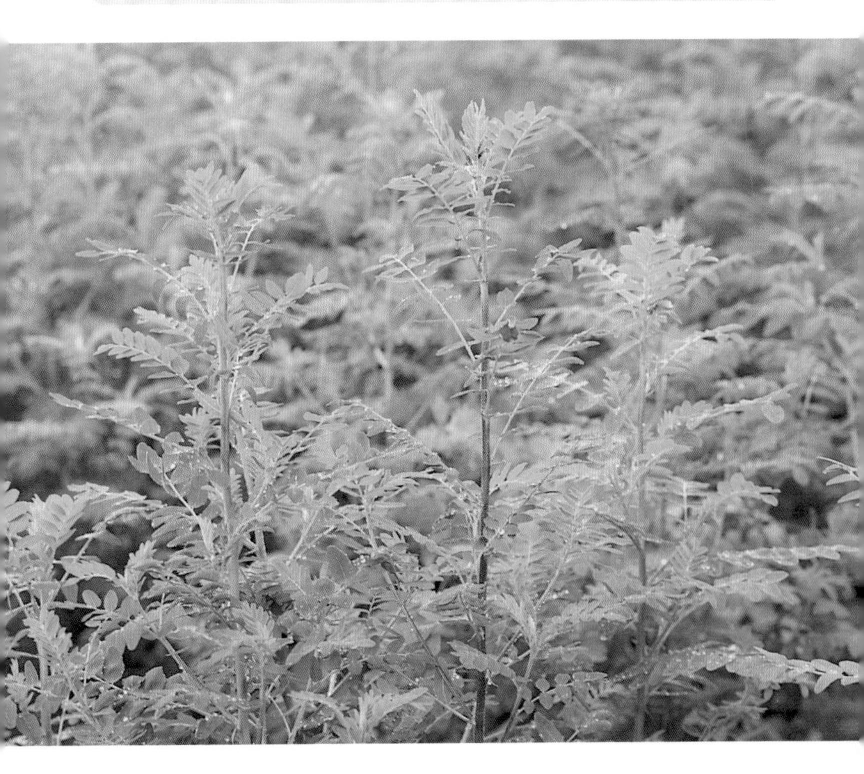

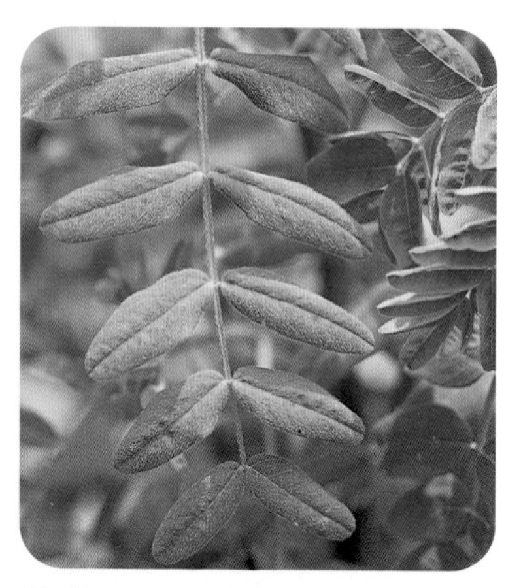

황기 잎

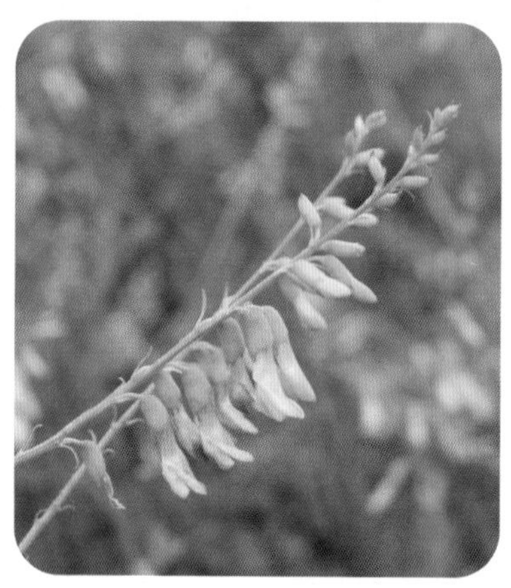

황기 꽃

황기가 들어 있는 삼계탕

한여름의 더위를 피해 산이나 계곡, 바다로 향하는 피서객들이 많다. 쉽게 일손을 놓지 못하고 가정이나 일터에서 바삐 살아가는 사람들은 여름철의 건강관리를 위해 특별한 식품을 찾아보기도 한다.

여름철을 다독이는 여러 건강식 중에서도 삼계탕을 선호하는 비율이 높고 회사원들이 찾는 단골 점심메뉴 또한 삼계탕이 인기이다.

특히 일본인들도 한국 음식 여행에서 즐겨 찾는 요리에 삼계탕이 빠지지 않는다고 하니, 김치와 더불어 한국 음식의 맛과 영양적 가치를 알기에 그들도 더욱 가까이 하려는 것 같다.

땀이 많을 때 한의사의 처방을 받아서 복용하는 것이 바르겠지만, 이 경우 황기라는 약으로 식은땀을 다스린다는 것은 보편화된 한방 상식이 되었다. 여름철 건강식의 대표선수 중 하나인 삼계탕에 황기를 넣어 조리하든지, 아니면 황기를 그냥 차처럼 끓여 먹기도 한다. 인삼이 들어간다고 해서 삼계탕이지만 황기도 빠지지 않는 단짝이 되었다. 한방에서 중요한 한약이지만 어느새 일반 식품처럼 되어버렸다. 그만큼 대중화된 약물이자 식품인 셈이다.

기를 보강하는 약, 황기

황기는 한의학에서 기(氣)를 보강하는 보기약(補氣藥)으로서 널리 알려져 있다. 『신농본초경』 '상품' 에 수재된 이래 여러 문헌에 인용되었으며, 임상적으로 만성쇠약 등에 사용한다. 『신농본초경』 '상품' 이란 다량 복용하거나 장기간 복용하여도 사람에게 해를 주지 않고 장수하는 한약이 속해 있는 분야이다. 부작용이 없는 것은 아니지만 안전한 약물인 셈이다.

콩과에 속하는 다년생 초본인 황기는 생것으로 사용하면 강장, 이뇨, 자한(自汗) 치료 등에 사용하지만, 꿀을 녹여서 잘 혼합하여 손에 끈적끈적 들러붙지 않을 정도로 약한 불에 볶은 황기[蜜黃芪]는 보중익기(補中益氣)에 사용한다. 황기는 기허 쇠약자에게 인삼과 같이 복용하면 효력이 강하며 특히 임상적으로 만성쇠약, 탈항(脫肛), 자궁출혈

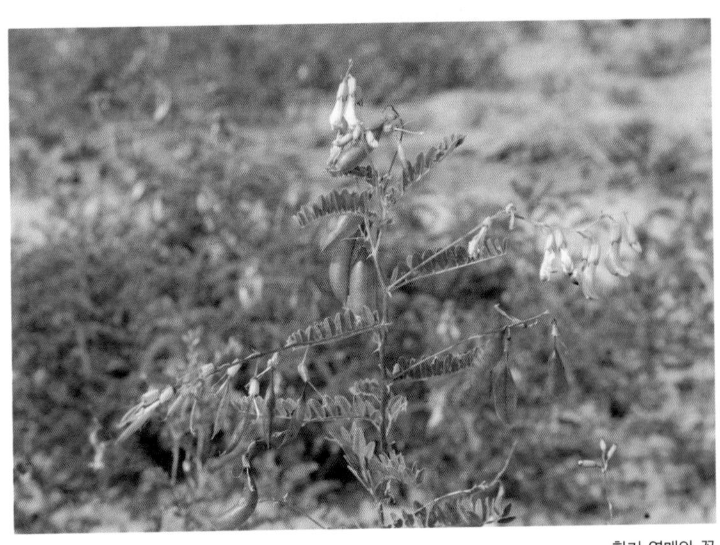

황기 열매와 꽃

그리고 급만성 신염, 소갈 등에 이용된다.

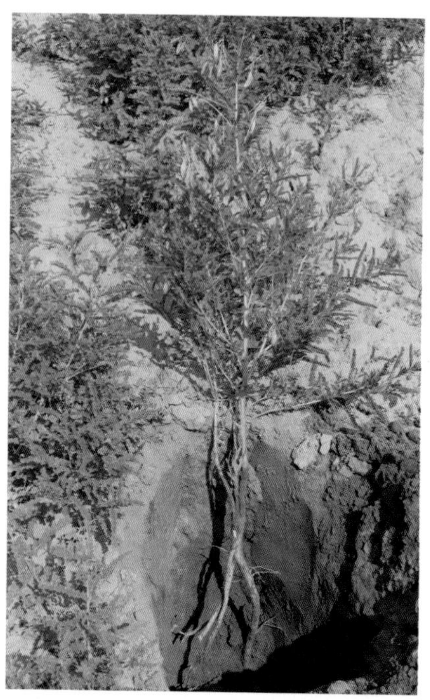
황기 뿌리

『동의보감』에서는

『동의보감』에서는 황기의 성질은 약간 따뜻하고 맛은 달며 독이 없고 허손증으로 몹시 여윈 데 쓴다고 기재되어 있다.

기를 돕고 살찌게 하며 추웠다 열이 났다 하는 것을 멎게 하고, 신이 약해서 귀가 먹은 것을 치료하며, 오래된 헌데에서 고름을 빨아내며 아픈 것을 멎게 한다. 또한 어린이의 온갖 병과 여러 가지 부인병을 치료한다. 기가 허하여 나는 식은땀[盜汗]과 저절로 나는 땀[自汗]을 멎게 하는데 이것은 피부 표면에 작용하는 약이다. 희멀쑥하게 살찐 사람이 땀을 많이 흘리는 데 쓰면 효과가 있고 빛이 검푸르면서 기가 실한 사람에게는 쓰지 못한다.

위에서 황기의 맛(味)은 감(甘), 즉 달다고 했다. 한방 이론에서 기미론상 감미(甘味)의 효과가 주로 완화(緩和), 보기(補氣), 보양(補陽), 해독 등의 작용이 있다.

비위장의 기능을 보해주고 백약(百藥)을 완화시키는 작용이 있으므로, 황기의 주효능인 보중익기가 바로 이 감미의 작용으로 간주될 수 있다는 해석도 있다.

땀도 여러 가지

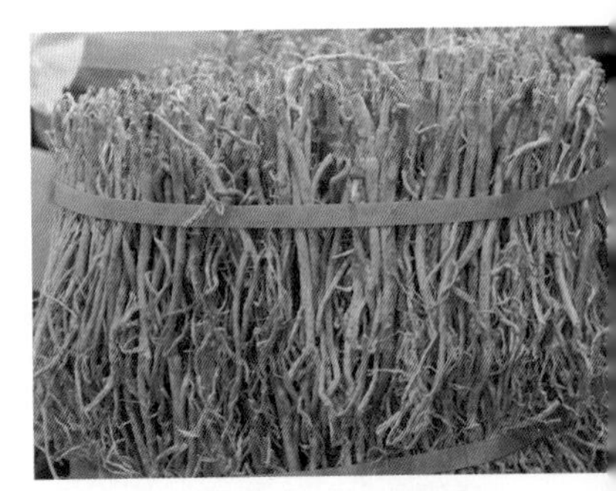

한국산 황기

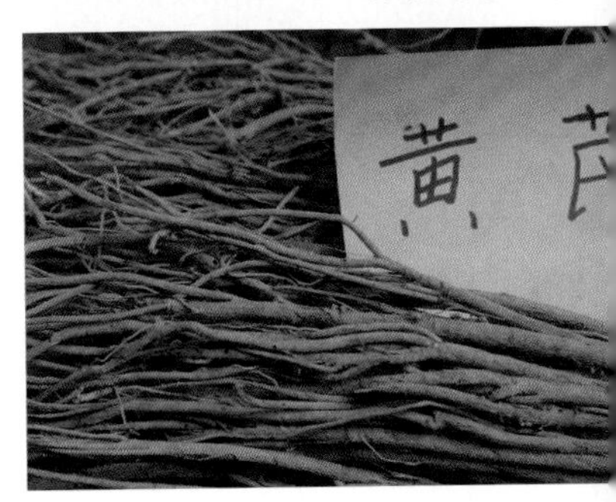

중국산 황기

앞에서 언급한 도한(盜汗)과 자한(自汗)에 대해 알아보자. 도한은 한증(汗證)의 하나로 잠잘 때 나는 땀이라 하여 침한(寢汗)이라고도 부른다. 잠잘 때에는 땀이 나다가 잠에서 깨어나면 곧 땀이 멎는 것을 말한다. 오랜 병이나 심한 출혈, 열성 질병으로 음혈(陰血)이 부족해서 생긴다.

그 밖에 『동의보감』에는 비습(脾濕)이 성하거나 간열(肝熱)에 의해서도 생긴다고 하였다. 원인과 증상에 따라 음허도한(陰虛盜汗), 혈허도한(血虛盜汗)으로 나눈다. 그리고 자한은 깨어 있을 때 몸에 부담을 주지 않고 저절로 나는 땀을 말한다. 주로 폐기(肺氣)가 허약하고 혈허(血虛), 담(痰)이 몰릴 때 생긴다. 땀 내는 약을 먹지 않았는데 늘 축축하게 땀이 나며 조금만 움직여도 심해진다. 원인에 따라 기허자한(氣虛自汗), 양허자한(陽虛自汗), 혈허자한(血虛自汗), 상습자한(傷濕自汗) 등으로 나누기도 한다. 이처럼 신선한 황기는 기가 허하여 나는 식은땀과 저절로 나는 땀을 멎게 하는 데 유용하다.

고혈압 예방, 면역 증강작용

황기의 주요 약리작용으로는 혈압 강하작용, 면역 증강작용, 강심작용, 간장 보호작용, 혈당 강하작용, 이뇨작용 등이 알려져 있다. 그중 최근 연구를 살펴보면 황기 속에 들어 있는 가바(GABA)라는 아미노

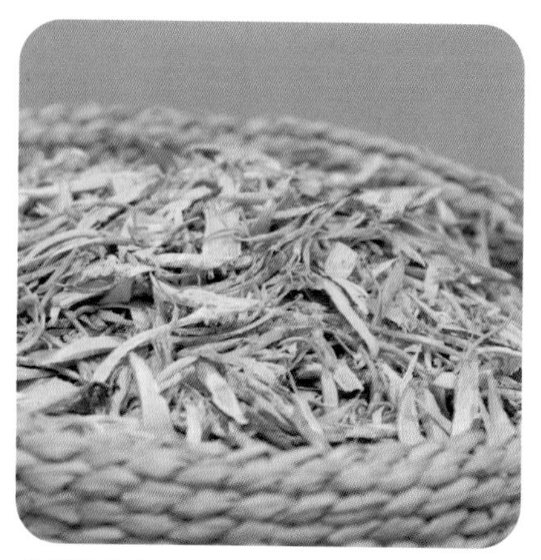
건조해서 썰어놓은 황기

산 성분은 황기의 혈압 강하작용과 이뇨작용의 약리성분으로 얻어졌다. 이 GABA 성분은 뇌혈관 장애의 치료에 임상적으로도 사용이 가능하고, 하루 1.5~4g을 1주간 복용하면 혈압 강하작용 효과가 꽤 있는 것으로 알려져 있다.

혈압 강하작용은 중추를 통한 교감신경 차단작용과 말초적인 부교감신경 흥분작용과 관련되는 것으로 조선대학교에서 발표하기도 했다. 원광대학교 한의대에서도 황기에 대해 많은 연구가 이루어졌다. 황기가 감염성 질환이나 면역기능의 이상으로 인한 질환의 치료에 활용할 수 있으며, 선천적 및 특이적 면역기능을 증진시키는 효과도 발견되었고 종양의 치료에도 충분하게 응용될 수 있다는 연구들이다.

한 일본 학자는 실험동물에게 황기를 매일 3주간 투여해보니 이 동물의 수영시간이 연장됨을 발견했다. 이로써 황기의 강장작용이 입증되었고 그 유효성분은 사포닌 성분일 것으로 추정했다.

간 독성 예방 효능

경산대학교 한의대 연구팀은 황기 추출물이 아세트아미노펜에 의해 유도된 간 독성에 대한 예방 효과를 가진다고 발표하였다. 아세트아미노펜은 약국에서 판매하는 일반적인 해열진통제이나 사람과 동물에서 과량 복용하면 치명적인 간 괴사와 심각한 중독현상을 유발하는 것으로 알려져 있다. 이런 간 독성에 대해 황기가 보호작용이 있다는 것이다.

이화여자대학교 약대 연구팀은 황기에서 분리한 성분인 이소플라본 배당체가 염증의 치료뿐만 아니라 암 예방의 측면에서도 기대되는 COX-2 작용을 강하게 억제함을 발표하였다.

운동 피로 회복에도 효과

황기를 이용한 한방처방으로 소건중탕에 황기를 가한 황기건중탕과 황기건중탕에 인삼을 가한 가미황기건중탕이 모두 운동 피로회복에 상당한 효과가 있다는 연구 결과도 흥미롭다. 황기를 군약(君藥, 한약처방의 조성에서 주증상 치료에 주요한 작용을 하는 약)으로 하는 보중익기탕도 입맛이 없고 피로가 겹칠 때 사용하는 방제이다.

이처럼 황기에는 다양한 약효가 알려져 있으며 과학적인 실험으로 황기의 약리 효과가 증명되고 있다.

뿌리는 굵고 길며, 주름은 적고 단단하면서 부드럽고 맛은 달아야 좋은 황기라고 알려져 있다.

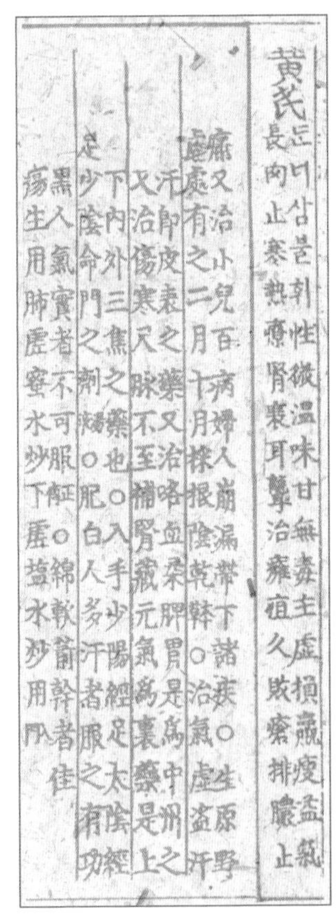
黃芪 단너삼불휘 性微溫味甘無毒主虛損羸瘦益氣長肉止寒熱療腎衰耳聾治癰疽久敗瘡排膿止痛又治小兒百病婦人崩漏帶下諸疾○生原野處處有之二月十月採根陰乾○治氣虛盜汗并自汗即皮表之藥又治咯血柔脾胃是爲中州之藥又治傷寒尺脈不至補腎藏元氣爲裏藥是上下內外三焦之藥也○入手少陽經足太陰經足少陰命門之劑○肥白人多汗者服之有功蒼黑人氣實者不可服○綿軟箭幹者佳瘡瘍生用肺虛蜜水炒下虛鹽水炒用[入門]

동의보감에 수록된 황기

황기의 한방 특성

▶ 한방 효능

- 성미(性味) : 맛은 달며 독이 없고 성질은 따뜻하다.
- 귀경(歸經) : 폐(肺), 비경(脾經)으로 들어가 작용한다.

- 약효 : 신선한 것을 쓰면 익위고표(益衛固表)하고 소변이 잘 나오게 하며 부기를 가라앉히고 독을 배출시키며 새살이 돋아나게 하는 효능이 있다. 자한(自汗), 도한(盜汗), 혈비(血痺), 부종, 옹저(癰疽)를 치료한다. 구운 것은 중초를 튼튼하게 하는 효능이 있고 내상노권(勞倦), 비허(脾虛) 설사, 탈항, 기허혈탈(氣虛血脫), 붕대(崩帶) 및 기쇠혈허(氣衰血虛)의 모든 증세를 치료한다.
- 약리작용 : 혈압 강하작용, 혈관 확장작용, 이뇨작용, 면역 증강작용

▶ 동의보감 효능

성질은 약간 따뜻하고[微溫] 맛은 달며[甘] 독이 없다. 허손증(虛損症)으로 몹시 여윈 데 쓴다. 기를 돕고 살찌게 하며 추웠다 열이 나는 것을 멎게 하고 신이 약해서 귀가 먹은 것을 치료하며 옹저(癰疽)를 없애고 오래된 헌데에서 고름을 빨아내며 아픈 것을 멎게 한다. 또한 어린이의 온갖 병과 붕루(崩漏), 대하(帶下) 등 부인병을 치료한다.

- 벌판과 들에서 자라는데 어느 곳에나 다 있다. 음력 2월, 10월에 뿌리를 캐어 그늘에서 말린다[본초].
- 기가 허하여 나는 식은땀[盜汗]과 저절로 나는 땀[自汗]을 멎게 하는데 이것은 피부 표면에 작용하는 약이다. 또 각혈(咯血)을 멈추고 비위를 편안하게[柔] 한다는 것은 비위의 약[中州之藥]이라는 것이다. 또 상한에 척맥(尺脈)이 짚이지 않는 것을 치료하고 신기(腎氣)를 보한다는 것은 속을 치료하는 약이라는 것이다. 그러므로 단너삼은 상, 중, 하, 속과 겉, 삼초의 약으로 되는 것이다.
- 수소양경과 태음경, 족소음경의 명문에 들어가는 약[命門之劑]이다[탕액].
- 희멀쑥하게 살찐 사람이 땀을 많이 흘리는 데 쓰면 효과가 있고 빛이 검푸르면서 기가 실한 사람에게는 쓰지 못한다[정전].
- 솜처럼 만문하면서[軟] 화살같이 생긴 것이 좋다. 창양(瘡瘍)에는 생것으로 쓰고 폐가 허한 데는 꿀물을 축여 볶아 쓰며 하초가 허한 데는 소금물을 축여 볶아 쓴다[입문].

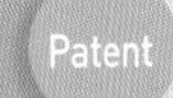

황기의 기능성 및 효능에 관한 특허자료

▶ 황기 추출물을 함유하는 간기능 개선제

황기의 물 추출물이 간기능 개선 효과는 황기를 메탄올로 추출한 후 유기용매 분획과 물 분획을 분리하여 간기능 개선 효과를 시험한 결과 물 추출액이 가장 우수한 간기능 효과를 나타냄을 확인하였다.

– 공개번호 : 10-1996-0021052, 출원인 : 재단법인 한국인삼연초연구원

▶ 황기 추출물을 유효 성분으로 하는 골다공증 치료제

황기를 저급 알코올로 추출하여 물을 가한 다음 다시 헥산으로 부분 정제한 황기 추출물은 골다공증 치료제에 관한 것으로서, 이는 노화 또는 폐경 등의 다양한 원인에 의하여 유발되는 골다공증을 부작용이 없이 예방 및 치료하는 데 효과적으로 사용될 수 있다.

– 등록번호 : 10-0284657, 출원인 : 한국한의학연구원

▶ 황기 추출물을 포함하는 혈관형성 촉진 및 골유합 효과를 갖는 골절의 예방 및 치료용 조성물

본 발명의 황기 추출물은 골절의 예방 및 치료에 유용한 약학조성물 및 건강기능식품으로 이용될 수 있다.

– 등록번호 : 10-0760384, 출원인 : 경희대학교 산학협력단

▶ 황기 추출물을 포함하는 뇌허혈성 신경세포손상 방지용 조성물

본 발명은 인체에 무해하고 부작용을 발생시키지 않는 뇌허혈성 신경세포 손상 방지용 조성물을 제공하며, 이를 식품 또는 약제로 활용하여 신경세포 손상으로 인하여 야기되는 질환을 예방할 수 있다.

– 등록번호 : 10-0526404, 출원인 : 학교법인 한림대학교

▶ 황기 추출물을 함유한 미백용 화장료 조성물

황기 추출물을 함유하는 미백 화장료는 티로시나아제 효소의 활성을 억제하는 작용과 그에 따른 멜라닌 색소의 생성을 억제하는 작용에 의한 미백 효과가 우수할 뿐 아니라, 피부에 자극이 없고 안전하다.

– 공개번호 : 10-2009-0111679, 출원인 : 세명대학교 산학협력단

황기차

| 효능 |

기(氣)를 보강, 만성쇠약 개선, 혈압 강하작용, 면역 증강작용, 간독성 예방 효능, 운동 피로회복 효과

1. 물 1L에 황기 30g을 넣고 센불에서 30분가량 끓인다.
2. 2시간 정도 은근한 불에서 더 달인다.
3. 끓을 때의 맛은 약간 쓴맛이 있지만 다 끓은 후에는 단맛이 있어서 처음 마시는 사람도 마시기 좋다.
4. 기호에 따라 꿀이나 설탕을 가미해도 좋고 또 처음부터 감초 3~4조각(약 4~5g)을 함께 넣어서 끓여 마시면 아주 좋은 차가 된다.

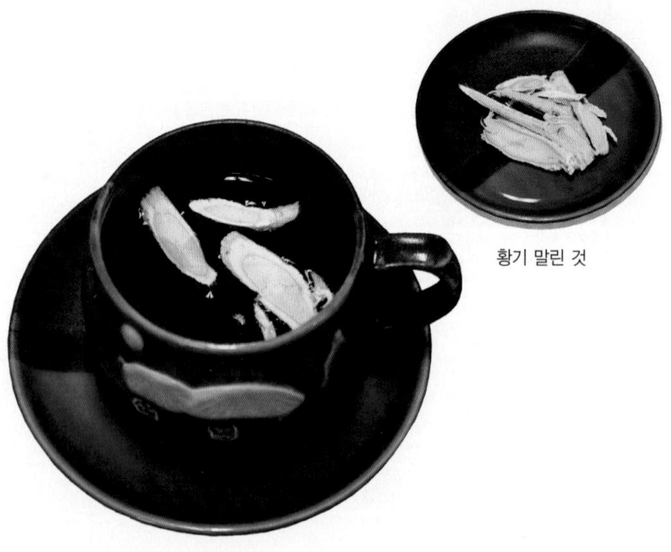

황기 말린 것

황기차

제2장

웰빙 약용식물과 효능

원기를 보충하는 식품

마늘

- 생약명 : 대산(大蒜)
- 라틴생약명 : Allii Bulbus
- **기원** : 이 약은 마늘 *Allium sativum* Linné(백합과 Liliaceae)의 비늘줄기이다.

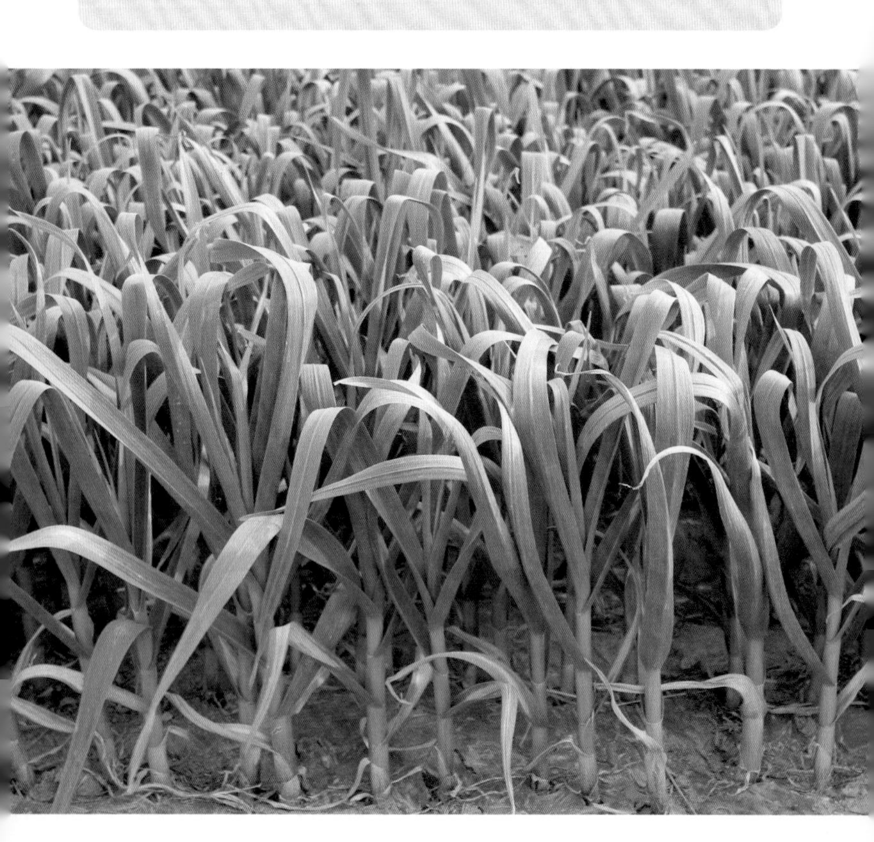

사스(SARS, 중증급성호흡기증후군)에 걸린 환자 수와 그로 인한 사망자 수가 증가하던 무렵, 당시 한반도에만 아직 사스가 상륙하지 않고 있자 그 이유에 대한 추측이 난무한 적이 있었다. 외국에서는 한국인들이 다른 나라 사람들보다 사스에 대해 더 큰 면역력을 가지고 있을 것이라는 추측을 하며 우리 식생활의 특징을 그 이유로 들기도 했다. 이와 관련하여 관심을 끄는 식품이 바로 마늘인데, 우리가 마늘이 필수적으로 들어 있는 여러 형태의 김치를 늘 먹기 때문일 것이다. 이런 영향으로 최근 중국에서는 김치가 히트 상품이 되고, 한국산 김치의 수입뿐 아니라 중국 현지에서 생산되는 김치도 호황을 누리고 있다고 한다.

그리스의 원기 보충 식품인 마늘

인간이 마늘을 먹기 시작한 것은 4천 5백여 년 전에 바빌로니아 왕의 왕실 식탁용으로 마늘을 주문했다는 것이 역사상 첫 기록으로 남아 있다. 그리고 고대 이집트에서는 피라미드를 건설할 때 인부들에게 힘든 중노동을 견디게 하기 위해 마늘을 먹이고 품삯 대신 마늘을 주었다고 전한다. 또한 그리스의 경기자들은 힘을 내기 위해 마늘을 자주 먹었다고 한다.

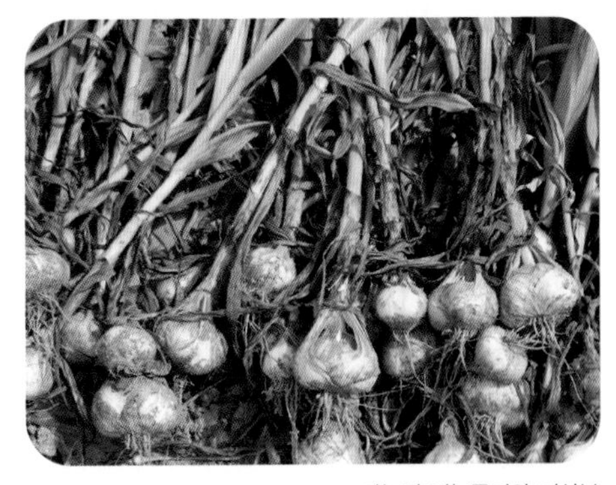

마늘의 비늘줄기와 지상부

사실 마늘만큼 오랫동안 동서양을 막론하고 여러 가지 질병의 치료제로 쓰여온 식물도 드물다. 『동의보감』에 기재된 내용을 보면 마늘은 관절이 쑤시는 것을 낫게 하고 악성학질을 없애며 비장(脾臟)을 든

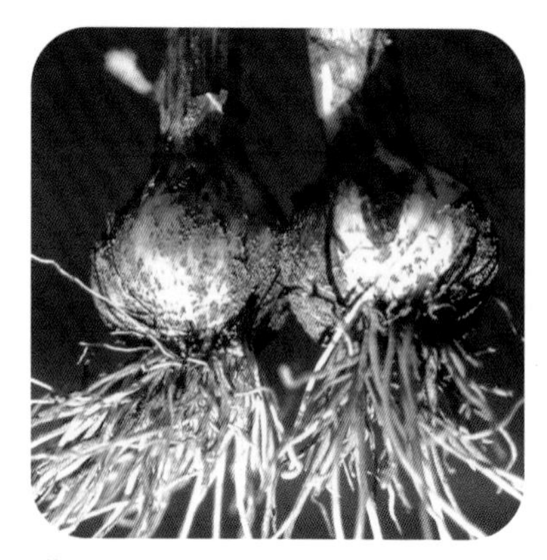
마늘 뿌리

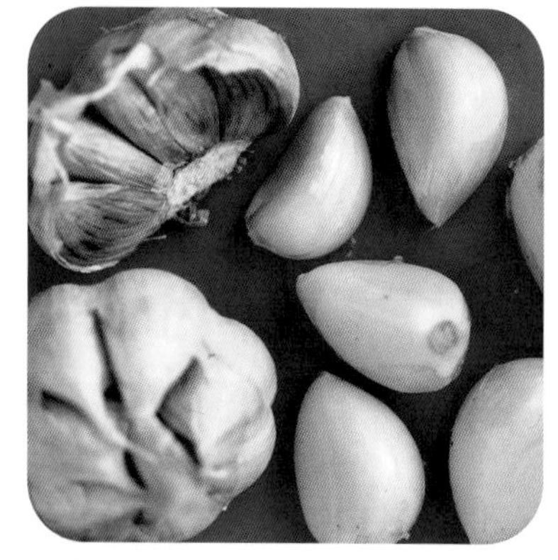
통마늘과 깐마늘

든하게 하고 위를 따뜻하게 한다. 그리고 급·열성 전염병과 학질, 기생충 감염을 치료하며 오랫동안 먹으면 간과 눈이 상한다고 되어 있다. 그동안 연구된 마늘 약효로는 항암작용, 항돌연변이작용, 고지혈증 개선 효과, 이뇨작용, 혈중 콜레스테롤 농도 저하작용, 식욕증진 및 단백질 소화작용, 정장작용, 결핵 예방 및 치료작용, 혈압 강하작용, 류머티스성 관절염 치료작용, 피로회복작용, 항산화작용, 지구력과 원기 증진작용 등 많은 효능들이 알려져 있다.

유방암 위험 감소

다양한 약효 중 항암작용과 항균작용을 중심으로 살펴본다. 최근의 항암작용 연구로는 암관련 저명학술지인 「캔서 리서치(Cancer Research)」에 마늘에 포함되어 있는 셀레늄 화합물인 GGMSC라는 성분이 유선의 종양 부위를 감소시키고 유방암에 효과가 있다는 연구 결과가 발표되었다.

그리고 프랑스 북동부에서 유방암 진단을 받은 345명의 환자를 대상으로 조사한 결과 마늘 섭취가 많은 경우 유방암 위험이 감소되었다고 유럽의 논문집에 발표되었다. 마늘의 성분인 알리신(allicin) 1~3mg을 근육, 피하 혹은 종양 내에 직접 주사했을 때 피하종양이 소멸된다는 논문도 있고, 생마늘에서 추출한 알리신으로 암세포를 처리한 결과 암의 증식이 억제되고 장기간 생존하였다는 연구 결과도 있으며 중국 산동지역에서 마늘을 먹지 않는 다른 지방에 비해 위암 발생률이 현저히 낮았다는 발표도 있다.

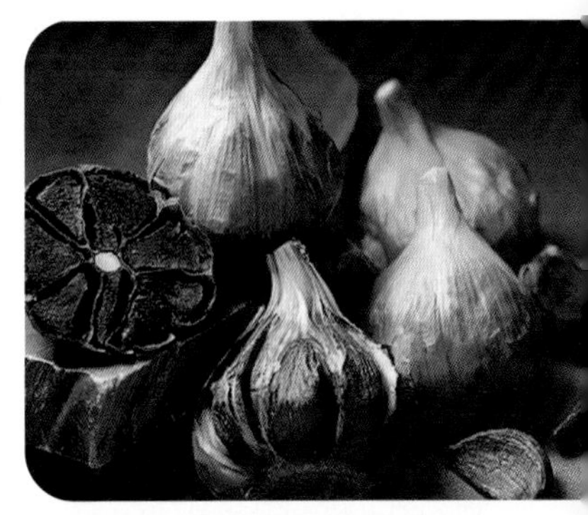
통마늘을 쪄서 말린 흑마늘

인체 암세포에도 효과

고려대 의대 연구팀은 인체간암세포, 결장암세포, 직장암세포를 대상으로 마늘과 비타민 C에 의해서 세포증식이 억제 또는 사멸되는 현상이 발견되며 특히 마늘과 비타민 C를 단독으로 첨가할 때보다 혼합물의 투여 시 위의 효과가 현저히 상승됨을 발견하였다. 이처럼 마늘의 항암작용에 대한 다양한 연구결과가 우리가 마늘에 관심을 가지는 이유가 될 것이다.

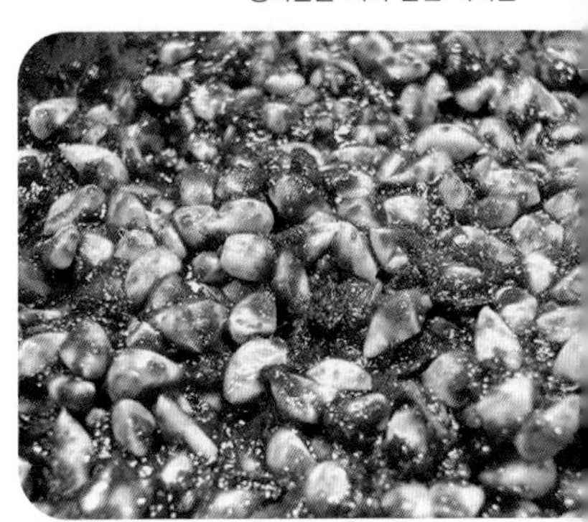
마늘로 담근 김치

항균작용

항균 효과에 대해서는 숙명여자대학교 연구팀이 한국산 마늘에

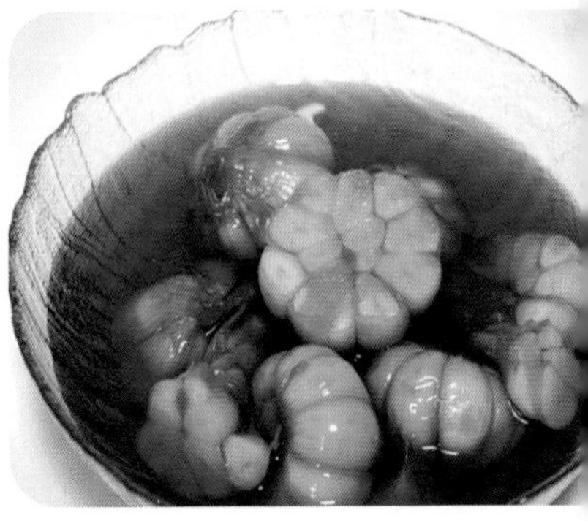
마늘 장아찌

서 분리한 알리신이 비병원균으로 저항성이 강한 멸균지표의 대표균(Bacillus subtilis), 경구전염으로 감염되기 쉬운 균(Salmonella typhimurium)에 강력한 항균 효과가 있음을, 덕성여자대학교 연구팀은 마늘이 인플루엔자 바이러스 감염 방어에 상당한 효과가 증명되었으나, 일상적인 마늘 섭취량으로는 감기예방에 효과를 거두기 어렵고 하루 10쪽가량의 섭취 시 어느 정도 효과를 볼 수 있을 것이라는 연구 결과를 발표하였다.

그 외 마늘의 재미있는 약효로서 장시간 운동 시 원기의 축적은 물론, 운동 후 피로회복에도 큰 영향을 미친다는 연구 결과를 소개하고자 한다. 부산대학교 체육교육학과 연구팀은 신체 건강한 남자대학생 16명을 대상으로 14일간 합숙훈련을 하여 하루에 마늘 90g(매끼당 30g:5쪽 정도)을 3회로 나누어 마늘소스, 마늘버터구이, 마늘구이로 섭취케 하였는데, 그 결과 마늘 섭취군이 혈액성분 중 HDL-콜레스테롤, LDL-콜레스테롤, 총콜레스테롤치, 젖산에서 대조군(비교 집단)에 비해 피로회복 효과가 큰 것으로 나타났다.

마늘의 약리성분

마늘의 대표적인 성분인 알리인(alliin)은 세포가 파괴되면 마늘 속에 공존하는 알리나제(allinase)라는 효소의 작용에 의하여 자극성의 강한 냄새가 나는 유상물인 알리신으로 변한다. 마늘 표면에 상처를 내거나 갈거나 하면 순식간에 마늘 특유의 냄새가 나는데, 이것이 바로 '알리신' 이다. 알리나제 효소는 열에 매우 약해서 가열하면 기능을 상실한다. 마늘을 열탕에 넣거나, 알루미늄 호일에 싸서 굽거나 전자레인지에 넣으면, 냄새가 나지 않게 되는 것도 이 때문이다.

마늘 냄새 없앤 알약, 일리노어 타블렛

마늘 냄새와 관련하여 어느 신문 칼럼의 이야기를 소개해보면, 1960년대에 '일리노어 타블렛' 이라는 마늘 당의정이 미국에서 유행했다고 한다. 당시 팔순이 넘도록 정력적으로 사회활동을 하고 있던 프랭클린 루스벨트의 부인 일리노어 여사에게 노익장의 비결을 물었을 때 "수십 년 동안 마늘을 먹어왔고 그 때문인지는 모르지만 잔병이나 유행병을 앓은 적이 없다는 것밖에 말할 것이 없다."고 했다. 이 말이 불씨가 되어 미국에 마늘 붐이 일었고, 마늘 기피 요인인 냄새를 없애고자 고안된 마늘 당의정에 그녀의 이름을 따서 일리노어 타블렛이라 불렀다고 한다.

마늘의 한방 특성

▶ 한방 효능

- 성미(性味) : 맛은 매우며 성질은 따뜻하다.
- 귀경(歸經) : 비(脾), 위(胃), 폐경(肺經)으로 들어가 작용한다.
- 약효 : 행체기(行滯氣)하고 난비위(暖脾胃)하며, 소징적(消癥積)하고 해독하며 기생충을 죽이는 효능이 있다. 음식적체(飮食積滯), 완복냉통(脘腹冷痛), 수종창만(水腫脹滿), 설사, 이질, 학질, 백일해, 뱀에 물린 상처를 치료한다.
- 약리작용 : 혈압 강하작용, 고지혈증 개선 효과, 이뇨 효과

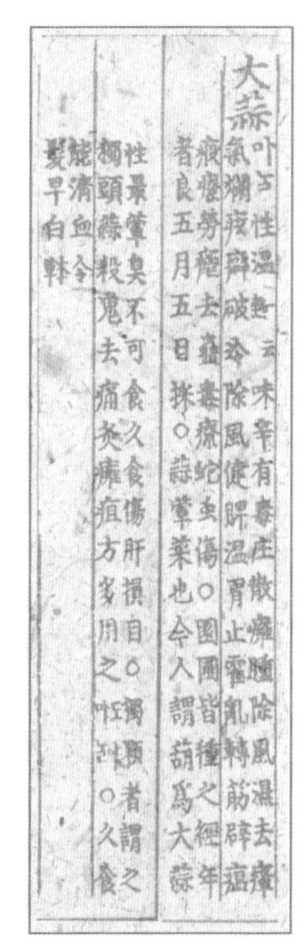
大蒜마늘性溫(一云熱)味辛有毒主散癰腫除風濕去瘴氣爛痃癖破冷除風健脾溫胃止霍亂轉筋辟瘟疫療勞瘧去蠱毒療蛇蟲傷○園圃皆種之經年者良五月五日採○蒜葷菜也今人謂葫爲大蒜性最葷臭不可食久食傷肝損目○獨頭者謂之獨頭蒜殺鬼去痛灸癰疽方多用之○久食能清血令髮早白

동의보감에 수록된 마늘

▶ 동의보감 효능

성질이 따뜻하고[溫] 맛이 매우며[辛] 독이 있다. 옹종(癰腫)을 헤치고 풍습(風濕)과 장기를 없애며 현벽(痃癖)을 삭히고 냉과 풍증을 없애며 비를 든든하게 하고 위를 따뜻하게 하며 곽란으로 쥐가 이는 것, 온역(瘟

疫), 노학(勞瘧)을 치료하며 고독(蠱毒, 우리 몸에 잘 없어지지 않는 충)과 뱀이나 벌레한테 물린 것을 낫게 한다.

- 가을에 심어서 겨울을 난 것이 좋다. 음력 5월 5일에 캔다.
- 마늘은 냄새가 나는 채소이다. 요즘은 육쪽마늘만 보고 마늘이라고 하는데 몹시 냄새가 나서 먹을 수 없다. 오랫동안 먹으면 간과 눈이 상한다.
- 한 톨[獨顆]로 된 것은 통마늘[獨豆蒜]이라고 하는데 헛것에 들린 것을 낫게 하고 아픈 것을 멎게 한다. 이것은 옹저에 뜸을 뜰 때에 많이 쓴다.
- 오랫동안 먹으면 청혈(淸血)작용을 하여 머리털을 빨리 희게 한다[본초].

Patent 마늘의 기능성 및 효능에 관한 특허자료

▶ 마늘 당절임 추출물을 유효성분으로 함유하는 혈당강하 또는 당뇨병의 예방 및 치료용 조성물

당에 의한 삼투작용으로 마늘의 유용성분들을 추출함으로써 고농도로 농축된 본 발명의 마늘 당절임 추출물이 함유된 식이투여 시, 혈당 조절 효과가 우수하여 당뇨병의 예방 및 치료에 유용한 약학조성물 및 건강기능식품에 이용될 수 있다.

— 등록번호 : 10-1071511, 출원인 : 인제대학교 산학협력단

▶ 마늘기름 추출방법 및 마늘기름을 함유하는 여드름 진정 및 개선용 화장료 조성물

마늘기름을 유효성분으로 함유하는 화장료 조성물은 여드름 발생을 미연에 예방하고 여드름의 악화를 막아주는 등 여드름 진정 및 개선에 관한 조성물로 사용될 수 있다.

— 공개번호 : 10-2009-0026446, 출원인 : 이경희

▶ 피로회복에 도움을 주는 먹기 좋은 마늘진액 조성물

본 발명은 피로회복에 도움을 주는 먹기 좋은 마늘진액 조성물에 관한 것으로 마늘추출액, 벌꿀, 사과농축액, 사과향을 혼합하여 피로회복에 도움을 주면서 마늘 고유의 매운맛과 마늘향을 줄이고 알리나제의 파괴를 최소화하여 먹기 좋도록 하였다.

— 공개번호 : 10-2011-0087921, 출원인 : 김영식

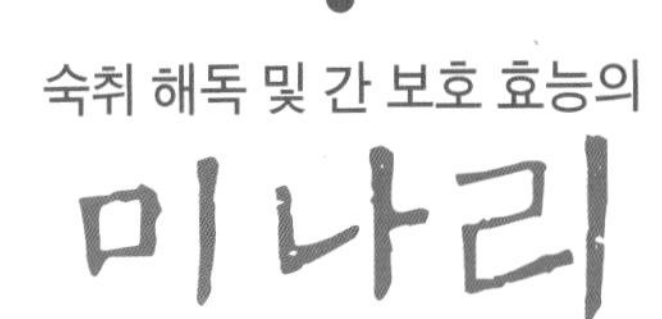

숙취 해독 및 간 보호 효능의

미나리

- **생약명** : 수근(水芹)
- **라틴생약명** : Oenanthi Herba
- **기원** : 이 약은 미나리 *Oenanthe javanica* (Blume) De Candolle(산형과, 미나리과 Umbelliferae)의 전초이다.

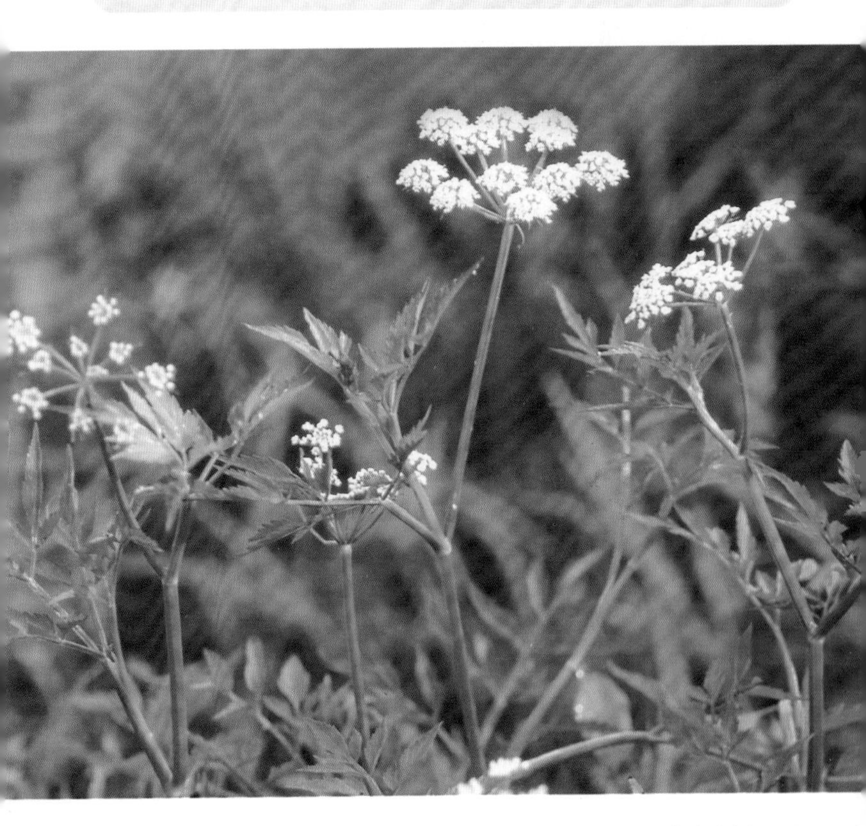

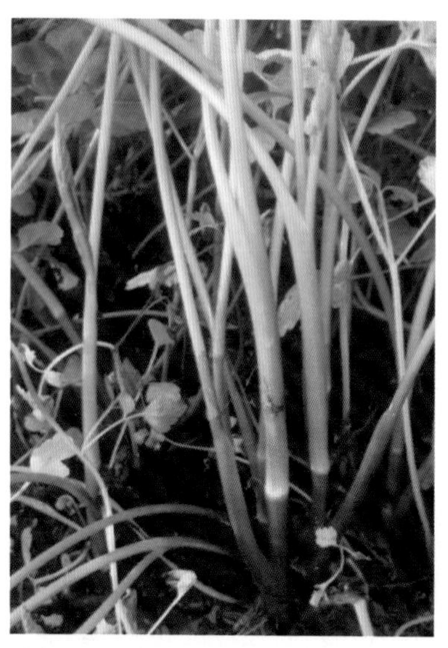
미나리 줄기

약식동원(藥食同源)

장구한 역사를 가진 중국의 '중의학', 인도의 '아유르베다(Ayurveda)', 인도네시아의 '자무(Jamu)', 파키스탄의 '유나니(Yunani)' 등은 유명한 전통의학요법이며 그 독특한 이론들은 현대 의약학계에서 서양의술의 한계를 극복할 대안적 치료 방안으로 부상하고 있다.

전통의약요법은 거주환경 주변에서 질병과 약에 대한 해답을 찾던 고대의 치료법이기 때문에 채취가 용이한 식물들이 주류를 이루고 있다. 이 중에는 많은 식용식물들도 포함되어 있어 기능성 식품의 소재 연구로 활용하기에 유리하다.

우리나라의 전통의약요법에 긴 호흡을 불어넣은 고전 『동의보감』을 보면 과실부에 식용식물인 귤껍질, 대추, 밤 등을 넣고 채소부는 더덕, 도라지, 차조기, 근대, 머위 등을 실어서 자세한 효능과 함께 분류하고 있다. 『방약합편』에서도 강장 효과가 있는 냄새가 강한 채소라는 뜻의 훈신채(葷辛菜)로 부추, 파, 마늘, 배추, 갓, 생강, 미나리 등 우리 식탁에서 낯익은 식용식물들을 소개하고 있다. 약식동원(藥食同源)의 원리에 따라 몸과 섭생이 따로일 수 없음을 확신하였기에 오랫동안 식품은 효능이 있는 약으로 대접받아왔던 것이다.

미나리는 식품, 약용식물

효능이 있는 식물로 산형과(科)에는 당귀, 천궁, 강활, 방풍, 시호, 전호, 회향, 사상자, 미나리, 신선초, 당근, 개발나물, 고수, 기름나물, 어수리 등이 포함된다. 이 중 당귀, 천궁, 방풍, 강활 등은 한약으로 사용하는 중요한 약용식물로, 보통 한약 냄새가 나는 약물로 방향성을 가지고 있다.

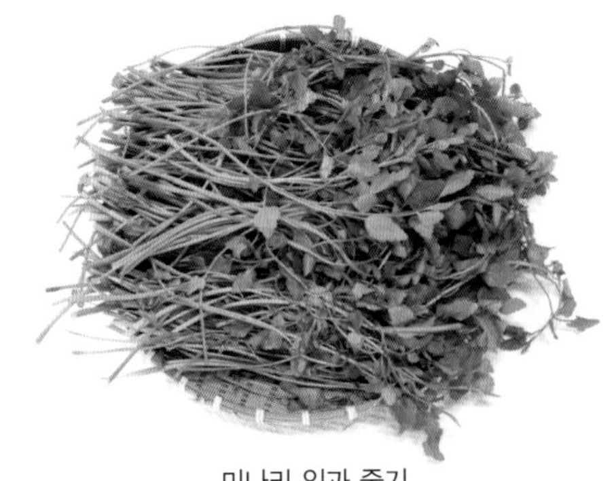
미나리 잎과 줄기

미나리, 신선초, 당근 등은 식용으로도 이용되는 식물로 이처럼 산형과는 약용과 식용으로서 중요한 위치에 속한다. 이 중 미나리와 분리한 생리활성화합물인 플라보노이드 성분으로써 '약식동원' 을 설명하고자 한다.

즐겨 먹는 미나리의 식용부분인 줄기와 잎이 어떠한 활성성분을 함유하고 있는지 관심을 가지고 필자는 약리성분에 대해 연구하여 몇 편의 논문을 발표한 바 있으며, 이 연구 결과 중 일부를 독일과 영국의 국제학술지에 게재하였다.

가슴이 답답하고 갈증이 날 때 사용

미나리는 다른 식품에서 맛보지 못하는 독특한 향미가 있는 식용식물이면서, 한방에서는 황달, 수종, 소변불리, 고혈압 등을 치료하는데 사용하는 약용식물이기도 하다.

『방약합편』에 따르면 미나리는 맛이 달고 평(平)하며 무독한 성질로서 오래 먹으면 살이 찌고 건강해지며 음식을 잘 먹을 수 있다고 한다. 『동의보감』도 미나리는 가슴이 답답하여 입안이 마르고 갈증이 나는 현상을 멈추게 할 수 있고 정기, 정력을 보하고 대장과 소장을 이롭게 하는 약물로 설명하고 있다.

알코올 해독작용

최근에 와서 연구에 박차가 가해지면서 알려지기 시작한 미나리의 효능으로 알코올 대사에 관한 연구결과가 있다. 알코올성 간경변 등이 사회적으로 지대한 관심이 되고 있어 이에 대한 연구가 활발히 진행 중이다. 알코올을 산화 분해하는 효소 중에는 알코올 탈수소효소(ADH), 아세트알데히드 탈수소효소(Ald DH), MEOS와 카탈라제(catalase) 효소 등이 있다.

미나리가 알코올 대사에 미치는 영향을 관찰하고자 아급성 알코올 중독을 야기한 흰쥐를 이용하여 실험하였다. 미나리 추출물을 투여하였을 때 알코올 탈수소효소 활성은 미나리를 먹이지 않은 흰쥐그룹인 대조군에 비해 높아지고, 미나리에서 분리한 주성분인 퍼시카린(persicarin) 투여그룹에서도 역시 알코올 탈수소효소 효소활성이 증가하였다. MEOS의 경우에도 미나리 추출물 투여 시 증가된 MEOS 활성을 관찰할 수 있고, 플라보노이드 화합물인 퍼시카린도 MEOS 활성을 현저히 높였다. 아세트알데히드 탈수소효소의 활성에서는 알코올을 투여하자 억제되던 이 효소활성이 미나리 투여에서 대조군 수준으로 증가하며, 퍼시카린 성분도 대조군 수준으로 효소활성을 회복시켰다. 이렇게 효소활성이 높아진다는

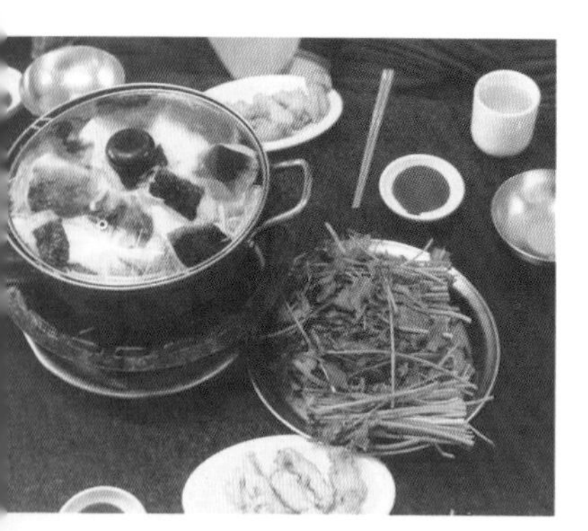

복어요리와 궁합이 맞는 미나리

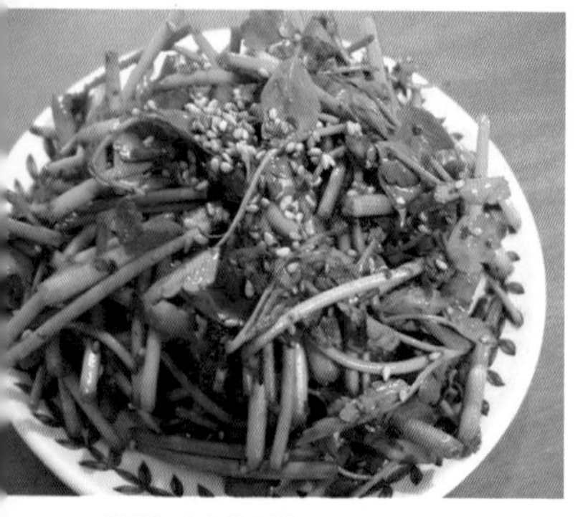

상큼한 미나리 무침

사실은 미나리에는 알코올과 아세트알데히드를 분해하는 효소계의 효과를 높이는 작용이 있다는 것을 의미한다.
그러므로 미나리는 알코올에 의해 유발되는 여러 가지 유해작용으로부터 생체를 방어한다고 판단할 수 있다. 이런 일련의 실험을 거쳐 필자는 미나리의 알코올 대사 촉진작용에 관여하는 활성성분을 플라보노이드인 퍼시카린으로 추정한다는 연구 결과를 국제 학술지에 발표하였다.

간 보호, 당뇨병 치료 효과

조선대 약대 연구팀도 역시 사염화탄소로 간 독성을 유발한 흰쥐에서 미나리의 해독 효과를 실험하였는데, 이들은 해독작용 기전으로는 크산틴 옥시다제(xanthine oxidase) 효소 활성을 높임으로써 간 손상을 보호하는 것으로 발표하였다. 그리고 이와 함께 미나리의 진통, 소염작용과 돌연변이 억제작용을 국내 학회지에 발표하였다.
즉 초산유발 혈관투과성 항진 생쥐 모델에서 미나리가 모세혈관 투과성 항진작용을 억제하는 효과가 관찰되었고, 진통실험에서도 미나리의 진통 효과가 나타났다. 그리고 미나리 플라보노이드 성분은 살모넬라 균주를 이용한 돌연변이 억제 실험에서, 분리 성분인 퍼시카린과 이소람네틴 성분이 항돌연변이 효과를 나타냈다. 최근 중국의 베이징 의대에서는 미나리 플라보노이드 성분이 당뇨병 치료에 효과가 있다는 연구 결과를 발표하기도 했다.

해장국으로 최고

술을 마신 다음 날이면 직장인들은 점심에 숙취 해소를 위해 해장국집으로 향한다. 물론 다른 속풀이 음식들도 알려져 있지만 복국을 많이 이용하는 편이다. 맛있기로 소문난 복국 집은 언제나 많은 손님들로 북적거려 식당 밖에서 기다려야 할 정도이니 다들 과음을 할 일이 많은가보다. 복국을 먹을 때는 우선 복어와 콩나물을 육수와 함께 넣어서 푹 익힌 후 먼저 콩나물을 건져 초장에 찍어 먹는다. 그리고 국물에 데쳐서 익힌 미나리를 다시 초장에 찍어 먹는다. 이렇게 먹은 다음 충분히 우려진 복어 국물을 마시면 땀이 나면서 전날 마신 숙취가 확 달아나는 듯하다.

중국의 『중약대사전』도 미나리는 성인이 음주 후에 생기는 열독(熱毒)을 제거하는 데 이로운 약물이라고 기재하고 있다. 위에서 설명한 미나리의 알코올 해독작용과 간 보호 효능의 연구 결과로서 이러한 현상들의 일부가 입증되기를 기대한다.

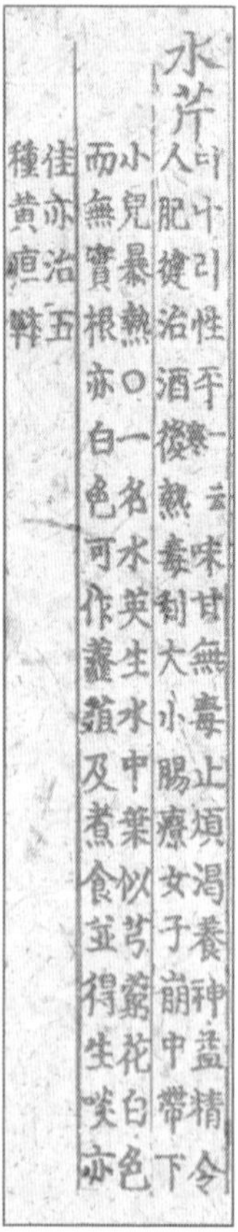
水芹 미나리 性平一云寒味甘無毒止煩渴養神益精令
人肥健治酒後熱毒利大小腸療女子崩中帶下
小兒暴熱○一名水英生水中葉似芎藭花白色
而無實根亦白色可作菹及煮食並得生喫亦
佳亦治五
種黃疸 本草

동의보감에 수록된 미나리 [수근]

재료 구입이 쉽도록 늘 푸른 생명력을 지닌 사계절 식품인 점, 그리고 괄목할 만한 우수한 효능이 속속 발견되고 있는 점 등으로 보아 미나리를 우리의 식탁에서 더 자주 만나게 되기를 바란다. 주부의 손맛이 깃든 요리법으로 미나리를 먹으면 요술을 부려 맛과 건강을 동시에 잡을 수 있지 않을까.

미나리의 한방 특성

▶ 한방 효능

- 성미(性味) : 맛은 달며 성질은 평(平)하다.
- 귀경(歸經) : 폐(肺), 위(胃), 비경(脾經)으로 들어가 작용한다.
- 약효 : 열을 제거하고 소변이 잘 나오게 하는 효능이 있다. 폭열(暴熱)로 인한 번갈, 황달, 수종, 임병, 대하, 나력, 유행성 이하선염을 치료한다.
- 약리작용 : 간 보호작용, 항돌연변이작용, 항염증작용, 진통작용

▶ 동의보감 효능

성질이 평(平)하고 맛이 달며[甘] 독이 없다. 번갈을 멎게 하고 정신이 좋아지게 하며 정(精)을 보충해주고 살찌고 건강해지게 한다. 술을 마신 뒤에 생긴 열독을 치료하고, 대소변을 잘 나가게 한다. 여자의 붕루, 대하와 어린이가 갑자기 열이 나는 것을 치료한다.

– 일명 수영(水英)이라고도 하는데 물에서 자란다. 잎은 궁궁이(천궁)와 비슷하고 흰 꽃이 피며 씨는 없다. 뿌리도 역시 흰빛이다. 김치와 생절이를 만들어 먹는다. 또한 삶아서 먹기도 한다. 생것으로 먹어도 좋다. 다섯 가지 황달도 치료한다[본초].

Patent

미나리의 기능성 및 효능에 관한 특허자료

▶ 미나리에서 분리한 성분으로 된 간 독성 해독작용제

미나리로부터 추출한 메탄올 추출물 및 퍼시카린은 브로모벤젠에 의해 증가된 과산화지질의 함량을 현저히 억제하고 또한 에폭사이드 분해효소인 에폭사이드 하이드로라제의 활성을 원활히 함으로써 간 독성 해독작용제에 유용한 것이다.

– 공개번호 : 10-1997-0009810, 출원인 : 박종철 외

▶ 미나리 추출물을 유효성분으로 포함하는 숙취해소용 조성물 및 이를 이용한 기능성 건강식품

미나리 추출물을 유효성분으로 하는 숙취해소용 조성물은 알코올 섭취 후 혈중 알코올 및 혈중 아세트알데히드 양을 현저히 감소시켜 숙취에 따른 부작용을 처치하거나 예방할 수 있는 식품을 제공할 수 있는 매우 뛰어난 효과가 있다.

– 공개번호 : 10-2008-0035853, 출원인 : 주식회사 경인제약

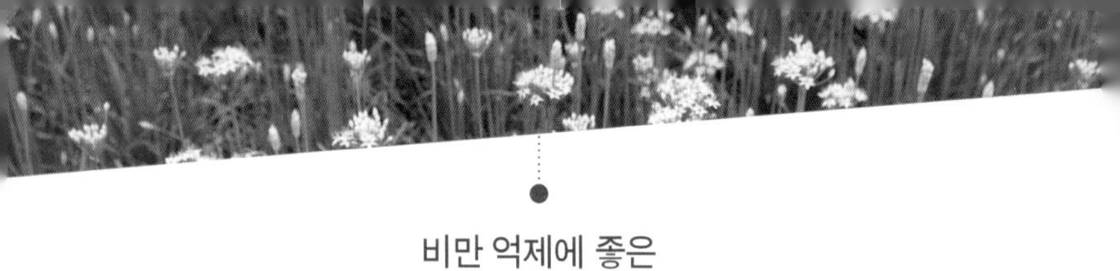

비만 억제에 좋은

부추

- **생약명** : 구자(韭子)
- **라틴생약명** : Allii Tuberosi Semen
- **기원** : 이 약은 부추 *Allium tuberosum* Rottler(백합과 Liliaceae)의 씨이다.

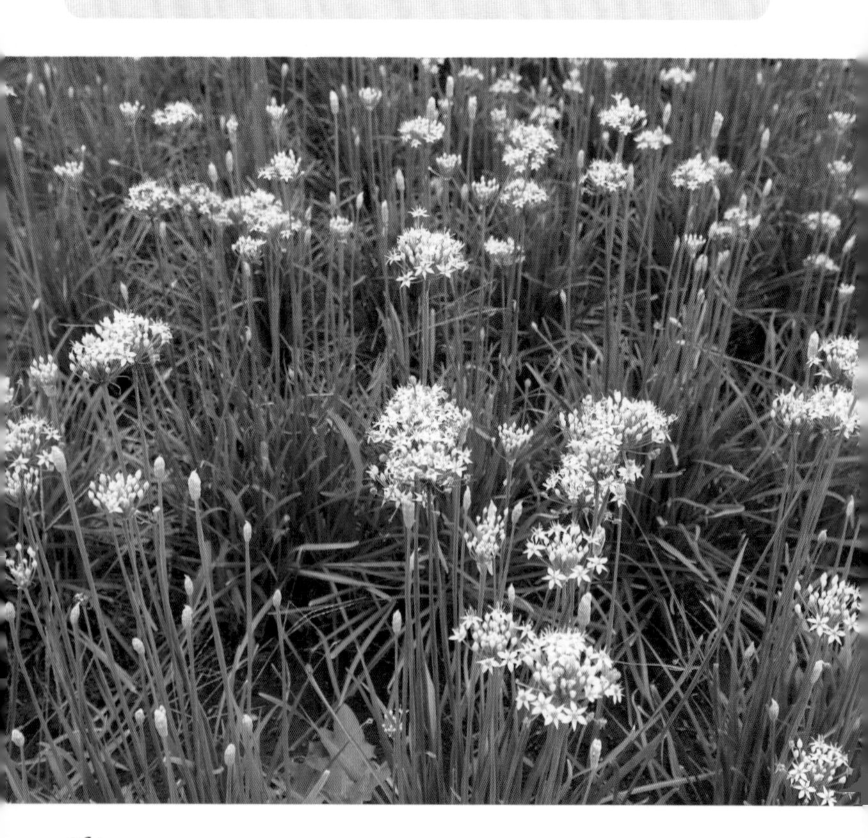

강정제, 부추

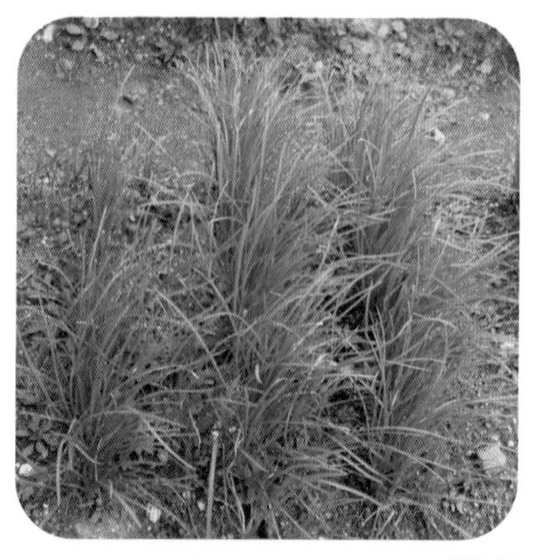
부추 잎

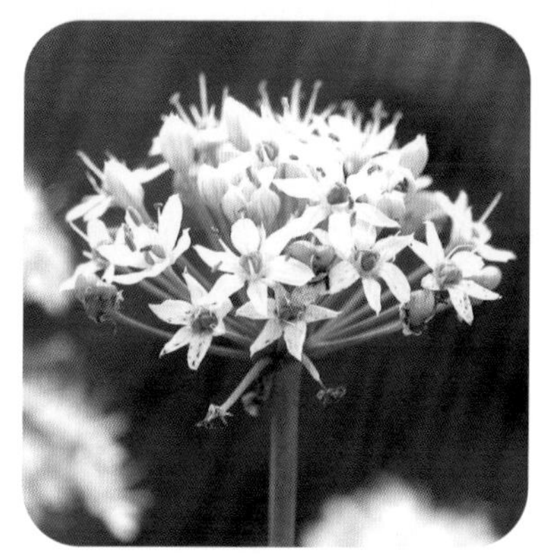
부추 꽃

부추는 한방에서 구채(韭菜)라고 하며, 식품으로서는 지방에 따라 솔, 정구지, 졸 등 여러 호칭으로 불리고 있다. 『동의보감』에서는 가슴속에 있는 굳은 피[惡血]와 체한 것을 없애며, 채소 가운데서 성질이 제일 따뜻하고 사람에게 이로우며 늘 먹으면 좋다고 소개되어 있다. 한편 부추의 씨는 한방에서 구채자라고 하는데 몽설(夢泄)과 오줌에 정액이 섞여 나오는 것을 치료하고 양기(陽氣)를 세게 해서 소위 강정제로 알려져 있다.

부추는 한번 파종으로 최대 10년까지 재파종 없이 수확이 가능하고, 평균 30일 간격으로 수확되므로 최대 연 10회까지 채취가 가능하다. 따라서 농지이용률이 높은 작물로서 1년 내내 구할 수 있지만 이른 봄부터 여름에 걸쳐 나오는 것이 연하고 맛이 좋다.

당뇨 증세 호전

당뇨병은 우리나라에서 유병률이 약 5~10%에 달하며 지속적으로 증가하는 경향을 보이고 있다. 이는 급속한 경제발전에 수반하는 환

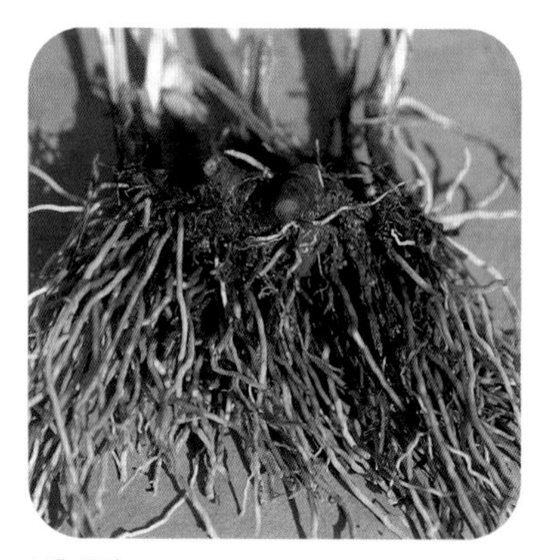
부추 뿌리

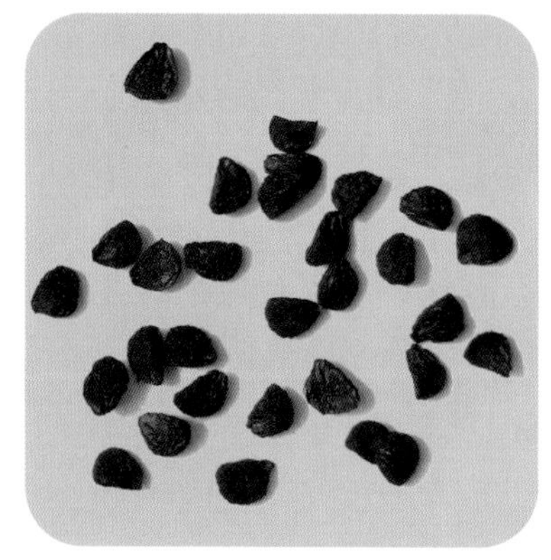
부추 씨

경적 요인이 크게 작용했을 것으로 생각하며 앞으로는 당뇨병이 국가적으로 심각한 건강장애 질환이 될 것으로 예상된다.

당뇨 치료의 목표는 혈당치의 조절, 혈중지질 농도의 유지, 합병증의 예방과 치료인데 이 중 혈당치의 조절이 가장 중요하다. 당뇨병의 치료방법으로는 약물요법, 식이요법 및 운동요법이 있지만, 최근에는 약물의 부작용으로 천연치료제의 개발과 식이요법을 통한 치료에 관심이 증대되고 있다. 이에 관한 부추 효능 연구가 흥미롭다.

인제대학교 연구팀은 부추의 항당뇨 효과를 조사하기 위하여 당뇨를 유발한 흰쥐에 부추를 14주간 섭취시킨 후 혈당조절 및 당뇨증세 호전도를 조사하였다. 실험 결과 장기간의 부추 섭취는 혈당조절을 개선시켜 당뇨 치료 및 합병증 예방에 도움을 줄 수 있는 것으로 판단되었다. 또한 부추 섭취는 당뇨쥐의 항산화 효소계를 활성화시켜 동맥경화지수를 낮추고 지질 과산화를 억제하는 등, 당뇨쥐의 산화적 스트레스를 감소시켜 만성질환을 예방하는 효과가 있다고 하는 연구 결과도 관심을 끈다.

또 부추에는 강력한 항산화성분 등이 함유되어 있어 이들이 당뇨쥐의 지질 과산화억제에 영향을 미친 것으로 판단하는 연구자도 있다. 10% 부추 식이 연구에서도 당뇨쥐에서 항산화 및 항노화 효과가 있고 정상 쥐에서도 항산화 효과가 높게 나타났다.

이 연구에서는 부추 추출물보다는 부추 자체를 급여하였을 때 효능이 증가하였음을 발견하고, 이는 부추의 항산화 효과를 나타내는 여러 물질들의 시너지 효과에 의한 것으로 판단하고 있다.

항비만 기능성 식품

항비만 식품과 암 예방 식품으로서 부추의 효능 연구도 관심을 끈다. 한동대 연구팀은 부추의 생화학적 기능성을 연구하여 관련 학회에 발표하였다. 부추의 지방세포의 분해능을 측정한 결과 대조군의 약 3배 이상의 분해능을 나타내어 항비만 기능성 식품으로서 효과가 큰 것으로 판단했다.

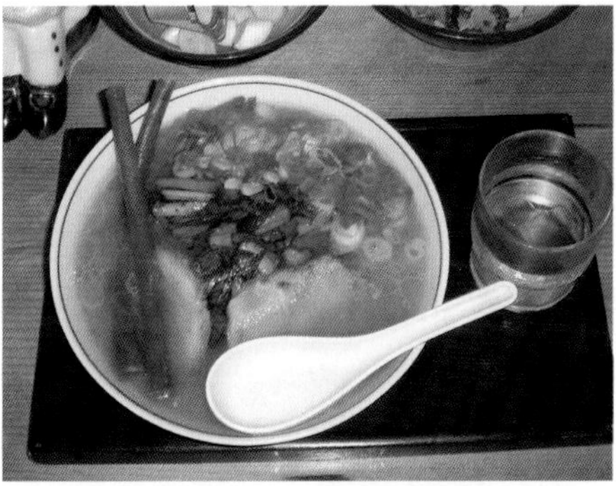

일본의 부추 라면

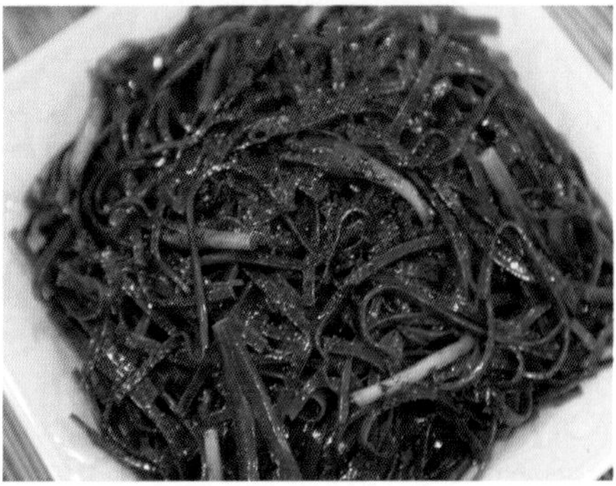

부추 김치

암 예방 유도 효과

또한 이들은 쥐의 간암세포를 이용한 실험에서 부추에 암 예방 물질로 추정되는 효소가 존재한다며 암 예방 기능성 채소로서의 가능성을 주장하고 있다. 신라대학교 연구팀도 우리나라 남성암의 주된 원인인 간암과 여성암의 주된 원인인 자궁경부암, 유방암 및 신경아종 등 인체 암 세포주에 미치는 부추의 암세포 증식 억제 효과와 암 예방 효소계의 유도활성 효과를 연구하였다.

그 결과 부추에서 뚜렷한 암세포 증식 억제 효과와 암 예방 유도 효과를 발견한 것이다. 그 외 부추의 약리작용으로는 수면 연장 효과, 김치 산패 억제작용, 항균작용 등이 있다.

부추 약효 성분

부추에는 식이섬유와 엽록소가 풍부한 것으로 알려져 있다. 즉 건조 중량당 35%의 식이섬유를 함유하고 있어 현대인에게 부족하기 쉬운 식이섬유를 쉽게 섭취할 수 있는 급원이 될 뿐 아니라 혈중 콜레스테롤 농도를 저하시키는 효과도 기대할 수 있다.

향미성분인 알릴설파이드(allysulfide)는 마늘과 같이 비타민 B와 결합체를 이루어 흡수를 돕고, 소화력 증진, 살균작용 등이 있으며 생선이나 육류의 냄새를 제거하는 효력이 알려져 있다. 아미노산을 분석한 결과 식물계에서 발견되지 않는 타우린이 비교적 많이 함유되어 있는 것으로 발표되었다.

전남 화순의 낙지 전문식당에서는 식사 전에 손님에게 데친 부추와 초장을 제공하여 입맛을 돋우게 한다. 보통 식당에서 나오는 전채와 달리 부추를 주는 것이 특이하다. 음식이 나오기 전에 얘기하면서 초장에 찍어 먹는 부추 맛이 일품이라 인기가 높다.

필자가 좋아하는 부추를 내놓는 주인의 독특한 아이디어가 좋아 다음 날 다시 가서 사진 촬영을 했다. 건강에 좋고 한국인의 입맛에 맞는 부추를 여러 가지 요리로 응용하여 즐겨보면 어떨까?

부추의 한방 특성

▶ 한방 효능

- 성미(性味) : 맛은 매우며 독이 없고 성질은 따뜻하다.
- 귀경(歸經) : 간(肝), 위(胃), 신경(腎經)으로 들어가 작용한다.
- 약효 : 온중(溫中), 행기(行氣)하며 산혈(散血)하고 해독하는 효능이 있다. 흉비(胸脾), 식도암, 반위(反胃), 토혈, 코피, 요혈, 이질, 소갈증, 치루, 탈항, 타박상, 벌레와 전갈에 쏘인 상처를 치료한다.
- 약리작용 : 강장(强壯), 강정(强精), 지뇨(止尿)

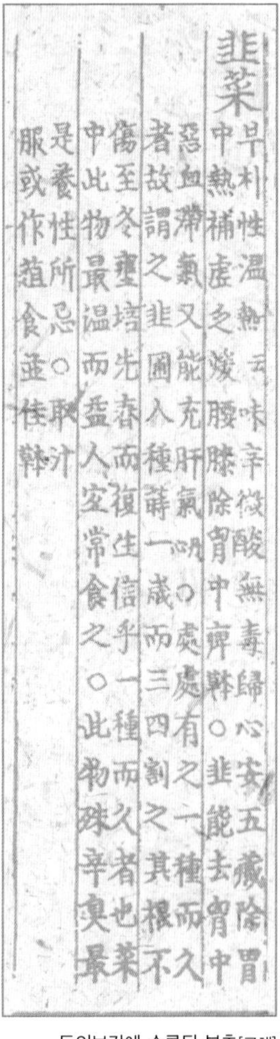
韭菜
부추 性溫熱一云味辛微酸無毒歸心安五藏除胃
中熱補虛乏煖腰膝除胃中痺韓○韭能去胃中
惡血滯氣又能充肝氣一明○處處有之一種而久
者故謂之韭園人種蒔一歲而三四割之其根不
傷至冬壅培先春而復生信乎一種而久者也菜
中此物最溫而益人宜常食之○此物殊辛臭最
是養性所忌○取汁
服或作葅食並佳韓

동의보감에 수록된 부추[구채]

▶ 동의보감 효능

성질이 따뜻하고[溫, 열(熱)하다고도 한다] 맛이 매우면서[辛] 약간 시고[微酸] 독이 없다. 이 약 기운은 심으로 들어가는데 오장을 편안하게 하고 위(胃) 속의 열기를 없애며 허약한 것을 보하고 허리와 무릎을 덥게 한다. 흉비증(胸痺證)도 치료한다. 부추는 가슴속에 있는 궂은 피[惡血]와 체한 것을 없애고 간기를 튼튼하게 한다.

어느 지방에나 다 있는데 한번 심으면 오래가기 때문에 부추밭이 된다. 심은 다음 1년에 세 번 정도 갈라서 심어도 뿌리가 상하지 않는다. 겨울에 덮어주고 북돋아주면 이른 봄에 가서 다시 살아난다.
채소 가운데서 성질이 제일 따뜻하고[溫] 사람에게 이롭다. 늘 먹으면 좋다. 부추는 매운 냄새가 나기 때문에 수양하는 사람들은 꺼린다. 즙을 내어 먹거나 김치를 담가 먹어도 좋다.

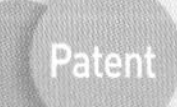

부추의 기능성 및 효능에 관한 특허자료

▶ 뇌 신경세포 콜린아세틸트랜스퍼라제 활성화 기능을 갖는 부추 추출물

부추 추출물에 포함된 유효성분은 뇌신경 질환의 치료 및 예방을 위한 기능성 식품 또는 의약품의 신소재로서 유용하게 이용될 수 있다.
– 등록번호 : 10-0896700, 출원인 : 고려대학교 산학협력단

▶ 부추 추출물을 유효성분으로 함유하는 당뇨 질환의 예방 및 치료용 약학 조성물

부추 추출물은 당화 헤모글로빈 농도, 혈장 포도당 농도 및 혈장 인슐린 농도를 유의적으로 감소시키며, 또한 당뇨 질환의 예방 및 치료에 유용하게 사용될 수 있다.
– 등록번호 : 10-0535322, 출원인 : 학교법인 인제학원

▶ 부추 추출물을 함유하는 통풍의 예방 및 치료용 약학조성물

부추 추출물은 통풍의 예방 및 치료를 위한 의약품과 건강기능식품에 유용하게 사용될 수 있다.
– 등록번호 : 10-0527109, 출원인 : 학교법인 인제학원

▶ 항암효과를 가지는 부추 추출물 및 항암 활성성분의 추출방법

본 추출물과 추출물의 유효성분들은 항암제 및 항암 효과를 가지는 기능성 식품 또는 식품 첨가물로 이용될 수 있다.
– 공개번호 : 10-2002-0086336, 출원인 : 주식회사 제노바이오텍

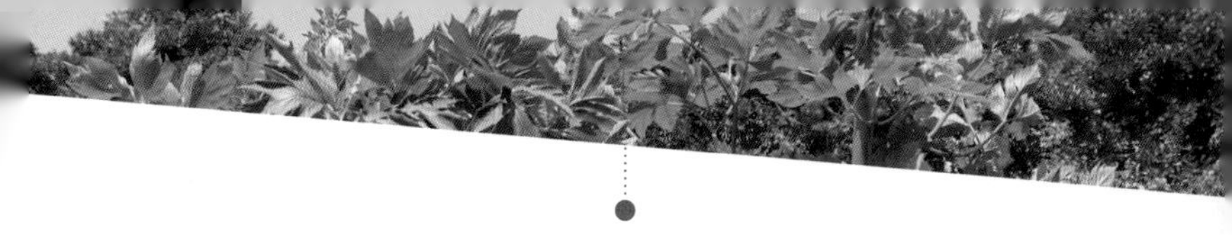

게르마늄이 풍부한 장수 건강식품

신선초

● **이명** : 명일엽(明日葉)

● **기원** : 이 약은 신선초 *Angelica keiskei* Koidz(산형과, 미나리과 Umbelliferae)의 잎, 줄기이다.

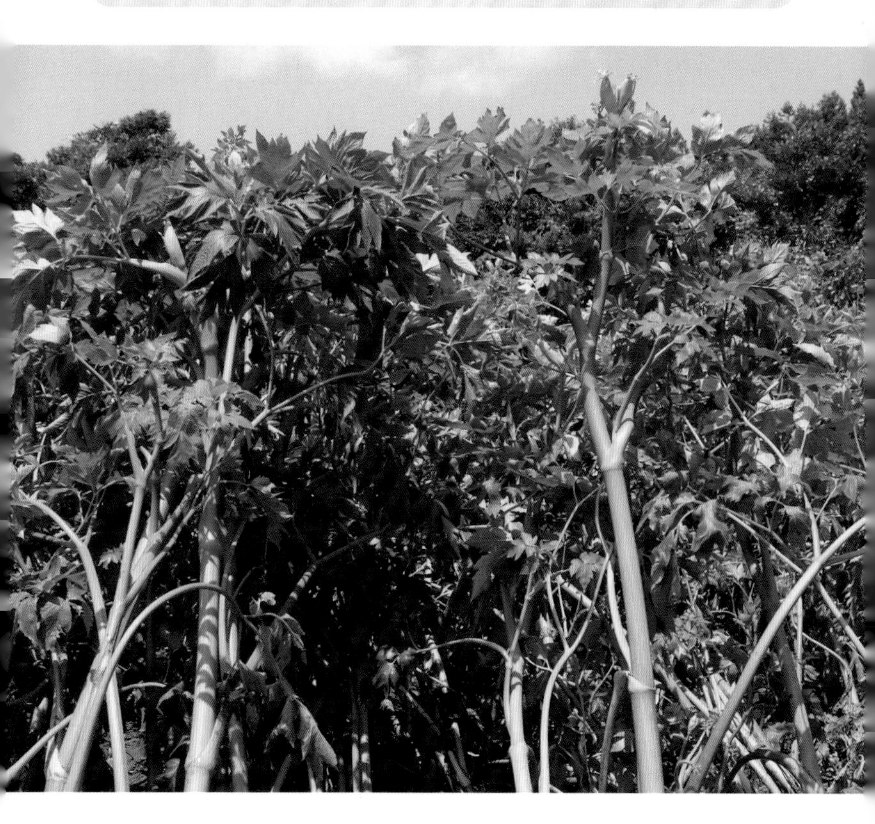

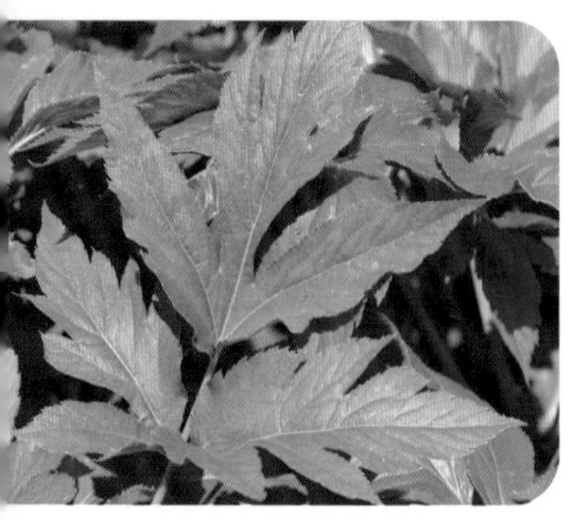

신선초 잎

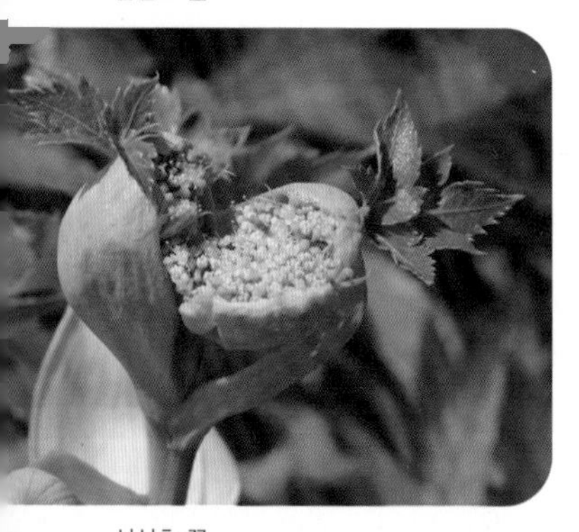

신선초 꽃

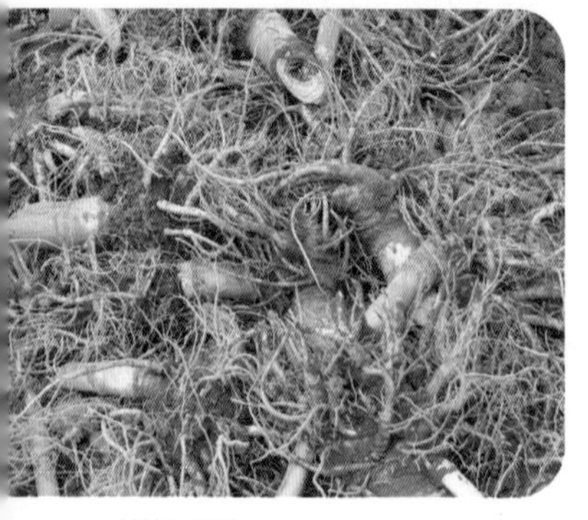

신선초 뿌리

줄기, 잎, 어린순은 건강식품

신선초는 최근 줄기와 잎을 생즙, 분말 등의 형태로서 건강보조식품으로 복용하기도 하고, 어린순은 데쳐서 나물로 먹기도 하는 건강식품식물이자 여러 가지 약효가 알려진 약용식물이기도 하다. 또 신선초가 함유된 화장품과 비누도 시중에 판매되고 있다. 몸에 좋다고 알려진 신선초는 어떤 효능이 있는지 알아보자.

신선초는 아열대지방에서 자생하는 미나리과의 다년생 초본으로 줄기를 자르면 노란 즙액이 나온다. 세계적으로 통용되는 신선초의 식물 학명은 *Angelica keiskei* 또는 *Angelica utilis*이다. 후자의 학명은 천사가 인류에게 가져다 준 유용한 식물이라는 데서 붙여진 것이다. 신선초는 1596년 명나라 이시진의 『본초강목』에 '도관초(都管草)' 라는 이름으로 소개되어 있고 후에는 '함초(鹹草)' 라고 불리기도 했다.

일본 원산지에서는 장수 건강식품

신선초의 원산지는 일본의 팔장도(八丈島)라는 섬인데 이곳에서 오래전부터 자생해왔다. 도쿄에서 남쪽으로 약 300km 떨어진 곳에 위치한 팔장도는 하네다 공항에서 비행기로 45분 정도 걸리며, 휴양지로 각광받는 섬이다. 팔장도의 안내책자를 보면 신선초가 이 섬의 대표적인 식품으로 소개되어 있음을 알 수 있다.

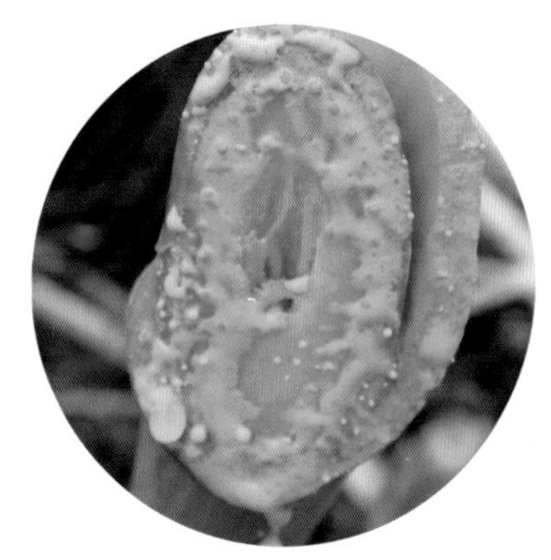

신선초에서 나오는 노란 액

섬 사람들은 신선초 나물을 일상적으로 먹기 때문에 고혈압, 암 같은 병이 없고 장수하는 사람이 많아서 건강채소로 인식되었다. 옛날에는 두창, 천연두 치료 및 해독약으로 쓰이기도 했고, 민간에서는 변비, 고혈압, 이뇨, 강장, 악성빈혈, 피로회복, 식욕증진, 정력증강 등에 사용했다는 식물이다.

미야자키 현 지사가 신선초 홍보대사

일본 규슈의 남단 미야자키 현. 이곳의 최고 유명인사는 히가시고쿠바루 히데오(東國原英夫) 미야자키 현 지사다. 코미디언 출신으로 지사가 된 후 '미야자키 현 PR'을 위해 방송 출연을 엄청나게 하여 현의 인지도를 높이고 자신을 미야자키 현에서 생산되는 각종 농산물의 캐릭터로 쓴 마케팅으로 현의 상품 판매도를 높였다. 미야자키 현 공항과 아오시마 피닉스 휴게소를 방문하면 그의 얼굴이 들어간 신선초 제품을 많이 만날 수 있다.

자기 고장의 특산품을 홍보하기 위해 지사의 캐릭터가 신선초 잎을 들고 애쓰는 열정이 인상적이다. 유명한 관광지인 아오시마의 식물원 입구와 호리키리 언덕의 피닉스 휴게소 선물코너에는 더 많은 신선초 제품이 등장한다. 신선초로 만든 메밀, 아이스크림, 과자가 관광객을 기다린다.

신선초, 명일엽, 신립초

우리나라에는 1970년대 말에 처음 들어와서 신선초, 명일엽, 신립초, 매일당귀, 신약초 그리고 아시타바 등의 명칭으로 불리고 있다. 아직 학계에서 공용하는 식물명은 없지만, 신선들이 이용할 정도로 귀한 식물이란 뜻의 신선초, 그리고 잎을 오늘 따내도 내일이면 새 잎이 나올 정도로 생장력이 강하다는 뜻의 명일엽이란 이름이 일반적으로 많이 사용되고 있다.

이제는 국내에서 대량 재배가 가능하여 현재 건강식품 재료 또는 약용채소로서 많이 재배되고 있다.

게르마늄은 영지보다 풍부

우리나라의 신선초 연구는 1991년 서울대학교에서 처음 시작되었는데 게르마늄에 대한 연구가 관심을 끈다. 이 결과에 따르면 국내 재배 신선초에는 게르마늄이 영지보다 많이 함유되어 있고, 줄기보다 어린잎에 많고 2년생이 1년생보다 20~30% 높게 나타나므로 신선초에 게르마늄을 축적하는 성질이 있다고 보고하였다. 게르마늄은 인삼, 영지, 마늘 등에 다량 들어 있는 원소로, 유기게르마늄 유도체들의 생리활성으로는 조혈촉진작용, 항균작용, 항종양작용, 항돌연변이 효과, 진통효과 등이 알려져 있다.

최근 성인병에 대한 관심의 증가로 신선초는 생채, 분말, 생즙 등의 형태로 많이 이용되고 있다. 그중 생즙은 소화되기 어려운 섬유소가 대부분 제거된 형태이므로 다량을 섭취할 수 있는 장점이 있다. 서울여자대학교에서 발표한 신선초 생즙에 대한 연구에서는 국내산 신선초에 비타민 C, 비타민 B_1, B_2의 함량이 높고, 글리신, 글루탐산, 알라닌 등의 아미노산도 많이 함유된 것으로 밝혀져 생즙 애호가들에게 좋은 소식이 되고 있다.

고지혈증 개선 효과

필자도 신선초가 대량 재배되고 건강식품으로서 많이 이용된다는 데 관심을 가지고 이의 약효를 공동연구하여 국내외 학술지에 다수의 논문을 발표한 바 있다. 이들 논문에서 신선초의 잎과 줄기의 생리활성성분으로 주성분은 시나로사이드(cynaroside)라는 플라보노이드 성분이며 그 외 하이퍼로사이드(hyperoside), 루테올린-7-루티노사이드(luteolin-7-rutinoside) 화합물과 핵산의 구성성분인 아데노신(adenosine)을 함유하고 있음을 밝혔으며, 약리작용으로는 고지혈증 개선 효과, 콜레스테롤 합성 저해작용, 항돌연변이 효과 등의 활성이 있음을 보고한 바 있다.

혈장 콜레스테롤 농도의 증가는 흡연, 당뇨, 고혈압, 비만 등과 함께 동맥경화와 심근경색 발생의 주요 위험인자의 하나로 혈장 콜레스테롤의 농도를 정상적인 수준으로 유지하는 것은 매우 중요한 일이다. 우리나라도 최근 식생활의 서구화와 더불어 심근경색, 노혈전 및 동맥경화 등과 같은 순환기계 성인질환이 급증하고 있다. 혈장 콜레스

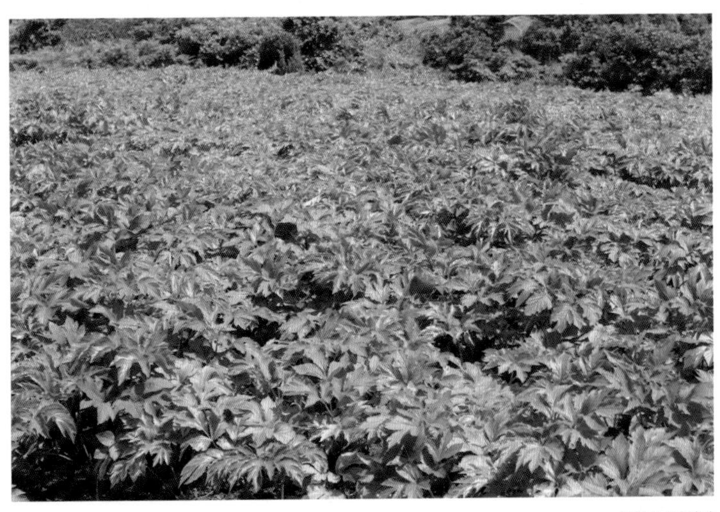

신선초 재배밭

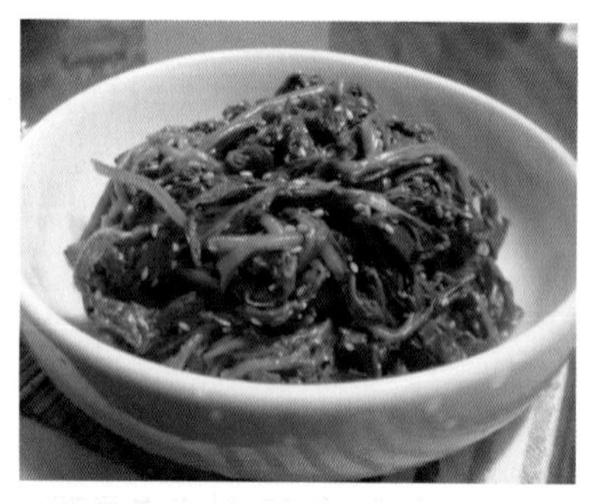
신선초를 끓는 소금물에 살짝 데쳐
나물로 무쳐 먹어도 좋다.

테롤 농도 조절은 콜레스테롤의 흡수, 생합성, 이화 및 배설, 조직으로의 분배, 축적 등 복합적 기전들의 상호 조화에 의해 이루어진다. 따라서 이에 대한 연구를 실시하여 신선초가 콜레스테롤 합성을 억제하는 작용이 있다고 발표하였다. 즉 신선초는 콜레스테롤 합성에 관여하는 효소를 억제하는 강한 작용이 있으며, 계속된 연구에서 신선초의 플라보노이드 성분이 이러한 작용을 66% 억제함을 발견하였다.

간 독성 해독작용

또한 필자는 공동연구로서 신선초가 간 독성에 대한 해독작용이 있음을 영국학술지에 발표하였다. 즉 신선초는 브로모벤젠으로 간 독성을 일으킨 흰쥐에서 간 독소를 분해하는 해독기능이 있다는 것이다. 시나로사이드(cynaroside)란 신선초의 플라보노이드 성분이 간 해독효소의 활성물질로서 간 보호작용이 있음을 알 수 있었다.

돌연변이도 억제

고지혈증이 유발된 흰쥐에 신선초를 투여해보니 혈장의 지질개선 효과와 혈장의 중성지질 함량을 감소시키는 작용이 나타남으로써 신선초는 고지혈증 개선 효과도 있음을 증명하였다. 그리고 채소 및 과일 주스는 돌연변이 유발물질을 억제하는 것으로 보고되어 있는데, 이중 비타민 C의 강한 작용이 알려져 있다. 신선초는 이러한 항돌연변이 작용이 있음을 필자의 실험 결과로 알 수 있으며 주성분인 플라보노이드가 돌연변이를 80~90% 억제하였다.

식품으로 이용하는 부분은 잎과 줄기이지만 신선초의 뿌리에도 훌륭한 약효가 있음이 일본 학자들에 의해 밝혀졌다. 즉 암세포인 헬라 세포의 억제작용과 항균효과로서 뿌리의 활용 가치도 크다고 생각된다.

효능

- 약효 : 혈압 강하, 간 해독, 신경통 치료, 두창(痘瘡)
- 약리작용 : 돌연변이 억제 효과, 고지혈증 개선작용, 간 보호작용

Patent 신선초의 기능성 및 효능에 관한 특허자료

▶ 신선초 뿌리 추출물, 하이드록시데리신(4-hydroxyderricin) 및 잔소안제롤(xanthoangelol)의 간보호 효과

본 발명의 뿌리 추출물 및 정제물은 간의 외부 자극에 의한 독성 개선 및 피로회복을 위한 의약품, 건강식품 및 일반 식품에 산업적으로 유용한 소재로서 활용될 수 있다.

– 공개번호 : 10-2006-0106065, 출원인 : 주식회사 풀무원

▶ 신선초 추출물을 포함하는 당뇨병 예방 및 개선용 조성물

신선초 착즙시 발생하는 다량의 부산물을 추출, 농축, 정제 공정을 통해 기능성분인 고함량 신선초박 추출물을 제조하여 이를 유효성분으로 포함하는 당뇨병 예방 및 개선용 조성물에 관한 것이다.

– 공개번호 : 10-2013-0040076, 출원인 : ㈜풀무원 홀딩스

▶ 신선초 추출물을 유효성분으로 함유하는 퇴행성 뇌질환 치료 및 예방용 조성물

신선초 추출물은 건망증 개선 및 퇴행성 뇌질환 치료에 유용한 약학 조성물 또는 건강 기능 식품을 제공한다.

– 등록번호 : 10-1194935, 출원인 : 대구한의대학교 산학협력단

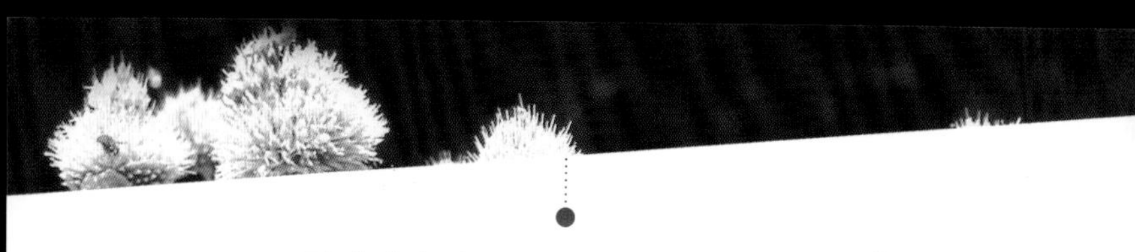

혈전생성 억제 및 고혈압 개선에 좋은

양파

- **생약명** : 양총(洋蔥)
- **기원** : 이 약은 양파 *Allium cepa* Linné(백합과 Liliaceae)의 비늘줄기이다.

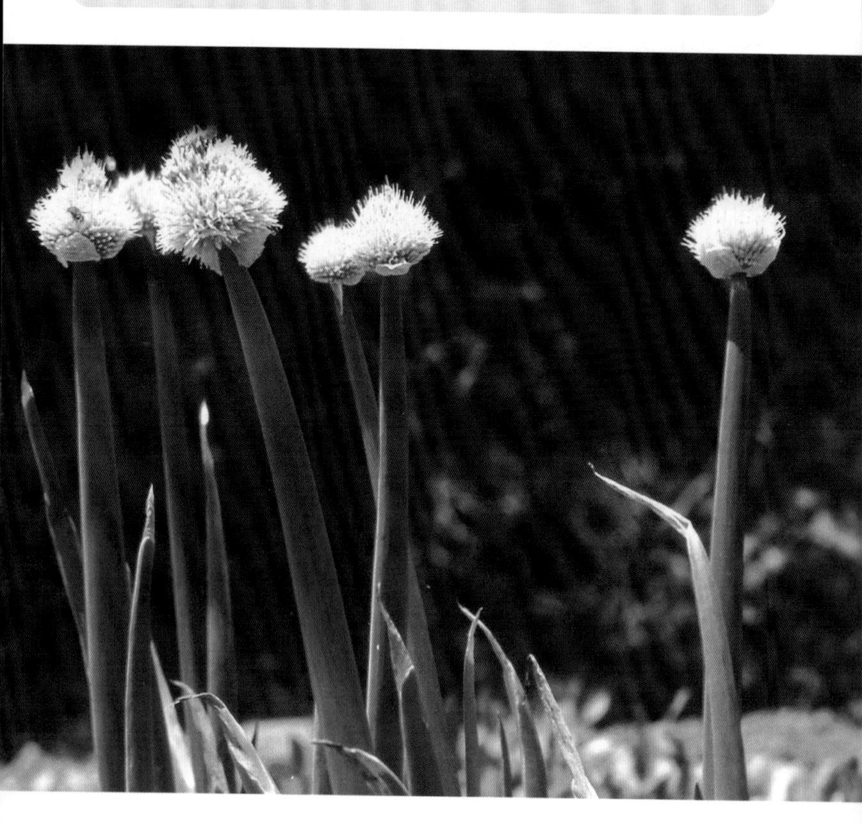

동서양의 중요 식품, 양파

동서양을 막론하고 파 종류 식물, 즉 양파, 마늘, 부추 등은 독특한 향기와 풍미로서 향신료와 식품재료, 그리고 민간약으로도 많이 사용되고 있다. 그중 양파는 고대 이집트 시대에도 이미 중요한 식품이었고 약이었다고 한다. 따라서 재배 역사는 적어도 5000년 이상 될 것으로 추정하고 있다.

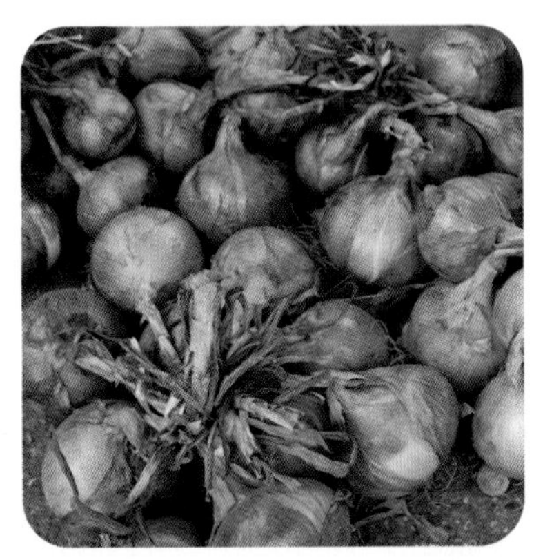

양파 다발

그리스 역사가인 헤로도토스도 고대 이집트에서 양파가 피라미드 건설 노동자들의 중요한 식품이었다는 것을 전하고 있다. 즉 양파가 피라미드 건설 노동자에게 날마다 지급되었고, 그 값을 치르는 데 많은 은이 사용되었다는 것이다. 오늘날에는 흔한 채소이지만 당시에는 노동자들에게 귀한 대접을 받았던 정력원이었던 것이다.

AP통신은, 이란 북부에 사는 88세의 노인이 160번째의 여자와 결혼을 하는데, 그는 날마다 1kg의 양파를 먹기 때문에 전혀 노쇠함을 모른다고 보도하였다. 양파 1kg이면 하루에 5개를 먹는 셈인데, 이 노인은 보통 사람들의 양파 소비량보다 36배를 먹고 있으며 특히 18세부터 빼놓지 않고 매일 양파를 먹었다고 한다. 과연 양파 효능의 위력을 실감할 수 있는 재미있는 보도 내용이다.

당뇨병 치료 작용

양파의 알려진 여러 효능 중에서 성인병에 대한 효과를 살펴본다. 먼저 당뇨병 치료에 관한 작용으로서 인도 케랄라 대학 연구팀이 독일 학술지에 발표한 논문에 따르면 양파에서 분리한 성분인 S-메틸 시스테인 설폭사이드가 항당뇨 효과를 나타낸다고 한다. 이 연구팀은 25~30g의 양파에는 당뇨병 치료에 도움이 되는 약리성분이 함유되었을 것으로 추정하고 있다. 이 정도 양이면 보통 크기 양파의 1/8 양이다. 그리고 인도나 이집트 학자들도 양파가 혈당치를 떨어뜨리며 또한 양파로부터 분리한 디페닐아민 성분이 당뇨병 치료제로 잘 알려진 약인 톨부타마이드보다 더 효과가 있다는 것을 유명한 의학잡지인 「란셋」에 보고하였다.

혈전생성 억제 효능

인도 타고르 대학 연구팀은 10명의 학생을 대상으로 양파의 혈전억제작용을 실험했다. 혈전이란 잘못된 식습관과 음식물 섭취로 혈액이 덩어리지는 것을 말한다. 4명에게 4조각의 빵에 100g의 버터를 발라 주었다. 다른 4명의 학생에게는 양파 50g을 잘게 썰어서 버터를 바른 빵에 샌드위치를 만들어서 먹게 했다. 나머지 2명은 아무것도 먹지 않은 무처리 그룹으로 했다.

이후 이들의 혈액을 채취해서 검사한 결과, 버터를 먹은 학생은 3분 41초에 피가 굳어지는 데 비해 양파를 먹으면 4분 36초가 지나야 피가 굳어졌다. 또한 양파를 섭취하면 버터만 먹은 것보다 혈액 속의 섬유질이 적어 콜레스테롤과 융합하여 혈전이 되는 것을 막아준다는 연구 결과를 발표하였다.

미국식품의약국도 순환계 약으로 양파를 첫째로 꼽는다고 한다. 그리고 1996년 미국의 위스콘신-매디슨 대학 연구팀은 양파가 혈관질환의 원인이 되는 혈전을 억제하는 작용을 하며 양파 성분 중 황(S)의 함량이 높은 양파가 더 강한 억제작용이 있음을 밝히기도 했다.

고혈압, 협심증 질환 억제

외국의 한 연구자는 양파를 심장병 환자들에게 투여한 결과 생양파가 HDL(고비중 리포단백)-콜레스테롤의 함량을 결정적으로 상승시

켰음을 발견하였다. 즉 HDL-콜레스테롤이란 이로운 콜레스테롤로서 HDL은 콜레스테롤이 너무 많아지지 않도록 여분의 콜레스테롤을 회수하여 간장으로 되돌리는 역할을 한다. 만약 HDL이 부족하게 되면 여분의 콜레스테롤이 회수되지 않고 동맥경화의 원인이 되는 것이다. 따라서 양파는 이로운 HDL-콜레스테롤의 함량을 높임으로써 고혈압, 협심증 등의 심장 관련 질환을 억제할 수 있다는 것이다. 또한 런던의 심장병 연구학자는 심장이 튼튼한 사람들의 상용식을 다년간 조사하였는데 양파가 많이 든 음식을 먹으면 동맥폐쇄증에 걸리지 않는다고 하였다.

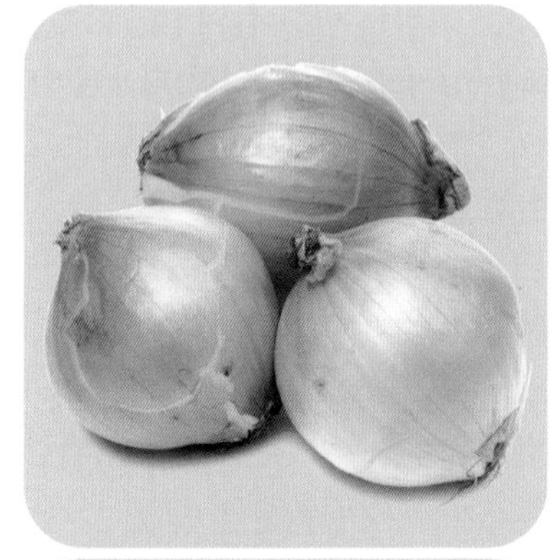

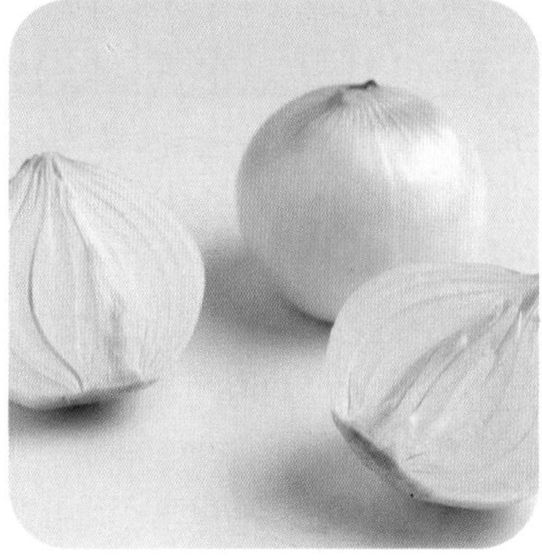

음식 재료로 쓰이는 양파

한편 경남농업기술원의 양파시험장에서는 양파와 양파 성분으로 잘 알려진 플라보노이드 성분인 쿠에르세틴을 이용하여 생쥐의 피부암과 위장암에 관한 효능연구를 하였다. 양파를 먹인 생쥐는 먹이지 않은 그룹에 비해 낮은 피부암과 위장암 발생률을 보였다. 양파 성분인 쿠에르세틴도 피부암 발생을 낮추었다. 즉 양파는 피부암과 위장암 억제 효과가 있다는 연구 결과를 발표한 것이다.

이때 사용한 양파는 가공 중에 폐기되는 껍질이지만 껍질에 플라보노이드 성분인 쿠에르세틴이 다량 함유되어 있다는 연구 결과와 함께 양파의 이 같은 효과는 흥미로운 실험 데이터이다. 이처럼 양파에는 성인병 예방에 효과가 있음을 위의 연구 결과로 알 수 있다. 특히 인도, 이집트 연구자들은 양파의 효능에 관해 많은 연구 결과를 발표하고 있다.

양파의 효능 성분

양파를 자르면 눈물이 나오는데 이 같은 최루성 인자가 생기는 이유는 다음과 같다. 양파에는 황을 함유하는 알킬시스테인 설폭사이드란 성분이 함유되어 있다. 양파를 가만히 두면 이 성분은 눈물을 흘리게 하지 않는다. 그러나 양파를 자른다든가 마쇄하거나 먹게 될 때 효소가 작용하게 되면 이 성분은 순간적으로 분해되어 새로운 성분인 프로페닐 설펜산을 생성시켜 자극성분으로 바뀌게 되는 것이다. 양파를 그대로 두면 눈물이 나지 않지만 양파를 자를 때 눈물을 흘리게 되는 이유는 위와 같은 화학반응 때문인 것이다.

이탈리아의 미인

이탈리아에는 눈이 작아 고민하는 아가씨들은 양파를 많이 썰면 눈이 커져 미인이 된다는 말이 있다고 한다. 양파를 썰면 휘발성분 때문에 눈물을 많이 흘리게 되어 눈이 커져 예뻐진다는 말이라고 하는데, 양파의 성분을 설명하는 재미있는 얘기이다. 양파에는 당질 중에서는 과당이 많고 포도당과 설탕은 거의 같은 양이 포함되어 있으며, 주요 아미노산으로 알기닌과 라이신이 함유되어 있다. 우리나라에서 많이 재배되고 있고 가끔씩 파동도 겪고 있는 양파를 여러 가지 가공제품으로 개발하여 꾸준히 섭취한다면 성인병 등의 질병 예방에 많은 도움이 될 것으로 확신한다. 그렇게 된다면 생산자에게는 경제적으로 도움이 되고 소비자에게는 건강을 선물하여 모두에게 일석이조가 될 것이다.

효능

- 약효 : 이뇨(利尿), 살균(殺菌)
- 약리작용 : 항암작용, 혈당 강하작용, 혈장 콜레스테롤의 상승 억제, 동맥경화증에 효과

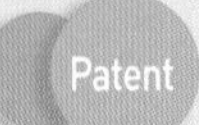

양파의 기능성 및 효능에 관한 특허자료

▶ 양파껍질 추출물을 유효성분으로 포함하는 지질대사 질환의 예방 또는 치료용 조성물

양파껍질 추출물은 지질대사 이상으로 발생하는 각종 질환들을 예방 및 치료할 수 있는 치료제 및 지질대사를 개선할 수 있는 기능성 식품의 제조에 유용하게 사용할 수 있다.

– 공개번호 : 10-2011-0121239, 출원인 : 인제대학교 산학협력단

▶ 항산화 및 항콜레스테롤 활성을 갖는 양파추출 농축액 및 이의 제조방법

양파추출 농축액은 산화 관련 질환 및 콜레스테롤 관련 질환의 예방 또는 개선을 위한 약학조성물 및 건강기능성 식품으로 유용하게 이용될 수 있다.

– 등록번호 : 10-0895969, 출원인 : 창원대학교 산학협력단

▶ 양파껍질 추출물을 포함하는 지방축적 억제 또는 비만 예방 및 치료용 조성물과 이를 포함하는 약학적 제제 및 식품

양파껍질 추출물은 종래 지방분해제나 비만 억제제들에 비해 독성으로 인한 각종 부작용이 없으며, 관련 질환을 앓고 있는 환자에게도 안심하고 투여할 수 있는 장점이 있다.

– 공개번호 : 10-2009-0042531, 출원인 : 주식회사 휴온스

제3장

동의보감 무병장수 한약재

무병장수를 위한 한약재

『동의보감』에는 단방으로서 한 가지 약만으로 병들지 않고 건강하며 오래 살게 하는 약들이 소개되어 있다. 이 약들은 알약을 만들거나 가루를 내거나 달여 먹는다. 알약이나 가루약으로 먹을 때에는 한 번에 8g씩 먹는다. 달여 먹을 때에는 한 번에 20g씩 먹는다.

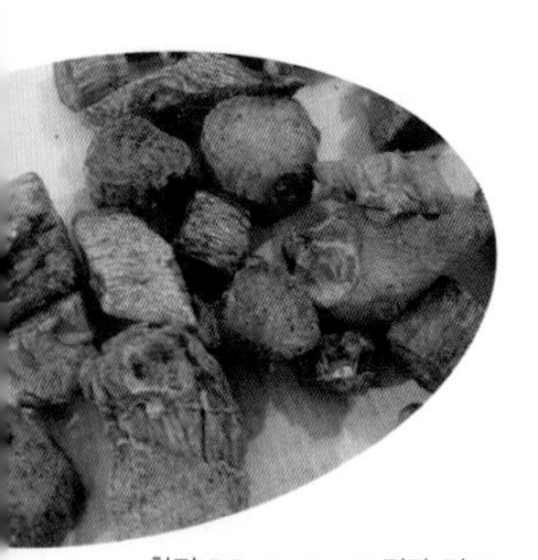
황정(층층둥굴레 뿌리) 절단 건조

황정(黃精, 진황정-층층둥굴레)

오랫동안 먹으면 몸이 가뿐해지고 얼굴이 좋아지며 늙지 않고 배가 고프지 않다. 진황정, 층층둥굴레의 뿌리를 사용한다.

뿌리를 캐서 먼저 물에 우려 쓴맛을 뺀 다음 아홉 번 찌고 아홉 번 말려 먹는다. 혹은 그늘에서 말려 가루를 낸 다음 날마다 깨끗한 물에 타 먹는다. 약 먹을 때에는 매화 열매를 먹지 말아야 한다.

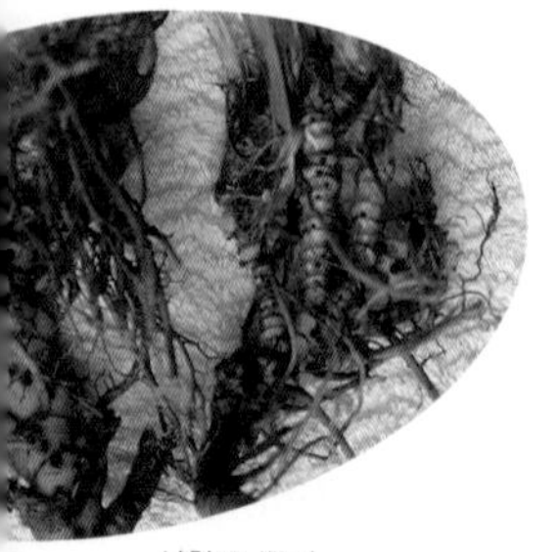
석창포 뿌리

창포(菖蒲, 석창포)

몸이 가뿐해지고 오래 살며 늙지 않는다. 석창포 뿌리를 캐서 쌀 씻은 물에 하룻밤 담갔다가 햇볕에 말린다. 이것을 가루 내어 찹쌀죽과 함께 졸인 꿀[煉蜜]에 섞어서 반죽한 다음 벽오동 씨만 하게 알약을 만든다. 이 약을 술이나 미음으로 먹되 아침에 30알, 저녁에 20알을 먹는다. 술이 익은 다음 청주를 떠 오랫동안 마시면 정신이 좋아지고 더 오래 산다.

감국화(甘菊花, 단국화)

몸이 가뿐해지고 늙지 않으며 오래 산다. 단국화의 싹, 잎, 꽃, 뿌리를 다 먹는다. 그늘에 말린 다음 가루를 내어 술에 타 먹거나 꿀로 반죽하여 알약을 만들어두고 오랫동안 먹기도 한다. 국화술을 만드는 방법은 단국화, 생지황, 지골피 각각 5되에 물 10말을 두고 5말이 되게 달인 것과 찹쌀 5말로 지은 밥과 보드랍게 가루 내어 만든 누룩을 함께 버무려 항아리에 넣는다. 술이 익은 다음 청주만을 떠서 태워 먹으면 뼈와 힘줄이 튼튼해지고 골수를 보하며 오래 살게 된다. 흰 국화가 더 좋다.

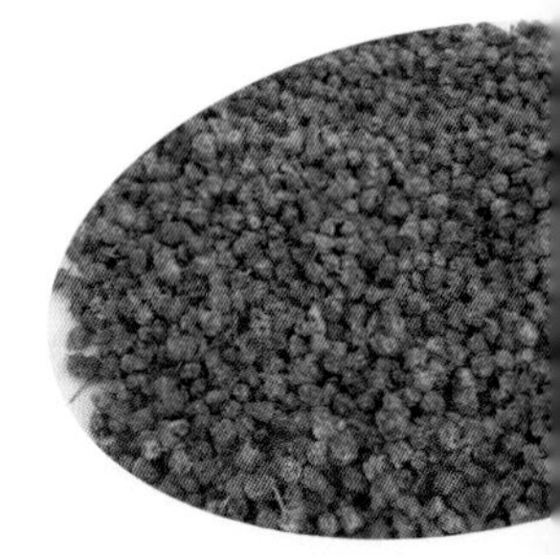
감국 꽃(말린 것)

천문동(天門冬)

오랫동안 먹으면 몸이 가뿐해지고 오래 살며 배고프지 않다. 천문동 뿌리를 캐 겉껍질과 심을 버린 다음 가루 내어 술에 타 먹는다. 혹은 생것을 짓찧어 즙을 내 달인 다음 고약을 만들어 1~2숟가락씩 술에 타 먹는다. 한(漢)나라 태원(太原) 사람 감시(甘始)는 천문동을 먹고 300여 년이나 살았다고 한다.

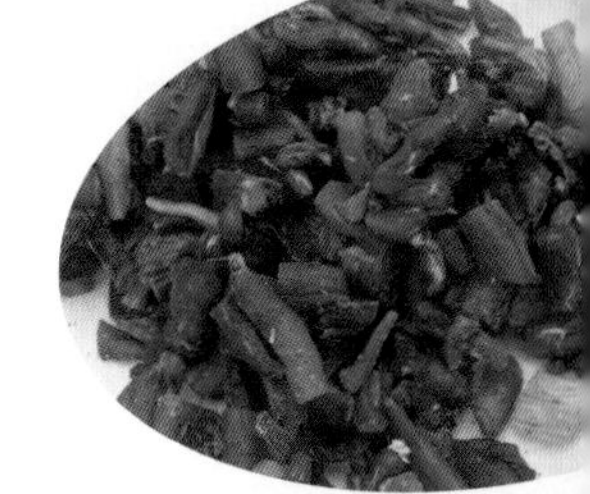
천문동 덩이뿌리 절단 건조

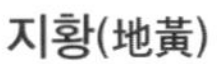

지황(地黃)

오랫동안 먹으면 몸이 가뿐해지고 늙지 않는다. 지황 뿌리를 캐 씻어서 짓찧어 즙을 내어 달인다. 걸쭉해졌으면 꿀을 넣고 다시 달여 벽

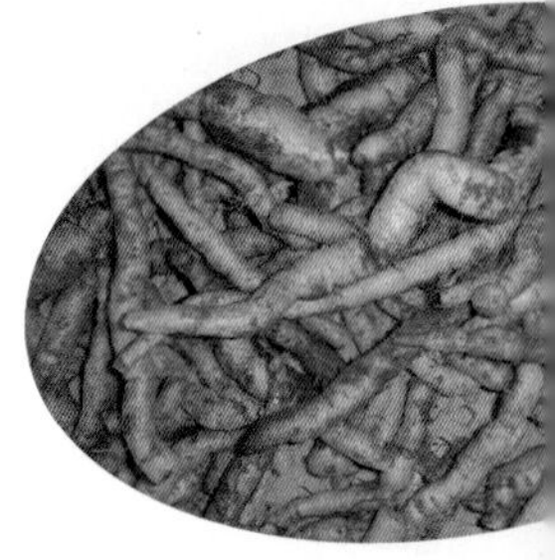
지황 뿌리

오동씨만 하게 알약을 만든다. 한 번에 30알씩 하루 세 번, 술로 빈속에 먹는다. 파, 마늘, 무를 먹지 말며 약을 만들 때 쇠그릇을 쓰지 말아야 한다. 지황술을 만드는 방법은 찹쌀 1말을 100여 번 씻은 것과 생지황 1.8kg을 잘게 썬 것을 함께 찐 다음 흰누룩을 두고 버무려 술을 빚는 것처럼 담근다. 술이 익으면 청주를 떠서 마신다.

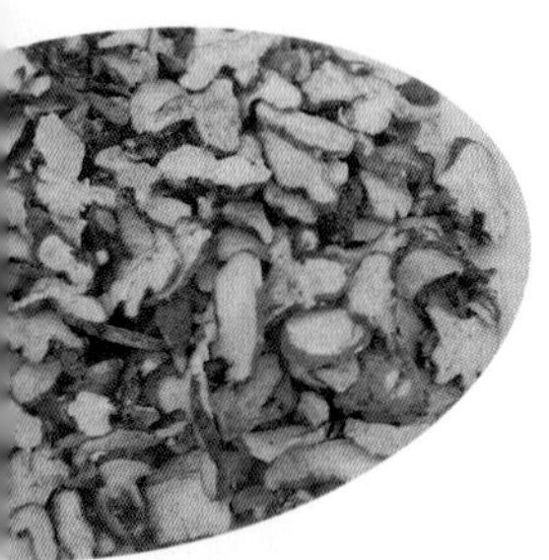

삽주 뿌리(창출) 절편 건조

출(朮, 삽주)

이 약을 달여서 오랫동안 먹으면 몸이 가뿐해지고 오래 산다. 일명 산정(山精)이라고도 한다. 『신농약경』에는 반드시 오래 살고 싶거든 늘 산정을 먹으라고 하였다. 삽주 뿌리를 캐 쌀 씻은 물에 담갔다가 검은 겉껍질을 벗겨버리고 닦아서 짓찧어 가루 낸 것 600g에 쪄낸 솔풍령(복령) 300g을 섞어서 꿀로 반죽한 다음 알약을 만들어 먹는다. 혹은 즙을 내 달여 술에 타 먹거나 졸여 걸쭉한 것으로 알약을 만들어 먹기도 한다. 복숭아, 오얏, 참새고기, 조개, 파, 마늘, 무를 먹지 말아야 한다.

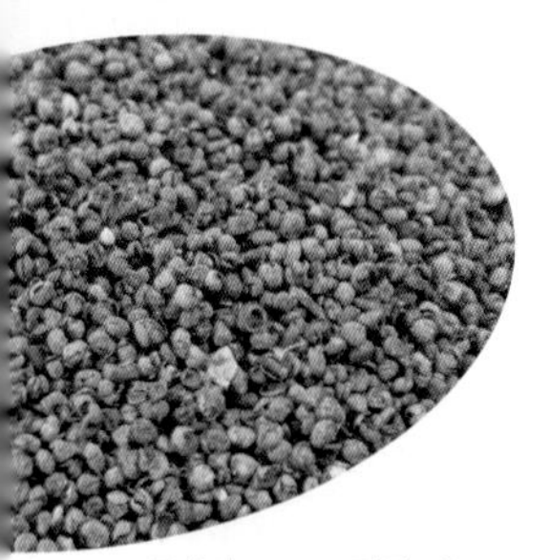

토사자(새삼 씨) 말린 것

토사자(兎絲子, 새삼 씨)

오랫동안 먹으면 눈이 밝아지고 몸이 가뿐해지며 오래 산다. 새삼 씨를 술에 담갔다가 쪄서 햇볕에 말리기를 아홉 번 하여 가루 낸다. 한 번에 8g씩 하루 두 번 데운 술에 타서 빈속에 먹는다.

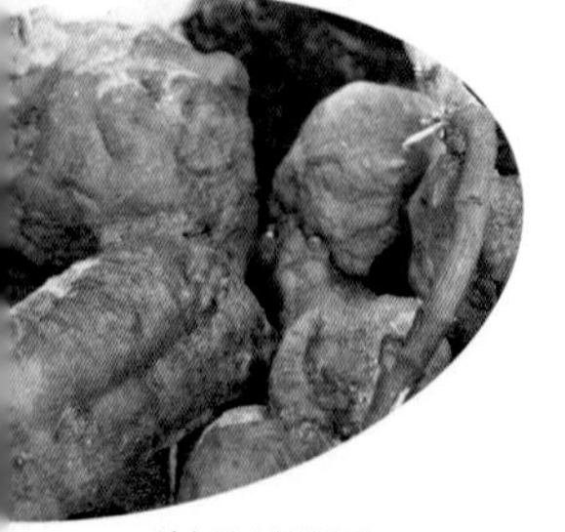

하수오 덩이뿌리

백초화(百草花)

온갖 병을 치료하며 오래 살게 된다. 100가지

풀의 꽃을 따서 그늘에 말린다. 이것을 가루 내어 술에 타 먹는다. 또한 꽃을 달여서 즙을 내 술을 빚어 먹기도 한다. 하수오(何首烏)를 오랫동안 먹으면 수염과 머리털이 검어지고 정수(精髓)가 불어나며 오래 살고 늙지 않는다. 약을 먹을 때 파, 마늘, 무, 비늘이 없는 고기를 먹지 말며 쇠그릇을 쓰지 말아야 한다. 이 약은 양기가 몹시 허한 사람이 아니면 한 가지 약으로만 먹지 못한다.

송지(松脂, 송진)

오랫동안 먹으면 몸이 가뿐해지고 늙지 않으며 오래 산다. 달이는 방법은 송진 4.2kg을 뽕나무잿물 10말에 넣고 세 번 끓어오르게 달인 다음 찬물에 넣어 엉기면 다시 달이기를 열 번만 하면 빛이 희어진다.

솔잎 먹는 방법은 솔잎을 따서 잘게 썬 다음 다시 갈아서 술로 12g을 먹는다. 미음에 타 먹기도 한다. 또는 닦은 검정콩과 같이 짓찧어 가루 낸 다음 더운물에 타 먹는 것도 좋다.

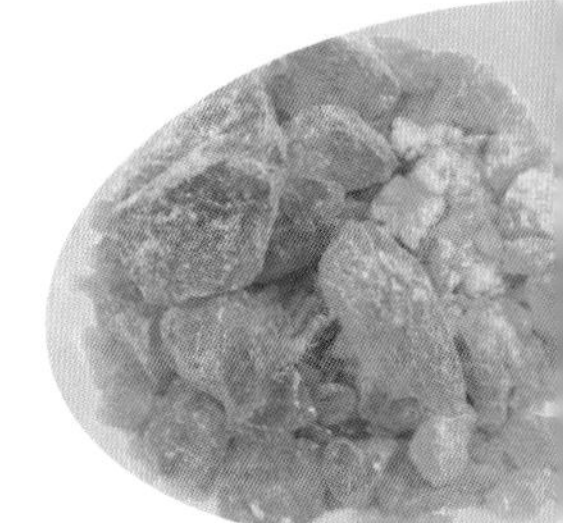
송진

괴실(槐實, 회화나무 열매)

오랫동안 먹으면 눈이 밝아지고 수염과 머리털이 검어지며 오래 산다. 회화나무는 음력 10월 첫 사일(巳日)에 열매를 따 먹으면 온갖 병이 없어지고 오래 산다.

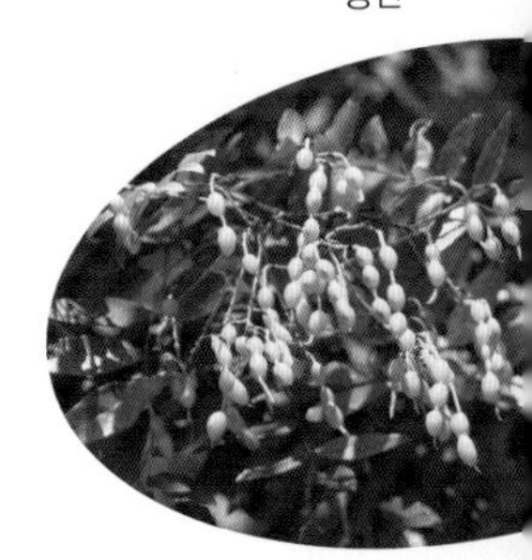
회화나무 열매

백엽(柏葉, 측백나무 잎)

오랫동안 먹으면 모든 병이 없어지고 오래 산다. 측백나무 잎을 따서 그늘에서 말린다. 이것을 가루 내어 꿀로 반죽한 다음 팥알만 하게

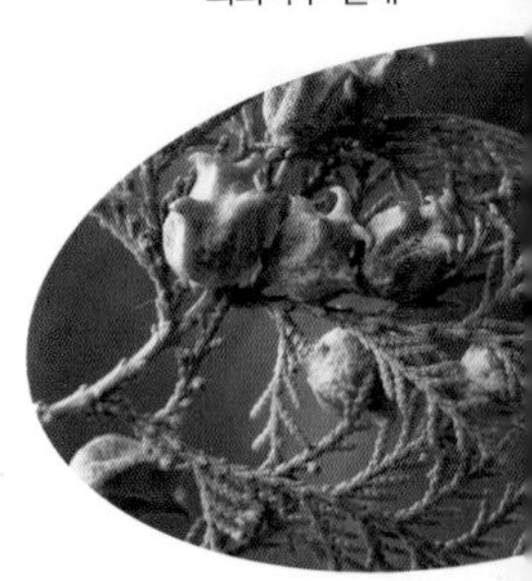
측백나무 잎(백엽)과 열매

알약을 만들어 81알을 술로 먹는다. 1년을 먹으면 10년 더 살 수 있고 2년을 먹으면 20년을 더 살 수 있다. 여러 가지 고기와 5가지 매운 남새를 먹지 말아야 한다.

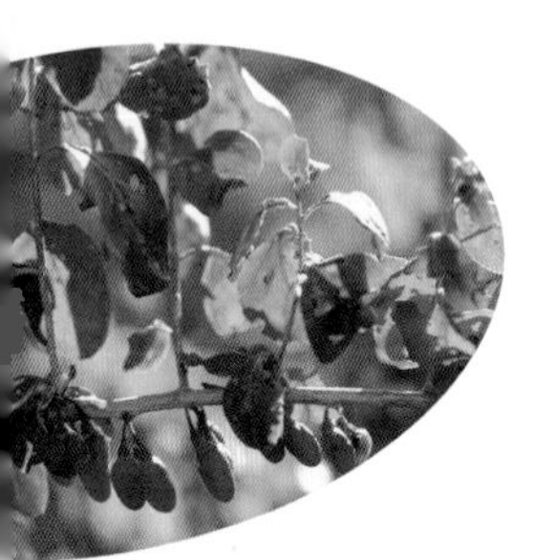

구기자나무

구기(枸杞, 구기자나무)

오랫동안 먹으면 몸이 가뿐해지고 늙지 않으며 추위와 더위를 잘 견디고 오래 산다. 구기는 줄기의 껍질, 지골은 뿌리의 껍질, 구기자는 빨갛게 익은 열매를 반드시 쓰는데 잎도 같은 효과가 있다. 뿌리, 줄기, 잎, 씨를 다 먹을 수 있다. 연한 잎으로 국을 끓여 먹거나 나물을 무쳐 먹을 수도 있다. 껍질과 열매를 가루 내어 꿀로 반죽한 다음 알약을 만들어 늘 먹는다. 또 술에 담갔다가 그 술을 마시기도 한다.

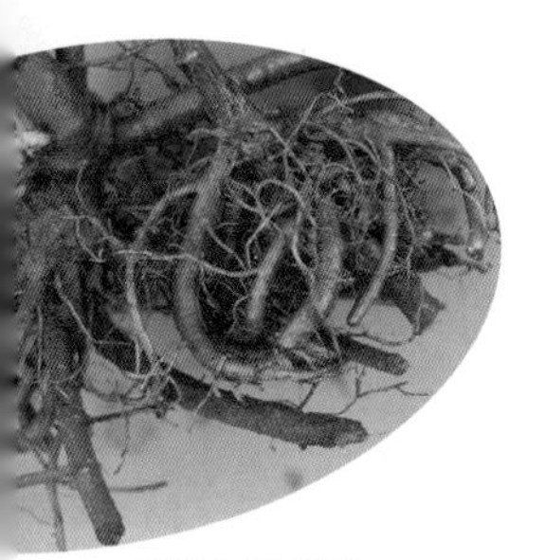

오갈피나무 뿌리

오가피(五加皮, 오갈피)

오랫동안 먹으면 몸이 가뿐해지고 늙지 않는다. 오갈피나무의 뿌리와 줄기를 달여 보통 술 빚는 방법과 같이 술을 만들어 마신다. 주로 보한다. 혹은 달여서 차 대신에 마셔도 좋다. 오갈피술과 오가피산을 먹고 오래 산 사람이 헤아릴 수 없이 많다고 한다.

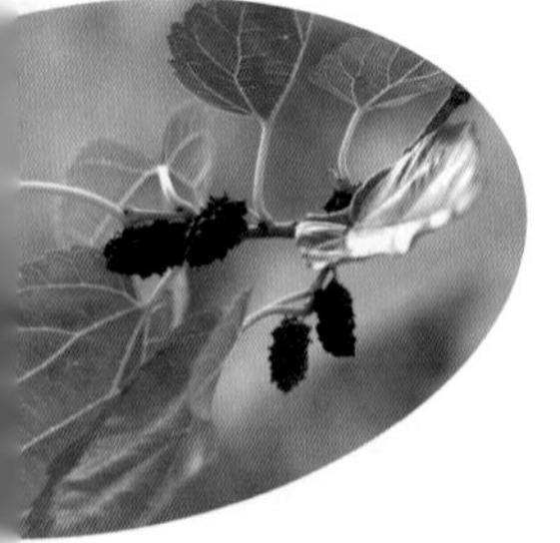

산뽕나무 열매(오디)와 잎

상심(桑椹, 오디:뽕나무 또는 산뽕나무 열매)

오랫동안 먹으면 흰머리가 검어지고 늙지 않는다. 새까맣게 익은 오디를 따서 햇볕에 잘 말려 가루 낸 다음 꿀로 반죽하여 알약을 만들어 오랫동안 먹는다. 또한 많이 따서 술을 만들어 먹기도 한다. 이 술은 주로 몸을 보한다.

연실(蓮實, 연자육)

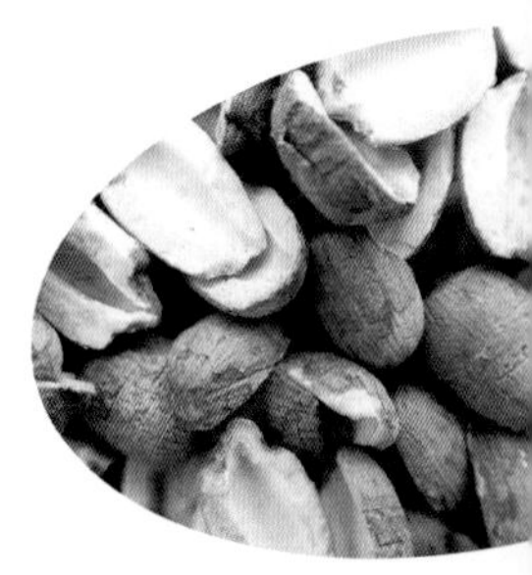
연실(말린 연꽃 열매)

오랫동안 먹으면 몸이 가뿐해지고 늙지 않으며 배고프지 않고 오래 산다. 연자육 또는 연실이란 연꽃의 열매를 말린 것을 말한다. 연밥의 껍질과 심을 버리고 말린 후 연실을 가루 내어 죽을 쑤거나 갈아서 싸라기를 내어 밥을 지어 먹으면 좋다. 또는 가루 내어 한 번에 8g씩 술이나 미음으로 먹는다. 오랫동안 먹으면 오래 산다.

검인(芡仁, 가시연꽃의 연실)

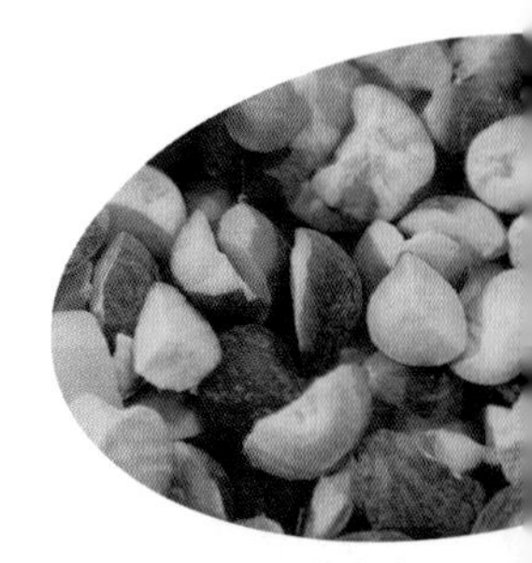
검인(가시연꽃 연실) 말린 것

이것이 즉 계두실(鷄頭實)이다. 오랫동안 먹으면 몸이 가뿐해지고 배고프지 않으며 늙지 않는다. 『선방(仙方)』에는 이것을 따서 연실(연밥)과 같이 먹는 것이 퍽 좋다고 하였다. 가루 내서 먹으면 효과가 아주 좋다. 이 약은 장수하는 약이므로 먹으면 오래 산다.

가시연밥죽[芡仁粥]은 흰쌀 1홉에 가시연밥 2홉을 섞어서 죽을 쑨 것인데 빈속에 먹으면 정기를 보하고 귀와 눈이 밝아지며 오래 산다.

해송자(海松子, 잣)

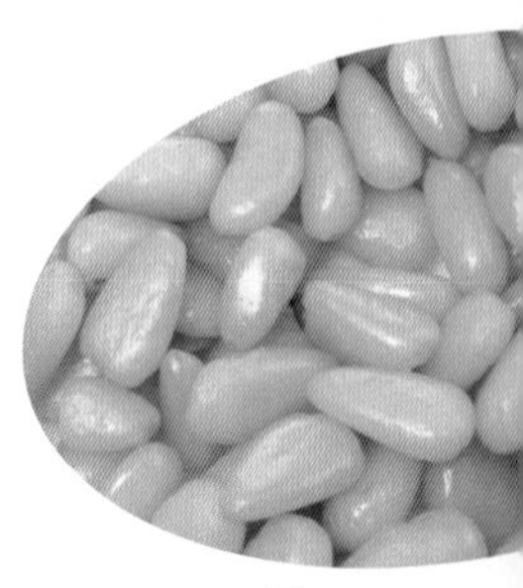
잣(해송자)

오랫동안 먹으면 몸이 가뿐해지고 오래 살며 배고프지 않고 늙지 않는다. 죽을 쑤어 늘 먹는 것이 제일 좋다.

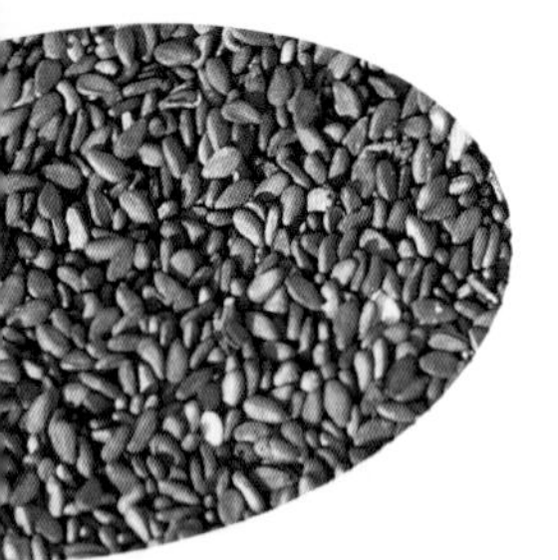
검은참깨(호마)

호마(胡麻, 참깨)

검은참깨[黑脂麻] 또는 참깨를 말한다. 오랫동안 먹으면 몸이 가뿐해지고 늙지 않으며 배고프거나 목이 마르지 않으며 오래 산다. 참깨를 일명 거승(巨勝)이라고도 한다. 꿀 1되에 참깨 1되를 합해서 만든 것을 일명 정신환(靜神丸)이라고 한다.

먹는 방법은 참깨를 아홉 번 찌고 아홉 번 햇볕에 말려 고소하게 볶아서 가루 낸 다음 꿀로 반죽하여 달걀 노른자위만 하게 알약을 만들어 한 번에 1알씩 술로 먹는다. 독 있는 물고기나 채소를 먹지 말아야 한다. 오랫동안 먹으면 오래 산다. 노나라 여자가 참깨와 삽주(창출)를 먹고 곡식으로 만든 음식을 끊은 지 80년이 되었는데 매우 젊고 건강하여 하루에 300리 길을 걸었다고 하였다.

참깨와 콩, 대추를 같이 아홉 번 찌고 아홉 번 햇볕에 말려 단(團)을 만들어 먹으면 오래 살 수 있고 곡식으로 만든 음식을 끊을 수 있다.

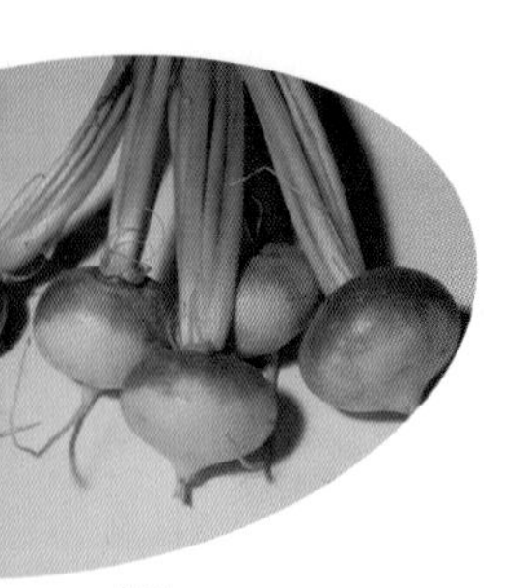
순무

만청자(蔓菁子, 순무 씨)

오랫동안 먹으면 곡식을 먹지 않고도 살 수 있고 오래 살 수 있다.

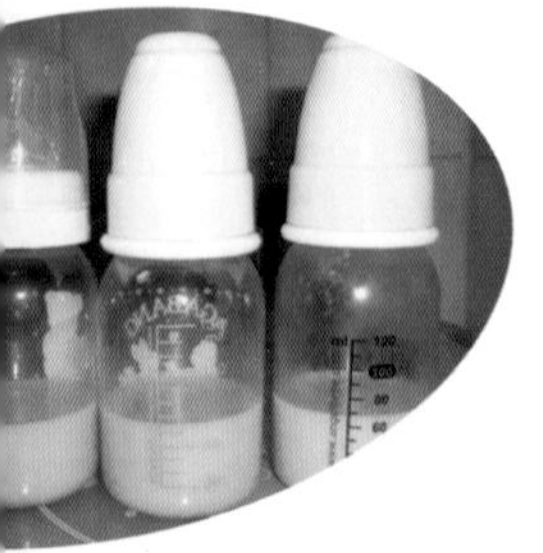
유축기로 받아 모은 모유

인유즙(人乳汁, 젖)

오장을 보하고 오래 살게 하며 살찌고 윤기가 나게 한다. 달고 향기가 나는 젖을 짜서 은그릇에 넣고 푹 끓여 새벽 4~5시경에 뜨겁게 해서 먹는다. 젖을 한 번 빨아들인 다음 손가락으로 콧구멍을 막고 입술과 이를 맞붙이며 꿀꺽거려 젖과 침이 잘 섞이게 한 다음에 코로 공기를 들이쉬어 공기가 콧대를 거쳐 뇌로 들어가게 하면서 천천히 젖을 삼킨다. 이와 같이 모두 5~7번 하는 것을 한 차례로 한다. 오랫동안 먹으면 매우 좋다. 장창(張蒼)이란 사람은 늘 젖을 먹었기 때문에 100여 세가 지나도 살이 찌고 그 빛이 박[瓠]과 같았다고 한다.

백죽(白粥, 흰죽)

새벽에 일어나서 죽을 먹으면 가슴이 시원하고 위를 보하며 진액을 생기게 하고 하루 종일 마음을 상쾌하게 하며 보하는 힘이 적지 않다. 저녁에 흰쌀을 푹 퍼지게 끓여 먹는다.

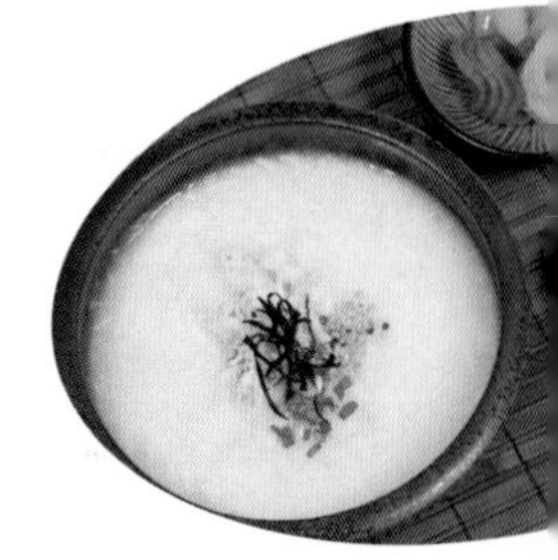

흰죽

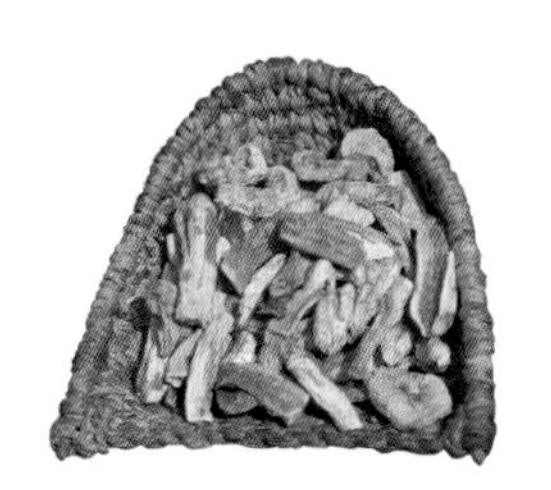

약이 되는 물

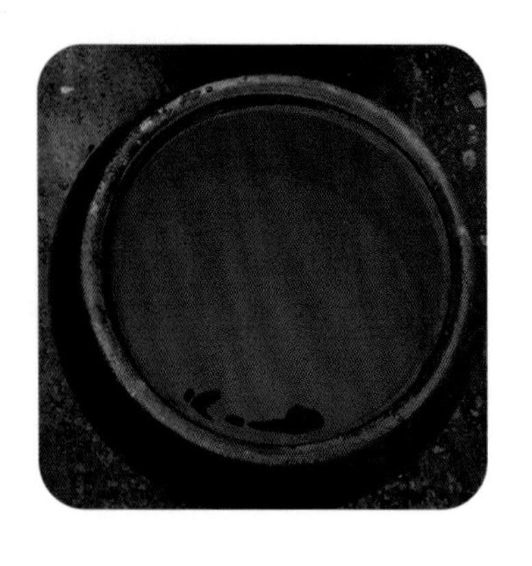

〈대장금〉 속의 약용 물

한 대학 앞에는 '장금이 누나'란 식당이 있다. 한때 TV 연속극 〈대장금〉이 유행하다 보니 식당에서까지 발 빠르게 이를 이용했던 것이다. 당시 송년회 가족모임에서도 〈대장금〉 삽입곡 '오나라'가 신청되기도 했다. 유치원 어린이가 선정되어 노래를 부르는데 이 노래를 신청한 것이다. 당시 노래방 연주기기에도 아직 수록되지 않은 최신곡을 어린아이가 반주 없이 카랑카랑한 목소리로 부르는 모습을 보면서 〈대장금〉의 높은 인기를 실감했다.

장금이와 최 상궁이 왕과 대비 앞에서 음식솜씨를 겨루는 드라마 속의 대사를 잠깐 살펴보자. 사정에 의해 참석하지 못한 한 상궁을 대신하여 음식을 준비한 장금이가 최 상궁을 이겨서 드디어 한 상궁이 수라간의 최고 상궁으로 정해지는 장면이다.

다시 올려진 음식. 장금은 대비가 마음이 상해 있자 불안한데, 구경꾼들은 이번 경연의 주제는 또 무엇인지 궁금하여 서로 묻고 어떻게든 보려고 발버둥을 친다. 대비와 중종, 중전의 모습이 보이고 그 너머로 송이떡갈비구이와 대하구이가 보인다. 송이떡갈비구이는 보기에도 특이하다.

대비 : (최 상궁에게) 보통 대하의 맛과는 확연히 다르구나. 어찌한 것이냐?

최 상궁 : 취하입니다.

중종 : 취하? 대하가 술에 취하기라도 했단 말이냐?

최 상궁 : 예.

(그 소리를 듣고 웅성대는 관중들…….)

최 상궁 : 세 가지의 정성이 들어간 것입니다.

대비 : 세 가지의 정성?

최 상궁 : 먼저 산 대하를 바닷물에 담가 운반해와야 합니다. 그리고 그것을 '지장수'에 씻어 독을 뺀 연후에 마지막으로 약주에 재웠다가 자갈을 불에 달궈 그 위에 놓고 구운 것입니다.

장금 : (놀란 표정)

(최 상궁의 설명에 다들 놀라는데…….)

대비 : 과연, 대단한 정성이로구나!

지장수

위의 대사에 '지장수(地漿水)'라는 말이 나온다. 누런 흙이 있는 땅[黃土地]에 구덩이를 파고 그 속에 물을 붓고 흐리게 휘저은 다음 조금 있다가 윗물을 떠서 마시는데, 이 누런 흙물을 지장수라고 한다.

단순한 물이지만 한방에서 말하는 이 물의 성질은 차고 독이 없으며 안타깝게 답답한 것 그리고 여러 가지 중독을 푸는 효능이 있는 물이다. 『동의보감』에서는 독버섯을 먹고 생명이 위험할 때는 오직 이 물을 마셔야 낫지 다른 약으로는 살릴 수 없다고 소개되어 있다.

임진왜란의 피난길에서 선조가 허준에게 명하여 편찬한 『동의보감』은 정유재란이 일어나 편집이 중단되기도 하였으나 오랜 각고 끝에 1610년에 23권과 목록을 합하여 25책의 완성을 보게 되었다.

역사상 출중한 명의 허준의 『동의보감』이 출간됨으로써 조선의 의학이 통합되고 또한 확립되었다. 흩어져 있던 전래의 비방들과 약초에 관한 지식들, 인체와 병증상 등 의약을 총망라한 방대한 내용은 그 후에도 이에 버금갈 만한 것이 없다.
그러기에 현대에 와서까지도 의약계의 수많은 사람들에게 읽히고 인용되며, 또 문학과 드라마의 소재가 되면서 소중히 다루어지고 있는 것도 당연한 일이 아니겠는가. 현재는 『동의보감』의 중국어판과 일본어판도 각각 발간되었는데, 이로써 『동의보감』에 대한 외국의 관심을 엿볼 수 있다.

『동의보감』의 33가지 약용 물

『동의보감』에는 위에서 언급한 지장수를 비롯하여 약용으로 사용하는 물을 33가지로 분류하여 그 효능을 설명하고 있다. 일반적으로 이용하는 물의 종류도 여럿이지만 약용으로서 효능이 각각 있다는 것이다. 물이 하늘에서 생겼다는 것을 알지 못하기 때문에 사람들은 물이 일상적으로 쓰는 것이라고 하여 흔히 홀시하지만, 사람은 살찐 사람도 있고 여윈 사람도 있으며 오래 사는 사람도 있고 오래 살지 못하는 사람도 있는데 이런 차이가 생기는 원인은 흔히 수토(水土)가 같지 않기 때문이라고 설명하고 있다.
그러고 보니 옛날에 할머니께서 "물을 잘 먹어야 한다. 모든 병이 물로 인해서 온다."라고 하시던 말씀이 생각난다. 옛사람들은 지금의 우리보다 훨씬 물을 소중히 생각하였나 보다. 『동의보감』에 수록된 물의 효능에 대해 알아본다.

얼굴빛이 좋아지는 정화수

『동의보감』에 처음으로 나오는 약용 물은 정화수(井華水)이다. 이는 새벽에 처음 길은 우물물로서 성질은 평(平)하고 맛은 달며 독은 없다. 이 물의 효능은 몹시 놀라워서 9규(사람의 몸에 있는 9개의 구멍, 즉 귀 2, 눈 2, 코 2, 입과 전음, 후음)로 피가 나오는 것을 치료하는데 입에서 냄새가 나는 것도 없애고 얼굴빛도 좋아지게 하며 눈에 생긴 군살과 예막(눈병의 일종)도 없애며 술을 마신 뒤에 생긴 열리(熱痢, 이질의 하나)도 낫게 하는 것이다. 정화수에는 하늘의 정기가 몰려 떠 있기 때문에 여기에 보음(補陰)약을 넣고 달여서 오래 살게 하는 알약을 만든다. 깨끗한 것을 좋아하는 사람들은 매일 이 물에 차를 넣고 달여서 마시며, 머리와 눈을 깨끗하게 씻는 데 아주 좋다고 한다.

당뇨병에 좋은 한천수, 술 마신 후 좋은 납설수

다음 물로서 『동의보감』에 기재된 부분이 한천수(寒泉水)인데 좋은 우물물, 즉 호정수(好井水)를 말한다. 효능은 소갈(물을 많이 마시고 음식을 많이 먹으나 몸은 여위고 요량이 많아지는 병, 당뇨병에 해당), 열성이질[熱痢], 열림(熱淋, 임증의 일종)을 치료하고 대소변을 잘 나가게 하는 것이다. 국화 밑에서 나는 물은 국화수(菊花水)라고 하는데 이 물은 풍비(風痹, 류머티스성 관절염의 일종)와 어지럼증을 치료하는 데 쓰인다. 또한 쇠약한 것을 보하고 얼굴빛이 좋아지게 하며, 오랫동안 먹으면 늙지 않고 오래 살 수 있게 한다. 〈대장금〉에는 또한 제주도로 유배 간 장금이가 의녀와 얘기하면서 납설수(臘雪水)를 얘기하는 대목이 나온다. 납설수는 섣달 납향에 온 눈 녹은 물을 말하는데 돌림열병, 온역(溫疫, 급·열성 전염병), 술을 마신 뒤에 갑자기 열이 나는 것, 황달(黃疸)을 치료하는 데 여러 가지 독을 푸는 물이다.

그리고 정월에 처음으로 내린 빗물은 춘우수(春雨水)라고 하며 이 빗물을 그릇에 받아서 약을 달여 먹으면 양기(陽氣)가 위[上]로 오르게 되며, 또한 이 물을 부부간에 각각 한 잔씩 마시고 성생활을 하면 임신하게 된다는 재미있는 약효를 가진 물이다. 가을철 이슬은 추로수(秋露水)로서 소갈증을 낫게 하고 몸을 가벼워지게 하며 살빛도 윤택해지게 한다.

옥정수, 벽해수, 역류수

그 외 겨울철에 내린 서리를 동상(冬霜), 여름철의 얼음을 하빙(夏氷),

조개껍데기를 밝은 달빛에 비추어 그것으로 받은 물을 방제수(方諸水), 매화 열매가 누렇게 된 때에 내린 빗물을 매우수(梅雨水), 볏짚지붕에서 흘러내린 물을 옥유수(屋霤水), 그리고 옥이 있는 곳에서 나오는 샘물을 옥정수(玉井水)라고 한다. 짠 바닷물은 벽해수(碧海水), 멀리서 흘러내리는 물은 천리수(千里水), 몹시 휘저어서 거품이 생긴 물은 감란수(甘爛水), 천천히 휘돌아 흐르는 물은 역류수(逆流水), 순하게 흐르는 물은 순류수(順流水), 빨리 흐르는 여울물은 급류수(急流水)라고 하는 등 여러 가지 물들이 있으며 이들도 각각의 약효가 있다.

아무 생각 없이 목이 마르면 마시면 되는 한 잔의 물! 하지만 모든 사람의 병을 고치려고, 아니 병에 걸리지 않도록 도와주려고 한 방울의 물에조차 기울였던 관심과 정성이 이처럼 다양한 물의 효능에 대해 면면이 고민하고 기술하게 만들었구나 하는 생각이 든다. 우리 선조들의 지혜가 담긴 소중한 유산으로 이러한 내용을 물려받았으니 과학적으로 이를 검증하기 위한 후손의 연구도 필요하다고 하겠다.

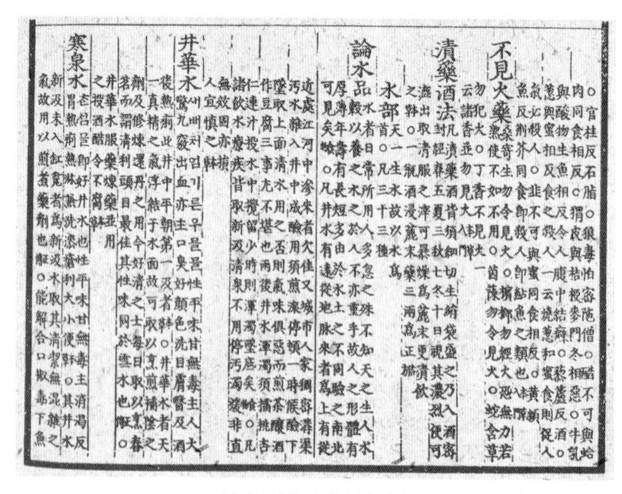
不見火藥
清藥酒法
論水品
水部
井華水
寒泉水

동의보감에 기재된 물 부분

약이 되는 흙

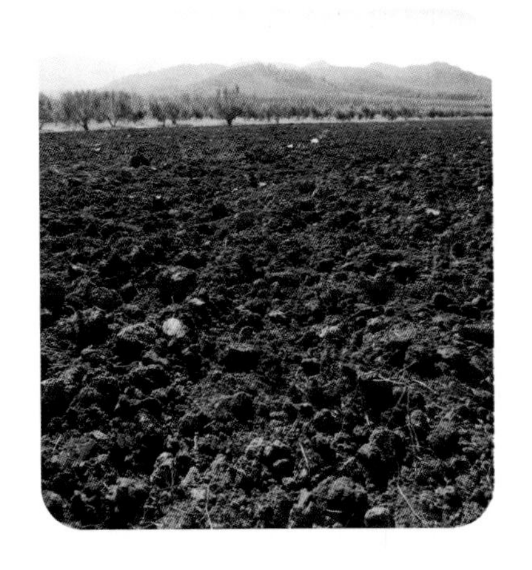

봄이 되면 남부지방의 산기슭이나 밭에 봄 벚꽃이 개화했다는 꽃 소식이 고속열차를 타고 상경한다. 그에 맞춰 바쁜 숨 고르며 꽃 마중 갈 땐 꽃도 원 없이 보지만 또 한 가지, 흙도 구경하라고 권하고 싶다. 야산이나 들에서 볼 수 있는 독특하게 불그스름한 빛을 띤 흙이 있다. 바로 암석이 화학적인 풍화작용을 받아 만들어진 풍화잔류토로, 이 흙을 우리는 황토라고 부른다.

우리나라 황토를 구성하는 광물에는 점토광물류가 약 60~80%를 차지하는데 여기에는 석영, 장석, 산화철광물 등이 있으며, 이들 점토광물의 종류와 함량에 따라 황토의 물리화학적 특성이 크게 좌우된다고 전문가는 말한다. 가소성, 이온교환성, 흡착성, 촉매성, 현탁성 등과 같은 특성을 알고 이제 황토를 좀 더 가깝게 이용할 수 있는 길이 열리고 있다.

약용으로 사용하는 황토

최근 황토를 이용한 황토베개, 황토모시, 황토양말, 향토내의, 황토이불 등의 제품들이 속속 등장하고 있다. 심지어 지방의 한 농업기술센터에서는 황토양파, 황토마늘을, 식품회사에서는 어성초를 황토와 접목한 황토어성초까지 개발하기도 했다. 식품에도 황토를 접목하여 기능성을 증대시키고 황토의 약용적인 면을 부각시킨 이러한 상품이 출시되는 등 다양하게 황토를 이용하고 있음을 알 수 있다. 특히 한 바이오 벤처기업은 황토담배 상품까지 선보여 더욱 흥미를 끈다. 담배에 함유된 황토성분이 가열되는 과정에서 다량의 원적외선을 방출해 잎담배 속의 중금속과 유해물질을 상당 부분 제거해주는 것이 특징이라고 한다.

이처럼 황토는 단순한 흙의 의미를 넘어서 동 · 식물의 성장에 필요한 원적외선을 다량 방사한다고 하여 '살아 있는 생명체'라 불리기도 하는 등 약효가 있는 흙으로 인식되고 있다. 발에 밟히는 흙이 대안적 삶을 주도하는 새로운 모습을 선보이기 시작한 것이다.

지장수

『동의보감』에도 황토로 휘저은 다음 위에 뜨는 누런 흙물을 '지장수'라고 하여 여러 가지 중독을 푸는 데 효능이 있다고 기재되어 있다. 요즈음에는 이 지장수가 널리 알려져 얼굴을 씻거나 목욕을 하는 데 사용하기도 하고 심지어 음식을 만들 때도 이용한다고 한다. 특히 좋은 황토를 『동의보감』에서는 호황토(好黃土)라고 하여 설사와 이질, 열독으로 배 속이 비트는 것같이 아픈 증상을 치료한다고 설명한다. 모든 약에 중독된 것, 고기에 중독된 것, 버섯에 중독된 것까지 풀 수 있는 효능이 있다는 것이다.

옛날부터 황토뿐 아니라 다른 흙도 단순한 흙이라는 의미를 넘어서 약효가 있어 『동의보감』에서는 18종의 약용 흙의 효능을 각각 설명하고 있다.

그동안 쉽게 지나쳤던 흙에 다양한 효능이 있다니 다소 의외라는 생각이 들기도 한다. 다음은 『동의보감』에 소개된 이들의 효능을 살펴보자.

〈대장금〉의 약용 흙

방송가에서는 마의 시청률이라고 하는 50%를 넘어서는 기염을 토하고, '퓨전사극' 이라는 장르를 정착시켜 드라마의 영역을 확장시켰다고 하는 〈대장금〉은 드라마로서 누릴 수 있는 최고의 자리에 올랐다. 〈대장금〉에 나오는 대사 한 부분을 인용하여 약으로 쓰이는 흙에 대해 살펴보고자 한다.

떨리는 마음이 주체되지 않는 장금과 최 상궁. 아무리 그래도 이번 것은 확실하다고 판단되는데…….

대비 : 이번 것은 정말로 판단하기가 어렵구나.

"……."

대비 : 이것으로 해야겠다.

(대비가 장금의 닭 진흙구이를 가리키자 모두들 술렁인다.)

장금 : (놀란 표정)

최 상궁 : (분한 표정)

대비 : 특별한 재료 없이도 복룡간을 써서 애저에 맞서는 맛을 내었다는 것은 분명 보통이 아니다.

중종 : 저도 그리 사료됩니다.

지혈에 좋은 복룡간

위의 대사에서 흙인 복룡간(伏龍肝)이 나온다. 장금은 복룡간을 이용하여 닭 진흙구이를 만들어 올려 대비와 중종의 마음을 잡고 있다. 복룡간이란 가마 밑의 아궁이 바닥에서 오랫동안 가열 처리된 누런 흙을 말한다. 한방에서는 성질이 약간 따뜻하며 맛이 맵고 독이 없다. 코피가 나거나 피를 토하고 그리고 대소변

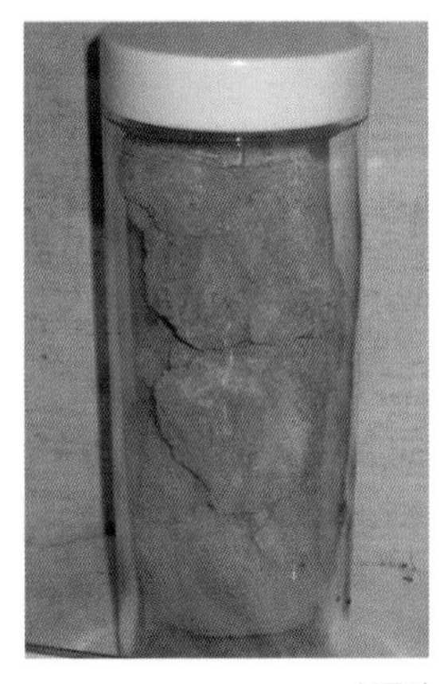

복룡간

에 피가 섞여 나오는 것을 치료하는 데 사용한다고 하였다. 종기와 독기를 삭이고 해산을 쉽게 하는 효능도 있으며, 어린이가 밤에 우는 증상도 치료한다. 단순히 흙에 지나지 않지만 이처럼 다양한 약효가 있다니 놀라운 사실이다.

동쪽 벽, 서쪽 벽의 흙도 약용 흙

이 외에도 동벽토, 서벽토, 적토, 백토 등의 흙이 약으로 사용된다고 『동의보감』에는 기재되어 있다. 동벽토(東壁土)는 동쪽 벽의 흙을 말하는데 성질이 평(平)하고 독이 없다. 주로 설사, 이질, 곽란을 치료하는 효능이 있다. 동쪽 벽엔 늘 아침 해가 쪼이게 되며 그 화기(火氣)가 세다. 그래서 남쪽 벽의 흙을 쓰지 않고 동쪽 벽의 흙을 쓰는 것이며, 제일 먼저 햇볕을 쪼이는 곳의 것을 긁어서 쓴다. 서쪽 벽의 흙은 서벽토(西壁土)라고 해서, 토하는 것과 딸꾹질을 치료하는 데 기를 내린다. 특히 해질 무렵에 햇빛이 비치는 벽의 흙을 쓴다.
적토(赤土)는 일체의 피를 많이 흘리는 증을 치료한다. 그리고 헛것을 없애고 가위에 눌리지 않게 한다. 소나 말한테 발라주면 온역(溫疫, 급 · 열성 전염병)에 걸리지 않는다. 백토인 백악(百堊)은 성질이 따뜻하고 맛이 쓰면서 맵고 이질을 멎게 한다. 이것을 백선토(白善土)라고도 하는데 오랫동안 먹어서는 안 된다. 오장이 상하고 여윌 수 있기 때문이다. 또 이런 재미있는 흙도 있다. 여름에 길 가운데 있는 뜨거워진 흙인 도중열진토(道中熱塵土)는 더위를 먹어서 죽을 것같이 된 것을 치료하고, 땅벌집 위의 흙인 토봉과상토(土蜂窠上土)는 피부가 헐어서 상한 것을 치료하며 거미한테 물린 것도 낫게 한다는 것이다.

모래도 약

모래도 약이다. 우물 밑의 모래인 장저사(井底沙)는 성질이 몹시 찬데, 끓는 물이나 불에 데서 상처가 생겨 아픈 것과 전갈에 쏘인 것과 가위에 눌린 것을 치료한다. 6월 강가에 있는 뜨거워진 모래인 6월

하중열사(六月河中熱沙)는 몸에 감각이 없고 잘 쓰지 못하거나 다리가 싸늘하면서 쓰지 못하는 것을 치료한다. 모래를 가져다가 햇볕에 뜨겁게 되도록 한 다음 그 가운데 엎드리거나 앉는다.

백초회는 백 가지 풀로 만든 재

재도 약으로 사용하니 더욱 흥미롭다. 대장간의 아궁이에 있는 재인 단철조중회(鍛鐵竈中灰)는 아랫배 속에 덩이가 생긴 병증을 치료한다. 갑자기 생긴 아랫배의 덩이도 치료하는데 그것은 이 재가 쇠 기운까지 겸하고 있기 때문이다. 명아주를 태운 재인 동회(冬灰)는 성질이 따뜻하고 맛이 맵다. 검은 사마귀를 없애는 효능이 있는데 많이 쓰면 살과 피부가 짓무른다.

그리고 상시회(桑柴灰)는 뽕나무 재로서 검은 사마귀, 무사마귀를 치료하는 데 그 효과가 명아주 재보다 좋다. 붉은팥과 같이 삶아서 먹으면 부종이 잘 낫는다. 백초회(百草灰)는 음력 5월 초에 아침이슬이 지기 전에 백 가지 풀을 베어 그늘에서 말린 다음 태워서 재로 만든 것이다. 이 재는 암내를 없애고 쇠붙이에 상한 것을 치료하는 작용이 있다. 백초상(百草霜)은 풀이나 나무를 땐 아궁이나 굴뚝 안에 생긴 검댕을 모은 것이다. 체한 것을 풀며 갑자기 생긴 설사와 이질을 멎게 하는 효능이 있다.

당묵(唐墨)은 가마 밑 검댕으로서 쇠붙이에 상한 데 바르면 새살이 살아나고 피가 멎는다. 그러나 얼굴에 바르는 것은 삼가야 하는데 검댕이 살에 들어가면 글자를 새긴 것처럼 되기 때문이라고 재미있게 표현하고 있다. 양상진(梁上塵)은 어린아이의 연한 부스럼을 치료하며, 사람이 사는 집과 멀리 떨어진 높은 곳의 들보 위의 먼지를 거두어 체에 쳐서 쓴다. 『동의보감』 번역물을 읽으면 예전에 사용하던 말들이 지나치다 싶을 정도로 자세히 설명하고 있어 정감이 있다. 또 이처럼 흙에 대한 효능과 치료법을 찾기 위해 허준이 노심초사한 흔적을 느낄 수 있다. 손으로 흙을 쓸어보고 상처에 발라보기도 하고 베고 잠들거나 혀에 찍어 맛도 보았을 한의약 연구에 미친 한 사나이의 모습을 연상해본다.

고대부터 농업국가를 이룬 우리와 흙의 관계는 결코 가벼운 것이 아니다. 그렇지만 흙에 이처럼 다양한 효능이 있다는 새로운 사실에서 흙의 가치를 다시금 느끼게 된다.

便愈轉○人大醉及食瓜果過度以生熱湯浸身
湯皆爲酒及瓜味轉○百沸湯半摻新汲水半摻
合和名曰陰陽湯卽生熟湯也[illegible]○
河水與井水合用亦名陰陽湯[illegible]

熱湯
덥게끌힌믈性平味甘無毒主忤死及霍亂轉筋
○助陽氣行經絡患冷痺人以湯淋脚至膝厚覆
汗出佳轉○熱湯須百沸
過若半沸則食之病脹

麻沸湯
[illegible]主消渴取其氣薄
而泄虛熱也[illegible]○卽青麻煮汁也[illegible]

繰絲湯
고티현믈無毒主蚘虫此煮繭汁爲其殺虫故
絲○又主消渴口乾此物屬火有陰之用能瀉
膀胱中相火引清氣上朝于口煮湯
飮之或[illegible]發繰絲湯飮之亦效[illegible]

甑氣水
밥찌는시르[illegible]친믈主長毛髮以
物承取沐頭令髮長密黑潤朝朝取用

銅器上汗
놋그릇[illegible]친믈銅器蓋食上
汗滴食中令人發惡瘡內疽轉

炊湯
무근[illegible]믈經宿洗面
無顔色洗體則成癬轉

六天氣
服之令人不飢長年美顔色轉○陵陽子明經
言春食朝霞日欲出時向東氣也○秋食飛泉日
欲沒時向西氣也冬食沆瀣北方夜半氣也夏食
正陽南方日中氣也并天玄地黃之氣是爲六氣
轉○人有急難阻絶之處用之如龜蛇服氣不死
昔人墮穴中其中有蛇每日如此服氣其人依蛇
時節日日服之漸覺體輕啓蟄
之後人與蛇一時躍出爲轉

土部
土爲萬物之母故以
土次之○凡十八種

伏龍肝
오란솓미티누른흙性微溫味辛無毒
[illegible]主衄血吐血崩漏便血尿血能止血消癰
腫毒催生下胞及小兒夜啼轉○此是竈中對
釜月下黃土也經十年以上竈下掘深一尺下有
眞土紫色者可用以竈有
神故號爲伏龍肝也轉

東壁土
[illegible]흙性平無毒主治
脫肛溫瘧及泄利霍亂轉○東壁常先得曉日
烘炙日者太陽眞火火生之時其氣壯故不取[illegible]
壁而取東壁土也先見日光之處刮取用之轉○多

동의보감에 기재된 흙 부분

1. 계피(桂皮)

성질은 몹시 열하며[大熱] 맛은 달고[甘] 매우며[辛] 조금 독이 있다. 속을 따뜻하게 하며 혈맥을 잘 통하게 하고 간, 폐의 기를 고르게 하며 곽란으로 쥐가 이는 것을 낫게 한다. 온갖 약 기운을 고루 잘 퍼지게 하면서도 부작용을 나타내지 않고 유산시킬 수 있다.

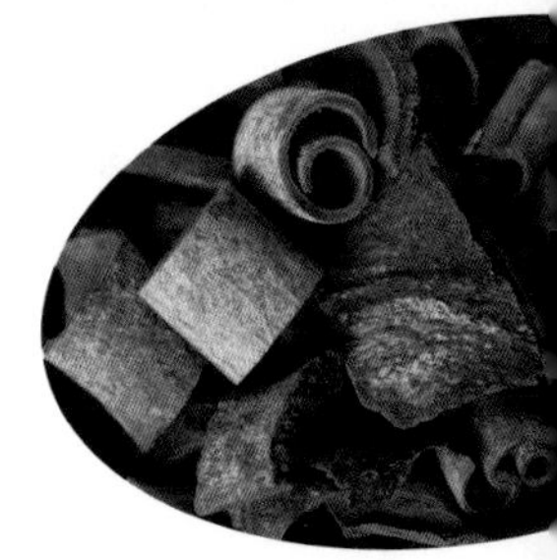
계피

2. 계심(桂心)

아홉 가지 가슴앓이를 낫게 하며 삼충을 죽인다. 어혈을 헤치고 배 속이 차고 아픈 것을 멈추며 모든 풍기를 없앤다. 오로칠상(五勞七傷)을 보하고 구규[竅]를 잘 통하게 하며 뼈마디를 잘 놀릴 수 있게 한다. 정(精)을 돕고 눈을 밝게 하며 허리와 무릎을 덥게 하고 풍비(風痺)를 없앤다.
또한 현벽, 징가, 어혈을 삭이고 힘줄과 뼈를 이어주며 살을 살아나게 하고 태반이 나오게 한다.

3. 계지(桂枝)

지(枝)라는 것은 가는 가지[枝條]이고 굵은 줄기[身幹]가 아니다. 대체로 가지에 붙은 껍질의 기운을 이용하는 것인데, 이것은 가벼워 뜨는 성질이 있어 발산(發散)하는 작용이 있기 때문이다. 『내경』에 "맵고 단것은 발산하므로 양에 속한다."고 하였는데 이것과 뜻이 맞는다. 표(表)가 허하여 절로 나는 땀은 계지로 사기[邪]를 발산시켜야 한다. 그리하여 위기(衛氣)가 고르게 되면 표가 치밀해지므로[密] 땀이 저절로 멎게 된다. 계지가 땀을 거두는 것은 아니다.

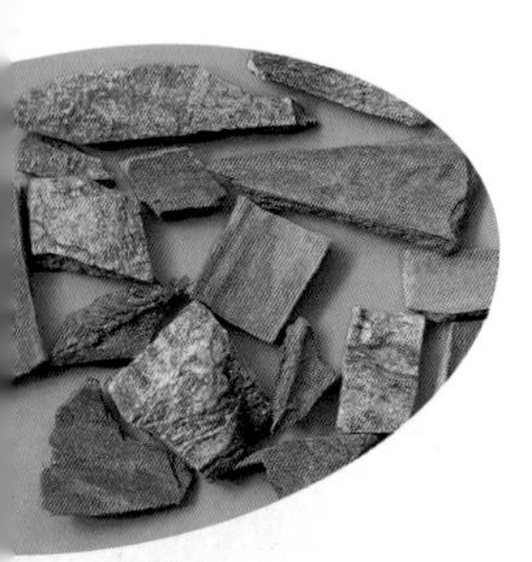
육계

4. 육계(肉桂, 육계나무의 줄기껍질)

신(腎)을 잘 보하므로 오장이나 하초에 생긴 병을 치료하는 약[下焦藥]으로 쓴다. 수족소음경에 들어간다. 자줏빛이면서 두터운 것이 좋다. 겉껍질을 긁어버리고 쓴다.

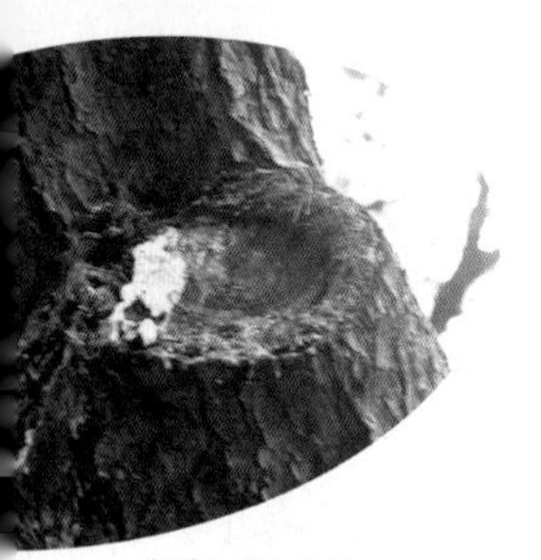
송진(소나무 송진)

5. 유계(柳桂)

작은 가지의 만만한 순[嫩條]이다. 상초에 가서 양기를 잘 보한다. 박계(薄桂)는 가늘고 엷은 햇가지인데 상초에 들어가서 어깨와 팔로 잘 간다.

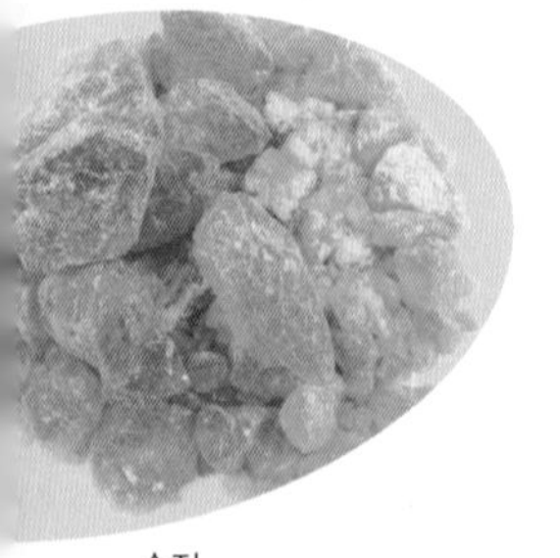
송진

6. 송지(松脂, 송진)

성질은 따뜻하고[溫] 맛은 쓰고[苦] 달며[甘, 평(平)하다고도 한다] 독이 없다. 오장을 편안하게 하고 열을 없애며 풍비(風痺), 죽은 살[死肌], 여러 가지 악창, 머리가 헌데, 머리털 빠지는 증, 옴과 가려운 증을 낫게 한다.

귀머거리와 삭은 이가 아픈 것을 낫게 한다. 여러 가지 부스럼에 바르면 새살이 살아 나오고 통증이 멎으며 벌레도 죽는다.

7. 송실(松實, 솔방울)

성질은 따뜻하며[溫] 맛은 달고[甘] 독이 없다. 풍비로 허약하고 여윈 것과 숨 쉴 기운이 없어 하는 것을 낫게 한다.

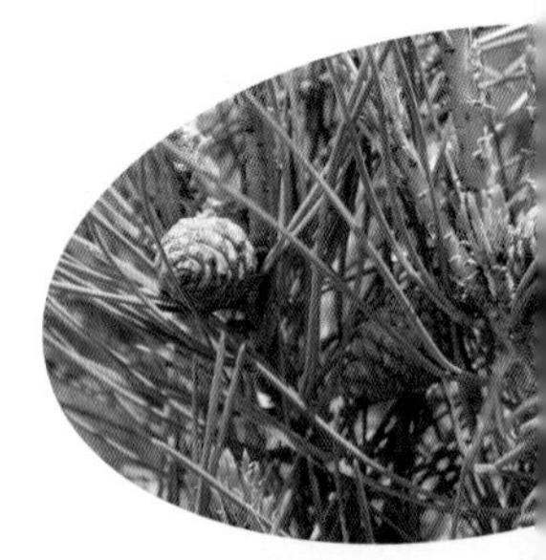
송실(솔방울)

8. 송엽(松葉, 솔잎)

풍습으로 생긴 헌데를 낫게 하고 머리털을 나게 하며 오장을 고르게 하고 배고프지 않게 하며 오래 살게 한다.

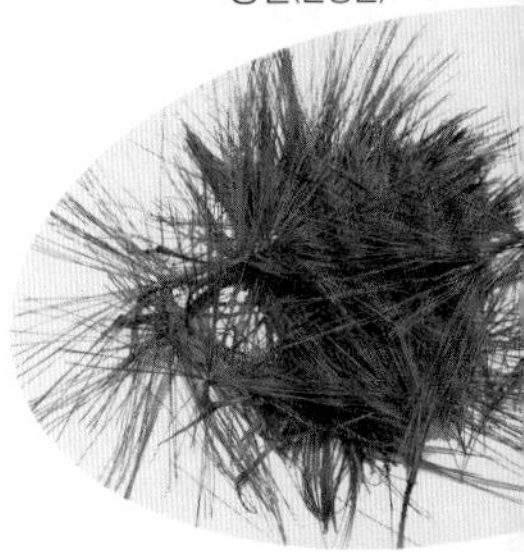
송엽(솔잎)

9. 송절(松節, 소나무 마디)

백절풍(百節風), 다리가 저린 것[脚骨], 뼈마디가 아픈 것[骨節痛] 등을 낫게 한다. 술을 만들어 먹으면 다리가 연약한 것을 낫게 한다.

10. 송근백피(松根白皮, 소나무 뿌리 속껍질)

곡식을 먹지 않고 이것만 먹고도 살 수 있다. 배고프지 않게 하며 기를 보하고 오로증(五勞證)도 낫게 한다.

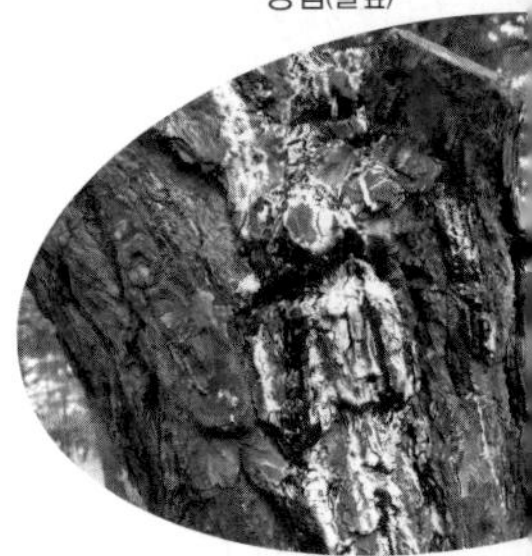
송절(소나무 마디)

11. 송화(松花, 소나무 꽃)

송황(松黃)이라고도 한다. 몸을 가볍게 하고 병을 낫게 한다. 즉 꽃에 있는 누른 가루인데 껍질, 잎 또는 씨보다 좋다.

12. 송제(松䃭, 솔기름)

소나 말의 진옴[疥瘡]을 낫게 한다. 소나무 가지를 태워 받은 기름이다.

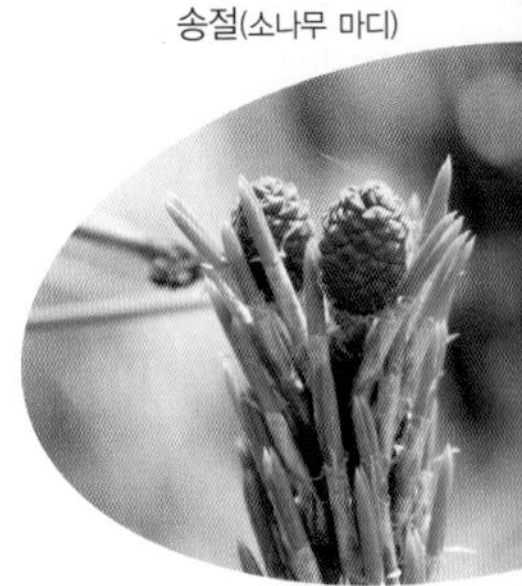
송화(소나무 암꽃)

송화차

| 효능 | 중풍, 고혈압, 심장병, 신경통, 두통, 폐를 보호

| 꽃의 이용 |

송화는 거풍, 이기, 수습, 지혈의 효능이 있고 중허위한, 만성설사, 창상출혈을 치료한다. 송화는 소나무의 꽃가루를 말하는 것으로 빛이 노랗고 달콤한 향이 나는 것이 특징이다. 송화는 주로 다식 등을 만들어 먹을 때 사용하는데, 송황(松黃)이라고도 한다.

차색은 노란색이며, 맛은 씁쓸하다. 처음에는 가루가 아래쪽으로 가라앉아 불투명하다가 나중에는 투명한 노란빛이 된다. 향기는 특별히 없다.

| 채취 시기와 방법 |

① 시기 : 도로 위나 차 위에 노란 꽃가루가 보이면 이미 꽃가루 채취 시기가 늦은 것이다. 이렇게 꽃가루가 날리기 전에 미리미리 수확하면 많은 꽃가루를 얻을 수 있다.

② 방법 : 봉오리에서 바로 핀 꽃을 선택한다. 지퍼백을 준비하여 꽃봉오리를 따서 바로 넣어둔다.

| 꽃차 만드는 방법 |

【만드는 방법 I】

① 송화가 터지기 1주일 전에 비닐봉지에 꽃봉오리를 따서 넣어둔다.

② 가루가 나오기 시작하면 송홧가루를 깨끗이 정선하여 꿀에 재운다.

③ 꿀에 재운 송홧가루를 한 스푼 넣고 뜨거운 물을 부어 마신다.

【만드는 방법 II】

① 뜨거운 물에 송홧가루를 타서 마신다.

② 달게 마시고 싶으면 꿀이나 설탕을 첨가한다.

| 차로 마신 후 꽃 이용법 |

가라앉은 꽃가루는 찹쌀가루나 밀가루와 섞어 전을 부친다.

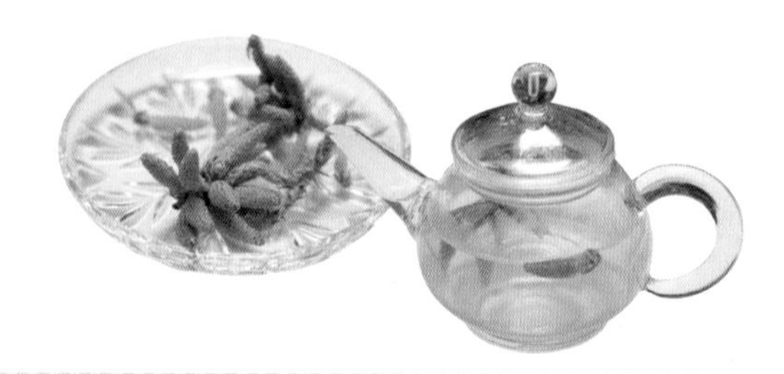

13. 송수피상록의(松樹皮上綠衣, 소나무 껍질에 돋은 이끼)

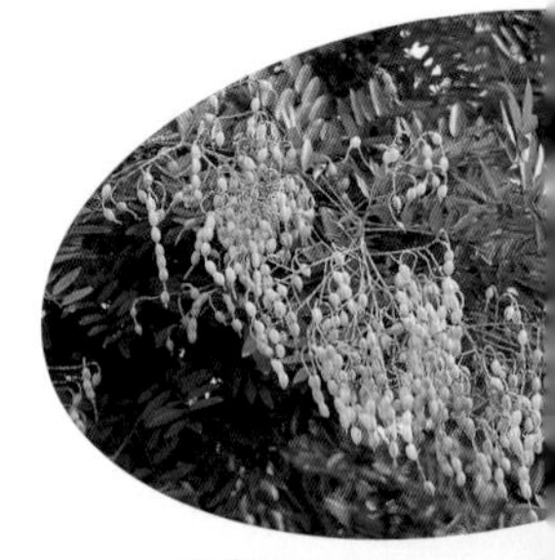

괴실(회화나무 열매)

애납향(艾蒳香)이라고 한다. 일명 낭태(狼苔)라고도 하는데 여러 가지 향과 같이 피우며 그 연기가 흩어지지 않고 푸르고 흰색으로 뭉게뭉게 모여 올라가는 것이 아름답다.

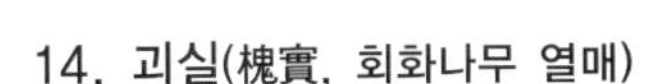

14. 괴실(槐實, 회화나무 열매)

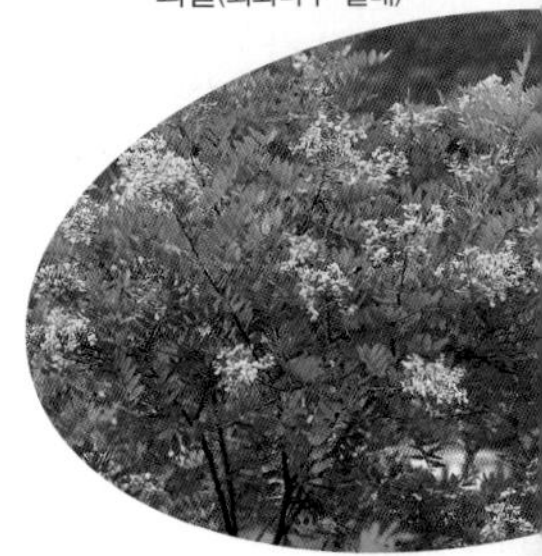

회화나무

성질은 차며[寒] 맛은 쓰고[苦] 시며[酸] 짜고[鹹] 독이 없다. 다섯 가지 치질, 불에 덴 데 주로 쓰며 높은 열[大熱]을 내리고 난산(難産)을 낫게 한다. 유산시키며 벌레를 죽이고 풍증도 낫게 한다. 남녀의 음창(陰瘡)과 음부가 축축하며 가려운 증, 장풍 등을 낫게 하며 해산을 헐하게 한다.

15. 괴백피(槐白皮, 회화나무 속껍질)

괴백피 삶은 물로 다섯 가지 치질, 악창, 감닉(疳䘌) 그리고 끓는 물 또는 불에 덴 데를 씻는다.

16. 괴지(槐枝, 회화나무 가지)

삶은 물로 음낭 밑이 축축하고 가려운 부분을 씻는다. 태워 가루 내서 이를 닦으면 삭은 이가 낫는다.

17. 괴교(槐膠, 회화나무 진)

급경풍(急驚風)으로 이를 악물거나 팔다리를 쓰지 못하는 것, 또는 파상풍, 입과 눈이 비뚤어진 것, 힘줄과 혈맥이 오그라드는 것, 허리나 등이 뻣뻣해지는 것을 낫게 한다. 여러 가지 약과 배합하여 쓴다.

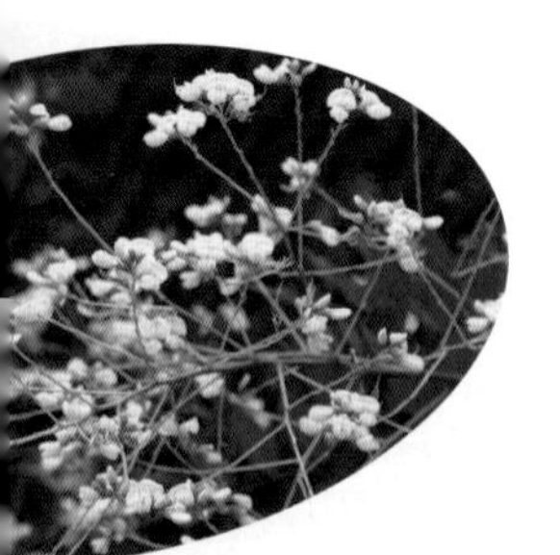

회화나무 꽃

18. 괴화(槐花, 회화나무 꽃)

다섯 가지 치질과 가슴앓이를 낫게 하며 배 속의 벌레를 죽이고 장풍(腸風)으로 피똥을 누는 것, 적백이질을 낫게 하며 대장의 열을 내린다. 약간 닦아서 쓴다. 일명 괴아(槐鵝)라고도 한다.

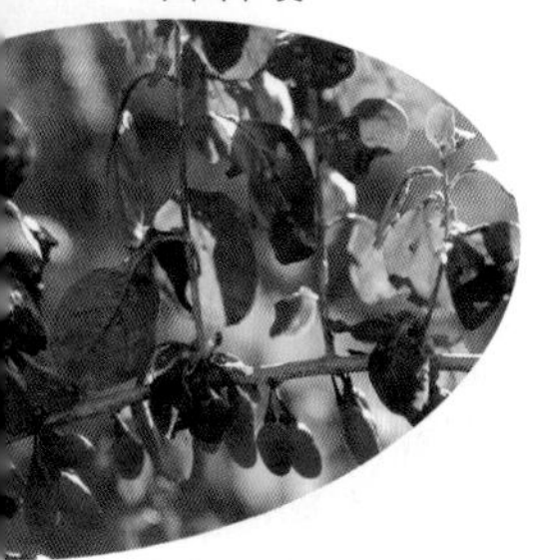

구기자 열매

19. 구기자(枸杞子)

성질은 차고[寒, 평(平)하다고도 한다] 맛은 쓰며[苦, 달다(甘)고도 한다] 독이 없다. 내상으로 몹시 피로하고 숨쉬기도 힘든 것을 보하며 힘줄과 뼈를 튼튼하게 하고 양기를 세게 하며 오로칠상을 낫게 한다.

정기를 보하며 얼굴빛을 젊어지게 하고 흰머리를 검게 하며 눈을 밝게 하고 정신을 안정시키며 오래 살 수 있게 한다. 줄기는 구기(枸杞), 뿌리는 지골(地骨)이라 하는데, 구기라 하면 줄기의 껍질을 써야 하고 지골이라 하면 뿌리의 껍질을 써야 한다.

그리고 구기자라 하면 붉은 열매를 써야 한다. 이것은 한 식물에서 쓰는 부분이 3가지라는 뜻이다. 그 줄기껍질은 성질이 차고[寒] 뿌리

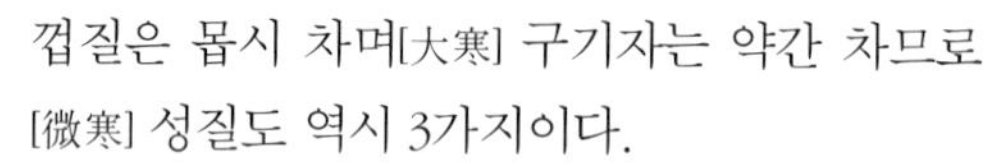

껍질은 몹시 차며[大寒] 구기자는 약간 차므로[微寒] 성질도 역시 3가지이다.

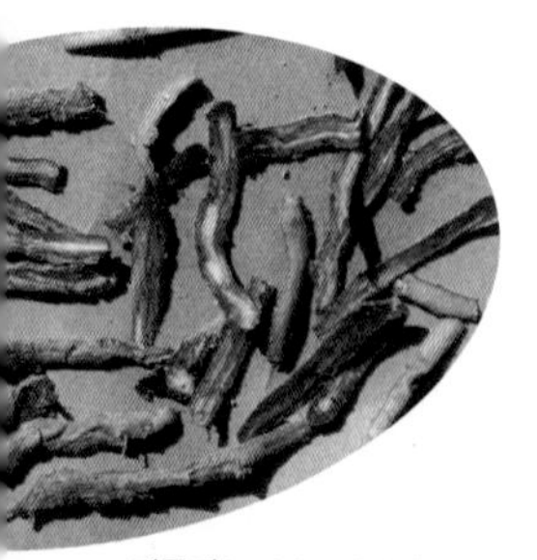

지골피(구기자 뿌리껍질)

20. 지골피(地骨皮, 구기자의 뿌리껍질)

족소음경과 수소양경에 들어가서 땀이 나는 골증열(骨蒸熱)을 낫게 한다. 피부의 열을 잘 풀리게 한다.

21. 백실(栢實, 측백나무 열매)

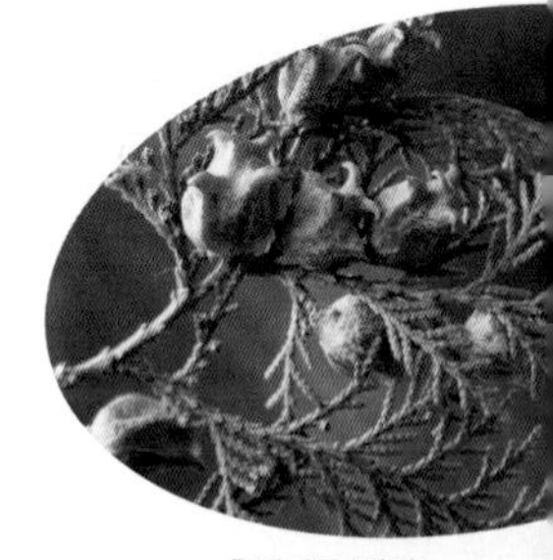
측백나무 열매

성질은 평(平)하며 맛은 달고[甘] 독이 없다. 경계증(驚悸證)을 낫게 하며 오장을 편안하게 하고 기운을 돕는다. 풍증을 낫게 하고 피부를 윤택하게 하며 풍습비(風濕痺)와 허손(虛損)으로 숨을 겨우 쉬는 것을 낫게 한다. 음경을 일어서게 하며 오래 살게 한다. 피부를 윤택하게 하며 얼굴을 곱게 하고 귀와 눈을 밝게 하며 신을 충실하게 하는 약[澤腎之藥]이다.

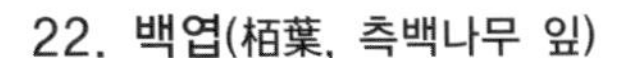

22. 백엽(栢葉, 측백나무 잎)

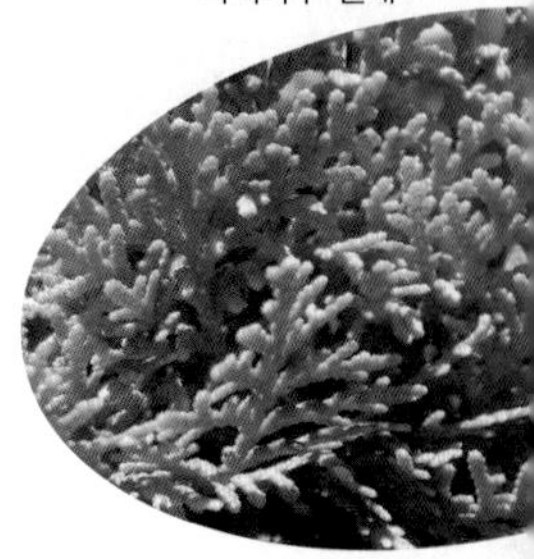
측백나무 잎

맛은 쓰고[苦] 매우며[辛] 성질은 떫다[澁]. 잎은 옆으로 향하여 난다. 피를 토하는 것, 코피, 혈리(血痢)를 낫게 하며 음(陰)을 보하는 중요한 약이다. 사시절에 각각 제철 방위에 맞는 잎을 따서 그늘에 말린다. 약에 넣을 때에는 쪄서 쓴다.

23. 백백피(栢白皮, 측백나무 속껍질)

불에 데서 물크러진 것을 낫게 하며 머리털을 자라게 한다.

24. 복령(茯苓)

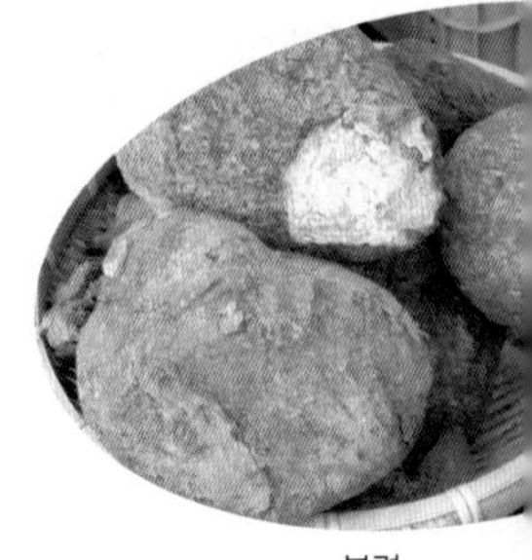
복령

성질은 평(平)하며 맛은 달고[甘] 독이 없다. 입맛을 돋우고 구역을 멈추며 마음과 정신을 안정되게 한다. 폐위(肺痿)로 담이 막힌 것을 낫게 하고 신(腎)에 있는 사기를 몰아내며 오줌을 잘 나가게 한다. 수종(水腫)과 임병(淋病)으로 오줌이 막힌 것을 잘 나가게 하며 소갈을 멈추고 건망증을 낫게 한다. 『선경(仙經)』에서는 음식 대신 먹어도 좋다고 하였다. 이 약은 정신을 맑게 하고 혼백을 안정시키며 구규를 잘 통하게 하고 살이 찌게 하며 대소장을 좋게 하고 가슴을 시원하게 한다. 또 영기(榮氣)를 고르게 하고 위(胃)를 좋게 하므로 제일 좋은 약이며 곡식을 안 먹어도 배고프지 않다고 하였다.

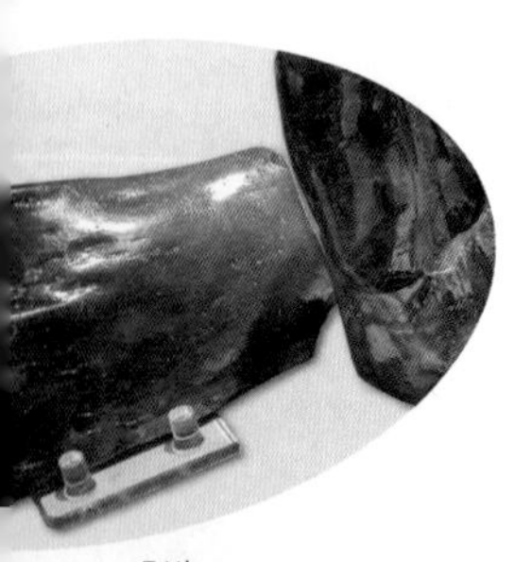
호박

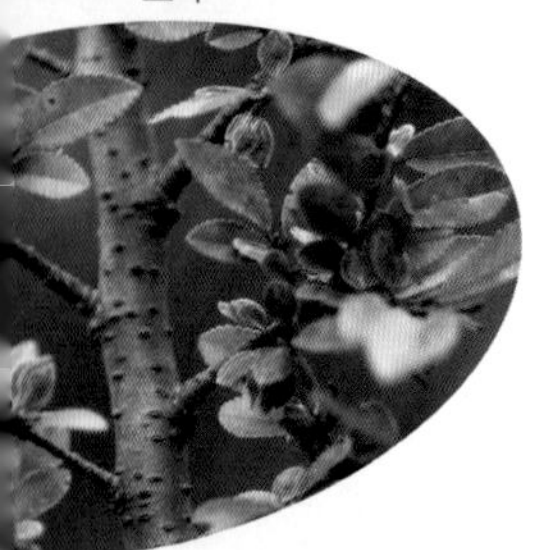
느릅나무

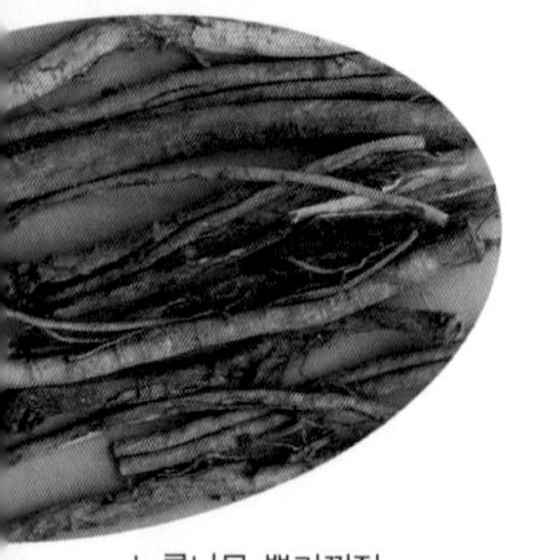
느릅나무 뿌리껍질

25. 복신(茯神)

성질은 평(平)하며 맛은 달고[甘] 독이 없다. 풍현(風眩)과 풍허증을 치료하고 경계증과 건망증을 낫게 하며 가슴을 시원하게 하고 머리를 좋게 하며 혼백을 편안히 하고 마음을 진정시킨다. 주로 경간(驚癎)을 낫게 한다. 진이 있기는 해도 그다지 차고 넘치지 못하면 다만 나무뿌리에 맺혀 있기만 하기 때문에 이것을 복신이라 한다.

26. 호박(琥珀, 소나무과 식물의 수지)

성질이 평(平)하고 맛이 달며[甘] 독이 없다. 오장을 편안하게 하고 정신을 안정시키며 헛것에 들린 것을 낫게 한다. 몸 푼 뒤에 궂은 피로 꽃돋이[疹]가 생기면서 아픈 것을 낫게 한다. 오줌을 잘 나가게 하며 오림(다섯 가지 종류의 임질)을 낫게 하고 눈을 밝게 하며 눈의 예막을 없앤다.

27. 유피(楡皮, 느릅나무 껍질)

성질은 평(平)하고 맛이 달며[甘] 독이 없다. 잘 나가게 하는 작용도 있기 때문에 대소변이 통하지 못하는 병에 주로 쓰인다. 오줌을 잘 나가게 하고 장위의 사열[腸胃邪熱]을 없애며 부은 것을 가라앉히고 오림을 풀리게 하며 불면증, 코를 고는 것을 낫게 한다.

28. 산조인(酸棗仁, 묏대추 씨)

성질은 평(平)하며 맛이 달고[甘] 독이 없다. 속이 답답하여 잠을 자지 못하는 증, 배꼽의 위아래가 아픈 것, 피가 섞인 설사, 식은땀 등을 낫게 한다. 또한 간기(肝氣)를 보하며 힘줄과 뼈를 튼튼하게 하고 몸을 살찌게 한다. 또 힘줄과 뼈의 풍증을 낫게 한다. 잠이 많으면 생것대로 쓰고 잠이 안 오면 볶아 익힌[炒熟] 다음 다시 한나절가량 쪄서 꺼풀과 끝을 버리고 갈아서 쓴다.

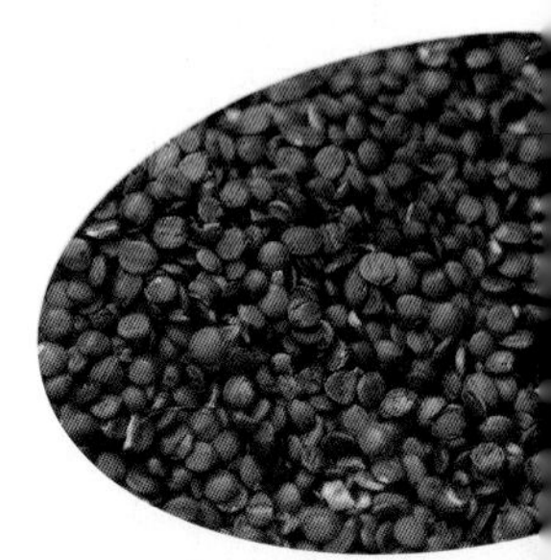
산조인(묏대추 씨)

29. 황벽(黃蘗, 황벽나무 껍질)

성질은 차며[寒] 맛이 쓰고[苦] 독이 없다. 오장과 장위 속에 몰린 열과 황달, 장치(腸痔) 등을 주로 없앤다. 설사와 이질, 적백대하, 음식창을 낫게 하고 감충을 죽이며 옴과 버짐, 입안이 헌 것 등을 낫게 하며 골증노열(骨蒸勞熱)을 없앤다.

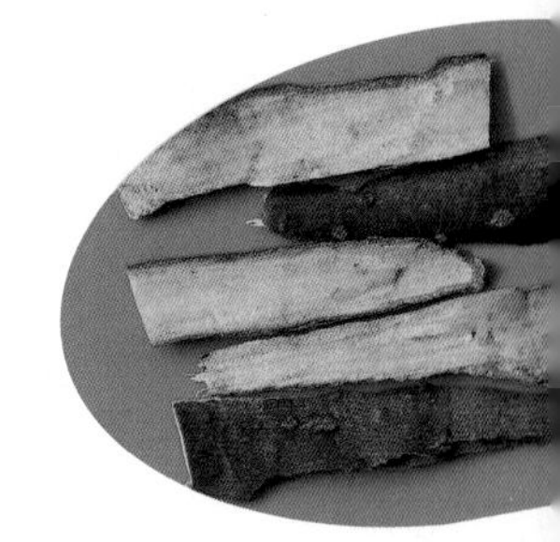
황벽(황벽나무 껍질)

30. 황벽근(黃蘗根, 황경피나무 뿌리)

이름을 단환(檀桓)이라 한다. 명치 밑에 생긴 모든 병을 낫게 한다. 오래 먹으면 몸이 가벼워지고 장수할 수 있다.

31. 저실(楮實, 닥나무 열매)

성질은 차며[寒] 맛이 달고[甘] 독이 없다. 음위증(陰痿證)을 낫게 하고 힘줄과 뼈를 튼튼하게 하며 양기를 돕고 허로를 보하며 허리와 무릎을 덥혀준다. 또한 얼굴빛을 좋게 하며 피부를 충실하게 하고 눈을 밝게 한다.

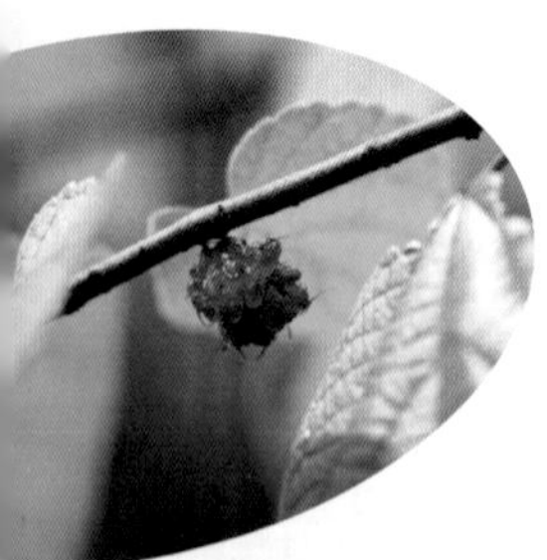
저실(닥나무 열매)

32. 저엽(楮葉, 닥나무 잎)

자풍(刺風), 가려운 증[身痒], 악창을 낫게 하며 살이 살아나게 한다. 달인 물로 목욕한다.

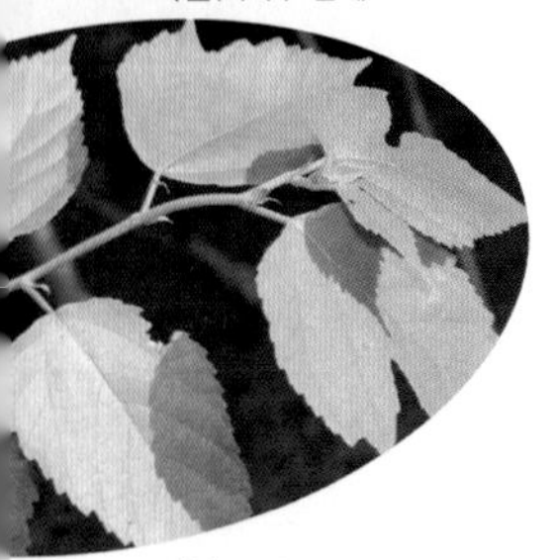
저엽(닥나무 잎)

33. 저수피(楮樹皮, 닥나무 껍질)

수종과 창만(脹滿)을 낫게 하며 물을 몰아내고 오줌을 잘 나가게 한다.

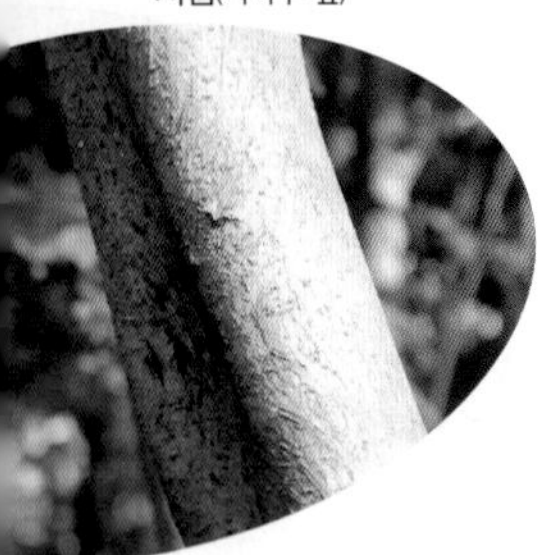
저수피(닥나무 껍질)

34. 저지(楮紙, 닥나무로 만든 종이)

태워 가루를 내어 술에 타서 먹으면 혈훈(血暈), 혈붕(血崩), 쇠붙이에 다쳐 피가 계속 나오는 것을 멎게 한다.

35. 건칠(乾漆, 마른 옻)

성질은 따뜻하고[溫] 맛이 매우며[辛] 독이 있다. 어혈을 삭이며 월경이 중단된 것, 산가증(疝瘕證)을 낫게 한다.

소장을 잘 통하게 하고 회충을 없애며 딴딴한 적을 헤치고 혈훈을 낫게 하며 삼충을 죽인다. 전시노채(傳尸勞瘵)에도 쓴다. 옻을 타는 사람이면 달걀 흰자위에 개어서 약에 넣어 먹는다.

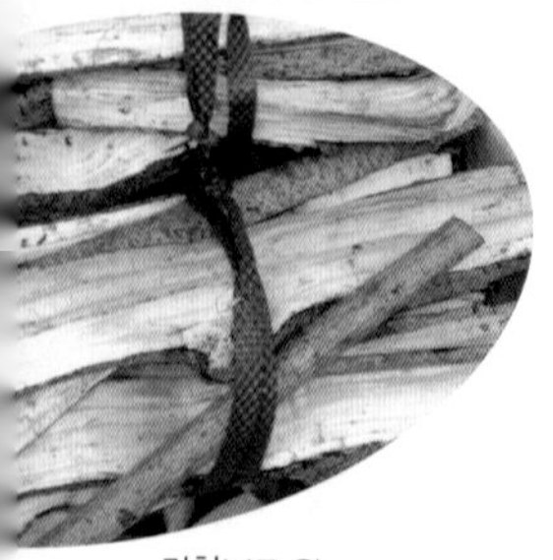
건칠(마른 옻)

36. 생칠(生漆, 생 옻)

회충을 죽이는데 오래 먹으면 몸이 가벼워지며 늙지 않게 된다(선방에 먹는 법이 있다). 하지가 지난 뒤에 채취한다.

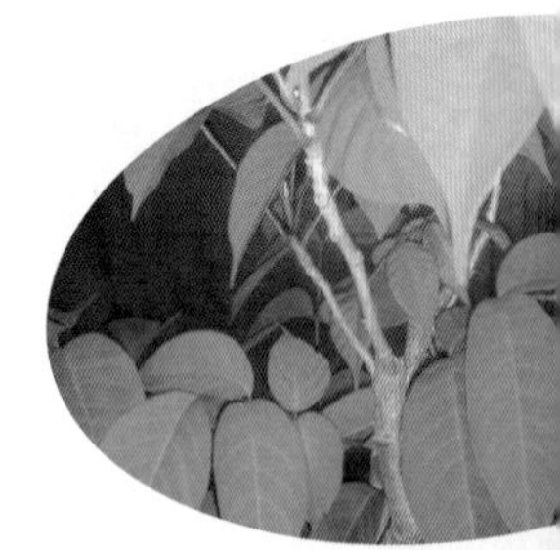
옻나무

37. 만형실(蔓荊實, 순비기나무 열매)

성질은 약간 차며[微寒, 평(平)하다고도 한다] 맛이 쓰고[苦] 맵고[辛] 독이 없다. 풍으로 머리가 아프며 골 속이 울리는 것, 눈물이 나는 것을 낫게 하며 눈을 밝게 하고 치아를 튼튼히 하며 구규를 잘 통하게 하고 수염과 머리털을 잘 자라게 한다. 습비(濕痺)로 살이 오그라드는 것을 낫게 하며 촌백충과 회충을 없앤다.

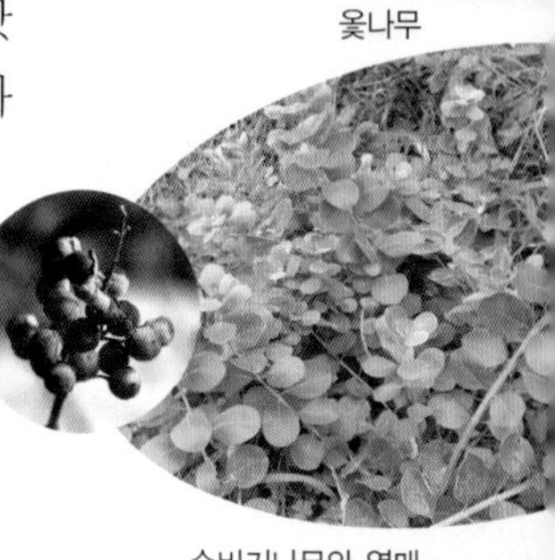
순비기나무와 열매

38. 오가피(五加皮, 오갈피나무 뿌리껍질을 벗겨 말린 것)

성질은 따뜻하며[溫, 약간 차다(微寒)고도 한다] 맛은 맵고 쓰며[辛苦] 독이 없다. 오로칠상을 보하며 기운을 돕고 정수를 보충한다. 힘줄과 뼈를 튼튼히 하고 의지를 굳세게 하며 남자의 음위증과 여자의 음부 가려움증을 낫게 한다. 허리와 등골뼈가 아픈 것, 두 다리가 아프고 저린 것, 뼈마디가 조여드는 것, 다리에 힘이 없어 늘어진 것 등을 낫게 한다. 어린이가 3세가 되어도 걷지 못할 때에 먹이면 걸어다닐 수 있게 된다. 오래 살게 하며 늙지 않게 하는 좋은 약이다.

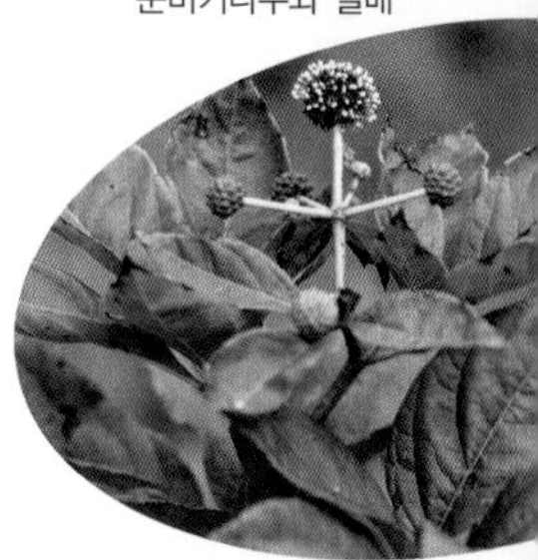
오갈피나무

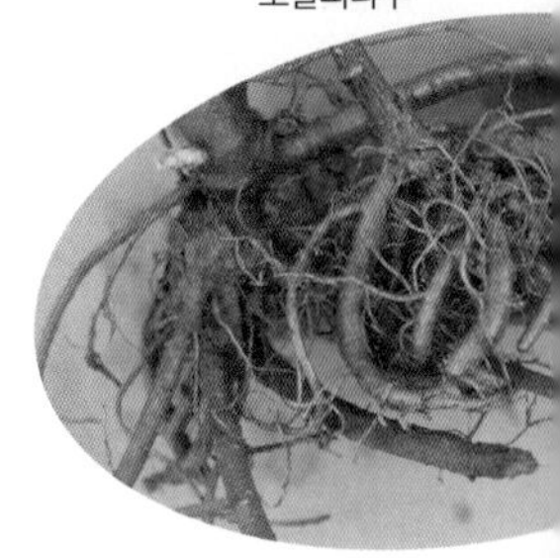
오갈피나무 뿌리

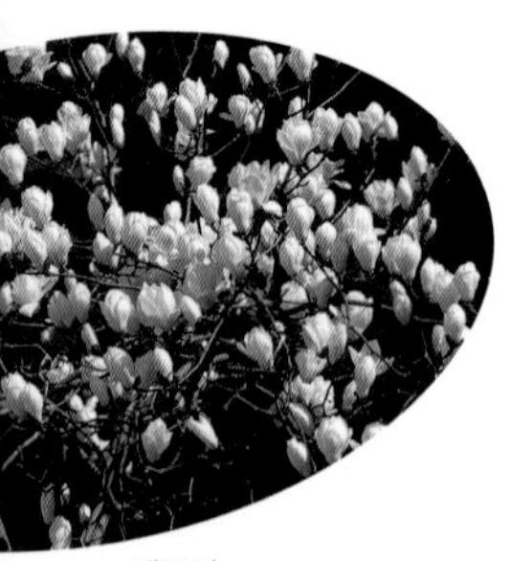
백목련

39. 신이(辛夷, 백목련의 꽃봉오리)

성질은 따뜻하며[溫] 맛은 맵고[辛] 독이 없다. 풍으로 속골[頭腦]이 아픈 것을 낫게 하며 얼굴의 주근깨를 없애고 코가 메는 것, 콧물이 흐르는 것 등을 낫게 한다. 얼굴이 부은 것을 내리게 하며 치통을 멎게 하고 눈을 밝게 하며 수염과 머리털을 나게 한다. 얼굴에 바르는 기름을 만들면 광택이 난다.

목련꽃차

| 효능 | 소염, 월경 전의 복통과 불임, 비염, 축농증, 코막힘, 치통을 치료

| 꽃의 이용 |

해마다 4월이면 '4월의 꽃'인 목련이 공원이나 정원을 환하게 밝힌다. 이처럼 화사하고 풍성하게 봄기운을 안기는 우리가 흔히 보는 목련은 중국에서 오래전에 들어온 백목련이다. 자주색 꽃이 탐스러운 자목련도 중국이 원산이다. 조경수로 많이 심는 일본목련은 일본 원산으로 일제강점기 때 들어왔다.

목련은 1억 년 전부터 화석에 밝혀진 교목성 꽃나무로 매혹적인 향기를 지녔다. 지구상에 150여 종이 있으며 북쪽을 향해 꽃이 피는 것이 특이하다. 꽃봉오리를 '신이'라 하며 거풍, 통규의 효능이 있고 두통, 축농증, 코막힘, 치통을 치료한다. 꽃을 '옥란화'라고 하며 소염, 익폐화기의 효능이 있고 월경 전의 복통과 불임을 치료한다. 또한 집중력이 떨어지는 것을 예방하는 효과가 있다. 2000년 전부터 목련꽃을 약으로 썼다. 콧병에 효과적이다. 목련꽃 봉오리는 폐, 기관지 등에 작용하여 코막힘을 뚫어주고 찬 기운을 발산시키는 작용이 있어 비염, 축농증 등에 차 형식으로 장기간 마시면 효과를 볼 수 있다.

목련꽃차는 한방에서 신이차라고 한다. 꽃에는 마그놀올(magnolol), 호노키올(honokiol)이 함유되어 있다. 꽃은 향수로 이용되며 씨앗, 뿌리, 나무껍질은 가려움증 치료에 사용된다. 맛이 그윽하고 은은하여 차의 재료로 아주 좋다. 차의 색은 갈색이며 차맛은 약간 매운 느낌이 난다.

| 채취 시기와 방법 |

① 시기 : 목련꽃은 3~4월에 수확한다. 꽃봉오리나 흰색의 꽃이 1㎝ 이상 꽃받침에서 튀어올라 왔을 때가 가장 좋으며, 꽃이 핀 것도 상관없다.
② 방법 : 봉오리 안에 꿀이 많아 끈적끈적하여 쉽게 건조되지 않으므로 암술, 수술, 자방을 잘 떼어낸다. 꽃에 상처가 생기지 않도록 조심해서 손질한다.

| 꽃차 만드는 방법 |

① 목련꽃 봉오리를 깨끗이 손질하여 설탕에 재운다.
② 사람의 체온이 닿으면 꽃의 색이 갈색으로 변하므로 주의한다.
③ 약 15일 정도 지나면 마실 수 있다.

| 차로 마신 후 꽃 이용법 |

① 한 번 달인 차는 2~3첩을 모아서 재탕하여 마신다.
② 향기가 좋으므로 목욕 시 이용한다.

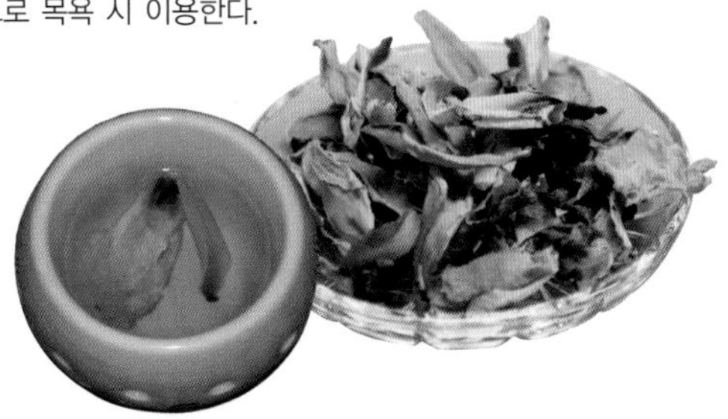

40. 상상기생(桑上寄生, 뽕나무겨우살이)

성질이 평(平)하며 맛은 쓰고[苦] 달며[甘] 독이 없다. 힘줄 뼈, 혈맥, 피부를 충실하게 하며 수염과 눈썹을 자라게 한다.
요통(腰痛), 옹종(癰腫)과 쇠붙이에 다친 것 등을 낫게 한다. 임신 중에 하혈하는 것을 멎게 하며 안태시키고 몸 푼 뒤에 있는 병과 붕루를 낫게 한다.

41. 상근백피(桑根白皮, 뽕나무 뿌리껍질)

폐기(肺氣)로 숨이 차고 가슴이 그득한 것, 수기(水氣)로 부종이 생긴 것을 낫게 하며 담을 삭이고 갈증을 멈춘다. 또 폐 속의 수기를 없애며 오줌을 잘 나가게 한다. 기침하면서 피를 뱉는 것을 낫게 하며 대소장을 잘 통하게 한다. 배 속의 벌레를 죽이고 쇠붙이에 다친 것을 아물게 한다.

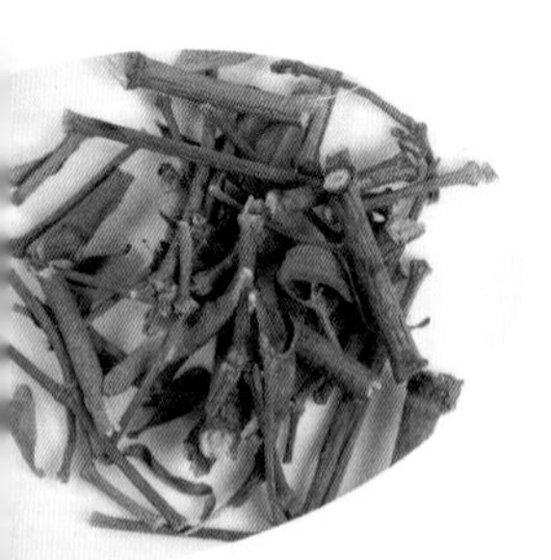
뽕나무겨우살이 줄기와 잎(건조)

42. 상엽(桑葉, 뽕잎)

심은 뽕잎은 성질이 따뜻하고[煖] 독이 없다. 각기와 수종을 낫게 하며 대소장을 잘 통하게 하고 기를 내리며 풍(風)으로 오는 통증을 멈춘다.

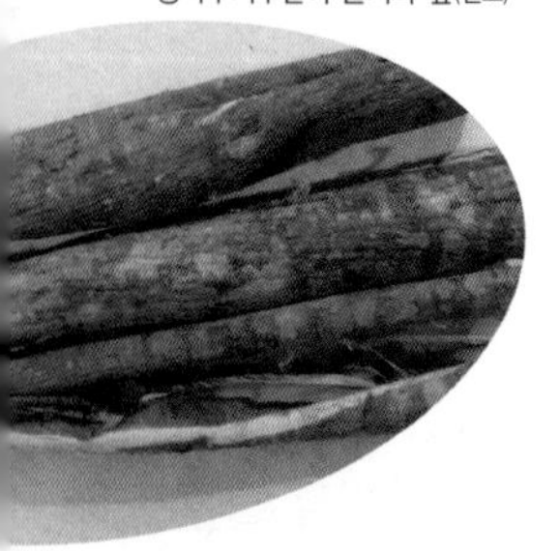
뽕나무 뿌리껍질(건조)

43. 상지(桑枝, 뽕나무 가지)

봄에 잎이 내돋지 않은 때에 베어서 볶아[炒] 물에 달여서 먹으면 모든 풍증, 수기, 각기, 폐기, 기침, 상기(上氣) 등을 낫게 한다.

먹은 것을 잘 삭이며 오줌을 잘 나가게 한다. 팔이 아픈 것, 입안이 마르는 것을 낫게 하는 데는 뽕나무 가지로 만든 차가 제일이다.

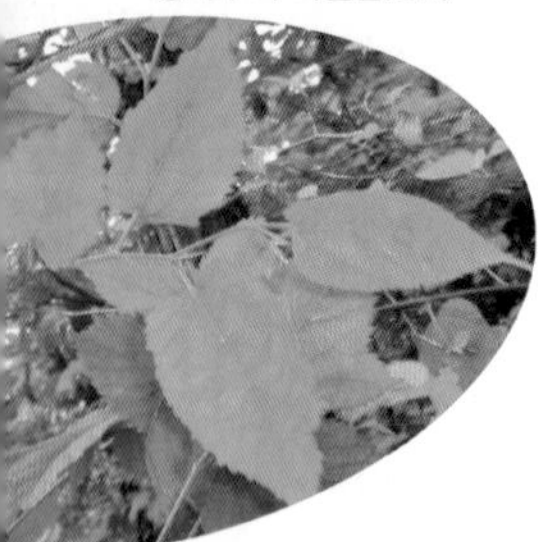
뽕나무 잎

44. 상심(桑椹, 오디, 뽕나무 열매)

성질은 차고[寒] 맛은 달며[甘] 독이 없다. 소갈증을 낫게 하고 오장을 편안하게 한다. 오래 먹으면 배가 고프지 않게 된다.

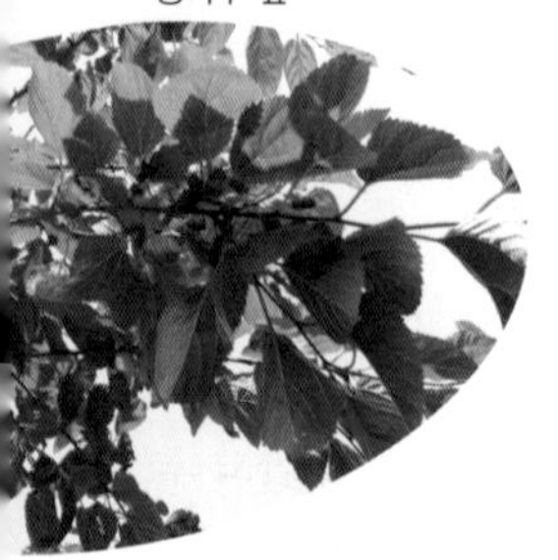
뽕나무 잎과 가지

45. 상화(桑花, 뽕나무 이끼)

성질은 따뜻하며[暖] 독이 없다. 코피가 몹시 나는 것[鼻洪], 피 토하기[吐血], 장풍, 붕루, 대하를 낫게 한다. 이것은 뽕나무 껍질 위에 있는 흰 이끼다. 칼로 긁어 볶아 말려서 쓴다.

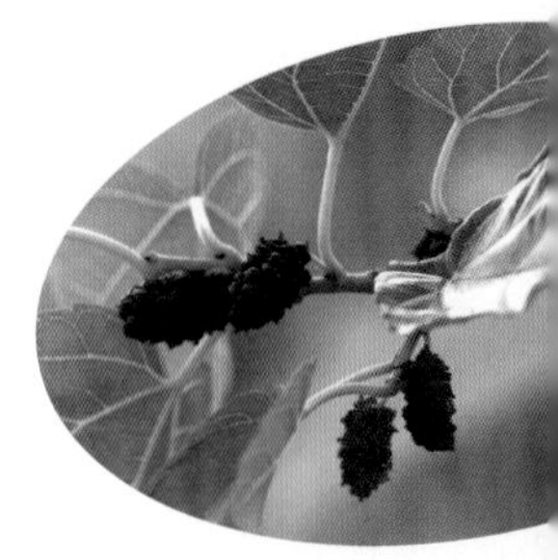
뽕나무 열매(오디)

46. 상시회림즙(桑柴灰淋汁, 뽕나무 잿물)

성질은 차며[寒] 맛은 맵고[辛] 조금 독이 있다. 이 물에 붉은팥(적소두)을 삶아서 죽을 쑤어 먹으면 수종, 창만이 잘 내린다.

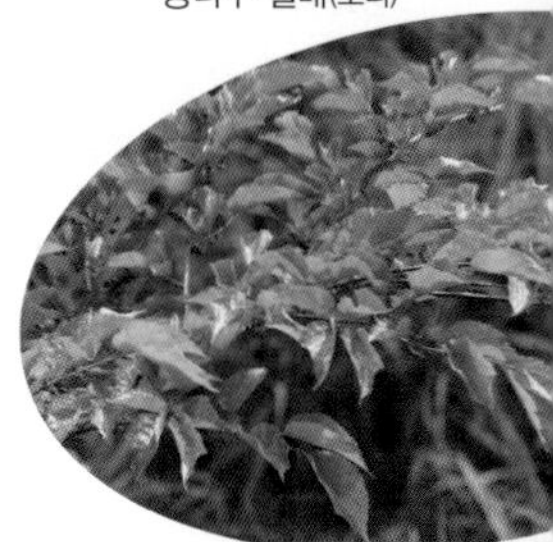
산뽕나무

47. 상두충(桑蠹蟲, 뽕나무 좀벌레)

갑자기 생긴 가슴앓이를 낫게 하며 쇠붙이에 다친 데서 새살이 잘 살아나지 않는 것을 낫게 한다. 늙은 뽕나무 속에 있다.

48. 자목(柘木, 산뽕나무)

성질은 따뜻하며[溫] 맛이 달고[甘] 독이 없다. 풍허(風虛)로 귀먹은 것과 학질(瘧疾)을 낫게 한다. 삶은 물은 노랗게 물이 든다.

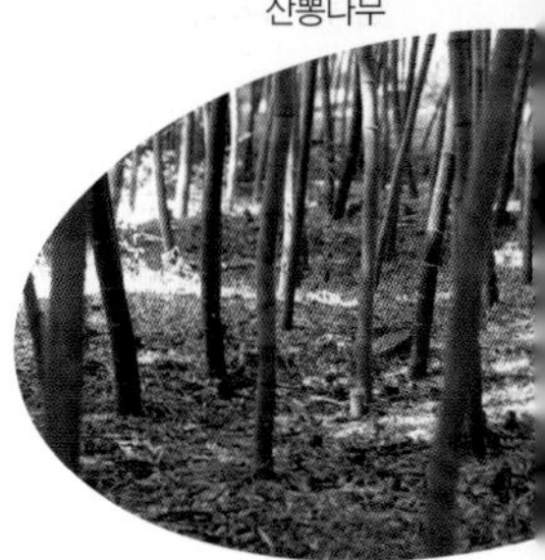
왕대

49. 근죽엽(筀竹葉, 왕대 잎)

성질은 차며[寒] 맛이 달고[甘, 쓰다(苦)고도 한다] 독이 없다. 기침하면서 기운이 치미는 것을 멈추고 번열을 없애며 소갈을 멎게 하고 광물성 약독을 풀어준다. 풍경(風痙), 후비(喉痺), 구토, 토혈(吐血), 열독풍(熱毒風), 악창을 낫게 하며 잔벌레를 죽인다.

50. 담죽엽(淡竹葉, 솜대 잎)

성질은 차며[寒] 맛은 달고[甘] 독이 없다. 담을 삭이고 열을 내리며 중풍으로 목이 쉬어 말 못하는 것, 열이 세게 나고 머리가 아픈 것[壯熱

頭痛] 등을 낫게 한다. 경계증, 온역(瘟疫)으로 발광하며 안타까워하는 것[狂悶], 기침하면서 기운이 치미는 것, 임신부가 어지럼증이 나서 넘어지는 것, 어린이의 경간(驚癎), 천조풍(天吊風) 등을 낫게 한다.

51. 고죽엽(苦竹葉)

성질은 서늘하며[冷] 맛이 쓰고[苦] 독이 없다. 잠 못 자는 것을 낫게 하며 소갈을 멈추고 술독을 풀며 번열을 없애고 땀을 낸다. 중풍으로 말을 못하는 것도 낫게 한다.

52. 죽력(竹瀝, 참대 기름)

갑자기 중풍이 된 것, 가슴속의 심한 열을 주로 낫게 한다. 속이 답답한 것, 갑자기 중풍으로 소리를 내지 못하거나 말 못하는 것, 담열로 정신을 잃는 것 등을 낫게 한다. 또한 소갈을 멎게 하며 파상풍과 몸푼 뒤 열이 나는 것, 어린이 경간 등 모든 위급한 병을 낫게 한다.

53. 죽실(竹實, 참대 열매)

대숲이 무성하고 빽빽한 가운데서 나는데 크기가 달걀만 하고 참대잎이 층층으로 쌓인다. 맛은 달다. 정신을 좋게 하고 가슴을 시원하게 하며 몸을 가볍게 하고 기운을 돕는다.

54. 죽근(竹根, 참대 뿌리)

달여 먹으면 번열과 갈증을 없애며 허한 것을 보하고 기를 내리며 독을 풀어준다. 풍병[風痓]을 낫게 한다.

55. 죽여(竹茹, 참대 속껍질)

구역, 딸꾹질, 기침하면서 기운이 치미는 것, 폐위로 피를 뱉거나 토하는 것, 코피 나는 것, 붕루 등을 낫게 한다. 참대의 푸른 껍질을 긁어낸 것이다.

56. 죽황(竹黃)

참대마디 속에 있는 누르고 흰빛의 물질이다. 맛은 달다[甘]. 광물성 약재의 독으로 나는 열을 없앤다.

57. 오수유(吳茱萸)

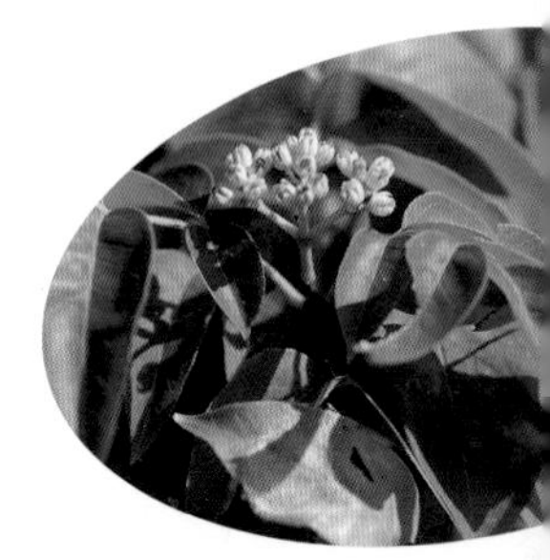
오수유 꽃과 잎

성질은 열(熱)하며 맛은 맵고[辛] 조금 독이 있다. 속을 덥히고 기를 내리게 하며 통증을 멎게 한다. 명치 밑에 냉이 쌓여 비트는 듯이 아픈 것, 여러 가지 냉이 뭉쳐 삭지 않는 것, 중악(中惡)으로 명치 밑이 아픈 것 등을 낫게 한다. 곽란으로 토하고 설사하며 쥐가 이는 것을 낫게 하며 담을 삭이고 징벽을 헤치며 습과 어혈로 감각을 모르는 것을 낫게 한다. 신기(腎氣), 각기, 위(胃) 속의 냉기를 낫게 한다.

58. 오수유근백피(吳茱萸根白皮, 오수유나무 뿌리 속껍질)

후비(喉痺)와 기침하면서 기운이 치미는 것을 낫게 한다. 설사를 멈추며 백선(白癬)을 없애고 삼충을 죽인다.

59. 오수유엽(吳茱萸葉, 오수유 잎)

성질은 열(熱)하다. 곽란과 명치 밑이 아픈 것, 음낭이 켕기면서 아픈 것을 낫게 한다. 소금을 두고 볶아 갈아서 싸매면 효과가 좋다.

60. 식수유(食茱萸, 수유나무 열매)

냉비(冷痺)로 허리와 다리에 힘이 없고 약한 것을 낫게 하며 성기능을 세게 하고 치아가 벌레를 먹은 것[齒蟲]과 치통(齒痛)을 멎게 하며 장 안의 삼충을 죽이고 충독을 없애며 장풍, 치질, 허랭 및 수기를 낫게 한다. 곳곳에서 난다. 효능은 오수유와 같은데 조금 떨어진다. 알이 굵고 오래되면 색이 검누르게 되는 것이 식수유이다. 반면 오수유는 알이 작고 오래되면 색이 초록색이 된다.

61. 식수유수피(食茱萸樹皮, 식수유나무 껍질)

치아에 벌레가 먹은 것을 낫게 하고 통증을 멈춘다.

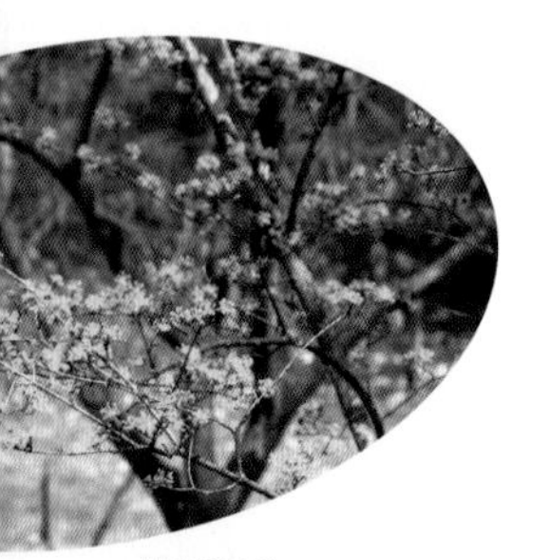

산수유나무

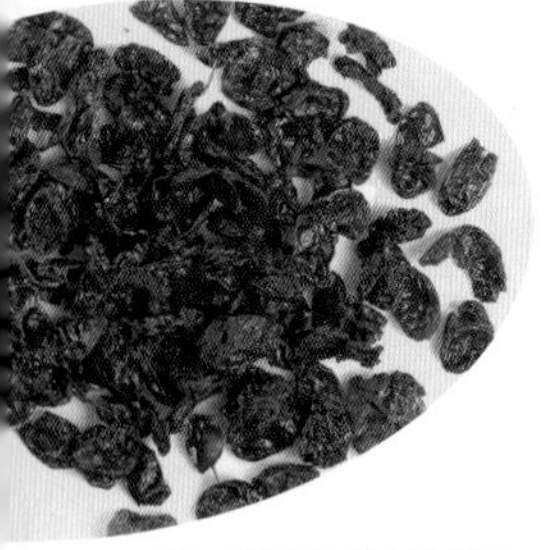

씨를 빼 말린 산수유 열매

62. 산수유(山茱萸)

성질은 약간 따뜻하며[微溫] 맛은 시고[酸] 떫으며[澁] 독이 없다. 음(陰)을 왕성하게 하며 신정[精]과 신기(腎氣)를 보하고 성기능을 높이며 음경을 딴딴하고 크게 한다. 또한 정수(精髓)를 보해주고 허리와 무릎을 덥혀주어 신[水藏]을 돕는다.

오줌이 잦은 것을 낫게 하며 늙은이가 때 없이 오줌 누는 것을 낫게 하고 두풍과 코가 메는 것, 귀먹는 것을 낫게 한다. 살은 원기를 세게 하며 정액을 굳건하게 한다. 그런데 씨는 정(精)을 미끄러져 나가게 하기 때문에 쓰지 않는다.

산수유꽃차

| 효능 | 산수유 열매는 신장요로 계통, 각종 성인병 예방, 부인병에 효능

| 꽃의 이용 |

산수유꽃은 향기가 좋아 관상수로 많이 심어왔다. 가을이 되면 산수유나무에는 가지마다 빨갛게 열매가 열리는데, 이 열매의 씨를 빼내고 햇볕에 말

린 것이 건피 산수유이다. 산수유 열매에는 말산, 주석산, 몰식자산, 지방산 등과 사포닌, 탄닌, 비타민 A 등이 함유되어 있고, 씨에는 팔미트산과 리놀산 등이 함유된 지방유가 들어 있다.
산수유의 가장 큰 약리작용으로는 허약한 콩팥의 생리기능 강화와 정력 증강 효과가 꼽힌다. 산수유를 장기간 먹을 경우 몸이 가벼워질 뿐만 아니라 요통, 이명현상, 원기부족 등에도 유익하다. 정자수의 부족으로 임신이 안 될 때에도 장기간 복용하면 치료 효과가 있다고 한다.
산수유꽃을 딸 때에는 그리 예쁘지 않을 것으로 생각했는데 찻잔 속에서의 산수유꽃은 공예차보다도 더 멋진 모습을 드러낸다. 차색은 연한 갈색이다.

| 채취 시기와 방법 |

봉오리에서 바로 핀 꽃을 선택한다.

| 꽃차 만드는 방법 |

① 산수유꽃을 봉오리째 따서 깨끗이 손질한다.
② 손질한 꽃을 소금물에 씻어서 그늘에서 잘 말린다.
③ 밀폐용기에 넣어 보관한다.
④ 말린 꽃 2~3송이를 찻잔에 담고 끓는 물을 부어 우려내어 마신다.

| 차로 마신 후 꽃 이용법 |

재탕하여 마신다.

| 산수유와 특허등록 |

현재 국내에는 산수유가 포함된 성기능 장애 치료 및 예방용 약품으로 특허등록이 되어 있으며, 생약 조성물은 산수유, 구기자, 건지황, 백출, 토사자, 백복령, 산약, 당귀, 백강잠, 지골피 및 봉밀 등이 포함되어 있다.

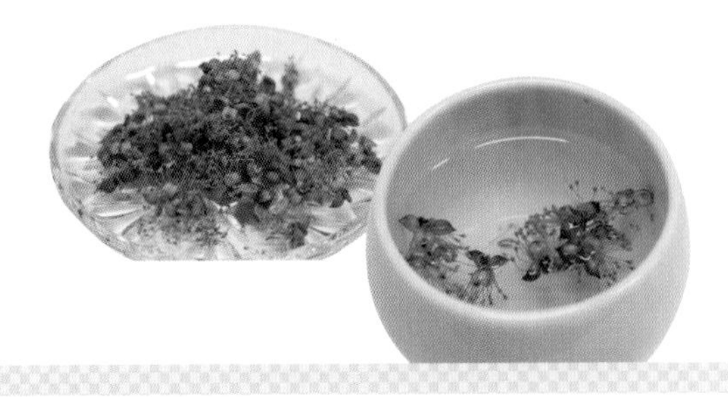

63. 두충(杜仲, 두충나무 줄기껍질 말린 것)

성질은 평(平)하고 따뜻하며[溫] 맛이 맵고[辛] 달며[甘] 독이 없다. 신

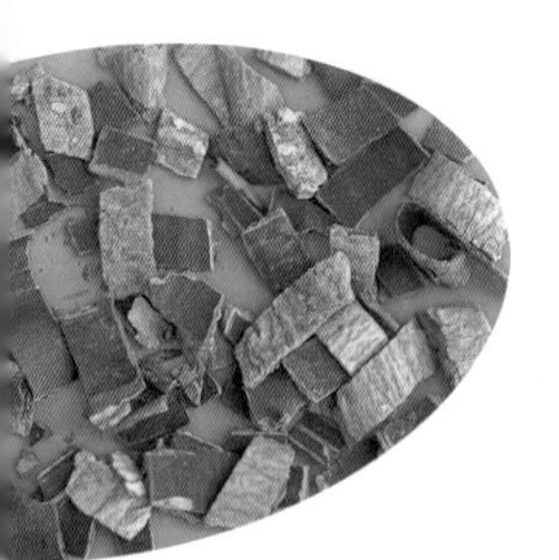
두충(두충피)

로(腎勞)로 허리와 등뼈가 조여들고 아프며 다리가 시큰거리면서 아픈 것을 낫게 하고 힘줄과 뼈를 튼튼하게 하며 음낭 밑이 축축하고 가려운 것, 오줌이 방울방울 떨어지는 것 등을 낫게 한다.
정기를 돕고 신의 찬 증[腎冷]과 갑자기 오는 요통을 낫게 한다.

64. 유핵(蕤核)

성질은 약간 차고[微寒] 맛은 달며[甘] 독이 없다. 눈을 밝게 하며 눈에 피가 지고 아픈 증[目赤痛], 눈물이 나며 눈이 붓고 눈초리[眥]가 문드러지는 것을 낫게 한다.

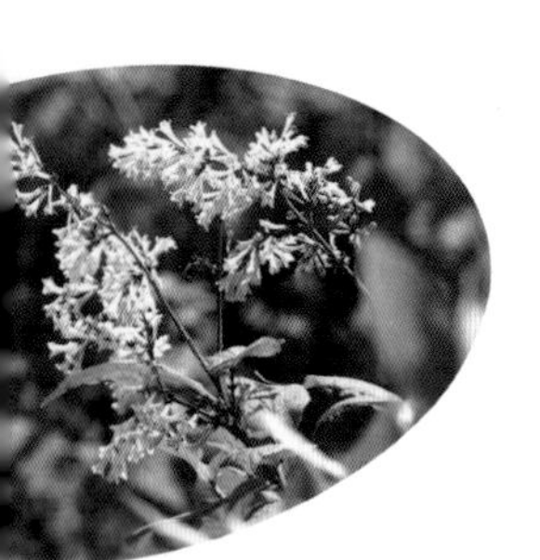
정향나무 꽃

65. 정향(丁香, 정향나무의 꽃봉오리)

성질은 따뜻하며[溫] 맛은 맵고[辛] 독이 없다. 비위를 따뜻하게 하고 곽란, 신기(腎氣), 분돈기(奔豚氣)와 냉기(冷氣)로 배가 아프고 음낭이 아픈 것을 낫게 한다. 또한 성기능을 높이고 허리와 무릎을 덥게 하며 반위증[反胃]을 낫게 하고 술독과 풍독을 없애며 여러 가지 종기를 낫게 한다. 치감(齒疳)을 낫게 하며 여러 가지 향기를 낸다.

66. 계설향(雞舌香)

입에서 냄새가 나는 것을 낫게 한다. 한(漢)나라 시중(侍中) 응소(應邵)가 늙어서 입에서 냄새가 났는데 임금이 늘 계설향을 주면서 입안에 물고 있으라고 하였다. 지금 사람들은 정향 가운데서 대추씨만큼 큰 것을 계설향이라 부른다.

67. 침향(沈香, 침향나무의 수지가 스며든 나무조각)

성질은 열(熱)하고 맛은 매우며[辛, 쓰다(苦)고도 한다] 독이 없다. 풍수(風水)나 독종을 낫게 하며 나쁜 기운을 없애고 명치 끝이 아픈 것을 멎게 한다. 신정을 돕고 성기능을 높이며 냉풍으로 마비된 것, 곽란으로 토하고 설사하거나 쥐가 이는 것을 낫게 한다.

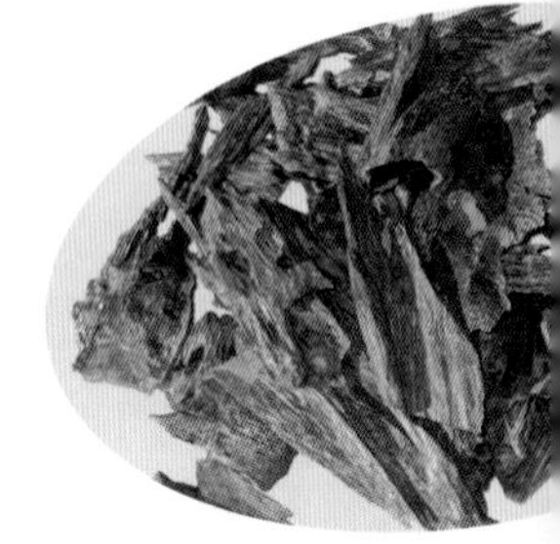
침향

영남과 광동, 광서지방 사람들이 침향나무를 도끼로 찍어 홈타기를 만들어두면 오랜 세월을 지나는 동안 빗물에 젖으면서 향이 뭉친다. 굳고 검으며 속이 꽉 차서 빈 데가 없고 물에 가라앉은 것을 침향이라 하고 물에 뜨는 것을 전향(煎香)이라 한다. 침향은 여러 가지 기를 돕는데, 위로는 머리끝까지 가고 아래로는 발밑까지 가므로 사약[使]으로 쓰인다.

68. 유향(乳香, 유향나무 수지)

성질은 열(熱)하고[따뜻하다(溫)고도 한다] 맛은 매우며[辛] 약간 독이 있다. 풍수와 독종을 치료하며 나쁜 기운을 없애고 명치 아래가 아픈 것과 주기(疰氣) 등을 낫게 한다. 귀머거리, 중풍으로 이를 악무는 것, 부인의 혈기증(血氣證)을 낫게 하며 여러 가지 헌데를 속으로 삭게 하고 설사와 이질을 멎게 한다.

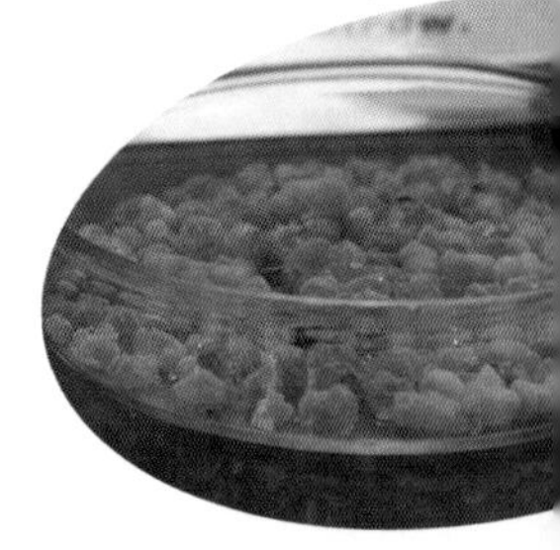
유향

남해와 파사국(波斯國)에서 나는 소나무의 진이다. 자줏빛이며 앵두 같은 것이 제일 좋은데 대개 훈육향 종류이다. 지금 사람들은 구별하지 않고 통틀어 유향을 훈육향(薰陸香)이라 하고 있다. 생김새가 젖꼭지 같고 분홍색으로 투명한 것이 좋다.

69. 백교향(白膠香)

성질은 평(平)하며 맛은 맵고[辛] 쓰며[苦] 독이 없다. 두드러기, 풍으로 가려운 것, 치통(齒痛) 등을 낫게 한다.

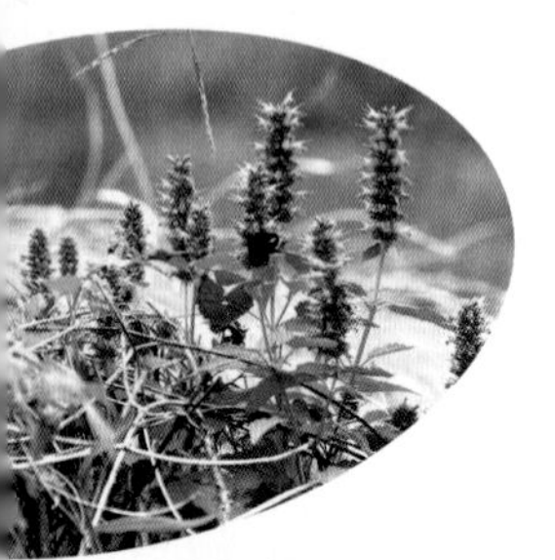

배초향 전초

70. 곽향(藿香, 배초향의 전초)

성질은 약간 따뜻하며[微溫] 맛은 맵고[辛] 독이 없다. 풍수와 독종을 낫게 하며 나쁜 기운을 없애고 곽란을 멎게 하며 비위병으로 오는 구토와 구역질을 낫게 하는 데 가장 필요한 약이다.

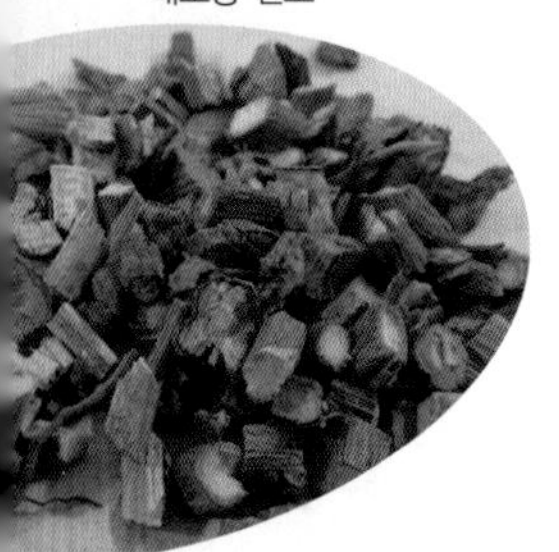

배초향 말린 약재

71. 백단향(白檀香)

성질은 따뜻하며[溫] 맛은 맵고[辛] 독이 없다. 열로 부은 것을 삭이고 신기로 오는 복통을 낫게 한다. 명치 아래가 아픈 것, 곽란, 중악, 헛것에 들린 것을 낫게 하며 벌레를 죽인다[본초]. 나무는 박달나무 비슷한데 노란 것, 흰 것, 자줏빛 나는 것 등 세 가지가 있다. 수태음경, 족소음경에 들어가며 양명경에 들어가서 위기(胃氣)를 끌고 올라간다. 모든 향은 다 화(火)를 발동시키고 기를 소모하므로 냉기가 퍼지지 않는 증이 아니면 경솔히 먹지 말아야 한다. 더구나 용뇌와 사향은 향기롭고 뚫고 들어가는 힘이 세므로 특히 삼가야 한다.

72. 자단향(紫檀香)

성질은 따뜻하며[溫] 맛은 맵고[辛] 독이 없다. 약독, 풍독, 곽란, 명치 아래가 아픈 것, 중악, 헛것에 들린 것 등을 낫게 한다. 일명 자진단(紫眞檀)이라고도 한다.

73. 강진향(降眞香)

성질은 따뜻하며[溫] 평(平)하고 독이 없다. 돌림열병이 도는 시기, 집안에 괴상한 기운이 있을 때에 피우면 사기와 나쁜 기운을 물리친다. 이것을 태우면 학이 내려와 빙빙 날아다닌다고 하며 또 피우면 덕을 많이 입는다고 했다.

74. 소합향(蘇合香)

성질은 따뜻하고[溫] 맛은 달며[甘] 독이 없다. 나쁜 기운을 물리치고 헛것에 들린 것을 없앤다. 온학, 고독을 낫게 하며 삼충을 죽이고 가위눌리지 않게 한다.

75. 빈랑(檳榔)

성질은 따뜻하며[溫, 차다(寒)고도 한다] 맛은 맵고[辛] 독이 없다. 모든 풍을 없애며 모든 기를 내려가게 한다. 뼈마디와 구규를 순조롭게 하며 먹은 것을 잘 삭이고 물을 잘 몰아낸다[逐]. 담벽(痰癖), 수종, 징결(癥結)을 낫게 하며 오장육부에 막혀 있는 기를 잘 펴지게 하고 돌게 한다.

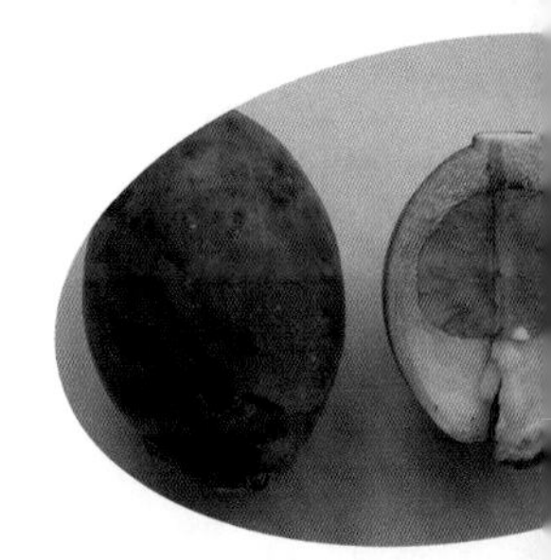

빈랑 열매

76. 대복피(大腹皮)

성질은 약간 따뜻하고[微溫] 독이 없다. 모든 기를 내려가게 하고 곽란을 멎게 하며 대소장을 잘 통하게 한다. 담이 막혀 있는 것, 시큼한 물이 올라오는 것을 낫게 하고 비(脾)를 든든하게[健] 하며 입맛을 돋우고 부종과 창만을 내리게 한다.

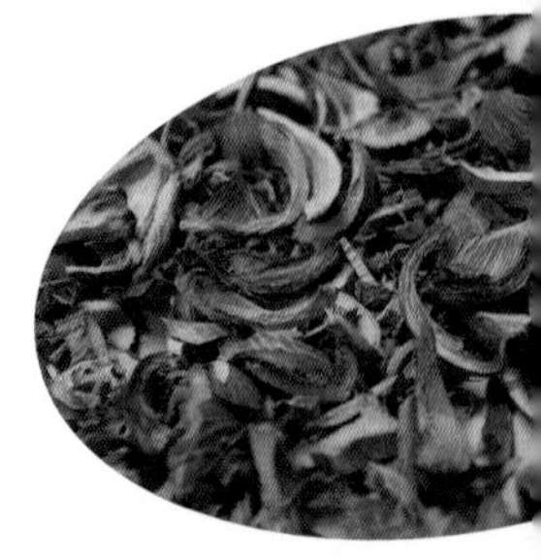

대복피(빈랑의 열매껍질)

77. 금앵자(金櫻子)

성질은 평(平)하고 따뜻하며[溫] 맛은 시고 떫으며[酸澁] 독이 없다. 비설(脾泄)로 오는 설사, 오줌이 너무 많이 나가는 것을 낫게 하고 정액이 잘 나오지 못하게 하며 유정과 몽설을 멎게 한다.

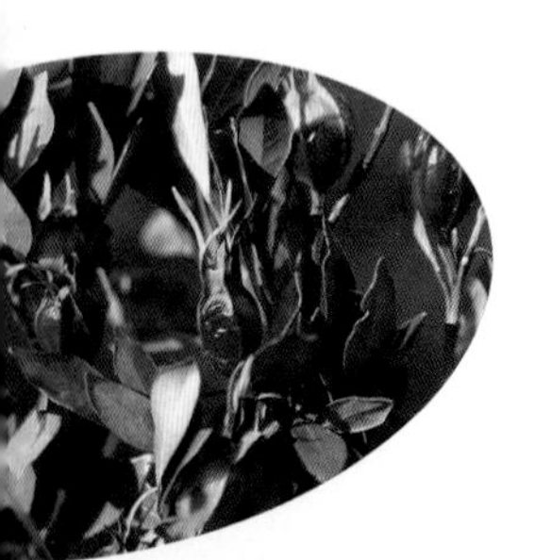

치자나무 열매

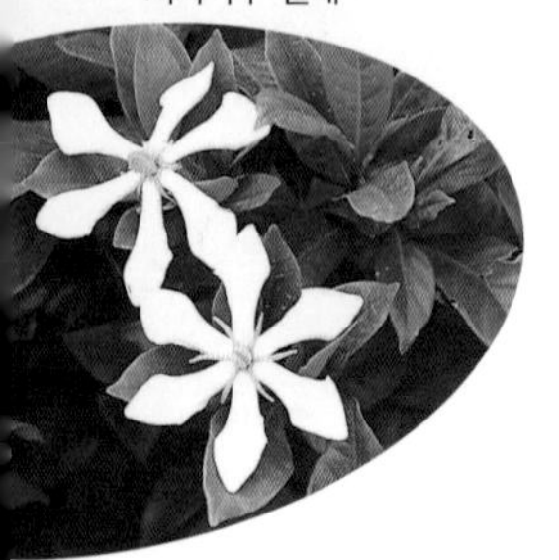

치자나무 꽃

78. 치자(梔子, 산치자)

성질은 차며[寒] 맛이 쓰고[苦] 독이 없다. 가슴과 대소장에 있는 심한 열과 위에 있는 열[胃中熱氣] 그리고 속이 답답한 것[煩悶]을 낫게 한다. 열독을 없애고 오림을 낫게 하며 오줌을 잘 나가게 하고 다섯 가지 황달을 낫게 하며 소갈을 멎게 한다.

입안이 마르고 눈이 충혈되며 붓고 아픈 것, 얼굴까지 벌게지는 주사비, 문둥병, 창양(瘡瘍)을 낫게 하고 지충의 독을 없앤다.

79. 장뇌(樟腦)

장나무에서 나오는 진으로 만든 것이다. 옴과 버짐, 문둥병으로 열이 나는 것을 낫게 하는 데 붙인다. 향료로도 쓴다. 일명 소뇌(昭腦)라고도 한다.

80. 용뇌향(龍腦香)

성질은 약간 차며[微寒, 따뜻하고(溫) 평(平)하다고도 한다] 맛은 맵고[辛] 쓰며[苦] 독이 없다. 눈에 생긴 내장과 외장을 낫게 하며 눈을 밝게 하고 마음을 진정시킨다. 눈에 피가 지며 예막이 생긴 것을 낫게 한다. 명치 밑에 있는 사기와 풍습, 적취를 없애며 삼충을 죽이고 다섯 가지 치질을 낫게 한다.

81. 무이(蕪荑, 왕느릅나무 열매를 가공)

성질은 평(平)하며 맛은 맵고[辛] 독이 없다. 장풍, 치루, 악창, 옴과 버짐 등을 낫게 하며 삼충과 촌백충을 죽인다. 이것은 산에서 자라는 느릅나무의 열매이다.

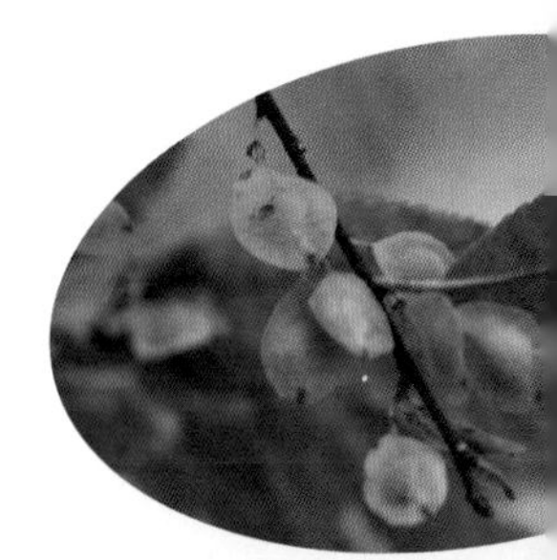
느릅나무 열매

82. 지실(枳實, 탱자나무 열매)

성질은 차며[寒, 약간 차다(微寒)고도 한다] 맛은 쓰고[苦] 시며[酸, 쓰고(苦) 맵다(辛)고도 한다] 독이 없다. 피부의 심한 가려운 증과 담벽(痰癖)을 낫게 하며 창만과 명치 밑이 더부룩하면서 아픈 것을 낫게 하고 오랜 식체를 삭인다.

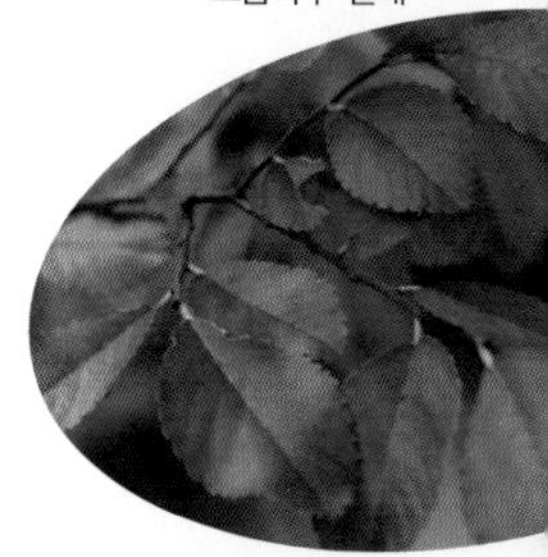
느릅나무 잎

83. 지경피(枳莖皮, 탱자나무 줄기의 껍질)

수창(水脹), 갑자기 생긴 풍증, 뼈마디가 몹시 오그라드는 것을 낫게 한다.

84. 지근피(枳根皮, 탱자나무 뿌리껍질)

다섯 가지 치질과 대변에 피가 섞여 나오는 것을 낫게 한다.

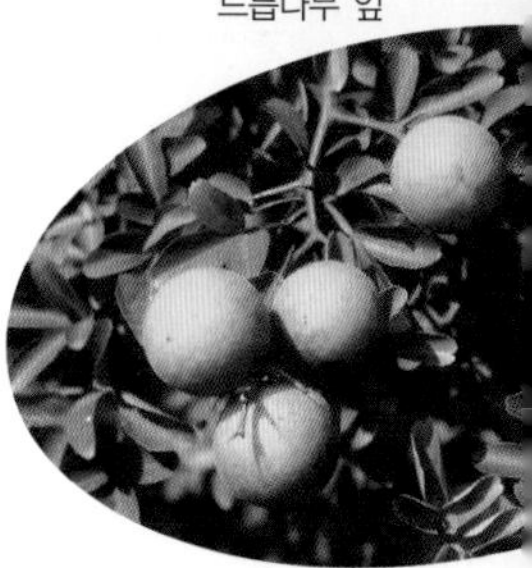
지실(탱자나무 열매)

85. 지각(枳殼)

성질은 차고[寒, 혹은 약간 차다(微寒)고도 한다] 맛이 쓰며[苦] 시고[酸, 쓰고(苦) 맵다(辛)고도 한다] 독이 없다. 폐기로 기침하는 것을 낫게 하며 가슴속에 몰려 있는 담을 헤치고 대소장을 잘 통하게 하며 창만을 삭이고 관격(關格)으로 몰리고 막힌 것을 열어준다. 담을 삭이고 물을

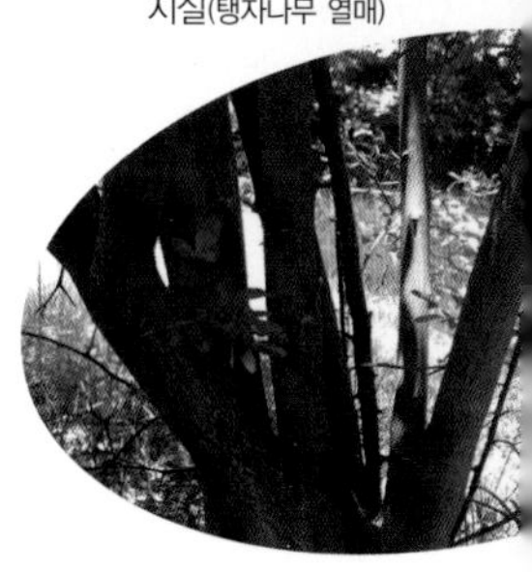
탱자나무

몰아내며 징벽(癥癖)과 몰려 있는 사기를 헤치고 풍으로 가렵고 마비된 것, 장풍, 치질을 낫게 한다.

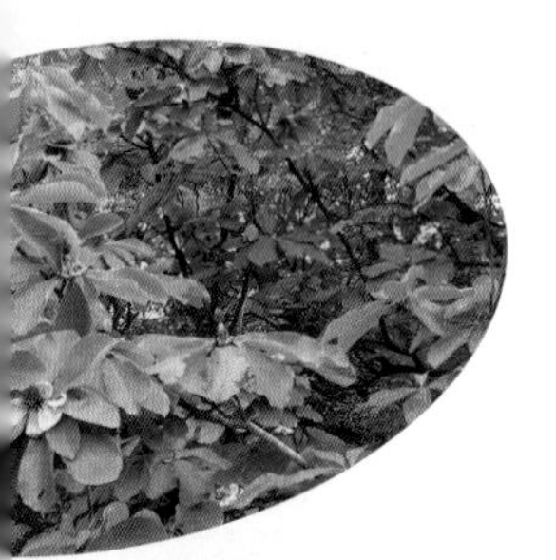
일본목련나무

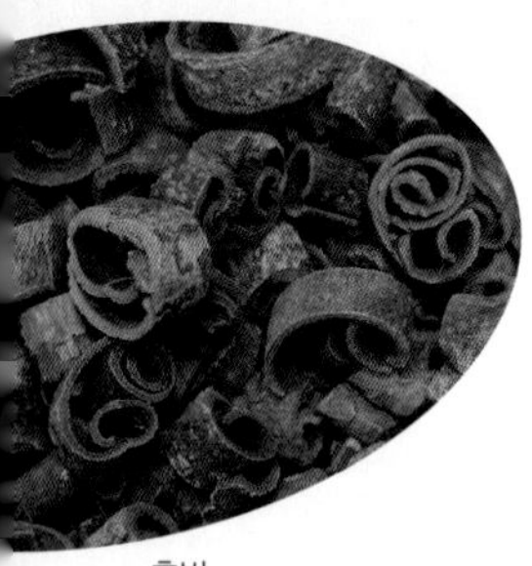
후박

86. 후박(厚朴, 일본목련나무 또는 후박의 줄기 껍질)

성질은 따뜻하며[溫] 맛이 쓰고[苦, 맵다(辛)고도 한다] 독이 없다. 여러 해 된 냉기, 배가 창만하고 끓으면서 소리가 나는 것, 식체가 소화되지 않는 것을 낫게 하며 위기를 몹시 덥게 한다. 곽란으로 토하고 설사하며 쥐가 이는 것을 낫게 하고 담을 삭이며 기를 내리고 장위의 기능을 좋게 한다. 또는 설사와 이질, 구역을 낫게 하고 삼충을 죽이며 오장에 몰려 있는 모든 기를 내보낸다. 살이 두껍고 자줏빛이면서 윤기가 나는 것이 좋고 얇고 흰 것은 쓰지 못한다. 두툴두툴한 겉껍질을 깎아버리고 생강즙에 축여서 볶아 쓴다. 생강으로 법제하지 않으면 목구멍과 혀를 자극한다.

87. 고다(苦茶, 작설차)

성질은 약간 차며[微寒, 서늘하다(凉)고도 한다] 맛은 달고[甘] 쓰며[苦] 독이 없다. 기를 내리고 오랜 식체를 삭이며 머리와 눈을 맑게 하고 오줌을 잘 나가게 한다. 소갈증을 낫게 하고 잠을 덜 자게 한다. 또한 굽거나 볶아서 먹고 생긴 독을 푼다.

88. 진피(秦皮, 물푸레나무 껍질)

성질은 차며[寒] 맛은 쓰고[苦] 독이 없다. 간의 오랜 열기로 두 눈에 피가 지고 부으면서 아픈 것과 바람을 맞으면 눈물이 계속 흐르는 것을 낫게 하며 눈에 생기는 푸른 예막, 흰 예막을 없앤다.
눈을 씻으면 정기를 보하고 눈을 밝게 한다. 열리(熱痢)와 부인의 대하, 어린이의 열을 동반하는 간질을 낫게 한다.

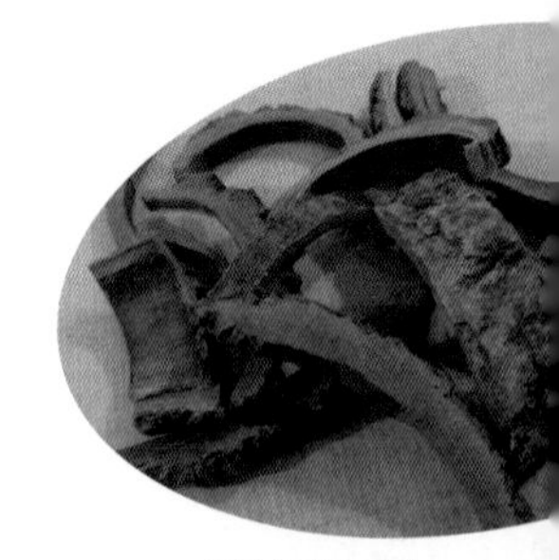
물푸레나무 껍질

89. 촉초(蜀椒, 초피나무 및 산초나무의 과피)

성질은 열(熱)하며 맛은 맵고[辛] 독이 있다(독이 조금 있다고도 한다).
속을 따뜻하게 하며 피부에 죽은 살, 한습비(寒濕痺)로 아픈 것을 낫게 한다. 또한 육부에 있는 한랭기운을 없애며 귀주(鬼疰), 고독(蠱毒)을 낫게 하고 벌레독이나 생선독을 없애며 치통을 멈추고 성기능을 높이며 음낭에서 땀이 나는 것을 멈추게 한다.
허리와 무릎을 덥게 하며 오줌 횟수를 줄이고 기를 내려가게 한다. 일명 천초(川椒), 파초(巴椒), 한초(漢椒)라고도 한다.

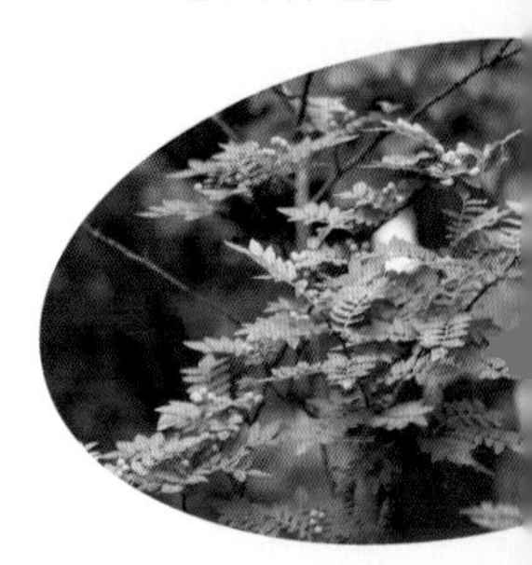
초피나무 잎

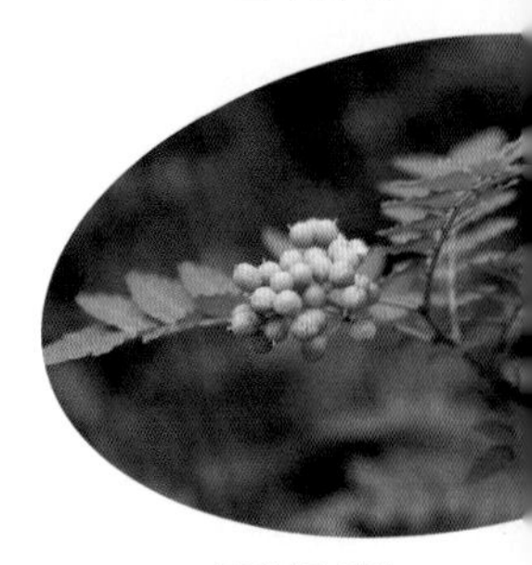
초피나무 열매

90. 초목(椒目, 조피 열매씨)

성질은 차고[寒] 맛은 쓰며[苦] 독이 없다(독이 조금 있다고도 한다). 열두 가지 수종을 낫게 한다.
물을 잘 빠지게 하고 오줌을 잘 나가게 하며 수고(水蠱)를 낫게 한다.

91. 초엽(椒葉, 조피나무 잎)

성질은 열(熱)하다. 분돈(奔豚), 복량(伏梁) 및 신과 음낭이 켕기면서 아픈 것을 낫게 한다. 곽란으로 쥐가 이는 때에는 쪄서 찜질한다.

92. 진초(秦椒, 분지 열매)

성질이 따뜻하며[溫] 맛은 맵고[辛, 쓰다(苦)고도 한다] 독이 있다. 문둥병으로 감각이 아주 없는 것을 낫게 하며 치아를 튼튼하게 하고 머리털이 빠지지 않게 한다. 눈을 밝게 하고 냉으로 오는 복통과 이질을 낫게 한다. 사천성에서 나는 것을 촉초(蜀椒), 천초(川椒)라 하고 관중, 협서에서 나는 것을 진초(秦椒)라고 한다.

93. 자위(紫葳, 금등화)

성질은 약간 차며[微寒] 맛이 시고[酸, 달다(甘)고도 한다] 독이 없다. 몸 푼 뒤에 깨끗지 못한 것, 붕루, 징가, 월경이 중단된 것 등을 낫게 한다.

또한 몸 푼 뒤에 어혈이 이리저리 돌아다니는 것과 붕루대하를 낫게 하며 혈을 보하고 안태시킨다. 주사비와 열독과 풍자(風刺)를 낫게 하며 대소변을 잘 나가게 한다. 일명 능소화라고도 한다.

94. 자위경엽(紫葳莖葉, 금등화 줄기와 잎)

팔다리에 힘이 없어서 쓰지 못하고 싸늘해지는 것을 낫게 한다. 기를 돕고 다리 힘을 세게 한다.

95. 자위근(紫葳根, 자위 뿌리)

열풍으로 몸이 가려운 것과 풍진(風疹), 어혈, 대하를 낫게 한다.

96. 호동루(胡桐淚)

성질은 몹시 차며[大寒] 맛은 짜고[鹹] 쓰며[苦] 독이 없다. 심한 독열로 명치 밑이 답답하고 그득한 것과 풍열로 오는 치통을 낫게 한다. 또 소와 말의 급황병(急黃病)을 낫게 한다. 입과 치아병에 매우 필요한 약이다.

97. 송연묵(松烟墨, 송연으로 만든 먹)

성질은 따뜻하며[溫] 맛은 맵고[辛] 독이 없다. 몸 푼 뒤의 혈훈과 붕루와 갑자기 하혈하는 것, 쇠붙이에 다친 것을 낫게 한다. 피를 멈추고 새살이 나오게 한다. 먹은 소나무의 그을음으로 만든 것이다. 약에 쓰는 것은 반드시 소나무 그을음으로 만든 것이라야 한다.

98. 저령(猪苓)

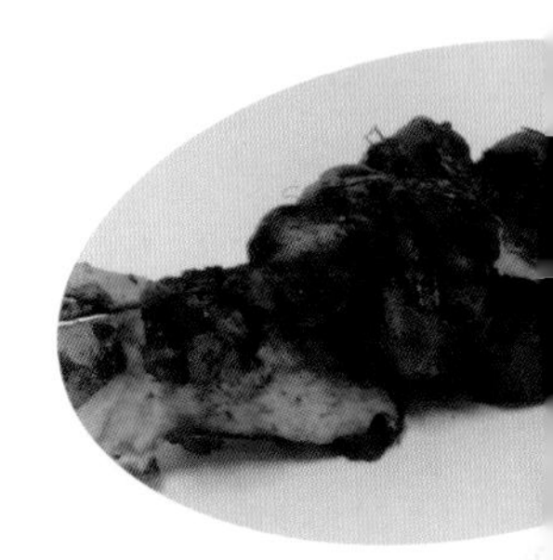
저령

성질은 평(平)하며 맛은 달고[甘] 독이 없다. 부종, 창만과 배가 그득한 것을 낫게 하며 오줌을 잘 나가게 하고 임병과 오랜 학질을 낫게 한다. 일명 주령(朱苓)이라고도 하는데 신나무에 생기는 것이다. 그 껍질이 검고 덩어리진 것이 마치 돼지똥 같다 하여 저령이라 한 것이다. 살이 희고 실한 것이 좋다.

99. 백극(白棘)

성질은 차며[寒] 맛은 맵고[辛] 독이 없다. 남자가 허손으로 음위증이 되고 정액이 절로 나오는 것을 낫게 한다. 신기를 보하여 정수를 불려준다. 또한 명치 아래가 아픈 것과 옹종을 낫게 한다. 곪은 것을 터지게 하며 통증을 멈추고 가시가 들어서 뭉친 것을 터뜨린다.

100. 몰약(沒藥)

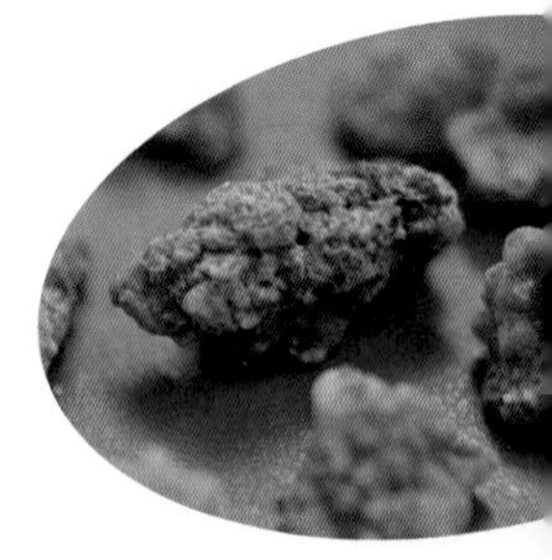
몰약

성질은 평(平)하며[따뜻하다(溫)고도 한다] 맛은 쓰고[苦, 맵다(辛)고도 한다] 독이 없다. 결(結)과 어혈[宿血]을 헤치고 통증을 멈춘다. 타박상, 뼈와 힘줄이 상하거나 부러져서 어혈이 지고 아픈 것, 쇠붙이에 다친 것, 매 맞아 생긴 상처, 여러 가지 악창과 치루를 낫게 한다. 또한 종독

(腫毒)을 삭이고 갑자기 하혈하는 것을 멎게 하며 눈에 예장이 생기면서 어지럽고 아프고 그 둘레가 피가 지는 것을 낫게 한다. 안식향과 비슷한데 그 덩어리의 크기가 고르지 않고 빛이 검다. 부드럽게 갈아 약에 넣어 쓰거나 또는 데운 술에 타서 먹는다[본초]. 파사국(페르시아)에 있는 소나무 진이다. 어혈을 헤치고 부은 것을 가라앉히며 통증을 멎게 한다. 종창 치료에 신기한 약이다.

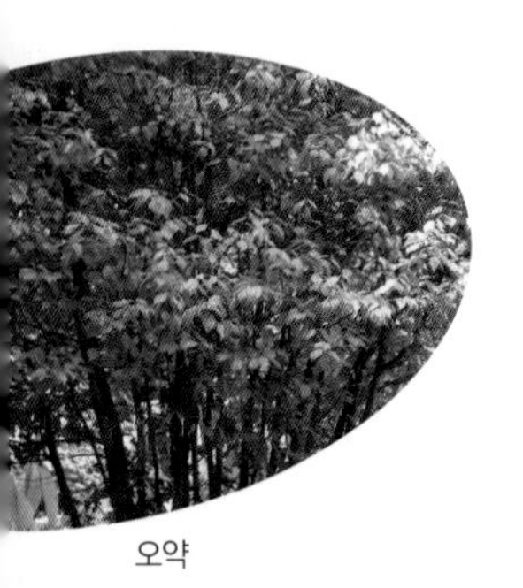
오약

101. 오약(烏藥)

성질은 따뜻하며[溫] 맛이 맵고[辛] 독이 없다. 모든 기병과 냉병을 낫게 하며 중악으로 명치 아래가 아픈 것, 주오(疰忤)와 헛것에 들린 것을 낫게 하고 방광과 신의 냉기가 등심으로 치미는 것을 낫게 한다. 곽란과 반위, 구토, 설사, 이질, 옹종, 옴, 문둥병을 낫게 하고 오줌이 술술 자주 나가는 것, 부인의 혈, 기로 오는 통증 등을 낫게 하며 어린이 배 속의 여러 가지 충을 죽인다.

102. 송라(松蘿, 소나무겨우살이)

성질은 평(平)하며[약간 열하다(微熱)고도 한다] 맛은 쓰고[苦] 달며[甘, 쓰고(苦) 맵다(辛)고도 한다] 독이 없다. 추웠다 열이 나는 온학을 낫게 한다. 가슴에 맺혀 있는 열과 담연을 토하게 하고 오줌을 잘 나가게 하며 머리의 헌데를 낫게 하고 목에 생긴 영류(癭瘤)를 삭이며 성내는 것을 진정시켜 잠을 잘 자게 한다.

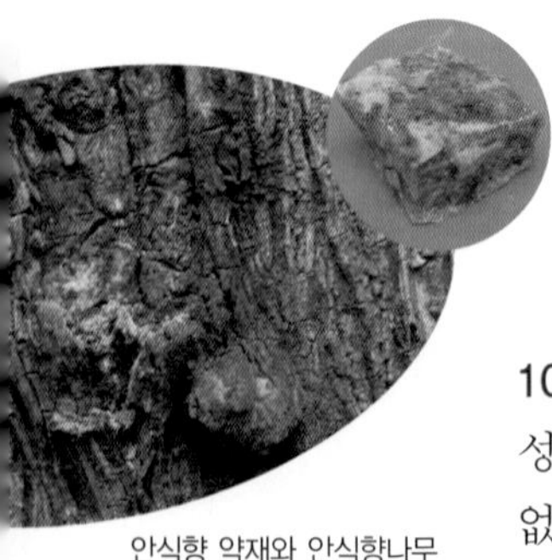
안식향 약재와 안식향나무

103. 안식향(安息香, 안식향나무의 수지)

성질은 평(平)하며 맛은 맵고[辛] 쓰며[苦] 독이 없다. 명치 밑에 있는 악기(惡氣)와 귀주(鬼疰),

사기나 헛것에 들려 귀태(鬼胎)가 된 것, 고독, 온역을 낫게 하고 신기와 곽란, 월경이 중단된 것, 산후 혈훈 등을 낫게 한다. 이것은 태우면 좋은 냄새를 내면서 모든 악기를 없앤다.

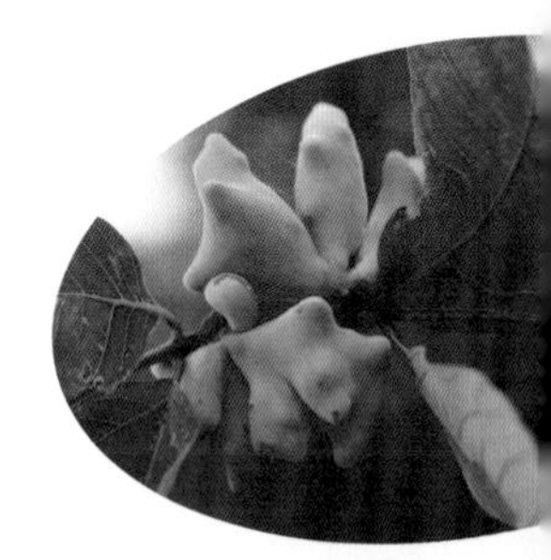
오배자

104. 오배자(五倍子, 붉나무 잎의 벌레집)

성질은 평(平)하며 맛은 쓰고[苦] 시며[酸] 독이 없다. 치선(齒宣)과 감닉, 폐에 풍독이 있어서 피부가 헐거나 버짐이 생겨 가렵고 고름 또는 진물이 흐르는 것을 낫게 하며 다섯 가지 치질로 하혈이 멎지 않는 것, 어린이의 얼굴과 코에 생긴 감창(疳瘡), 어른의 입안이 헌 것 등을 낫게 한다.

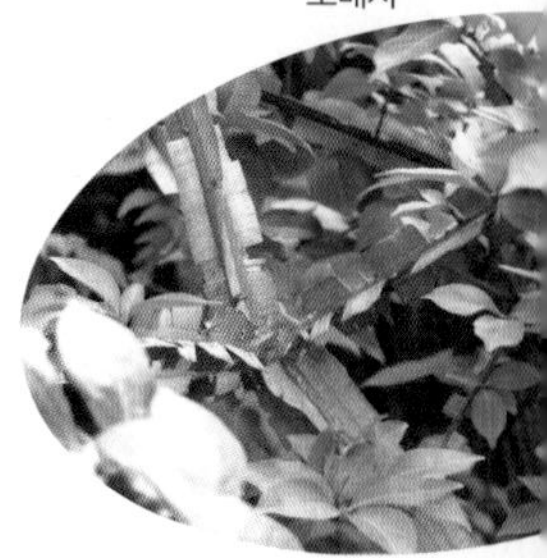
화살나무

105. 위모(衛矛, 화살나무)

성질은 차며[寒] 맛은 쓰고[苦] 독이 없다(독이 조금 있다고도 한다). 고독, 시주, 중악으로 배가 아픈 것을 낫게 한다. 사기나 헛것에 들린 것, 가위눌리는 것을 낫게 하며 배 속에 있는 충을 죽인다. 월경을 잘하게 하며 징결을 헤치고 붕루, 대하, 산후 어혈로 아픈 것을 멎게 하며 풍독종(風毒腫)을 삭이고 유산시킨다.

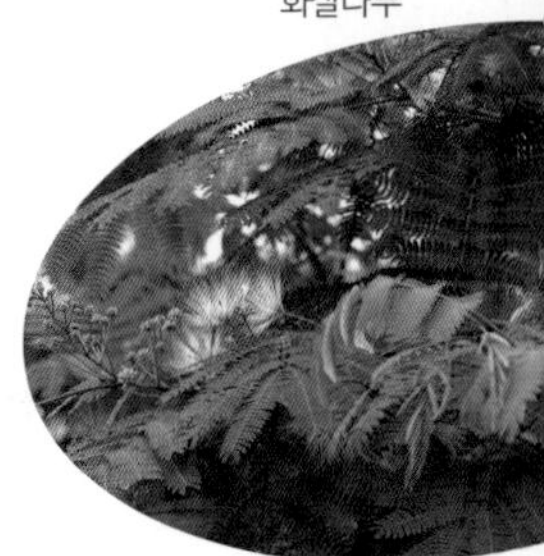
자귀나무

106. 합환피(合歡皮, 자귀나무 껍질)

성질은 평(平)하며 맛은 달고[甘] 독이 없다. 오장을 편안하게 하고 정신과 의지를 안정시키며 근심을 없애고 마음을 즐겁게 한다.

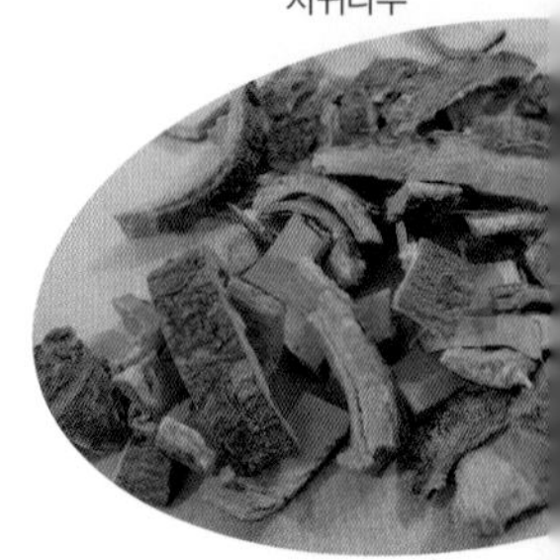
자귀나무 껍질 말린 것

자귀나무꽃차

| 효능 | 꽃은 기관지염, 천식, 불면증, 임파선염, 폐렴 등을 개선하는 데 효과

| 꽃의 이용 |

자귀나무꽃은 6~7월 초여름에 피는데, 밤이 되면 나뭇잎이 접혀져서 자귀나무는 애정목, 합환수 등으로 불리며 예로부터 부부의 금실을 상징하는 나무가 되어 왔다.
자귀나무꽃은 술에 담가서 먹을 수도 있고, 꽃잎을 말려 가루 내어 먹을 수도 있다. 술을 담글 때에는 자귀나무꽃잎 3~4배 분량의 소주를 붓고 밀봉하여 어두운 곳에 3~6개월 두었다가 조금씩 따라 마신다.
자귀나무꽃차의 차색은 연한 갈색이다. 맛은 순하며 부채가 펼쳐진 듯한 모습을 보인다. 열에 안정적이어서 색이 변하지 않는다.

| 채취 시기와 방법 |

여름철 꽃이 필 때 꽃봉오리와 꽃을 따서 햇볕에 말린다.

| 꽃차 만드는 방법 |

① 꽃봉오리와 꽃을 따서 말린다.
② 말린 꽃 3송이 정도를 찻잔에 넣고 뜨거운 물을 부어 마신다.

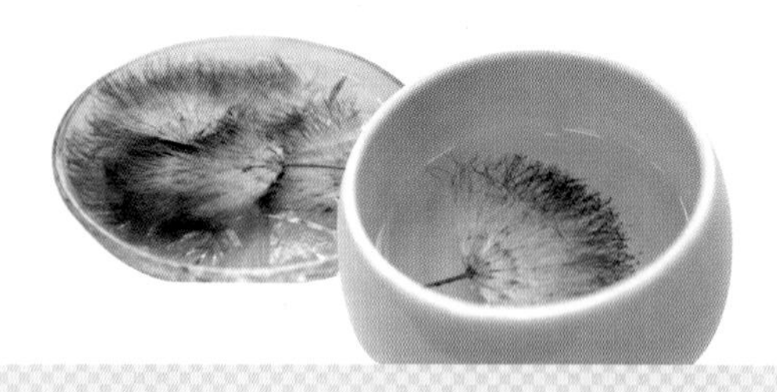

107. 천축황(天竺黃, 참대 속진)

성질은 차며[寒, 평(平)하다고도 한다] 맛은 달고[甘] 독이 없다. 중풍으로 담이 막혀 갑자기 목이 쉬고 말을 못하는 증을 낫게 하며 여러 가지 풍열과 어린이 경풍, 천조(天吊), 객오(客忤), 간질 및 쇠붙이에 다친 것을 낫게 한다.

108. 해동피(海桐皮, 엄나무 껍질)

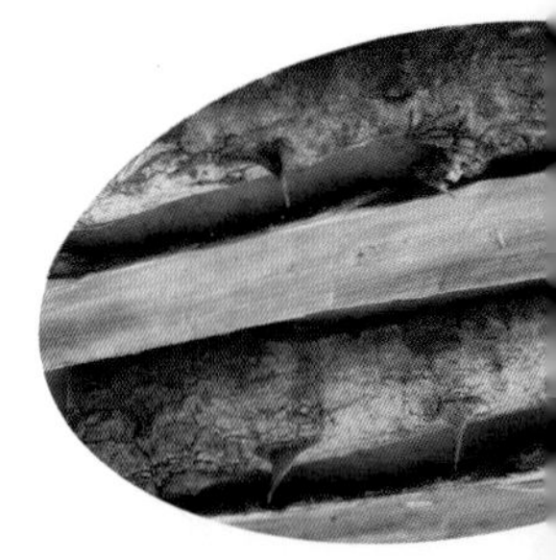
해동피(엄나무 껍질)

성질은 평(平)하며[따뜻하다(溫)고도 한다] 맛은 쓰고[苦] 독이 없다. 허리나 다리를 쓰지 못하는 것과 마비되고 아픈 것을 낫게 한다. 적백이질, 중악과 곽란, 감닉, 옴, 버짐, 치통 및 눈에 피가 진 것 등을 낫게 하며 풍증을 없앤다.

109. 밀몽화(密蒙花)

성질은 평(平)하며[약간 차다(微寒)고도 한다] 맛은 달고[甘] 독이 없다. 청맹, 예막, 눈물이 많이 나는 것과 어린이의 마마, 홍역 및 감질의 독이 눈에 침범한 것 등을 낫게 한다.

110. 파두(巴豆)

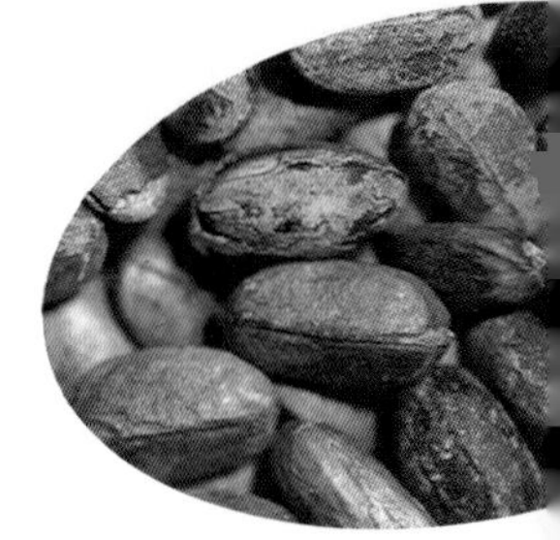
파두

성질은 열(熱)하며[생으로 쓰면 따뜻하고(溫) 익혀 쓰면 차다(寒)고도 한다] 맛은 맵고[辛] 독이 많다. 오장육부를 확 씻어내어 깨끗이 하고 막힌 것을 통하게 하며 대소변을 잘 나가게 한다. 징가, 적취, 담벽, 유음(留飮)과 열 가지 수종병을 낫게 한다. 귀주, 고독, 악창을 낫게 하고 군살을 삭이며 유산시킨다.

또한 벌레, 물고기 및 반묘독(斑猫毒)을 없애고 배 속의 벌레를 죽인다. 사천성에서 난다. 생김새는 콩 비슷한데 설사를 아주 세게 시킨다. 햇것이 좋고 불에 법제한 것이 좋다. 성문을 지키는 장수를 찔러 죽이고 적의 진지를 빼앗은 장군과 같은 약이므로 경솔히 쓰지 말아야 한다.

만일 급히 대소변을 통하게 할 약으로 쓰려면 껍질과 심과 막을 버리고 기름을 뺀 다음 생것으로 쓴다.

111. 조협(皂莢, 주엽나무 열매)

성질은 따뜻하며[溫] 맛은 맵고[辛] 짜며[鹹] 조금 독이 있다. 뼈마디를 잘 쓰게 하고 두풍(頭風)을 낫게 하며 구규를 잘 통하게 하고 담연을 삭게 한다. 기침을 멈추며 창만을 낫게 하며 징가를 헤치고 유산시킨다. 또 중풍으로 이를 악문 것을 낫게 하며 노채충(勞瘵蟲)을 죽인다. 쇠모루에 금, 은을 두드리면 천백 년까지도 깨지지 않는데 주엽 열매를 놓고 두드리면 곧 부서진다. 일명 조각(皂角)이라고도 한다.

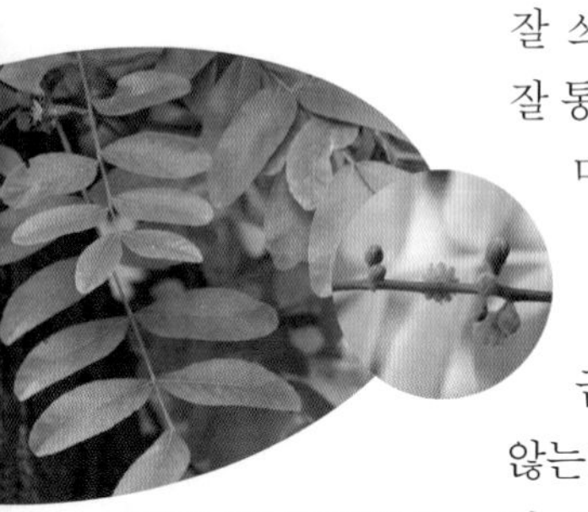

주엽나무 잎과 꽃봉오리(원 안)

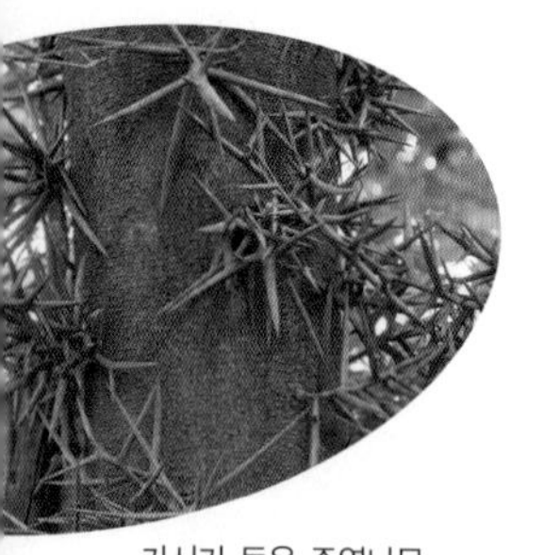

가시가 돋은 주엽나무

112. 조협자(皂莢子, 주엽나무 열매씨)

오장에 풍열이 옹체(壅滯)된 것을 내보낸다. 또한 폐병약으로도 쓴다. 대장에 풍사가 있어 변비가 된 것을 풀리게 한다. 싸서 구워 속에 있는 씨를 꺼내어 씹어 먹으면 가슴에 담이 있는 것과 신물이 올라오는 것을 낫게 한다.

113. 조각자(皂角刺, 주엽나무 가시)

일명 천정(天丁)이라고도 한다. 터지지 않은 옹종을 터지게 한다. 이미 터진 때에는 약 기운을 끌고 종처에까지 가므로 모든 악창과 문둥병에 좋은 약이 된다.

114. 귀조협(鬼皂莢)

못가에서 난다. 주엽나무와 비슷한데 높이가 1~2자이다. 이것을 달인 물로 목욕하면 풍창(風瘡)과 옴과 버짐이 낫게 되고 옷의 때도 잘 진다. 또 머리를 감으면 머리털이 잘 자란다.

115. 가자(訶子)

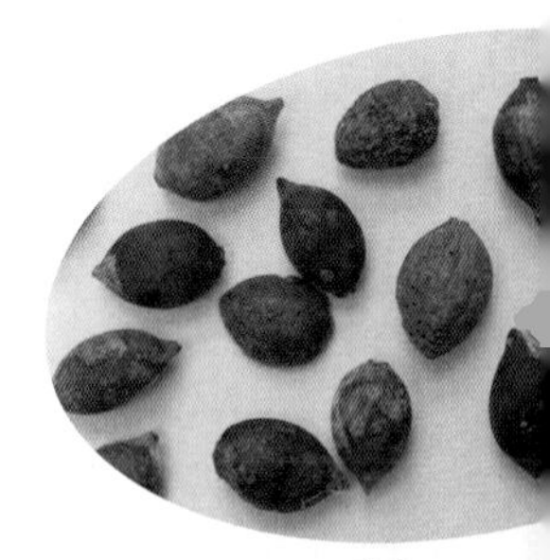
가자

성질은 따뜻하며[溫] 맛은 쓰고[苦, 시고 떫다(酸澁)고도 한다] 독이 없다. 담을 삭이고 기를 내리며 폐기로 숨이 찬 것과 곽란, 분돈, 신기를 낫게 한다. 설사와 이질, 장풍으로 피를 쏟는 것, 붕루, 대하를 멎게 하며 기가 몰린 것을 풀어주고 명치 밑이 불러오르고 그득한 것을 낫게 한다. 먹은 것을 잘 삭이고 입맛을 돋우며 열격[膈]을 낫게 하고 안태시킨다.

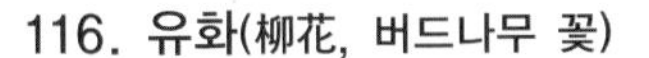

116. 유화(柳花, 버드나무 꽃)

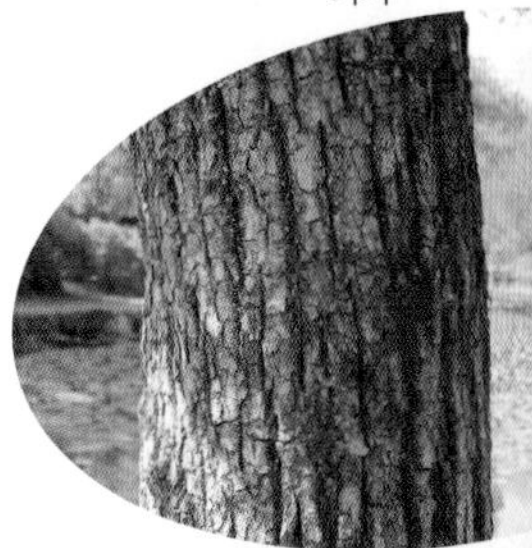
버드나무 수피

성질은 차며[寒] 맛은 쓰고[苦] 독이 없다. 풍수종, 황달, 얼굴이 뜨거운 증과 검은 딱지가 앉는 증, 악창을 낫게 하며 쇠붙이에 다친 출혈을 멈추며 습비(濕痺)를 낫게 한다.

117. 유지(柳枝, 버드나무 가지)

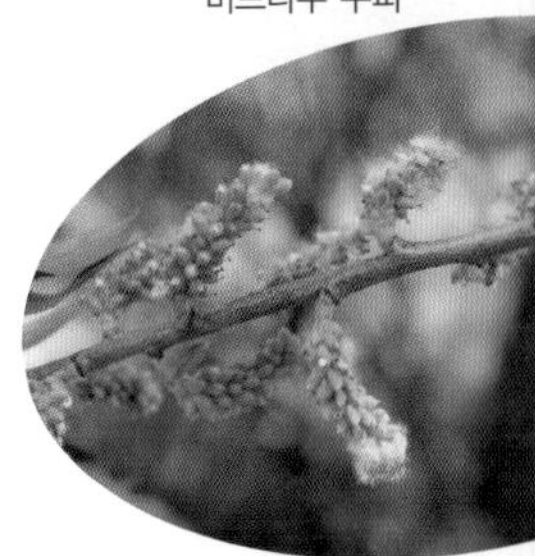
버드나무 가지와 열매

치통과 풍열로 붓고 가려운 때에 씻음약[浴湯] 또는 고약(膏藥)을 만들어 쓴다. 치아병[牙齒病]에 매우 요긴한 약이다.

118. 목중충설(木中蟲屑, 버드나무 속의 좀똥)

풍증과 가려운 것, 두드러기를 낫게 한다.

119. 유엽(柳葉, 버드나무 잎)

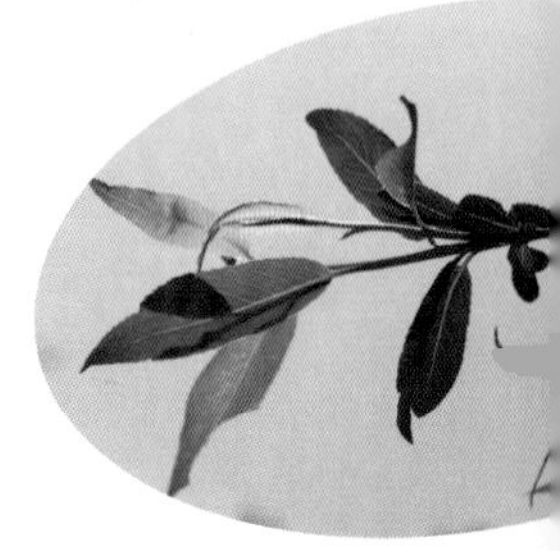
버드나무 잎

정창(疔瘡)과 끓는 물 또는 불에 데어 독이 속에 들어가서 열이 나고 답답한 것을 낫게 한다. 전시(傳尸), 골증로(骨蒸勞)를 낫게 하며 부종을

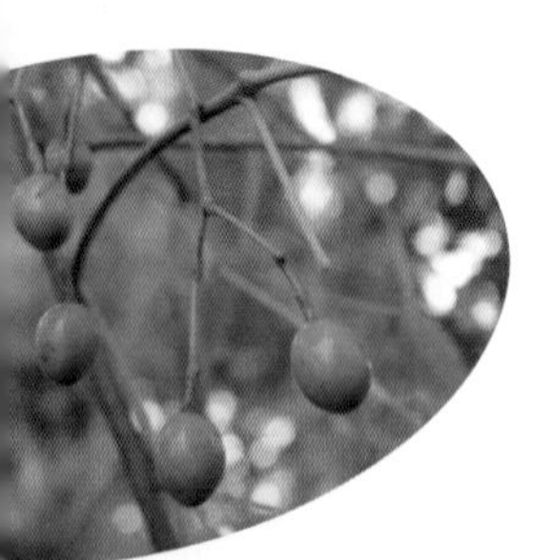

멀구슬나무 열매

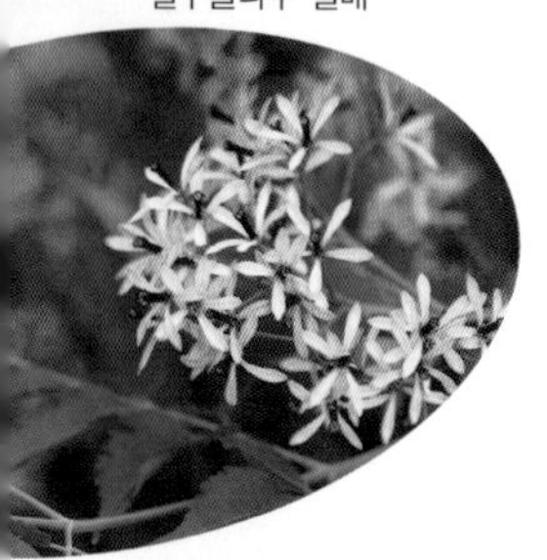

멀구슬나무 꽃과 잎

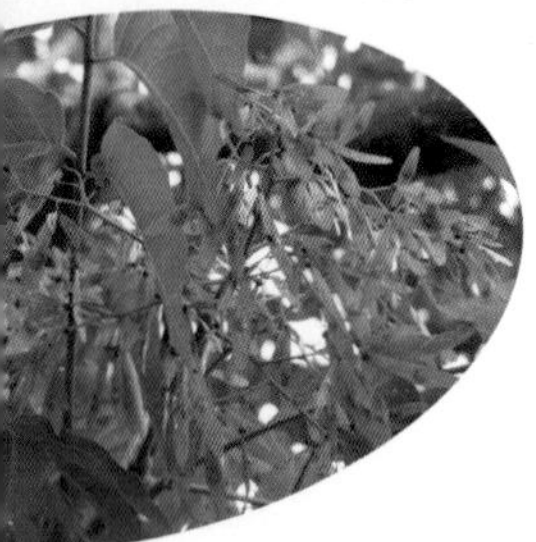

가죽나무 열매

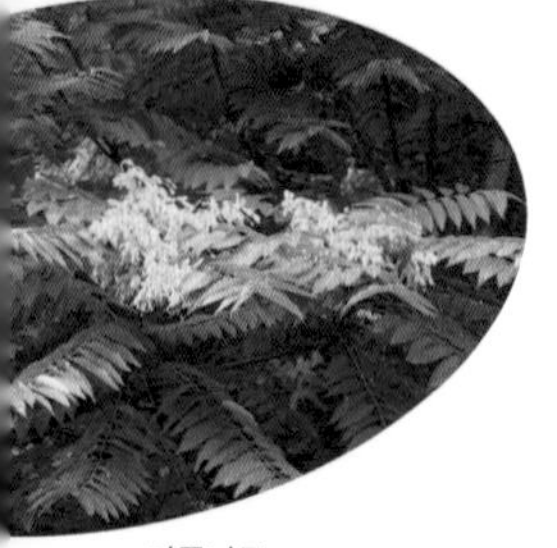

가죽나무

내리게 한다. 고약을 만들어 쓰면 힘줄과 뼈를 이어지게 하며 새살을 잘 살아 나오게 하고 치통을 멎게 한다.

120. 적정(赤檉, 붉은 개버들)

일명 우사(雨師)라고도 하는데 강가에서 자라는 작은 버들이다. 줄기가 벌겋고 잎이 가늘다. 즉 벌건 버들이다. 옴과 버짐, 모든 악창을 낫게 한다.

121. 연실(楝實, 고련실, 멀구슬나무 열매)

성질은 차고[寒] 맛이 쓰며[苦] 독이 없다. 온병, 상한으로 열이 몹시 나고 답답하여 미칠 듯한 것을 낫게 하며 오줌을 잘 나가게 하고 배 속의 세 가지 충을 죽이며 옴과 헌데를 낫게 한다.

122. 연근(楝根, 고련근)

성질은 약간 차며[微寒] 맛은 쓰고[苦] 조금 독이 있다. 모든 충을 죽이고 대장을 잘 통하게 한다.

123. 저근백피(樗根白皮, 가죽나무 뿌리껍질)

성질은 서늘하며[凉] 맛은 쓰고[苦] 조금 독이 있다. 오래된 적리, 백리와 설사, 치질, 장풍으로 피를 계속 쏟는 것을 낫게 한다. 입과 코의 감충, 옴, 익창의 벌레를 죽이며 귀주, 전시, 고독으로 하혈하는 것을 멎게 한다. 그리고 오줌 횟수를 줄인다.

124. 춘목엽(椿木葉, 참죽나무 잎)

맛은 쓰고[苦] 독이 있다. 헌데, 옴, 풍저(風疽)를 씻는다. 뿌리껍질을 일명 고목창(苦木瘡)이라고도 한다.

125. 욱리인(郁李仁, 이스라지 씨)

성질은 평(平)하며 맛은 쓰고[苦] 매우며[辛] 독이 없다. 온몸의 부종을 가라앉히며 오줌을 잘 나가게 한다. 장 안에 뭉쳐 있는 기와 관격(關格)으로 통하지 못하는 기를 잘 통하게 한다. 또한 방광의 기를 잘 통하게 하고 오장이 켕기고 아픈 것을 낫게 한다. 허리와 다리에 찬 고름을 빠지게 하고 오랜 체기를 삭이며 기를 내리게 한다.

126. 욱리근(郁李根, 이스라지 뿌리)

치통과 잇몸이 붓는 것, 충치를 낫게 하며 치아를 튼튼하게 한다. 촌백충도 죽인다. 달인 물로 양치한다.

127. 뇌환(雷丸)

성질은 차며[寒] 맛은 쓰고[苦] 짜며[鹹] 조금 독이 있다. 세 가지 충과 촌백충을 죽이고 고독을 없앤다. 참대 뿌리에 생긴 혹이다.

도토리

128. 몰식자(沒食子)

성질은 따뜻하며[溫, 평(平)하다고도 한다] 맛은 쓰고[苦] 독이 없다. 적백이질, 설사, 음창과 음낭에 땀이 나는 것, 어린이의 감리를 낫게 하며 수염과 머리털을 검게 한다.

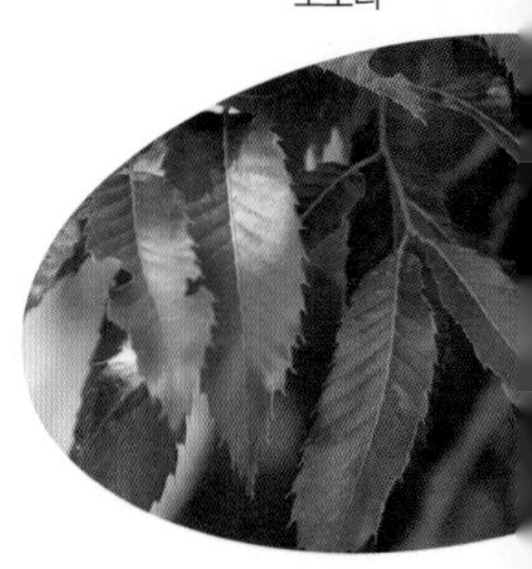

상수리나무 잎

129. 상실(橡實, 도토리, 상수리나무 열매)

성질은 따뜻하고[溫] 맛은 쓰며[苦] 떫고[澁] 독

이 없다. 설사와 이질을 낫게 하고 장위를 든든하게 하며 몸에 살을 오르게 한다.
장을 수렴하여[澁] 설사를 멈춘다. 흉년에 배를 불리기 위해 먹는다.

130. 상각(橡殼, 도토리 껍질)
즉 꼭지이다. 장풍, 붕루, 대하를 낫게 하고 냉과 열로 나는 설사와 이질을 멎게 한다. 천에 검은 물을 들일 수 있으며 수염과 머리털을 검게 물들인다.

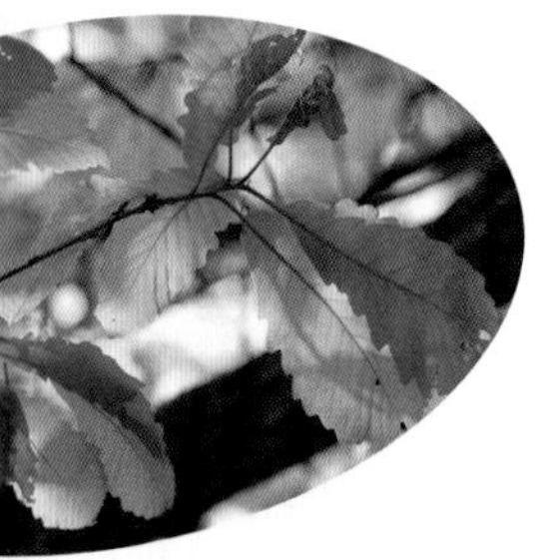
떡갈나무 잎과 가지

131. 역수피(櫟樹皮, 떡갈나무 껍질)
성질은 평(平)하며 맛은 쓰고[苦] 독이 없다. 물 같은 설사를 멎게 하고 나력을 낫게 하며 악창과 헌데가 바람이나 이슬을 맞은 후 부어오르며 아픈 것을 낫게 한다.

132. 곡약(槲若, 조리참나무 잎)
성질은 평(平)하며 맛은 달고[甘] 쓰며[苦] 독이 없다. 혈리, 치질, 갈증을 낫게 한다. 잎을 따서 구워 쓴다.

133. 백수양피(白楊樹皮, 사시나무 껍질, 백양나무 껍질)
성질은 서늘하며[凉] 맛은 쓰고[苦, 시다(酸)고도 한다] 독이 없다. 독풍(毒風)과 각기(脚氣)로 부은 것과 풍비를 낫게 하며 다쳐서 어혈이 지고 아픈 것, 부러져서 피가 뚝뚝 떨어지면서 아픈 것을 낫게 한다. 달여서 고약을 만들어 쓰면 힘줄이나 뼈가 끊어진 것을 잇는다.

134. 소방목(蘇方木, 다목)
성질은 평(平)하며[차다(寒)고도 한다] 맛은 달고[甘] 짜며[鹹] 독이 없다. 부인이 혈기병(血氣病)으로 명치 아래가 아픈 것, 몸 푼 뒤에 혈창(血

脹)이 생겨서 답답하여 죽을 지경인 것, 월경이 중단된 것과 목이 쉰 것을 낫게 하고 옹종을 삭이며 다쳐서 어혈이 진 것을 낫게 한다. 고름을 빨아내며 아픈 것을 멎게 하고 어혈을 잘 헤친다.

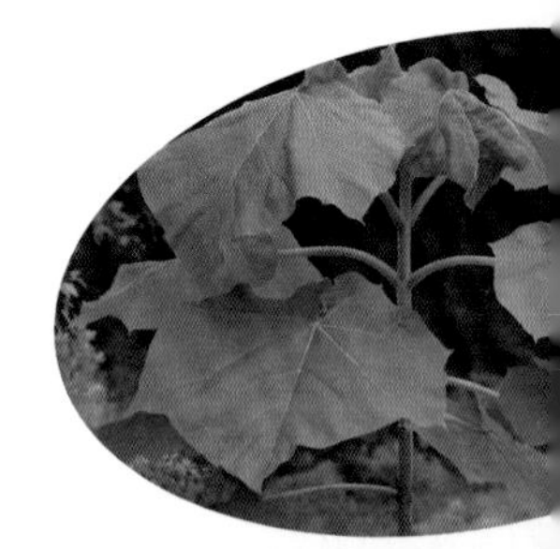
오동나무 잎

135. 동엽(桐葉, 오동나무 잎)

성질은 차며[寒] 맛은 쓰고[苦] 독이 없다. 음식창을 낫게 한다.

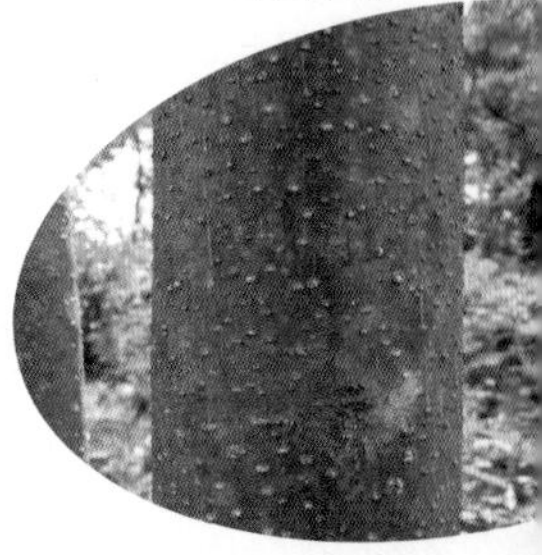
오동나무 수피

136. 동피(桐皮, 오동나무 껍질)

다섯 가지 치질을 낫게 하고 세 가지 충을 죽인다. 오림을 치료하며 달인 물로 머리를 감으면 풍증을 없애고 머리털이 나게 한다.

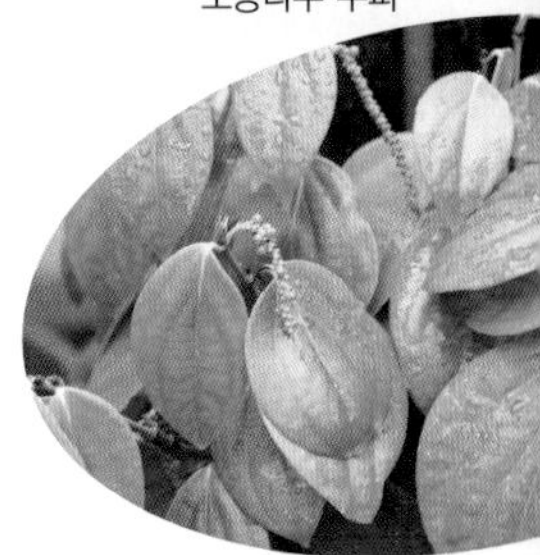
후추나무

137. 동유(桐油, 오동나무 기름)

성질은 서늘하며[凉] 약간 독이 있다. 악창과 옴, 쥐에게 물려 헌데를 낫게 한다. 오동나무의 씨를 따서 기름을 짠다.

138. 호초(胡椒, 후추)

성질은 몹시 따뜻하며[大溫] 맛은 맵고[辛] 독이 없다. 기를 내리고 속을 따뜻하게 하며 담을 삭이고 장부의 풍과 냉을 없애며 곽란과 명치 밑에 냉이 있어 아픈 것, 냉리를 낫게 한다.
또한 모든 생선, 고기 및 버섯 독을 풀어준다.

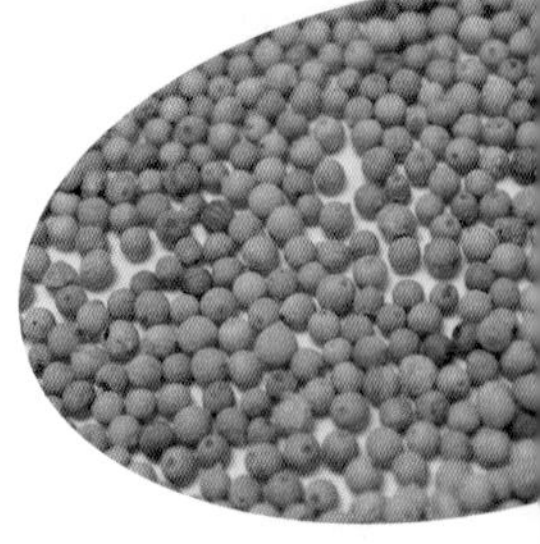
후추 약재

139. 필징가(蓽澄茄)

성질은 따뜻하며[溫] 맛은 맵고[辛] 독이 없다. 기를 내리고 소화가 잘 되게 하며 곽란, 설사, 복통 그리고 신기와 방광이 차서 아픈 것 등을 낫게 한다. 머리털을 물들이며 몸에서 향기가 풍기게 한다.

140. 무환자피(無患子皮, 무환자나무 껍질)

성질은 평(平)하며 조금 독이 있다. 때를 씻고 얼굴의 주근깨와 후비를 낫게 한다.

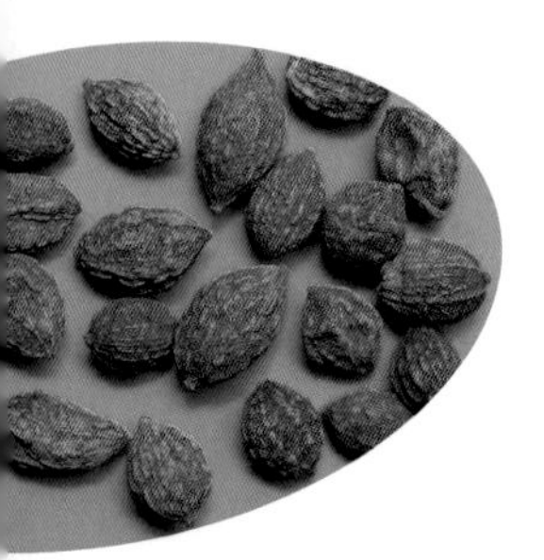

익지인

141. 익지자(益智子, 익지인)

성질은 따뜻하며[溫] 맛은 맵고[辛] 독이 없다. 유정(遺精)을 낫게 하고 오줌 횟수를 줄인다. 침을 흘리지 않게 하며 기운을 돕고 정신을 안정시키며 모든 기를 고르게 한다. 오랫동안 먹으면 머리가 좋아지기 때문에 익지라 한 것이다. 군화(君火)와 상화(相火)로 병이 생긴 것을 낫게 하고 수, 족태음경과 족소음경에 들어가는데 본래 비경(脾經)의 약이다. 비위에 한사가 들어 있는 것을 낫게 한다.

142. 우리자(牛李子)

성질은 약간 차며[微寒] 맛은 쓰고[苦] 조금 독이 있다. 추웠다 열이 나는 나력을 낫게 하며 어혈을 풀리게 하고 산가(疝瘕)와 냉기를 없애며 수종, 창만을 내리게 한다. 일명 서리자(鼠李子)라고도 한다.

143. 우리근즙(牛李根汁)

빈속에 먹으면 척골감(脊骨疳)을 낫게 한다. 입에 머금고 있으면 치닉(齒䘌)이 낫는다.

144. 우리수피(牛李樹皮)

모든 헌데와 피부열독을 낫게 한다.

145. 목별자(木鼈子)

성질은 따뜻하며[溫] 맛은 달고[甘] 독이 없다. 멍울이 지고 부은 것, 악창을 삭이며 항문이 치질로 부은 것, 부인의 유옹을 낫게 한다. 나무의 열매인데 생김새가 자라 같기 때문에 목별자라 한 것이다. 껍질을 버리고 썰어서 밀기울과 함께 볶아서 쓴다.

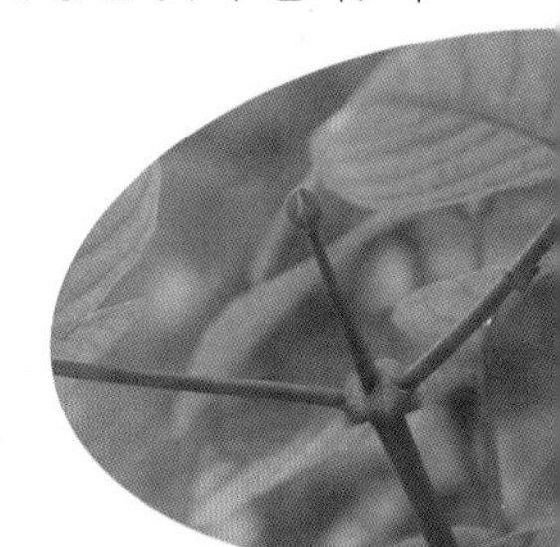
조구등

146. 조등(釣藤, 조구등)

성질은 차며[寒, 평(平)하다고도 한다] 맛은 쓰고[苦, 달다(甘)고도 한다] 독이 없다. 어린이의 열 두 가지 경간과 객오와 태풍(胎風)을 낫게 하며 경열(驚熱)을 주로 치료한다. 잎은 가늘고 줄기는 길며 마디 사이에 낚시 같은 가시가 있기 때문에 조구등(釣鉤藤)이라 한 것이다.

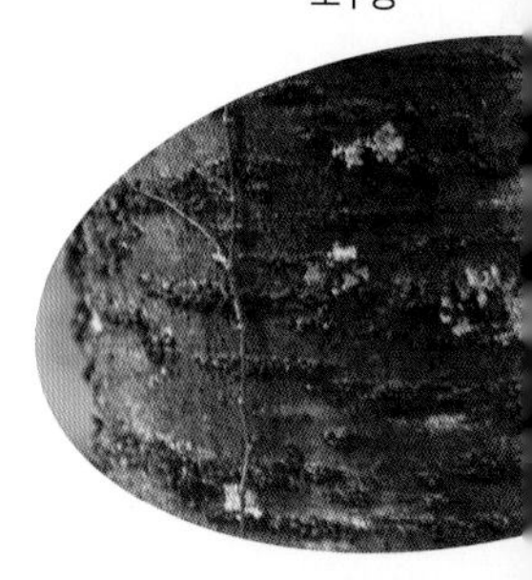
벚나무 수피

147. 정공등(丁公藤, 정공등 또는 광엽정공등의 덩이줄기)

성질은 따뜻하며[溫] 맛은 맵고[辛] 독이 없다. 풍증과 어혈을 낫게 하고 늙은이와 쇠약한 것을 보하고 성기능을 높이며 허리 힘, 다리 맥을 세게 하고 비증(痺證)을 낫게 한다. 흰머리를 검게도 하고 풍사를 물리치기도 한다.

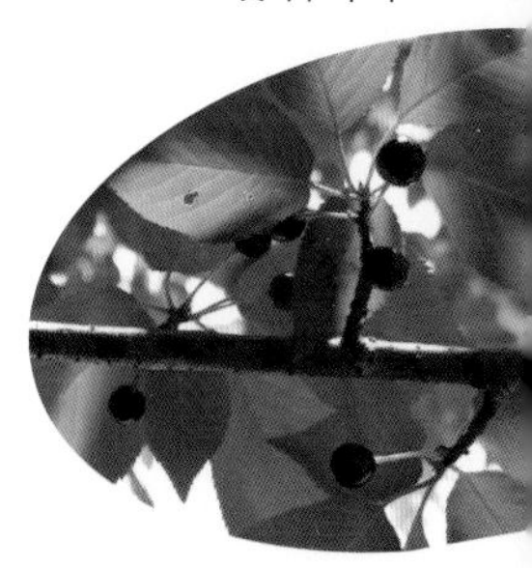
벚나무 열매

148. 화목피(樺木皮, 벚나무 껍질)

성질은 평(平)하며 맛은 쓰고[苦] 독이 없다. 황

달, 유옹(乳癰), 폐풍창(肺風瘡)과 어린이 마마, 홍역을 낫게 한다.

벚꽃차

| 효능 | 숙취 해소 및 식중독의 해독. 벚꽃 잎에는 비타민 A · B · E가 풍부하며, 신염, 당뇨병, 무좀, 습진, 기침에 효과

| 꽃의 이용 |

벚꽃 잎에는 비타민 A, 비타민 B, 비타민 E가 들어 있으며, 피부병에 효과가 있다. 벚나무 잎을 그늘에서 말린 것을 달여서 땀띠, 습진, 피부병 등에 바르면 잘 낫는다. 벚꽃을 따서 꽃잎과 꿀을 넣어 버무려 벚꽃청을 만들어도 좋다. 차맛은 순하며, 꽃의 향긋한 향이 그대로 전해진다. 차색은 연한 갈색이다.

| 채취 시기와 방법 |

너무 활짝 핀 것보다는 봉오리에서 바로 핀 것을 채취한다.

| 꽃차 만드는 방법 |

【만드는 방법 I】

① 벚꽃을 따서 꽃잎만을 모아 잘 씻은 다음 채반에 받쳐 물기를 제거한다.
② 벚꽃을 그늘에서 1주일 정도 말린다.
③ 찻잔에 한 스푼 정도의 꽃을 넣고 뜨거운 물을 부어 마신다.

【만드는 방법 II】

① 벚꽃에 설탕을 넣고 재워서 15일 정도 그늘지고 시원한 곳에 둔다.
② 설탕에 재워둔 벚꽃을 한 스푼 정도 덜어 뜨거운 물을 부어 마신다.
③ 은은한 향이 나며 꽃잎이 투명해지면 마신다.

| 차로 마신 후 꽃 이용법 |

재탕하여 마신다.

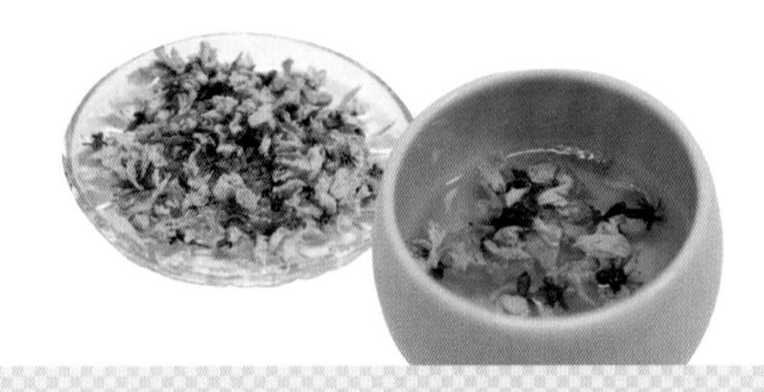

149. 목근(木槿, 무궁화)

성질은 평(平)하며 독이 없다. 장풍으로 피를 쏟는 것과 이질을 앓은 뒤에 갈증이 있는 것을 멈춘다.

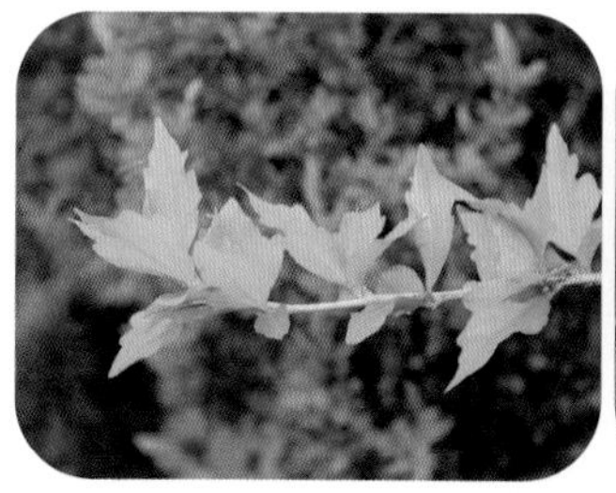

무궁화 새잎

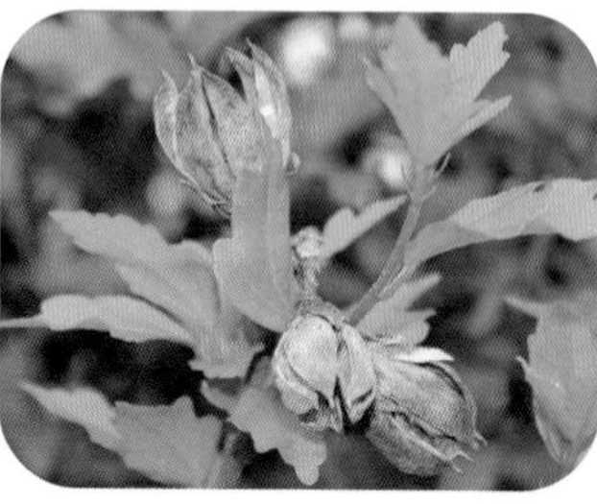

무궁화 열매

150. 목근화(木槿花, 무궁화 꽃)

성질은 서늘하며[凉] 독이 없다. 적백이질과 장풍으로 피를 쏟는 것을 낫게 하는데, 닦아 쓰는 것이 좋다.

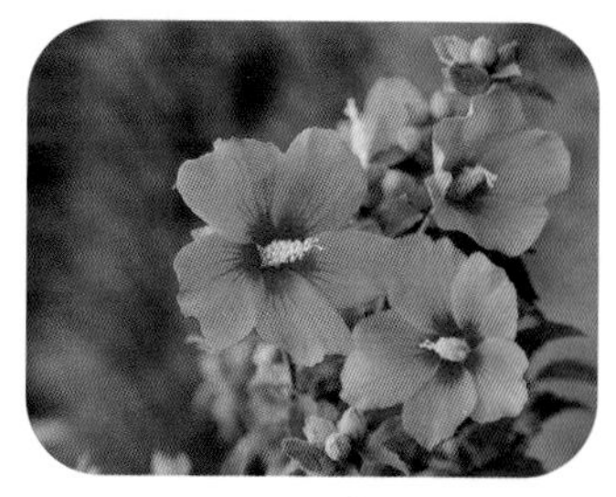

무궁화 꽃

무궁화꽃차

| 효능 | 위장염, 급만성대장염, 이질, 설사, 무좀, 옴, 탈홍, 구토와 목마름을 없애고 독성을 풀어주는 효과

| 꽃의 이용 |

꽃차 맛은 순하다. 찻물을 넣어도 말랐던 꽃잎의 모양이 그대로 유지된다. 보랏빛 무궁화는 열에 안정적이어서 뜨거운 물을 부어도 색을 유지한다. 흰 꽃은 투명한 차색을 띠고 보랏빛 꽃은 보랏빛을 띤다. 구수한 맛이 나는 순한 차이다.

| 채취 시기와 방법 |

꽃이 피어나기 시작할 즈음에 또는 꽃이 덜 피어났을 무렵에 꽃을 따서 말린다.

| 꽃차 만드는 방법 |

【만드는 방법 I】

① 꽃송이를 따서 암술, 수술은 떼어내고 흐르는 물에 씻어 말린다.
② 찻잔에 꽃을 넣고 뜨거운 물을 부어 3분 정도 우려 마신다.

【만드는 방법 II】

① 꽃송이를 따서 암술, 수술은 떼어낸다.
② 찜솥에 보자기를 깔고 꽃송이를 살짝 쪄낸다.
③ 소쿠리에 꽃송이를 한 송이씩 떼어서 놓고 그늘에서 말린다.
④ 냉장 보관한다.
⑤ 찻잔에 꽃을 넣고 뜨거운 물을 부어 3분 정도 우려 마신다.

| 차로 마신 후 꽃 이용법 |

재탕하여 마신다.

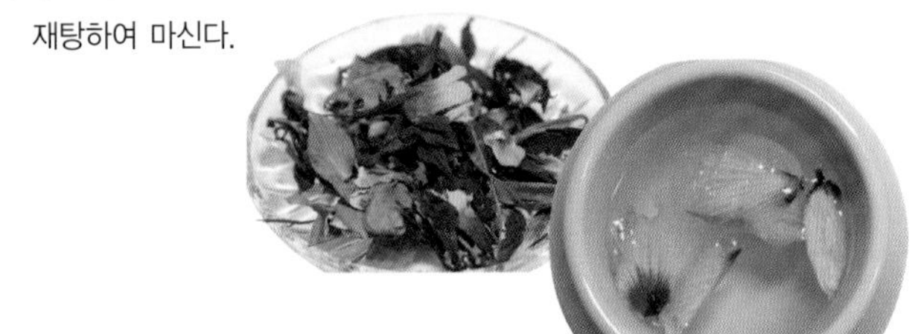

151. 종려피(棕櫚皮)

성질은 평(平)하며 독이 없다. 코피가 마구 쏟아지는 것과 피를 토하는 것을 멎게 하며 장풍, 적백이질, 부인의 붕루, 대하를 낫게 한다.

152. 추목피(秋木皮, 가래나무 껍질, 초목피)

성질은 약간 차며[小寒] 맛은 쓰고[苦] 독이 없다. 삼충과 피부충을 죽인다. 졸여 고약을 만들어 악창, 저창(疽瘡), 누창(瘻瘡), 옹종, 음부에 생긴 감닉창을 낫게 하는데, 피고름을 없애고 새살이 살아나게 한다. 힘줄과 뼈를 튼튼하게 한다.

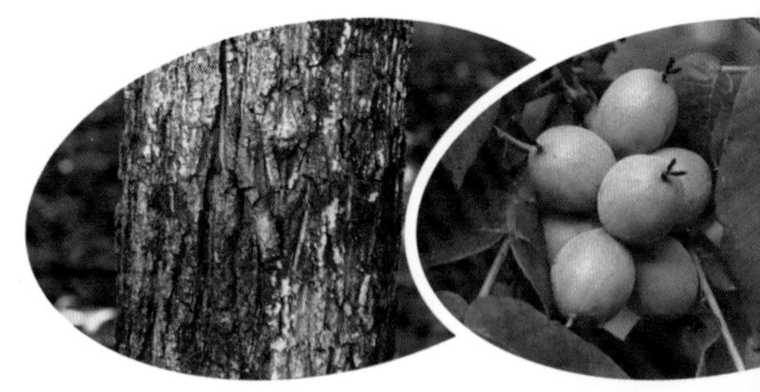

가래나무 수피　　　　　　　가래나무 열매

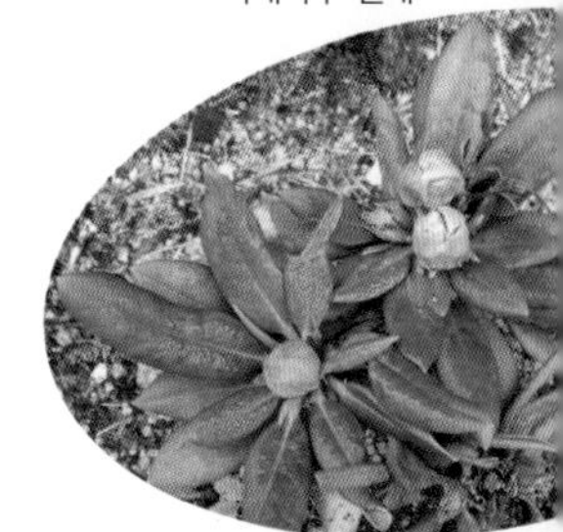

만병초

153. 원화(芫花)

성질은 따뜻하며[溫] 맛은 맵고[辛] 쓰며[苦] 독이 있다(독이 많다고도 한다). 배가 창만한 것, 수종, 한담(寒痰)으로 침 뱉기를 좋아하는 것, 기침, 장학(瘴瘧), 고독, 옹종, 악창, 풍습증을 낫게 하며 벌레나 물고기의 독을 푼다.

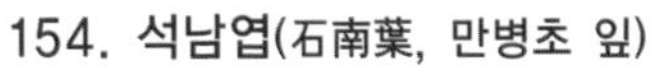

154. 석남엽(石南葉, 만병초 잎)

힘줄과 뼈의 병과 피부의 가려움증을 낫게 하며 성기능을 세게 하고 다리가 약한 것을 낫게 한다.

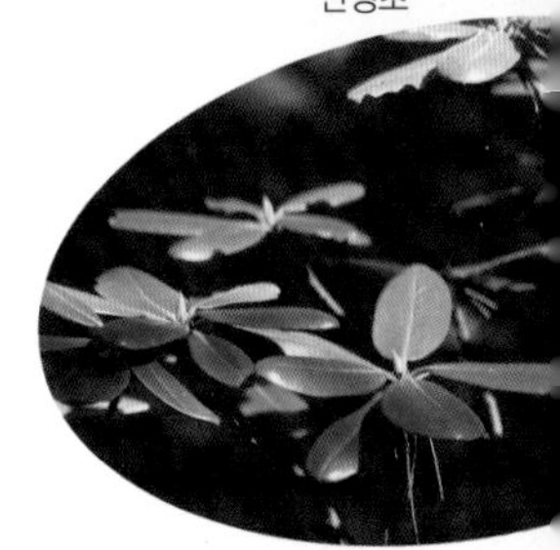

만병초 잎

155. 대풍자(大風子)

성질은 열(熱)하며 맛은 달다[甘]. 문둥병, 옴, 헌데, 버짐을 낫게 하며 충을 죽인다. 많이 먹으면 가래가 마르고 혈이 상한다.

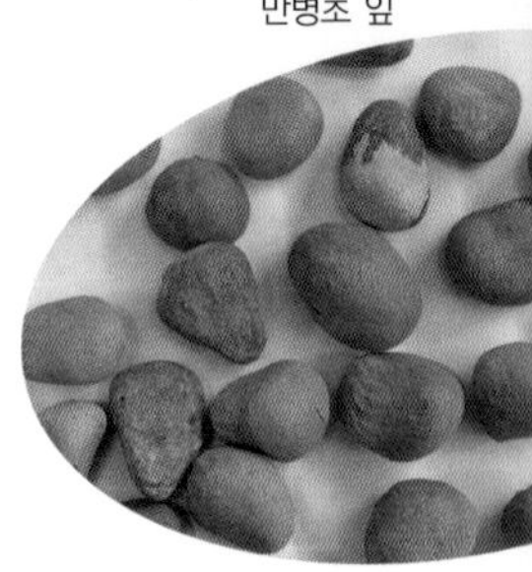

대풍자

156. 혈갈(血竭)

여러 가지 악창과 옴과 버짐을 낫게 하며 쇠붙이에 다친 것을 낫게 한다. 지혈과 통증을 멎게 하며 새살이 살아나게 한다. 그러나 성질이 급하기 때문에 많이 쓸 수 없다. 많이 쓰면 도리어 고름이 생긴다. 일명 기린갈(麒麟竭)이라고도 하는데 기린나무의 진이 엉킨 것이며 빛이 벌겋다. 맛이 약간 짜고[微鹹] 달며[甘] 산치자 냄새가 나고 씹어서 헤어지지 않고 황랍과 같이 되는 것이 좋다. 맛이 몹시 짜고 비린내가 나는 것은 이 약이 아니다. 따로 갈아 약에 넣어 쓴다.

157. 자광(紫礦)

축축하면서 가려운 헌데와 옴, 버짐을 낫게 한다.

158. 백랍(白蠟)

새살을 살아나게 하며 지혈과 통증을 멎게 한다. 또 힘줄과 뼈를 잇고 허한 것을 보하며 설사와 기침을 낫게 한다. 폐를 눅여주고 장위(腸胃)를 든든하게 하며 노채충을 죽인다.

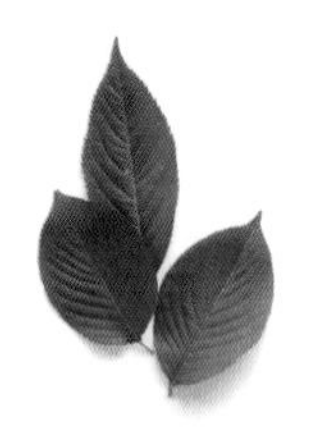

동의보감 한약의 효능_ 약으로 쓰는 풀

1. 황정(黃精, 층층갈고리둥굴레 또는 진황정의 뿌리줄기)

성질은 평(平)하고 맛이 달며[甘] 독이 없다. 중초를 보하고 기를 도우며 오장을 편안하게 하고 오로칠상(五勞七傷)도 보하며 힘줄과 뼈를 튼튼하게 하고 비위를 보하며 심폐를 눅여준다[潤].

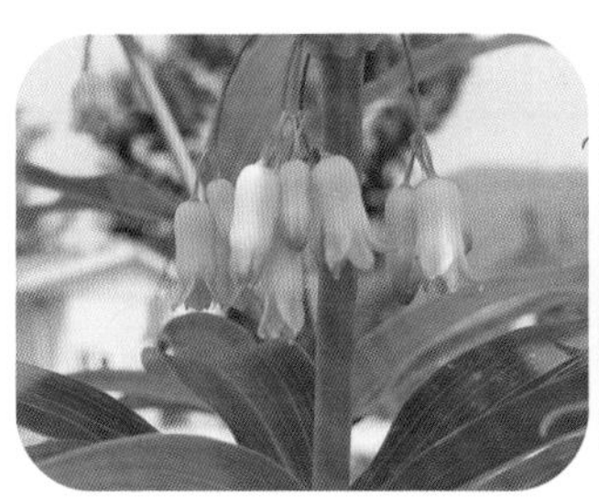
층층갈고리둥굴레 꽃

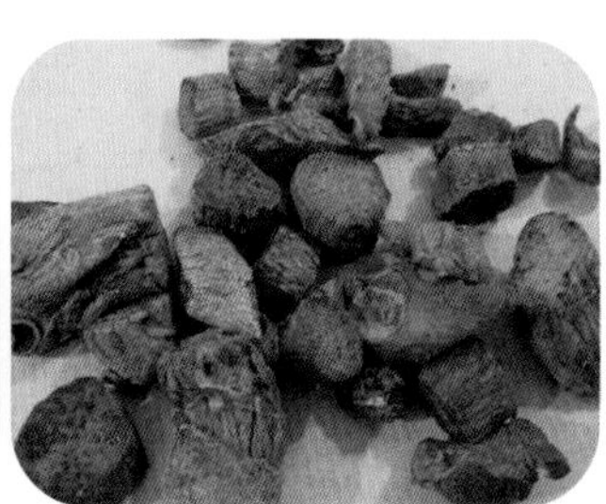
층층갈고리둥굴레 뿌리줄기 말린 것

2. 창포(菖蒲, 석창포)

성질은 따뜻하고[溫, 평(平)하다고도 한다] 맛이 매우며[辛] 독이 없다. 심규[心孔]를 열어주고 오장을 보하며 구규를 잘 통하게 하고 귀와 눈을 밝게 하며 목청을 좋게 하고 풍습으로 감각이 둔해진 것을 치료하며 배 속의 벌레를 죽인다. 이와 벼

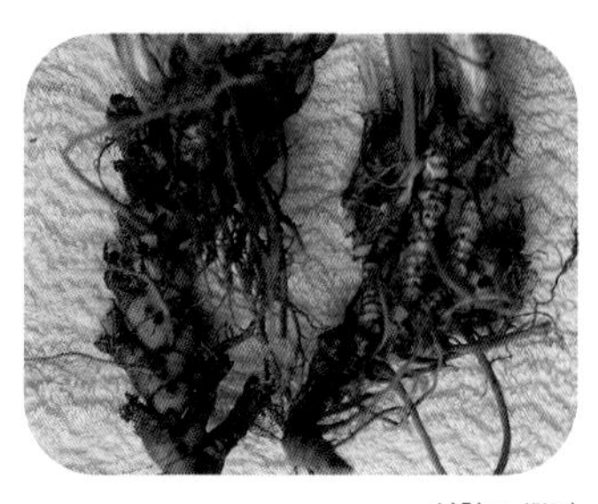
석창포 뿌리

룩 등을 없애며 건망증을 치료하고 지혜를 나게 하며 명치 밑이 아픈 것을 낫게 한다.

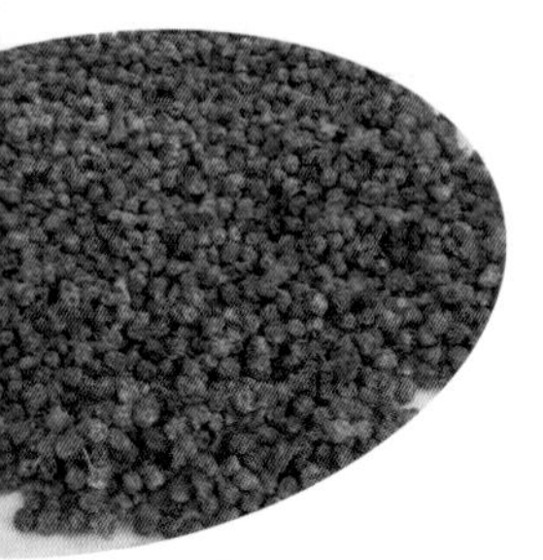
감국 꽃

3. 감국화(甘菊花)

성질은 평(平)하고 맛이 달며[甘] 독이 없다. 장위를 편안하게 하고 오맥을 좋게 하며 팔다리를 잘 놀리게 하고 풍으로 어지러운 것과 두통에 쓴다. 또 눈의 정혈을 돕고 눈물이 나는 것을 멈추며 머리와 눈을 시원하게 하고 풍습비(風濕痺)를 치료한다.

감국꽃차

| 효능 | 간장을 보하고 눈을 밝게 하며 감기, 두통, 폐렴, 기관지염 등에 효과

| 꽃의 이용 |

『본초강목』에는 감국꽃차를 '오랫동안 복용하면 혈기에 좋고 몸을 가볍게 하며 쉬 늙지 않는다. 위장을 평안케 하고 오장을 도우며 사지를 고르게 하고 감기, 두통, 현기증에 유효하다.'고 기록되어 있다.

감국꽃차는 예로부터 불로장수의 차로 전해오고 있으며, 특히 간장을 보하고 눈을 밝게 하며 머리를 좋게 한다. 또 신경통, 두통, 기침 등에 유효하고 피부를 좋게 하는 성분이 들어 있다.

열감기, 몸살, 폐렴, 두통, 기관지염에 좋으며 위염, 장염, 종기, 고혈압에도 좋다. 감국의 일반적인 성분으로는 콜린, 스타키드린, 프린, 베타인, 아데닌, 비타민 A, 비타민 B_1 등이 있다.

감국 성분으로 크리산테민(chrysanthemin), 알칼로이드(alkaloide), 사포닌(saponin)이 함유되어 있다.

차색은 연한 갈색이나 노란빛이 우러 나온다. 향은 풀향이 약간 나며 맛은 구수하다.

| 채취 시기와 방법 |

꽃향기가 진하며 가을에 꽃을 말려서 차를 만들어 마신다. 산국과 비슷하나 감국은 꽃의 크기가 조금 크며 줄기가 검은 편이고 잎이 짙은 녹색으로 윤

기가 있어 보인다. 그러나 구별이 쉽지 않다. 산국도 꽃을 말려 차를 만들기도 하나 감국이 더 좋다. 잎도 말려서 베갯속으로 사용하여도 좋다.

| 꽃차 만드는 방법 |

① 가을 이슬이 내릴 때 감국꽃을 따서 말린다.
② 마른 감국꽃을 깨끗하게 손질하여 꿀과 고루 섞어서 재워 용기에 넣고 밀봉하여 습기 없는 곳에 3~4주 보관한다.
③ 찻잔에 넣고 끓는 물을 부어 마신다.

| 차로 마신 후 꽃 이용법 |

재건조하여 재탕하여 마신다. 다시 말린 꽃과 잎을 섞어 베갯속을 만들어 사용하면 방 안에 향기가 가득하고 청량한 느낌이 든다.

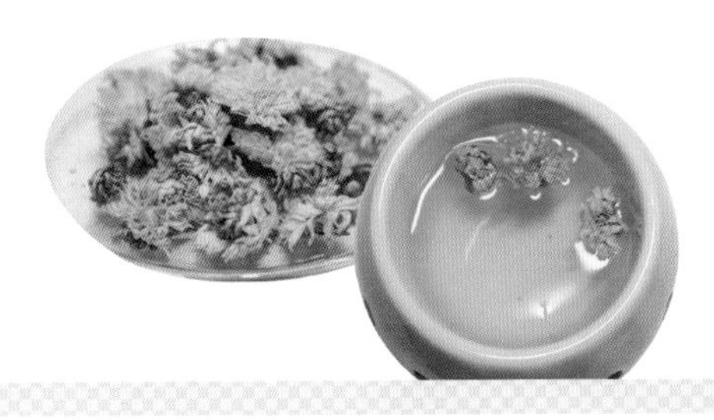

4. 백국화(白菊花, 흰국화)

잎과 줄기가 단국화와 비슷한데 오직 꽃만 희다. 역시 풍으로 어지러운 데 주로 쓴다. 그리고 머리가 희지 않게 한다.

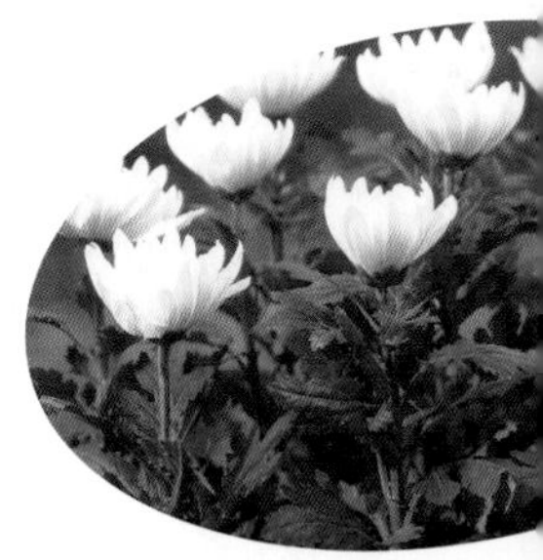

흰국화 꽃

5. 고의(苦薏, 들국화)

맛이 쓰다[苦]. 어혈을 헤치며 부인의 배 속에 있는 어혈을 치료한다.

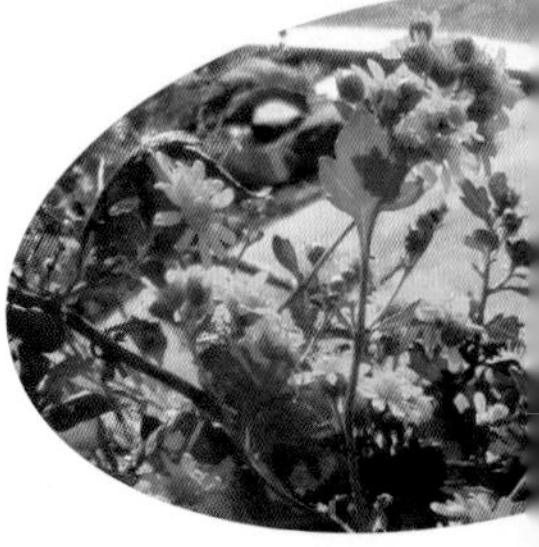

들국화

6. 인삼(人蔘)

성질은 약간 따뜻하고[微溫] 맛이 달며[甘, 약간 쓰다고도 한다] 독이 없다. 주로 오장의 기가 부

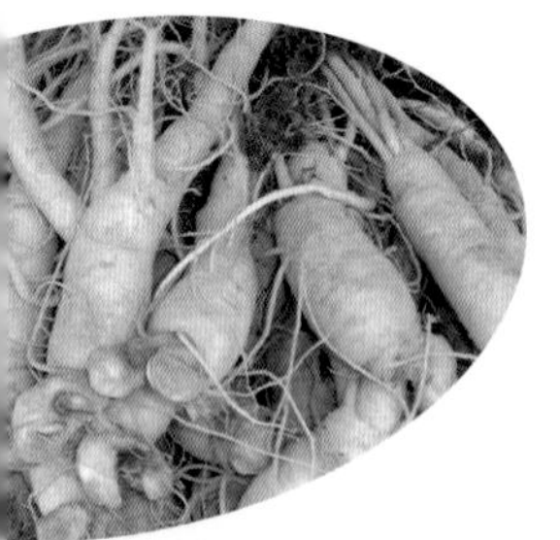
인삼 뿌리

족한 데 쓰며 정신을 안정시키고 눈을 밝게 하며 심규를 열어주고 기억력을 좋게 한다. 허손된 것을 보하며 곽란으로 토하고 딸꾹질하는 것을 멎게 하며 폐위(肺痿)로 고름을 뱉는 것을 치료하며 담을 삭인다. 여름철에는 심현(心痃)이 생기기 때문에 적게 써야 한다.

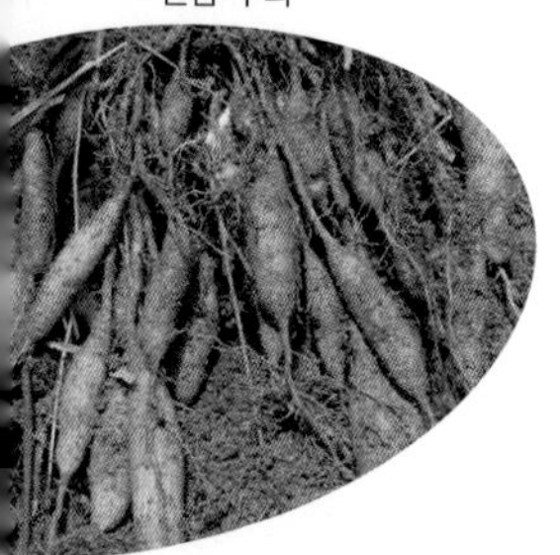
천문동 덩이뿌리

7. 천문동(天門冬)

성질은 차며[寒] 맛이 쓰고[苦] 달며[甘] 독이 없다. 폐에 기가 차서 숨이 차고 기침하는 것을 치료한다. 또는 담을 삭이고 피를 토하는 것을 멎게 하며 폐위를 낫게 한다. 뿐만 아니라 신기(腎氣)를 통하게 하고 마음을 진정시키며 오줌이 잘 나가게 한다. 성질이 차나 보하고 삼충을 죽이며 얼굴빛을 좋게 하고 소갈증을 멎게 하며 오장을 눅여준다[潤].

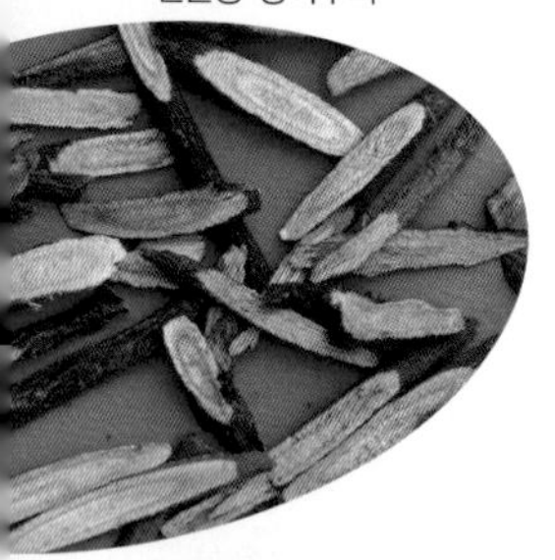
감초 뿌리

8. 감초(甘草)

성질은 평(平)하고 맛이 달며[甘] 독이 없다. 온갖 약의 독을 풀어준다. 9가지 흙의 기운을 받아 72가지의 광물성 약재와 1,200가지의 초약(草藥) 등 모든 약을 조화시키는 효과가 있으므로 국로(國老)라고 한다. 토하거나 속이 그득하거나 술을 즐기는 사람은 오랫동안 먹거나 많이 먹는 것은 좋지 않다.

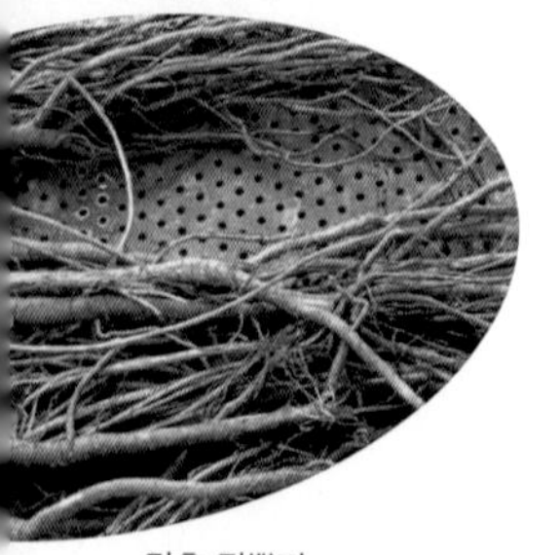
감초 잔뿌리

9. 감초초(甘草梢)

감초의 잔뿌리이다. 가늘고 단맛은 없으며 심

심하다. 오줌이 잘 나가지 않으면서 요도[尿管]가 아픈 것과 음경이 아픈 것을 치료한다.

10. 감초절(甘草節, 감초 마디)

옹종(癰腫)을 삭게 한다.

11. 생지황(生地黃)

성질은 차고[寒] 맛이 달며[甘, 쓰다(苦)고도 한다] 독이 없다. 모든 열을 내리며 뭉친 피를 헤치고 어혈을 삭게 한다. 또한 월경을 잘 통하게 한다. 부인이 붕루증으로 피가 멎지 않는 것과 태동(胎動)으로 하혈하는 것과 코피, 피를 토하는 것 등에 쓴다.

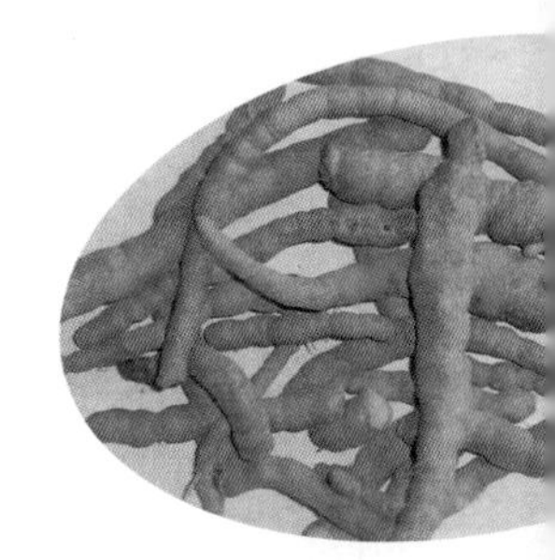

지황 생뿌리(생지황)

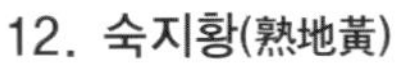

12. 숙지황(熟地黃)

성질은 따뜻하고[溫] 맛이 달며[甘] 약간 쓰고[微苦] 독이 없다. 부족한 혈을 크게 보하고 수염과 머리털을 검게 하며 골수를 보충해주고 살찌게 하며 힘줄과 뼈를 튼튼하게 한다. 뿐만 아니라 허손증(虛損證)을 보하고 혈맥을 통하게 하며 기운을 더 나게 하고 귀와 눈을 밝게 한다.

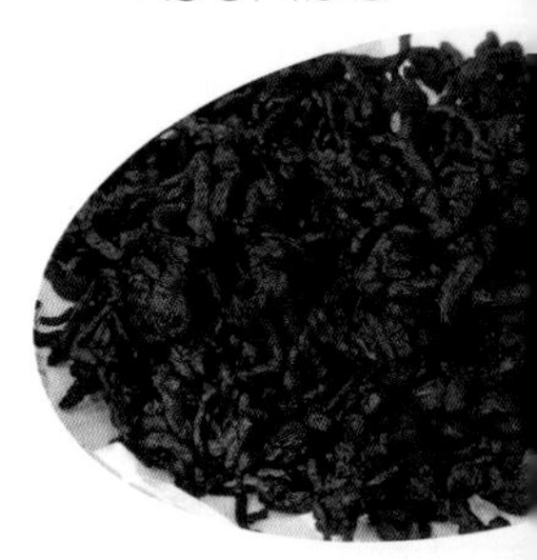

지황을 쪄서 말린 뿌리(숙지황)

13. 백출(白朮, 삽주의 뿌리줄기)

성질은 따뜻하고[溫] 맛이 쓰며[苦] 달고[甘] 독이 없다. 비위를 든든하게 하고 설사를 멎게 하며 습을 없앤다. 또한 소화를 시키고 땀을 걷으며 명치 밑이 몹시 그득한 것과 곽란으로 토하

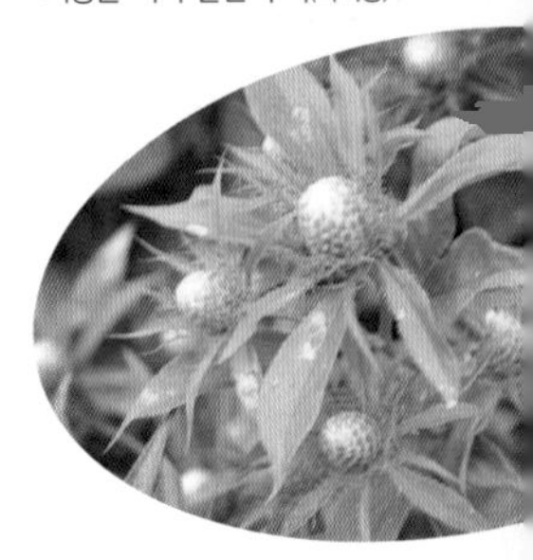

삽주의 잎과 꽃

고 설사하는 것이 멎지 않은 것을 치료한다. 허리와 배꼽 사이의 혈을 잘 돌게 하며 위(胃)가 허랭(虛冷)하여 생긴 이질을 낫게 한다.

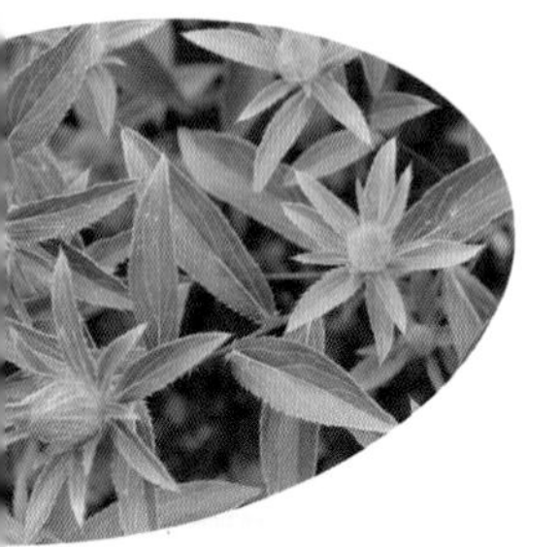
모창출의 꽃과 잎

14. 창출(蒼朮, 모창출의 뿌리줄기)

성질은 따뜻하며[溫] 맛이 쓰고[苦] 매우며[辛] 독이 없다. 윗도리, 중간, 아랫도리의 습을 치료하며 속을 시원하게 하고 땀이 나게 하며 고여 있는 담음(痰飮), 현벽(痃癖), 기괴(氣塊), 산람장기(山嵐瘴氣) 등을 헤치며 풍, 한, 습으로 생긴 비증(痺證)과 곽란으로 토하고 설사하는 것이 멎지 않는 것을 낫게 하며 수종과 창만(脹滿)을 없앤다. 삽주는 웅장하여 올라가는 힘이 세고 습을 잘 없애며 비를 안정시킨다.

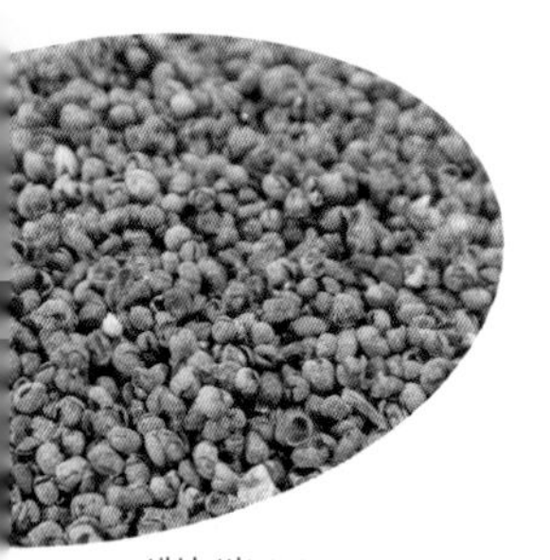
새삼 씨(건조)

15. 토사자(兎絲子, 새삼 씨)

성질은 평(平)하며 맛이 맵고[辛] 달며[甘] 독이 없다. 주로 음경이 찬 것, 정액이 절로 나오는 것, 오줌을 누고 난 다음에 방울방울 떨어지는 것을 치료한다.

입맛이 쓰고 입이 마르며 갈증이 나는 데도 쓴다. 정액을 돕고 골수를 불려주며 허리가 아프고 무릎이 찬 것을 낫게 한다.

16. 우슬(牛膝, 쇠무릎)

성질은 평(平)하고 맛은 쓰며[苦] 시고[酸] 독이 없다. 주로 한습으로 위증(痿證)과 비증(痺證)이 생겨 무릎이 아파서 굽혔다 폈다 하지 못하는 것과 남자의 음소(陰消)증과 늙은이가 오줌이 나오는 것을 참지 못하는 것 등을 치료한다.

골수를 보충하고 음기(陰氣)를 잘 통하게 하며 머리털이 희지 않게 하고 음위증(陰痿證)과 허리와 등뼈가 아픈 것을 낫게 한다. 유산시키고 월경을 통하게 한다. 십이경맥을 도와주며 피를 잘 돌게 하고 피를 생기게 하는 약[生血之劑]이다. 모든 약 기운을 이끌어 허리와 넓적다리로 내려가게 한다. 술로 씻어서 쓴다.

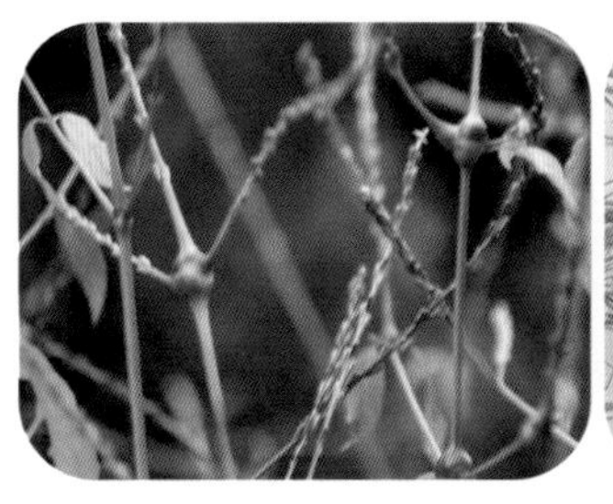
쇠무릎 줄기

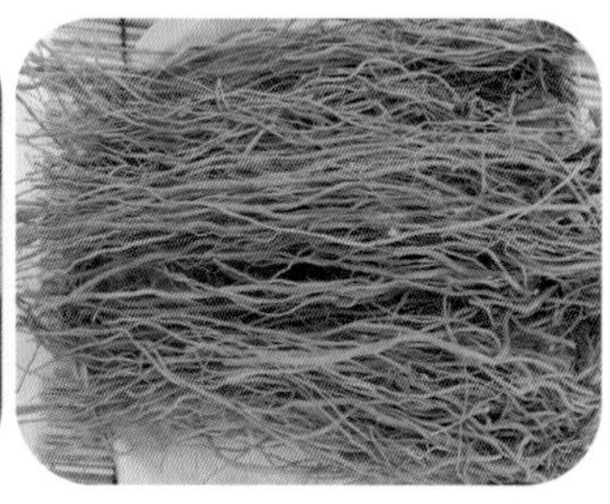
쇠무릎 뿌리

17. 충위자(茺蔚子, 익모초 씨)

성질은 약간 따뜻하며[微溫, 약간 차다(微寒)고도 한다] 맛이 맵고[辛] 달며[甘] 독이 없다. 주로 눈을 밝게 하고 정(精)을 보하며 부종을 내린다.

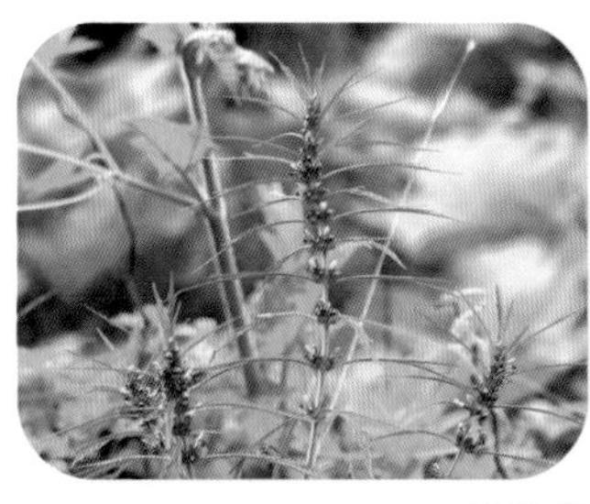
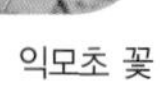
익모초 꽃

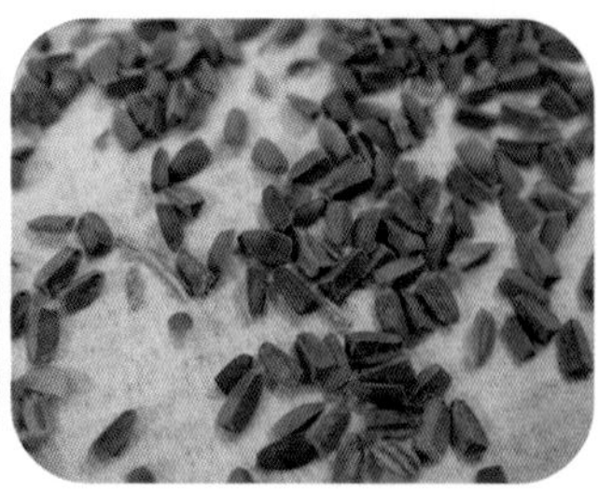
익모초 씨

18. 충위경엽(茺蔚莖葉, 익모초 줄기와 잎)

임신과 산후의 여러 가지 병을 잘 낫게 하므로 이름을 익모(益母)라 하며 임신이 되게 하고 월경을 고르게 한다. 모두 효력이 있으므로 부인들에게 좋은 약이다.

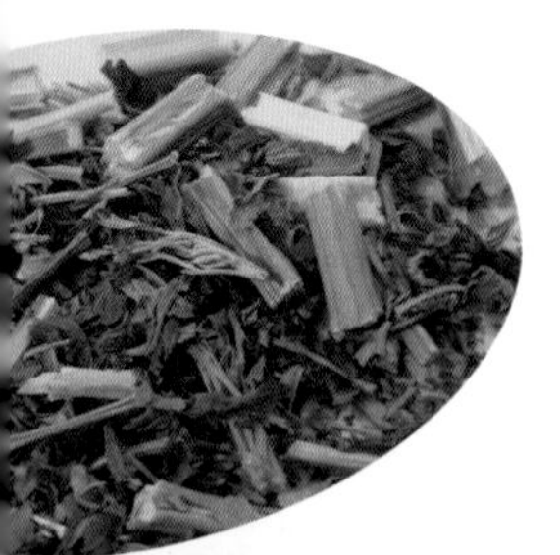

익모초 줄기와 잎 말린 것

19. 시호(柴胡)

성질은 약간 차고[微寒, 평(平)하다고도 한다] 맛은 약간 쓰며[微苦, 달다(甘)고도 하다] 독이 없다. 주로 상한에 추웠다 열이 났다 하는 것, 유행성 열병 때 안팎의 열이 풀리지 않을 때에 쓰며 열과 관련된 허로(虛勞)로 뼈마디가 달며[熱] 아픈 것과 허로로 추웠다 열이 났다 하는 것을 치료한다. 살에 열이 있는 것과 이른 새벽에 나는 조열(潮熱)을 없앤다. 간화(肝火)를 잘 내리고 추웠다 열이 났다 하는 학질과 가슴과 옆구리가 그득하면서 아픈 것을 낫게 한다.

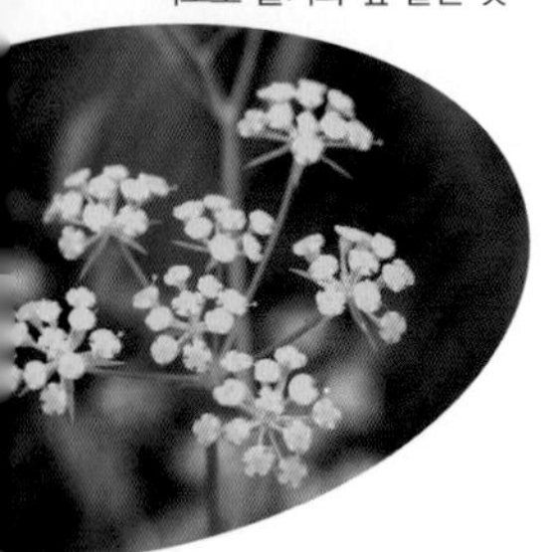

시호 꽃

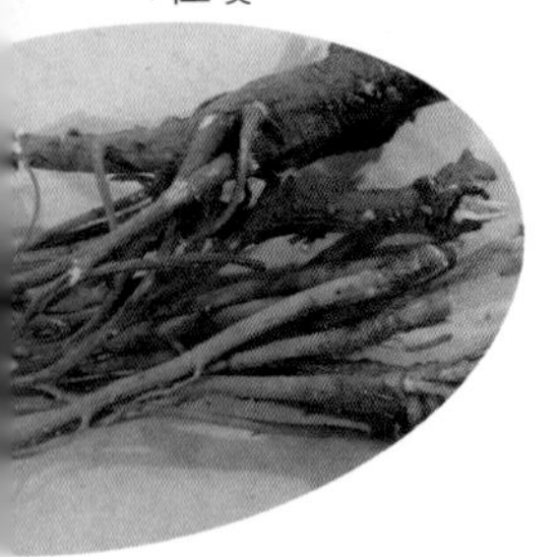

시호 뿌리

20. 맥문동(麥門冬)

성질은 약간 차고[微寒, 평(平)하다고도 한다] 맛이 달며[甘] 독이 없다. 허로에 열이 나고 입이 마르며 갈증이 나는 것과 폐위로 피고름을 뱉는 것, 열독으로 몸이 검고 눈이 누른 것을 치료하며 심을 보하고 폐를 시원하게 하며 정신을 진정시키고 맥기(脈氣)를 안정케 한다.

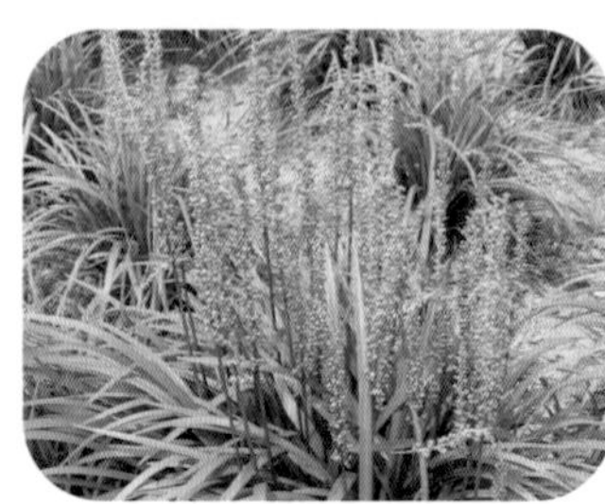

맥문동 꽃과 잎

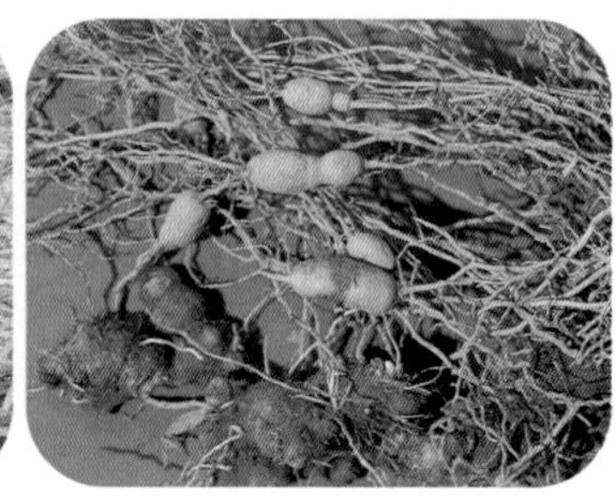

맥문동 뿌리

맥문동꽃차

| 효능 | 맥문동 전초는 해열 등에 약효가 있고 폐결핵, 만성기관지염, 만성인후염 등에 효과

| 꽃의 이용 |

맥문동 뿌리는 보리와 비슷하고, 잎은 겨울에도 시들지 않는다고 하여 맥문동(麥門冬)이라는 이름이 지어졌다. 해열 등에 약효가 있고 폐결핵, 만성기관지염, 만성인후염 등에도 효과가 있다.
둥굴레차 맛과 비슷하며, 꽃줄기에 꽃이 올망졸망 맺힌 것이 아주 귀엽다. 꽃을 관찰하면서 마실 수 있어 더욱 좋은 차이다. 차색은 투명한 연한 노란색이다. 향은 별로 없고 맛은 씁쓸하며 꽃색은 뜨거운 물을 부어도 빠져나오지 않는다.

| 채취 시기와 방법 |

봉오리에서 바로 핀 꽃을 선택한다.

| 꽃차 만드는 방법 |

① 꽃을 그늘에서 1주일 정도 말린다.
② 건조 후 밀폐용기에 보관한다.
③ 꽃줄기 2~3개를 찻잔에 넣고 끓는 물을 부어 1~2분간 우려 마신다.

| 차로 마신 후 꽃 이용법 |

재탕하여 마신다.

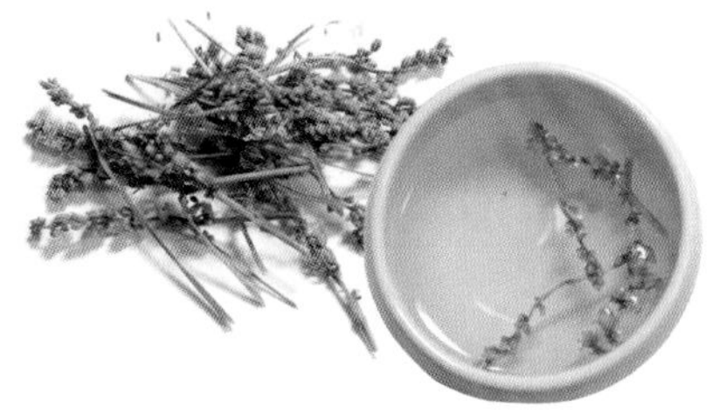

21. 독활(獨活, 땃두릅)

성질은 평(平)하고[약간 따뜻하다(微溫)고도 한다] 맛이 달고[甘] 쓰며[苦, 맵다(辛)고도 한다] 독이 없다. 온갖 적풍(賊風)과 모든 뼈마디가 아픈 풍증(風證)이 금방 생겼거나 오래되었거나 할 것 없이 다 치료한다. 중풍으로 목이 쉬고 입과 눈이 비뚤어지고 팔다리를 쓰지 못하며 온몸에 전혀 감각이 없고 힘줄과 뼈가 저리면서 아픈 것을 치료한다.

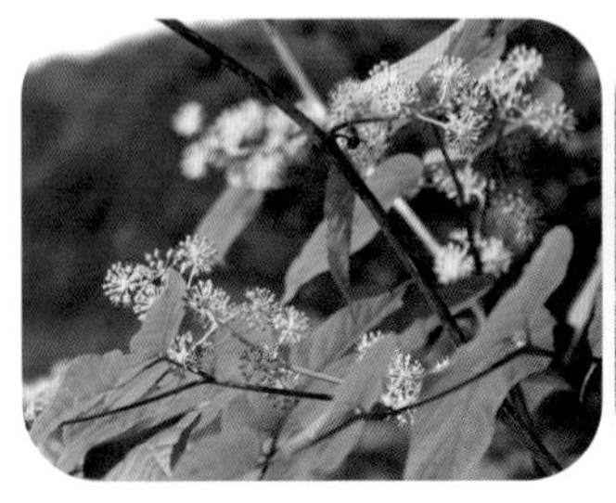

독활 꽃과 잎

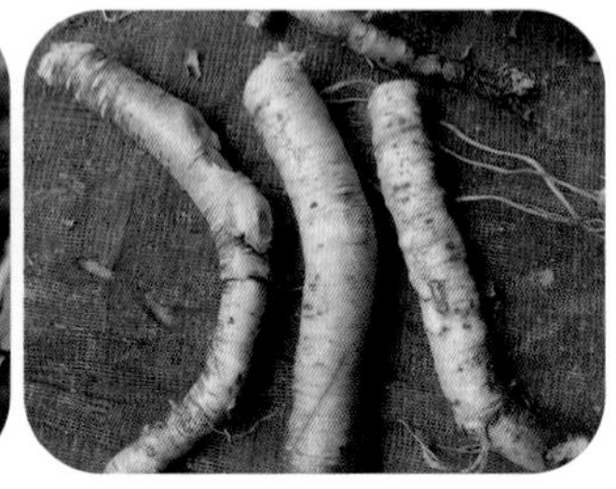

독활 생뿌리

22. 강활(羌活, 강호리)

성질은 약간 따뜻하고[微溫] 맛이 쓰며[苦] 맵고[辛] 독이 없다. 땃두릅과 효능이 비슷하다.

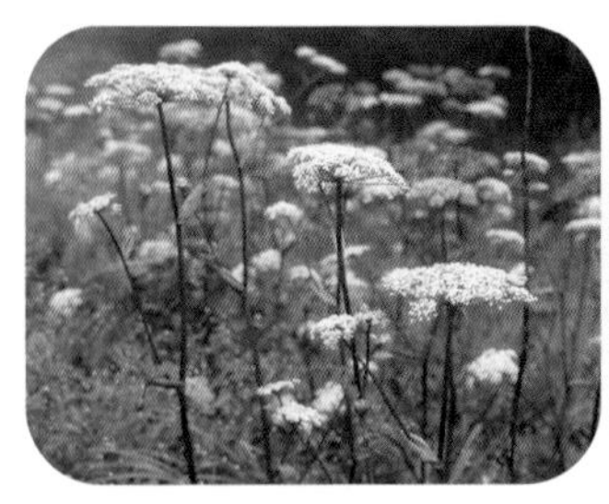

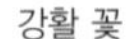

강활 꽃

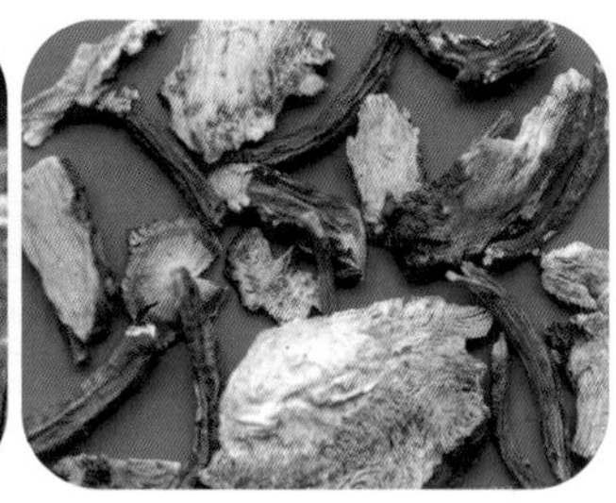

강활 뿌리

23. 승마(升麻)

성질은 평(平)하고[약간 차다(微寒)고도 한다] 맛이 달며[甘] 쓰고[苦] 독이 없다. 모든 독을 풀어주고 온갖 헛것에 들린 것을 없애며 온역(瘟疫)과 장기(瘴氣)를 물리친다. 그리고 고독(蠱毒)과 풍으로 붓는 것[風

腫], 여러 가지 독으로 목 안이 아픈 것, 입이 허는 것 등을 치료한다.

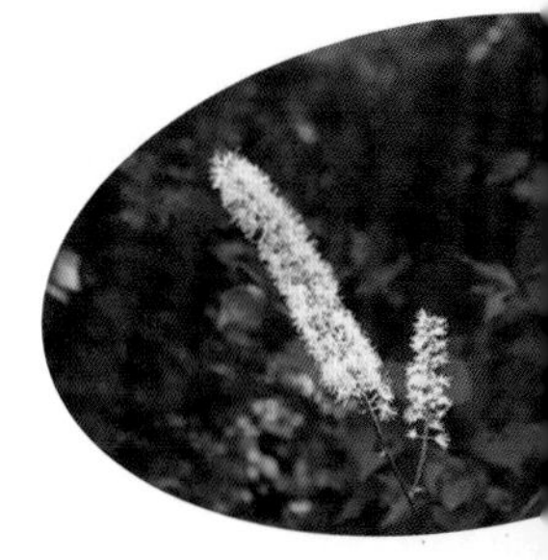

승마 꽃

24. 차전자(車前子, 질경이 씨)

성질은 차며[寒, 평(平)하다고도 한다] 맛이 달고[甘] 짜며[鹹] 독이 없다. 주로 기륭(氣癃)에 쓰며 오림(五淋)을 통하게 하고 오줌을 잘 나가게 하며 눈을 밝게 하고 간의 풍열(風熱)과 풍독(風毒)이 위로 치밀어서 눈이 피지고 아프며 장예(障瞖)가 생긴 것을 치료한다.

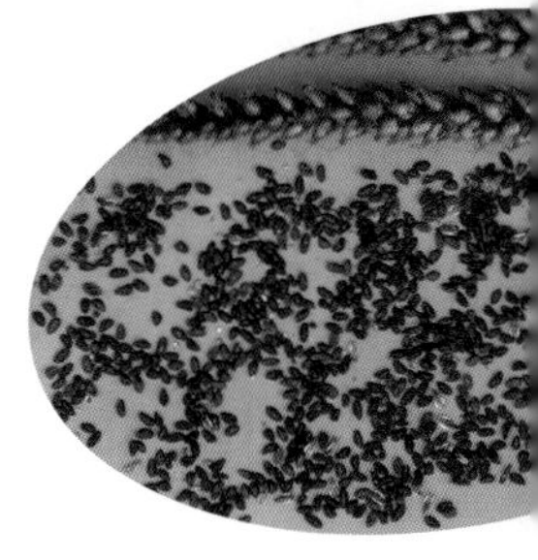

질경이 씨

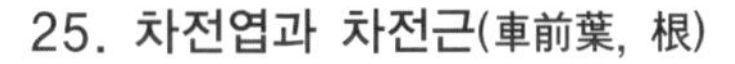

25. 차전엽과 차전근(車前葉, 根)

주로 코피, 피오줌[尿血], 혈림(血淋)에 쓰는데 즙을 내어 먹는다.

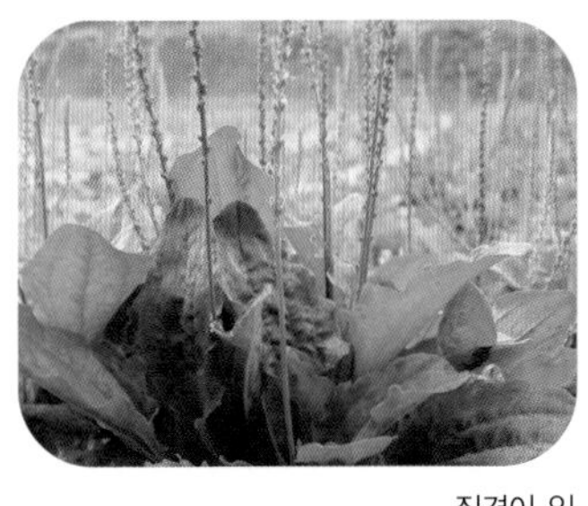

질경이 잎

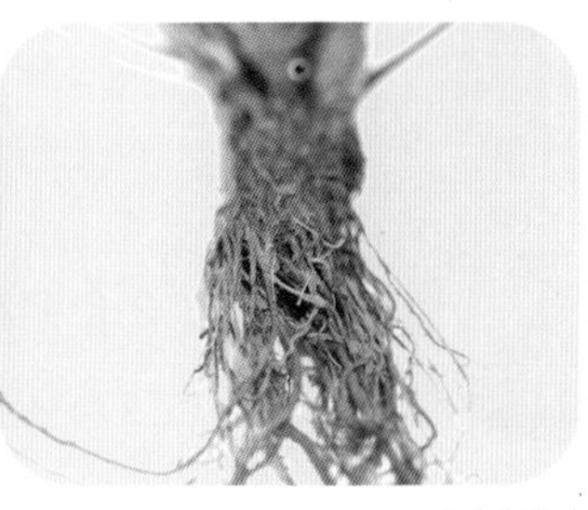

질경이 뿌리

26. 서여(薯蕷, 마)

성질은 따뜻하고[溫, 평(平)하다고도 한다] 맛이 달며[甘] 독이 없다. 허로로 여윈 것을 보하며 오장을 충실하게 하고 기력을 도와주며 살찌게 하고 힘줄과 뼈를 튼튼하게 한다. 심규[心孔]를 잘 통하게 하고 정신을 안정시키며 의지를 강하게 한다. 송(宋)나라 때 임금의 이름과 음이 같으므로 이것을 피하기 위하여 산약(山藥)이라고 하였다.

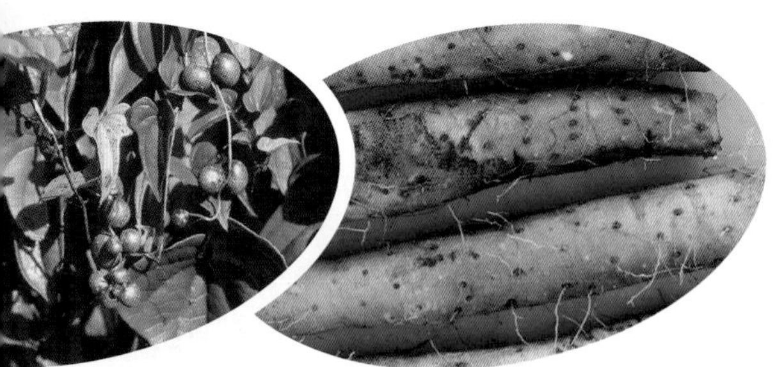

마 열매

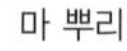

마 뿌리

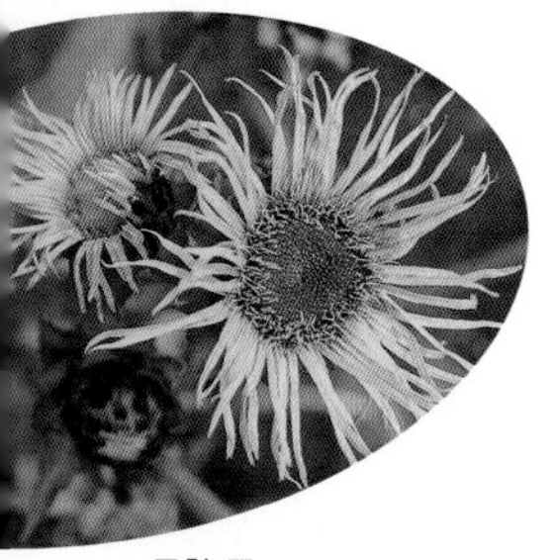

목향 꽃

27. 목향(木香)

성질은 따뜻하고[溫] 맛이 매우며[辛] 독이 없다. 가슴과 배가 온갖 기로 아픈 것, 아홉 가지 심통(心痛), 여러 해 된 냉기로 불러오르면서 아픈 것, 현벽(痃癖), 징괴(癥塊) 등을 치료한다. 또한 설사, 곽란, 이질 등을 멈추며 독을 풀어주고 헛것에 들린 것을 낫게 하며 온역을 방지하고 약의 정기[藥之精]가 목적한 곳으로 잘 가게 한다.

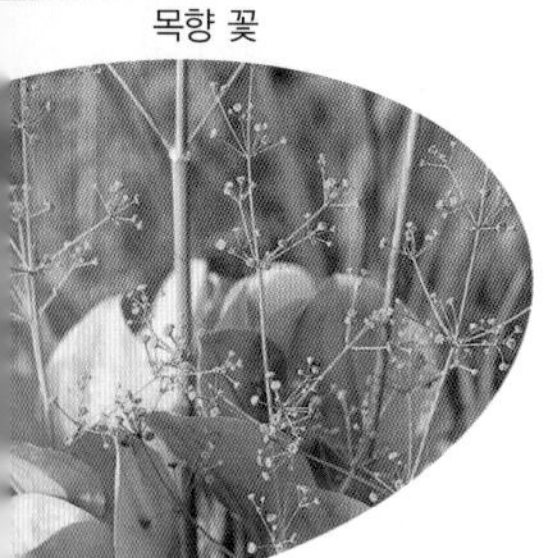

택사 꽃

28. 택사(澤瀉)

성질은 차며[寒] 맛이 달고[甘] 짜며[鹹] 독이 없다. 방광에 몰린 오줌을 잘 나가게 하며 오림을 치료하고 방광의 열을 없애며 오줌길과 소장을 잘 통하게 하며 오줌이 방울방울 떨어지는 것을 멎게 한다. 습을 없애는 데 아주 좋은 약[聖藥]이다. 그러나 신기(腎氣)를 사하므로 많이 먹거나 오랫동안 먹을 수 없다. 『신농본초경』에는 많이 먹으면 눈병이 생기게 된다고 하였다.

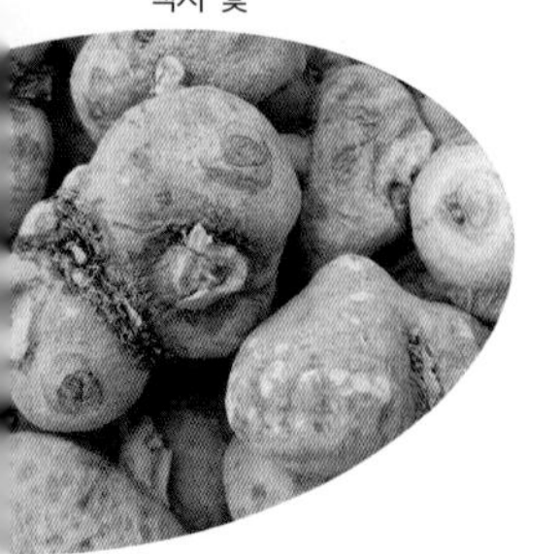

택사 뿌리줄기

29. 원지(遠志)

성질은 따뜻하고[溫] 맛이 쓰며[苦] 독이 없다. 지혜를 돕고 귀와 눈을 밝게 하며 건망증을 없애고 의지를 강하게 한다. 또는 심기(心氣)를 진정시키고 가슴이 두근거리는 증[驚悸]을 멎게 하며 건망증을 치료하고 정신을 안정시킬 뿐 아니라 정신을 흐리지 않게 한다.

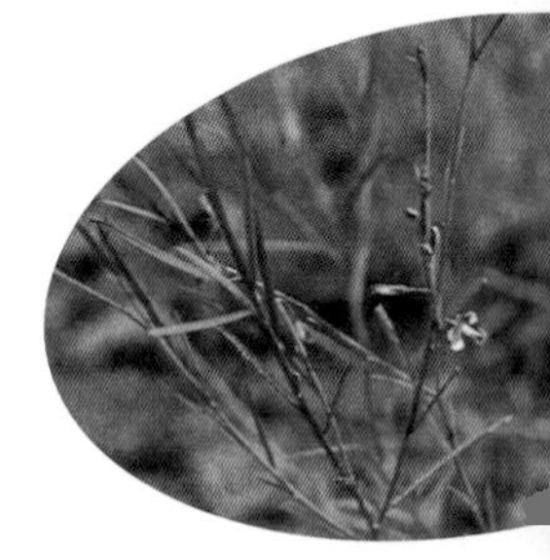
원지 줄기

30. 원지엽(遠志葉)

소초(小草)라고도 하는데 정(精)을 돕고 허손으로 몽설(夢泄)이 있는 것을 멎게 한다.

31. 용담(龍膽)

성질은 몹시 차고[大寒] 맛이 쓰며[苦] 독이 없다. 위(胃) 속에 있는 열과 돌림온병[時氣瘟]과 열병, 열설(熱泄), 이질 등을 치료한다. 간과 담의 기를 돕고 놀라서 가슴이 두근거리는 것을 멎게 하며 골증열[骨熱]을 없애고 창자의 작은 벌레를 죽이며 눈을 밝게 한다. 반드시 눈병에 쓰는 약이다. 술에 담그면 약 기운이 위[上]로 가는데 허약한 사람은 술로 축여 까맣게 볶아 써야 한다.

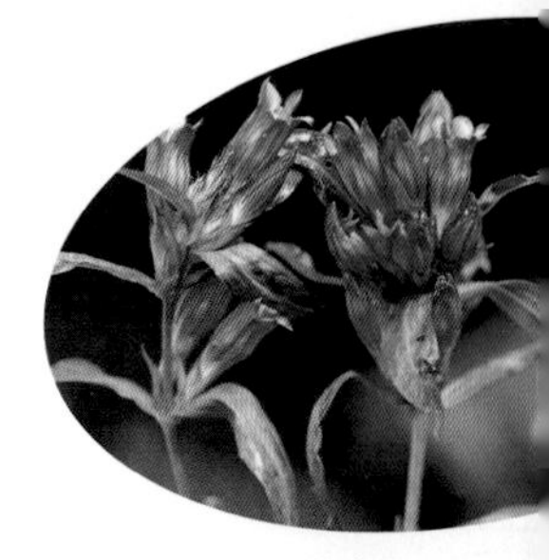
용담 꽃

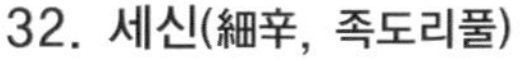

32. 세신(細辛, 족도리풀)

성질은 따뜻하고[溫] 맛이 몹시 매우며[大辛, 쓰고(苦) 맵다(辛)고도 한다] 독이 없다. 풍습으로 저리고 아픈 데 쓰며 속을 따뜻하게 하고 기를 내린다. 후비(喉痺)와 코가 막힌 것[齆鼻]을 치

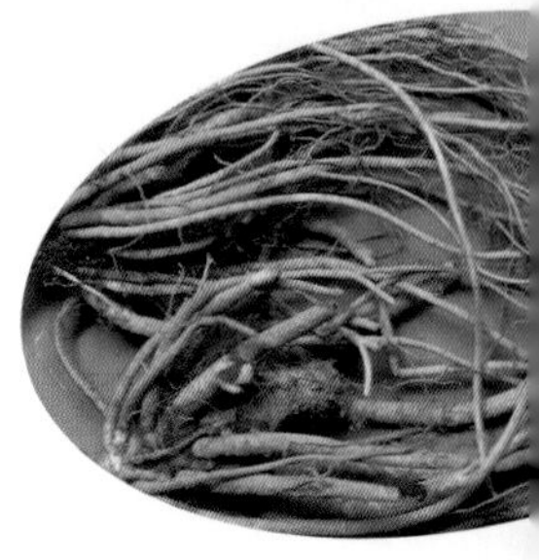
용담 뿌리

료하며 담기를 세게[添] 한다.

두풍(頭風)을 없애고 눈을 밝게 하며 이가 아픈 것을 멎게 하고 담을 삭이며 땀이 나게 한다. 산이나 들에서 자라는데 뿌리는 아주 가늘고 맛이 몹시 매우므로 이름을 '세신'이라고 한다.

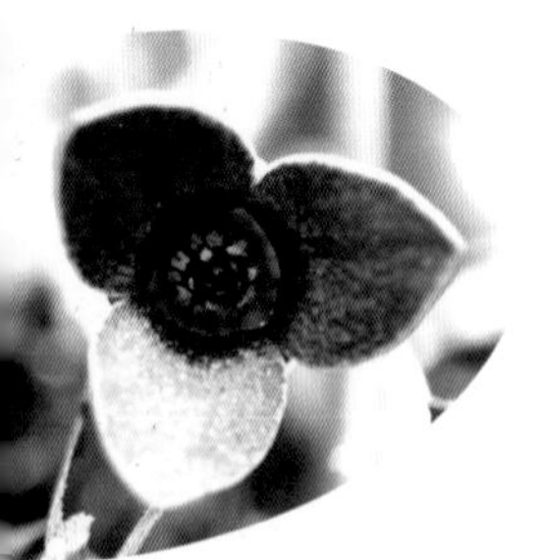
족도리풀 꽃

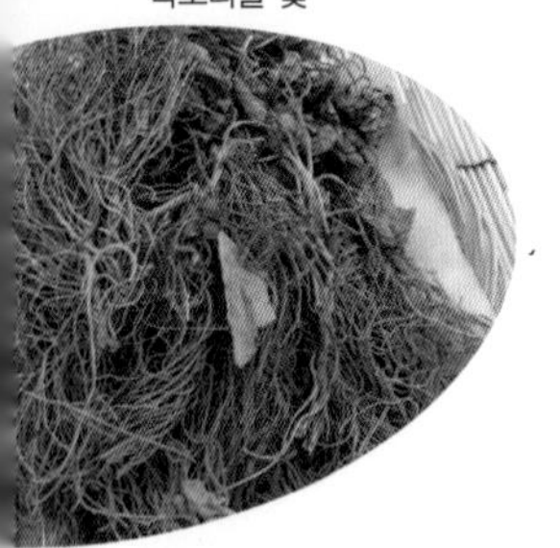
족도리풀 전초 말린 것

33. 석곡(石斛)

성질은 평(平)하고 맛이 달며[甘] 독이 없다. 허리와 다리가 연약한 것을 낫게 하고 허손증을 보하며 힘줄과 뼈를 튼튼하게 하고 신장[水藏]을 덥게 하며 신(腎)을 보하고 정(精)을 보충하며 신기(腎氣)를 보하고 허리 아픈 것을 멎게 한다.

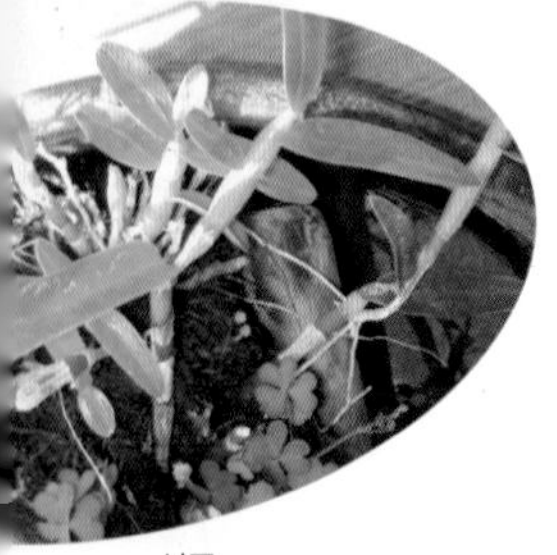
석곡

34. 암려자(菴蕳子)

성질은 약간 차며[微寒] 맛이 쓰고[苦] 매우며[辛] 독이 없다. 오장의 어혈과 배 속의 수기(水氣)와 온몸의 여러 가지 아픔에 쓴다. 명치 밑이 창만(脹滿)한 것을 낫게 하며 어혈을 풀리게 하고 월경이 없는 것을 치료한다.

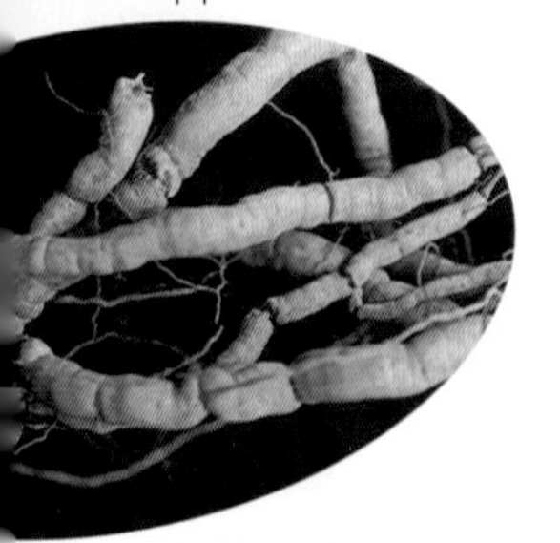
파극천의 뿌리

35. 파극천(巴戟天)

성질은 약간 따뜻하며[微溫] 맛이 맵고[辛] 달며[甘] 독이 없다. 몽설이 있는 데 쓴다. 또한 음위증(陰痿證)을 치료하고 정(精)을 돕기 때문에 남자에게 좋다. 음력 2월, 8월에 뿌리를 캐어 그늘에서 말린다. 구슬을 많이 꿰놓은 것 같고 살이 두터운 것이 좋다. 약으로 쓸 때는 소금물에 잠깐 달여 심을 빼버리고 쓴다.

36. 적전(赤箭, 천마 싹)

성질은 따뜻하고[溫] 맛이 매우며[辛] 독이 없다. 헛것에 들린 것과 고독(蠱毒)과 나쁜 기운[惡氣]을 없애며 옹종(癰腫)을 삭이고 산기통(疝氣痛)을 치료한다. 천마(天麻)는 풍을 치료하는데 싹은 적전이라 하며 약효는 겉에서부터 속으로 들어가고, 뿌리는 천마라 하는데 약효가 속에서부터 밖으로 나온다.

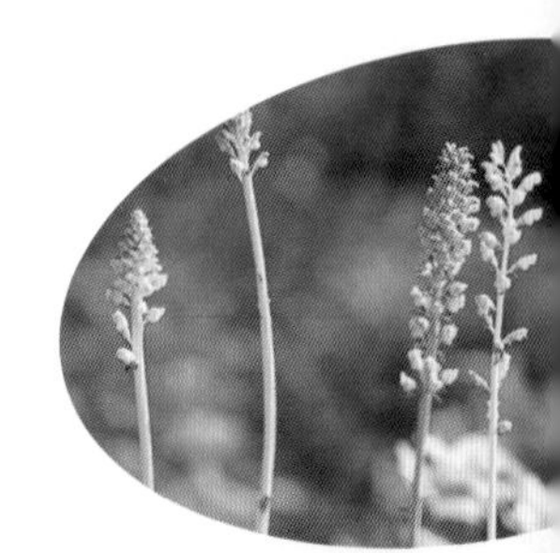
천마 꽃

37. 석명자(菥蓂子)

성질은 약간 따뜻하고[微溫] 맛이 매우며[辛] 독이 없다. 눈을 밝게 하고 눈이 아프며 눈물이 흐르는 데 쓴다. 간에 쌓인 열로 눈이 충혈되고[赤] 아픈 것을 치료하며 눈정기가 나게 한다.

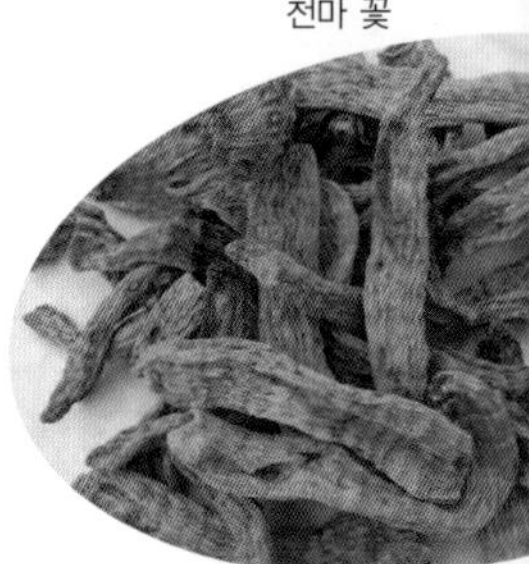
천마 뿌리 말린 것

38. 권백(卷栢, 부처손)

성질은 따뜻하고[溫] 평(平)하다[약간 차다(微寒)고도 한다]. 맛이 맵고[辛] 달며[甘] 독이 없다. 여자의 음부 속이 차거나 달면서 아픈 것, 월경이 없으면서 임신하지 못하는 것, 월경이 통하지 않는 것 등을 치료한다. 여러 가지 헛것에 들린 것[百邪鬼魅]을 없애며 마음을 진정시키고 헛것에 들려 우는 것과 탈항증(脫肛證)과 위벽증(痿躄證)을 치료하고 신[水藏]을 덥게[煖] 한다. 생것으로 쓰면 어혈을 헤치고[破] 볶아 쓰면 피를 멎게 한다.

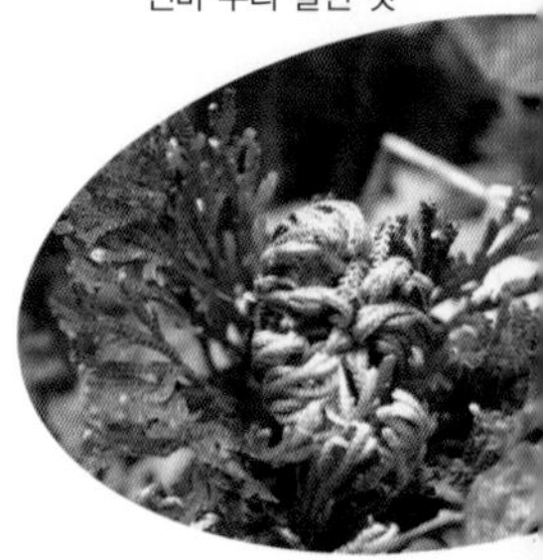
부처손 잎과 줄기

39. 남등근(藍藤根)

성질은 따뜻하고[溫, 약간 차다(微寒)고도 한다] 맛이 매우며[辛] 독이 없다[無毒]. 기가 치밀어 오르고 냉으로 기침하는 것을 치료하는 데 달여 먹는다. 혹 가루를 내어 꿀에 섞어서 볶아 먹기도[煎服] 한다.

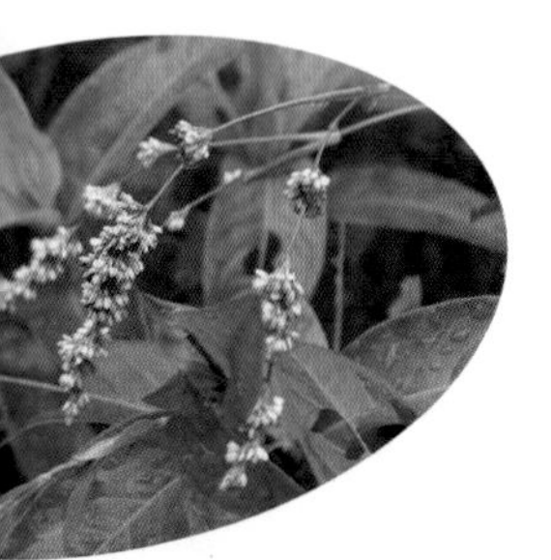
쪽 꽃과 잎

40. 남실(藍實, 쪽의 씨)

성질은 차고[寒, 서늘하다(冷)고도 한다] 맛이 쓰며[苦, 달다(甘)고도 한다] 독이 없다. 여러 가지 독을 풀어주며 고독(蠱毒), 시주, 귀독, 벌레에 쏘인 독을 없애며 경락 속에 몰린 기를 풀리게 하고 건강하게 하며 잠을 적게 한다.

41. 남엽즙(藍葉汁, 쪽잎즙)

여러 가지 약독을 없애고 낭독(狼毒)의 독, 사망독(射罔毒), 독약의 독[毒藥毒], 화살독, 광물성 약재들의 독을 풀어주며 돌림병으로 발광하는 것, 유풍(遊風), 열독(熱毒)과 종독(腫毒), 코피를 흘리는 것, 피를 토하는 것[吐血], 쇠붙이에 상하여 피를 흘려 정신이 아찔해지는 것 등을 치료한다. 번갈을 멎게 하고 벌레와 뱀에 물린 독, 산후의 혈훈(血暈)과 어린이에게 나는 높은 열과 열감(熱疳)을 낫게 한다.

42. 청대(靑黛, 마람의 잎을 발효시켜 얻은 가루)

성질은 차고[寒] 맛이 짜며[鹹] 독이 없다. 여러 가지 약독, 돌림병으로 머리가 아프고 추웠다 열이 나는 것, 또는 열창(熱瘡), 악종(惡腫), 쇠붙이에 다쳐서 피를 쏟는 것, 뱀과 개 등에 물린 독을 치료한다. 어린이가 감열(疳熱)로 여윈 것을 낫게 하고 벌레를 죽인다.

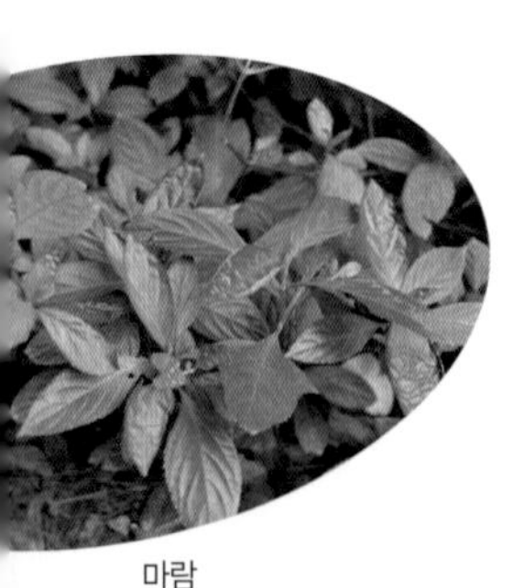
마람

43. 남전(藍澱)

열이 나는 악창에 붙이며 독사에게 물려 독이 오르는 데 붙인다. 또한 여러 가지 독과 어린이의 단독열[丹熱]을 풀어준다. 이것은 쪽물을 담은 그릇 밑에 앉은 앙금인데 자줏빛을 띤 푸른빛이 나는 것이다. 그 효능은 청대와 같다.

44. 청포(靑布, 쪽물 들인 천)

성질은 차고[寒] 맛이 짜며[鹹] 독이 없다. 여러 가지 독, 돌림병의 열독, 어린이의 단독(丹毒) 등을 푸는데, 물에 담가 우린 물을 마신다.

45. 황련(黃連)

성질은 차고[寒] 맛이 쓰며[苦] 독이 없다. 눈을 밝게 하고 눈물이 흐르는 것을 멎게 하며 간기를 진정시키고 열독을 없애며 눈이 충혈되어 잘 보이지 않고 아픈 데 넣으며 이질로 피고름이 섞여 나오는 것을 치료한다. 소갈을 멎게 하고 놀라서 가슴이 두근거리는 것, 번조증이 나는 것 등을 낫게 하며 담을 이롭게 한다. 입안이 헌 것을 낫게 하며 어린이의 감충(疳蟲)을 죽인다.

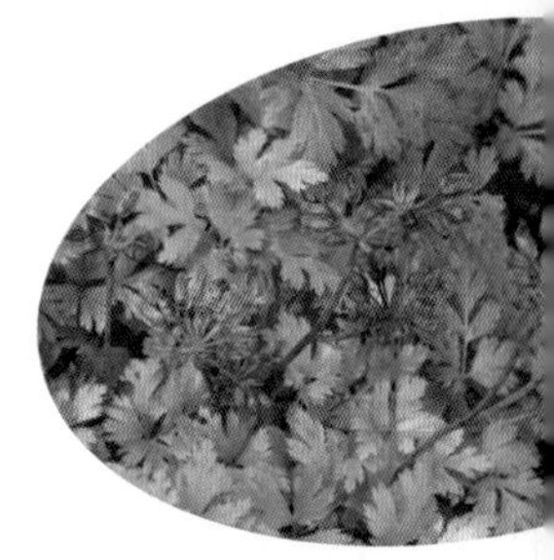
황련

46. 궁궁(芎藭, 천궁)

성질은 따뜻하고[溫] 맛이 매우며[辛] 독이 없다. 모든 풍병, 기병, 노손(勞損), 혈병 등을 치료한다. 오래된 어혈을 헤치며 피를 생겨나게 하고 피를 토하는 것, 코피, 피오줌, 피똥 등을 멎게 한다. 풍한사가 뇌에 들어가 머리가 아프고 눈물이 나는 것을 낫게 하며 명치 밑과 옆구리가 냉으로 아픈 것을 치료한다.

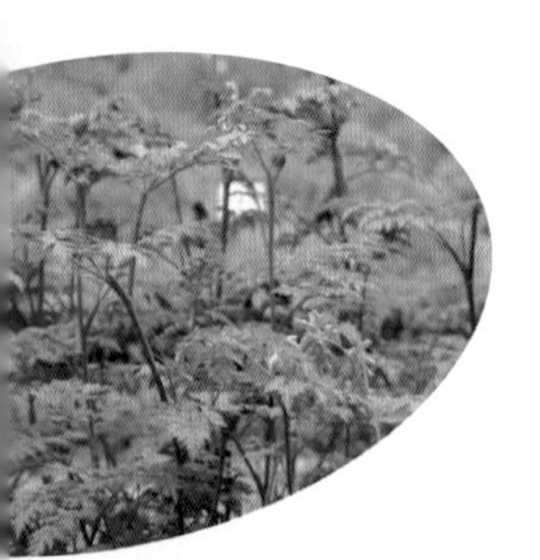
천궁

47. 미무(蘼蕪, 천궁 싹)

일명 강리(江蘺)라고도 하는데, 즉 궁궁이 싹이다. 풍사, 두풍, 눈이 아찔한 것[目眩] 등을 치료하며 사기(邪氣), 악기(惡氣)를 물리치고 고독을 없애며 삼충을 죽인다. 음력 4월, 5월에 잎을 따서 볕에 말린다.

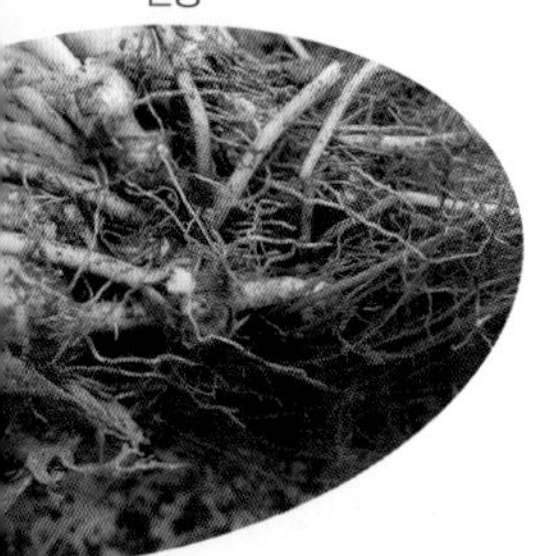
천궁 뿌리줄기

48. 낙석(絡石, 담쟁이덩굴)

성질은 약간 차고[微寒, 따뜻하다(溫)고도 한다] 맛이 쓰며[苦] 독이 없다. 옹종이 잘 삭아지지 않는 데와 목 안과 혀가 부은 것, 쇠붙이에 상한 것 등에 쓰며 뱀독으로 가슴이 답답한 것을 없애고 옹저, 외상과 입안이 마르고 혀가 타는 것[舌焦] 등을 치료한다.

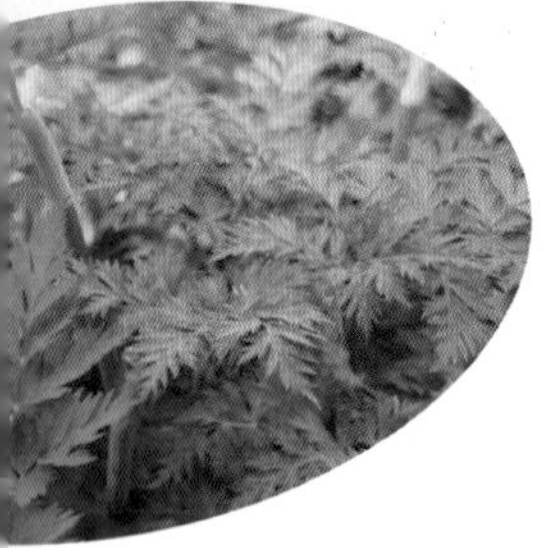
천궁 잎

49. 벽려(薜荔)

낙석과 아주 비슷한데 등에 난 옹종을 치료한다.

50. 백질녀(白蒺藜, 남가새 열매)

성질은 따뜻하며[溫] 맛이 쓰고[苦] 매우며[辛] 독이 없다. 여러 가지 풍증, 몸이 풍으로 가려운 것, 두통, 폐위로 고름을 뱉는 것, 신[水藏]이 차서 오줌을 많이 누는 분돈(奔豚), 신기(腎氣)와 퇴산[陰疝] 등을 치료한다.

51. 황기(黃芪, 단너삼)

성질은 약간 따뜻하고[微溫] 맛은 달며[甘] 독이 없다. 허손증으로 몹시 여윈 데 쓴다. 기를 돕고 살찌게 하며 추웠다 열이 나는 것을 멎게 하고 신이 약해서 귀가 먹은 것을 치료하며 옹저를 없애고 오래된 헌데에서 고름을 빨아내며 아픈 것을 멎게 한다. 또한 어린이의 온갖 병과 붕루, 대하 등 여러 가지 부인병을 치료한다. 기가 허하여 나는 식은땀[盜汗]과 저절로 나는 땀[自汗]을 멎게 하는데 이것은 피부 표면에 작용하는 약이다. 또 각혈(咯血)을 멈추고 비위를 편안하게[柔] 한다는 것은 비위의 약[中州之藥]이라는 것이다.

상한에 척맥(尺脈)이 짚이지 않는 것을 치료하고 신기(腎氣)를 보한다는 것은 속을 치료하는 약이라는 것이다. 그러므로 단너삼은 상, 중, 하, 속과 겉, 삼초의 약이 되는 것이다.

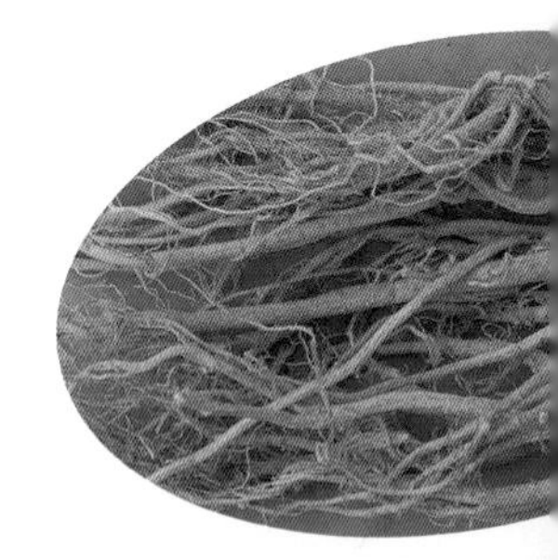
황기 뿌리 말린 것

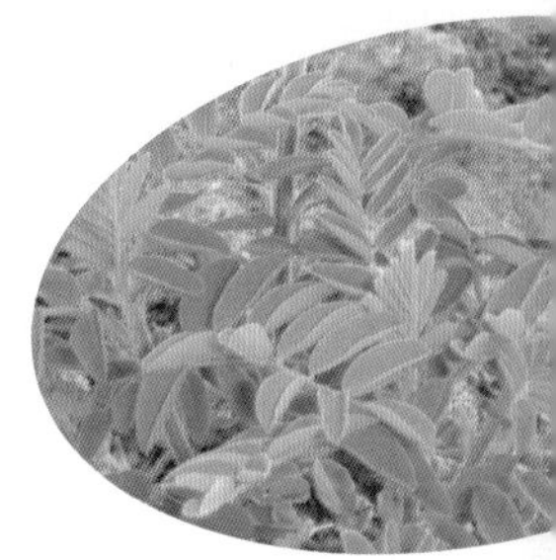
황기 잎

52. 황기경엽(黃芪莖葉, 황기의 줄기와 잎)

갈증, 힘줄이 오그라드는 것[筋攣], 옹종과 저창(疽瘡)에 쓴다.

53. 육종용(肉蓯蓉)

성질은 약간 따뜻하며[微溫] 맛이 달고[甘] 시며[酸] 짜고[鹹] 독이 없다. 오로칠상(五勞七傷)을 치료하며 음경 속이 찼다 더웠다 하면서 아픈 것을 낫게 하며 양기를 세게 하고 정기를 불려 아이를 많이 낳게 한다. 남자의 양기가 끊어져서 음위증이 된 것과 여자의 음기가 끊어져서 임신하지 못하는 것을 치료한다.

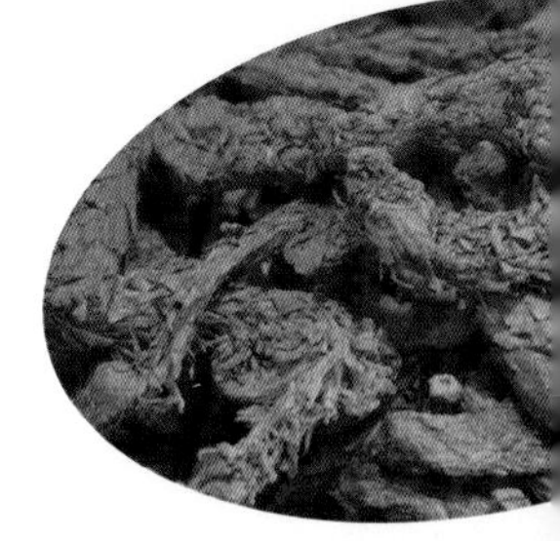
육종용

오장을 눅여주고 살찌게 하며 허리와 무릎을 덥게 하고 남자의 몽설과 유정, 피오줌이 나오는 것, 오줌이 방울방울 떨어지는 것, 여자의 대하와 음부가 아픈 데 쓴다.

54. 쇄양(瑣陽)

성질은 따뜻하며[溫] 맛이 달고[甘] 차며[寒] 독이 없다. 유정, 몽설을 멎게 하며 음을 보한다. 기가 허하여 대변이 굳은 사람은 쇄양죽을 쑤어 먹인다. 이것은 육종용의 뿌리이다.

〈방풍과 갯방풍의 비교〉

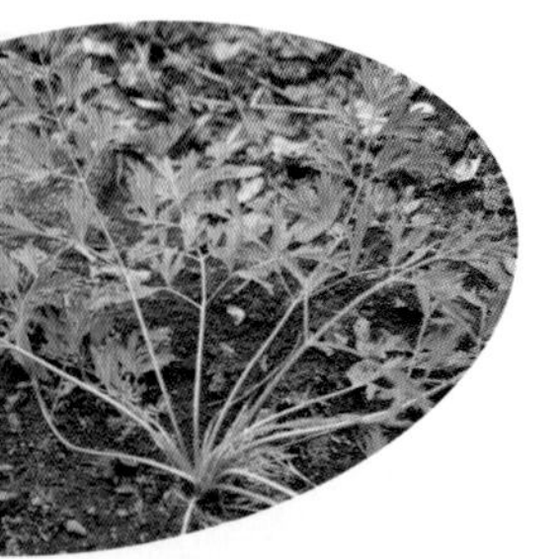

방풍 잎과 줄기

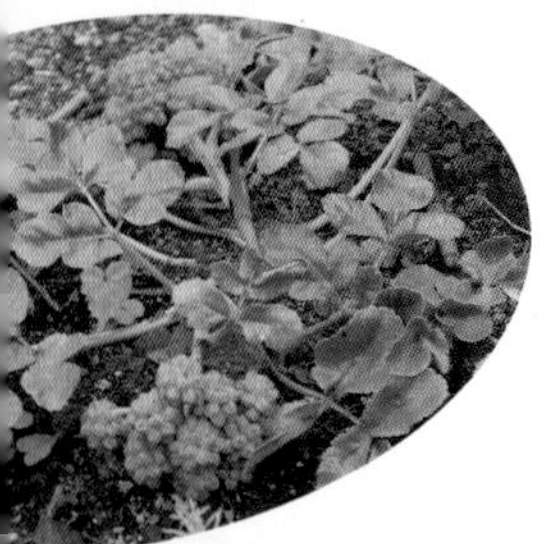

갯방풍 잎과 줄기

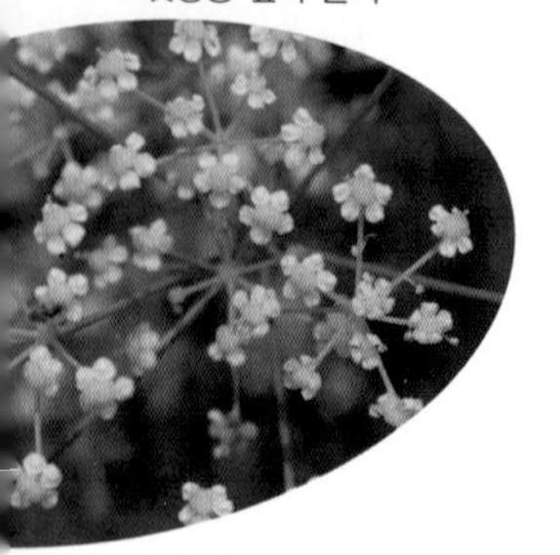

방풍 꽃

55. 방풍(防風)

성질은 따뜻하며[溫] 맛이 달고[甘] 매우며[辛] 독이 없다. 36가지 풍증을 치료하며 오장을 좋게 하고 맥풍(脈風)을 몰아내며 어지럼증, 통풍(痛風), 눈이 충혈되고 눈물이 나는 것, 온몸의 뼈마디가 아프고 저린 것 등을 치료한다. 식은 땀을 멈추고 정신을 안정시킨다.

56. 방풍엽(防風葉, 방풍 잎)

중풍과 열로 땀이 나는 데 쓴다.

57. 방풍화(防風花, 방풍 꽃)

명치 밑이 아프고 팔다리가 오그라들며 경맥이 허하여 몸이 여윈 데 쓴다.

58. 방풍자(防風子, 방풍 씨)

고수 씨[胡荽]와 비슷하면서 크다. 양념으로 쓰면 향기롭고 풍을 치료하는 데 더욱 좋다.

59. 포황(蒲黃, 부들 꽃가루)

성질은 평(平)하고 맛이 달며[甘] 독이 없다. 구규(九竅)에서 피가 나오는 것을 멎게 하고 어혈을 삭인다. 혈리(血痢), 붕루, 대하, 후배앓이[兒

枕急痛], 하혈, 유산 등을 치료한다.

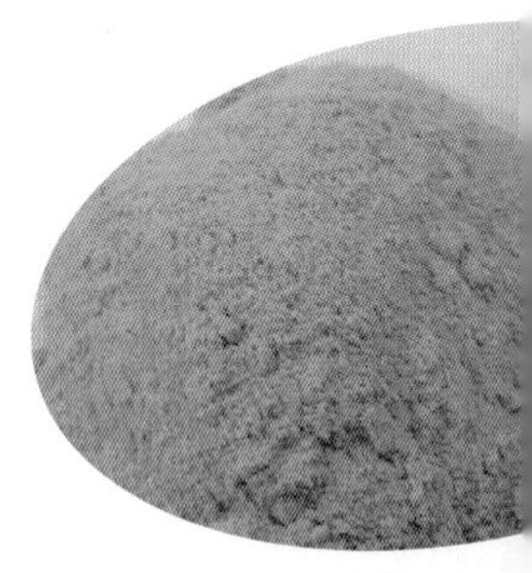
부들 꽃가루

60. 향포(香蒲)

부들의 싹[蒲黃苗]이다. 오장의 사기로 입안이 헤어지면서[爛] 냄새 나는 것을 치료하며 이를 튼튼하게[堅] 하고 눈과 귀를 밝게 한다.

61. 패포석(敗蒲席)

떨어져서 상한 어혈로 쑤시면서 아픈 데 달여 먹는다. 오래 깔고 누워 있던 것으로 사람의 냄새가 밴 것이 좋다.

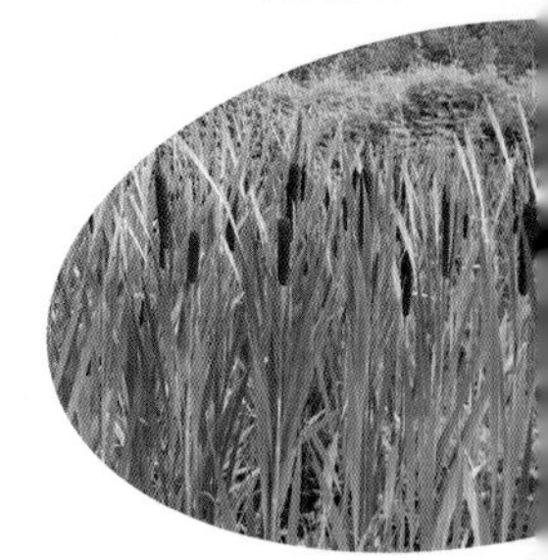
부들 꽃대

62. 속단(續斷)

성질은 약간 따뜻하며[微溫] 맛이 쓰고[苦] 매우며[辛] 독이 없다. 경맥을 잘 통하게 하고 힘줄과 뼈를 이어주며 기를 도와주고 혈맥을 고르게 하며 해산 후의 모든 병에 쓴다. 아픈 것을 잘 멎게 하고 살이 살아나오게 하며 힘줄과 뼈를 이어주므로 속단이라고 한다. 붕루, 대하, 피오줌을 누는 것들에 매우 좋다.

63. 누로(漏蘆)

성질은 차며[寒] 맛이 쓰고[苦] 짜며[鹹] 독이 없다. 열독풍(熱毒風)으로 몸에 악창이 생긴 것, 피부가 가려운 것, 두드러기, 등창[發背], 유옹(乳癰), 나력(瘰癧) 등을 치료한다. 고름을 잘 빨아내고 혈을 보하며 쇠붙이에 다친 데 붙이면 피가 멎는다. 헌데와 옴을 낫게 한다.

64. 누로경엽(漏蘆莖葉)

감충이 파먹는 것[疳蝕]을 치료하며 벌레를 죽이는 데 효과가 있다.

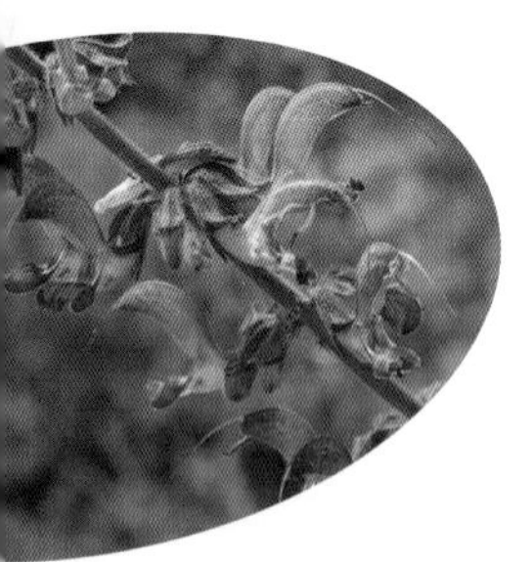

단삼 꽃

65. 단삼(丹參)

성질은 약간 차고[微寒, 평(平)하다고도 한다] 맛이 쓰며[苦] 독이 없다. 다리가 약하면서 저리고 아픈 것과 팔다리를 쓰지 못하는 것을 치료한다.

또는 고름을 빨아내고 아픈 것을 멈추며 살찌게 하고 오래된 어혈을 헤치며 새로운 피를 보하여주고 안태시키며 죽은 태아를 나오게 한다. 또 월경을 고르게 하고 붕루와 대하를 멎게 한다.

66. 천근(茜根, 꼭두서니 뿌리)

성질은 차고[寒] 맛이 달며[甘] 독이 없다. 육극(六極)으로 심폐를 상하여 피를 토하거나 뒤로 피를 쏟는 데 쓴다. 코피, 대변에 피가 섞여 나오는 것, 피오줌, 붕루, 하혈 등을 멎게 하고 창절(瘡癤)을 치료하며 고독(蠱毒)을 없앤다.

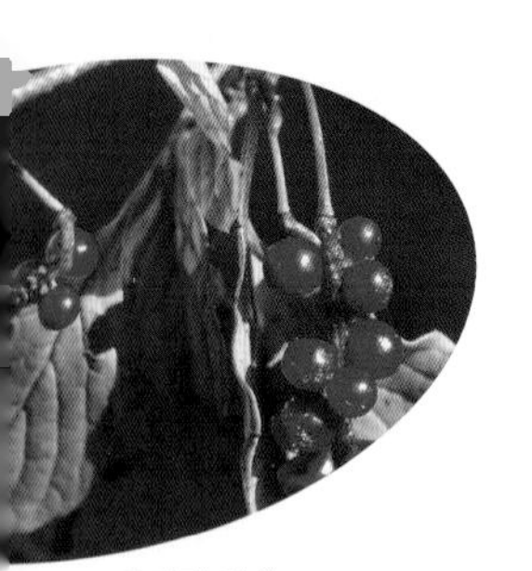

오미자 열매

67. 오미자(五味子)

성질은 따뜻하고[溫] 맛이 시며[酸, 약간 쓰다(苦)고도 한다] 독이 없다. 허로(虛勞)로 몹시 여윈 것을 보하며 눈을 밝게 하고 신[水藏]을 덥히며 양기를 세게 한다. 남자의 정을 돕고 음경을 커지게 한다. 소갈증을 멈추고 번열을 없애며 술독을 풀고 기침이 나면서 숨이 찬 것을 치료한다. 손진인(孫眞人)이 "여름철에 오미자를 늘 먹어 오장의 기운을 보해야 한다."고 한 것은 위로는 폐를 보하고 아래로는 신을 보하기 때문이다.

68. 영실(營實, 찔레나무 열매)

성질은 따뜻하고[溫, 약간 차다(微寒)고도 한다] 맛이 시며[酸, 쓰다(苦)고도 한다] 독이 없다. 옹저, 악창, 패창(敗瘡), 음식창이 낫지 않는 것과 두창(頭瘡), 백독창(白禿瘡) 등에 쓴다.

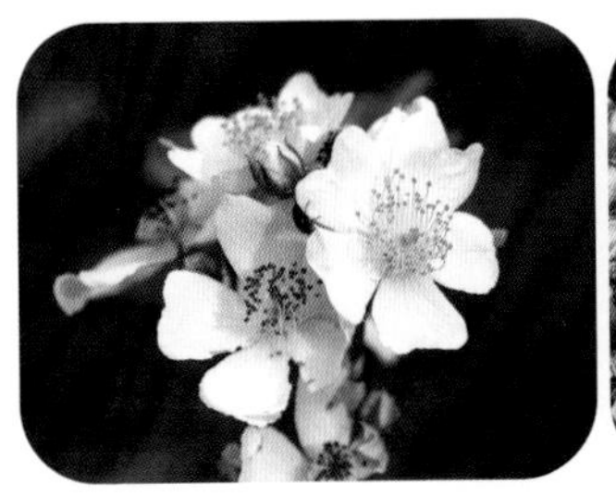

찔레나무 꽃

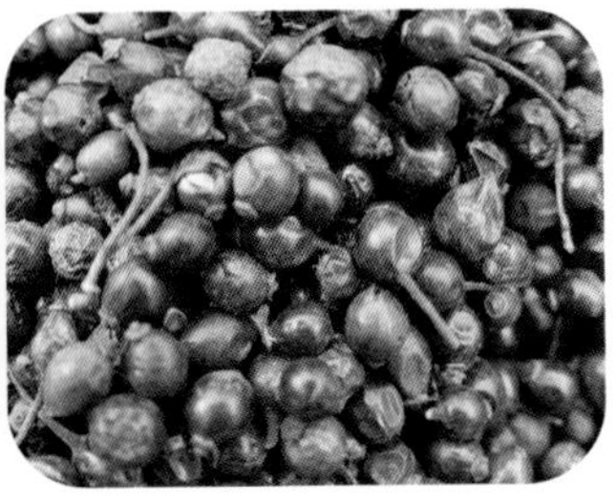

찔레나무 열매

찔레꽃차

| 효능 | 지혈 작용, 방광염, 기침, 기관지염에 효과

| 꽃의 이용 |

꽃은 달콤한 향을 내며 무리 지어 피고 어린순은 먹을 수 있어 시골에서 어린 시절을 보낸 사람이라면 찔레꽃에 얽힌 추억이 있을 것이다.
들이나 산을 걷다가 목이 마를 때 찔레순을 잘라 껍질을 벗겨 먹으면 갈증을 해소할 수 있다. 또한 찔레순은 어린이 성장 발육에도 도움이 된다고 한다.
찔레꽃차는 찔레의 향긋한 향이 느껴지며 맛은 구수하면서 약간 씁쓸하다. 차색은 연한 갈색이며 뜨거운 물을 부어도 붉은빛의 꽃은 색이 변하지 않고 남아 있으며 흰색의 꽃도 그대로 있다.

| 채취 시기와 방법 |

봉오리에서 바로 핀 꽃을 선택한다.

| 꽃차 만드는 방법 |

【만드는 방법 I】

① 찔레꽃을 따서 깨끗하게 손질한다.
② 꽃잎과 설탕을 겹겹이 재운다.
③ 15일 정도 지나면 마실 수 있다.
④ 꽃 5송이 정도를 찻잔에 넣고 뜨거운 물을 부어 마신다.

【만드는 방법 II】

① 찔레꽃을 따서 깨끗하게 손질한다.
② 그늘에서 말린다.
③ 건조한 꽃잎 5송이 정도를 찻잔에 넣고 뜨거운 물을 부어 마신다.

| 차로 마신 후 꽃 이용법 |

① 재탕하여 마신다.
② 재건조하였다가 다른 꽃재료와 섞어서 쿠키나 비누를 만들거나 목욕제로 이용한다.

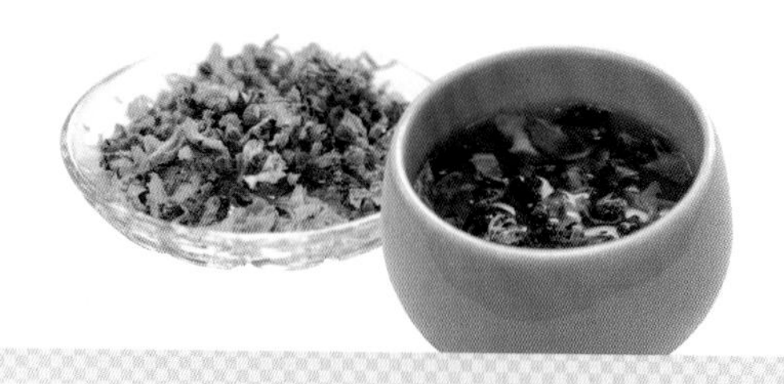

69. 영실근(營實根, 찔레나무 뿌리)

성질은 차고[寒] 맛이 쓰며[苦] 떫고[澁] 독이 없다. 열독풍으로 옹저, 악창이 생긴 것을 치료한다. 또한 적백이질과 장풍(腸風)으로 피를 쏟는 것을 멎게 하고 어린이가 감충으로 배가 아파하는 것을 낫게 한다.

70. 결명자(決明子, 초결명)

성질은 평(平)하며[약간 차다(微寒)고도 한다] 맛이 짜고[鹹] 쓰며[苦] 독이 없다. 청맹(靑盲)과 눈에 피가 지면서 아프고 눈물이 흐르는 것, 살에 붉고 흰 막이 있는 데 쓴다. 간기를 돕고 정수(精水)를 보태어준다.

머리가 아프고 코피가 나는 것을 치료하며 입술이 푸른 것을 낫게 한다. 베개를 만들어 베면 두풍증을 없애고 눈을 밝게 한다.

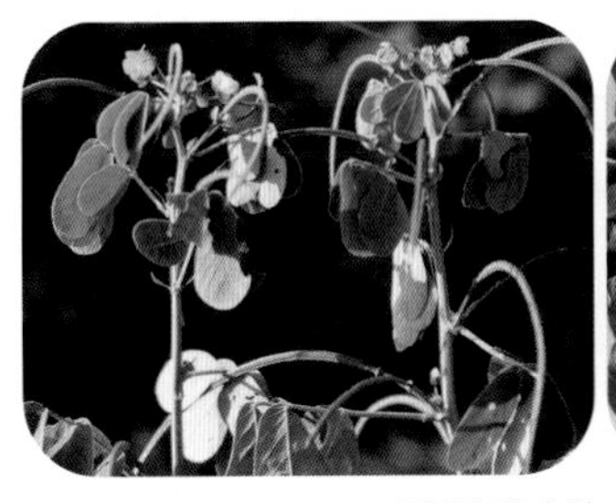

결명자 꽃과 잎

결명자 열매

71. 결명엽(決明葉)

눈을 밝게 하고 오장을 좋게 한다. 나물을 해 먹으면 아주 좋다.

72. 난초(蘭草)

성질은 평(平)하고 맛이 매우며[辛] 독이 없다. 고독을 죽이고 좋지 못한 기운을 막으며 오줌을 잘 나가게 하고 가슴속의 담벽(痰癖)을 없앤다.

73. 선화(旋花, 메꽃)

성질은 따뜻하고[溫] 맛이 달며[甘] 독이 없다. 기를 보하고 얼굴의 주근깨를 없애며 얼굴빛을 좋게 한다.

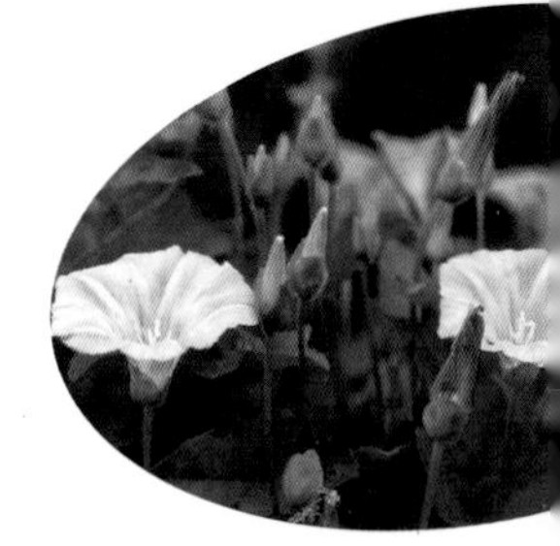

메꽃

74. 선화근(旋花根, 메 뿌리)

맛이 달다[甘]. 배가 찼다 더웠다 하는 데 쓰며 오줌을 잘 나가게 한다. 오랫동안 먹으면 배고프지 않다. 또 힘줄과 뼈를 이어주며 쇠붙이에

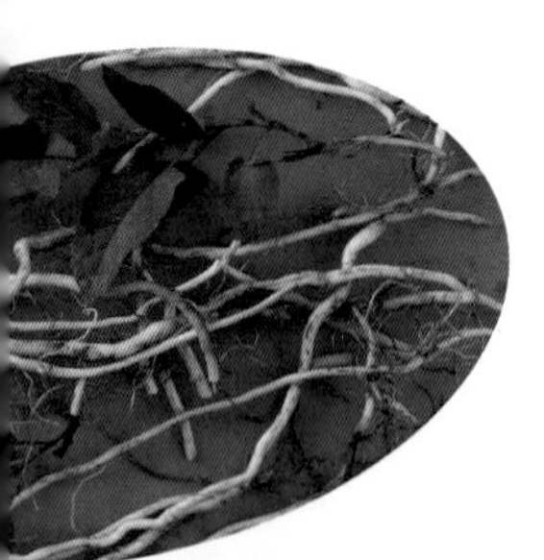

메꽃 뿌리

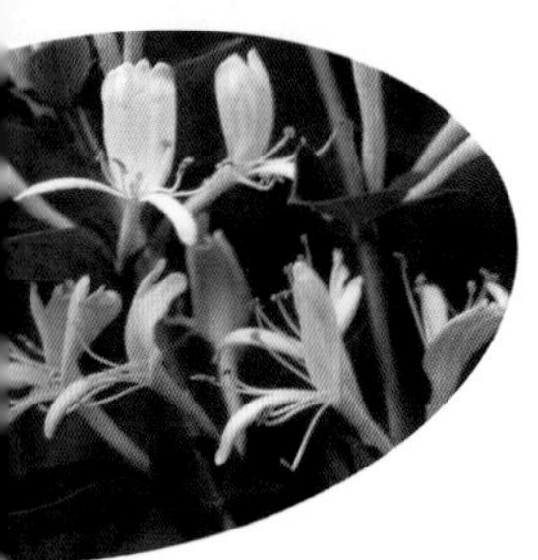

인동 꽃

상한 것을 아물게 한다. 일명 미초(美草) 또는 돈장초(豚腸草)라고도 한다.

75. 인동(忍冬, 겨우살이 덩굴)

성질은 약간 차고[微寒] 맛이 달며[甘] 독이 없다. 추웠다 열이 나면서 몸이 붓는 것과 열독, 혈리 등에 쓰며 오시(五尸)를 치료한다.

겨울에도 잘 시들지 않기 때문에 인동초(忍冬草)라고도 한다. 꽃은 누른 것과 흰 것의 두 가지가 있으므로 또한 금은화(金銀花)라고도 한다.

인동꽃차

| 효능 | 감기, 해열, 해독 등에 효과, 특히 관절 통증에 효험

| 꽃의 이용 |

인동꽃차는 향기가 좋으며 이질, 장염, 임파선종, 각종 종기로 괴로워하는 사람이 마시면 좋다.

덩굴로 자라는 인동덩굴은 능박나무라고도 하며 6~7월경 개화하는데 처음에는 희게 피었다가 시일이 지남에 따라 누렇게 변한다. 그래서 '금은화'라는 예쁜 이명을 가지고 있다. 이 인동덩굴은 모진 겨울을 이기고 꿋꿋이 자라나는 기특한 식물로 노옹수, 금채고라고도 불린다.

꽃을 소주에 담가 1개월 이상 어둡고 시원한 곳에 두었다가 아침저녁 반주 시 소주잔으로 한 잔 정도 마시면 식욕 증진을 비롯하여 냉증, 생리통, 고혈압, 건위, 피로회복에 좋다. 인동꽃에는 이노시톨, 루테올린, 탄닌 등이 함유되어 있다.

진한 향기가 나는 꽃차로 맛이 아주 좋고 달콤함이 느껴진다.

| 채취 시기와 방법 |

봉오리에서 바로 핀 꽃을 선택한다.

| 꽃차 만드는 방법 |

① 꽃을 수확하여 암술과 수술을 제거하고 깨끗이 씻어 말린다.
② 그늘에 말려 방습제를 넣은 밀폐용기에 보관한다.
③ 찻잔에 꽃 3송이 정도를 넣고 끓는 물을 부어 1~2분 후 마신다.

| 차로 마신 후 꽃 이용법 |

재탕하여 마신다.

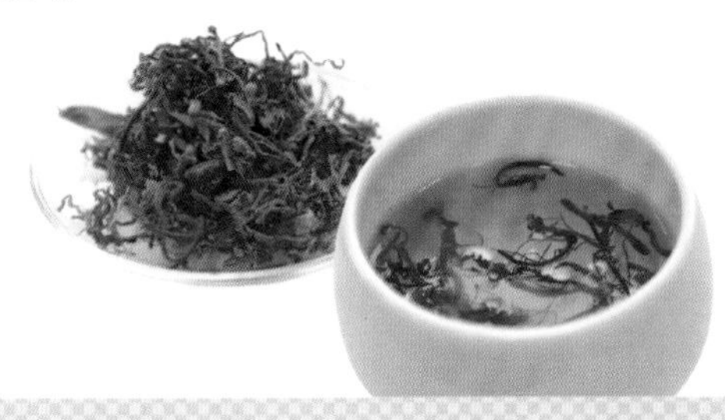

76. 사상자(蛇床子)

성질은 평(平)하고[따뜻하다(溫)고도 한다] 맛은 쓰고[苦] 맵고[辛] 달며[甘] 독이 없다(독이 조금 있다고도 한다). 부인의 음부가 부어서 아픈 것과 남자의 음위증(陰痿證), 사타구니가 축축하고 가려운 데 쓴다. 속을 덥히고 기를 내린다. 자궁을 덥게 하고 양기를 세게 한다. 남녀의 생식기를 씻으면 풍랭(風冷)을 없앤다. 성욕을 세게 하며 허리가 아픈 것, 사타구니에 땀이 나는 것, 진버짐이 생긴 것 등을 낫게 한다. 오줌이 많은 것을 줄이며 적백대하를 치료한다.

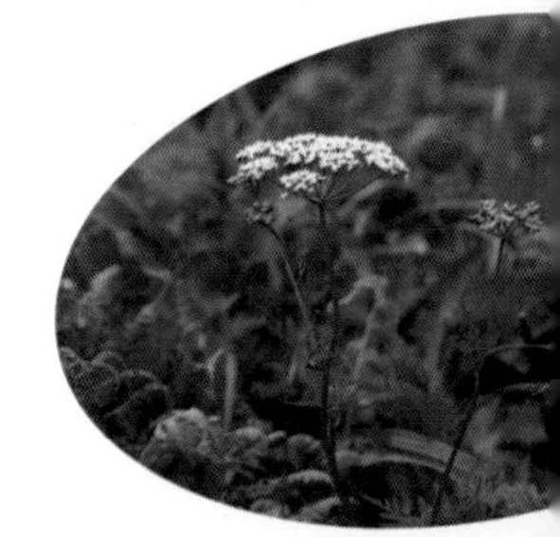
사상자 꽃

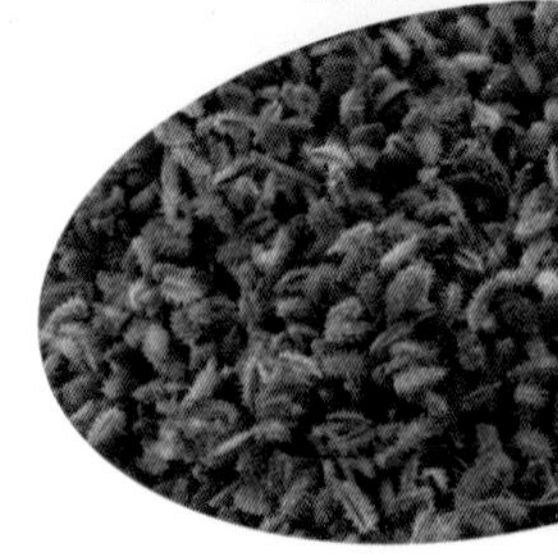
사상자 씨

77. 지부자(地膚子, 댑싸리 열매)

성질은 차고[寒] 맛이 쓰며[苦] 독이 없다. 방광에 열이 있을 때에 쓰며 오줌을 잘 나가게 하고 퇴산(㿗疝)과 열이 있는 단독(丹毒)으로 부은 것을 치료한다.

78. 지부엽(地膚葉, 댑싸리 잎)

적백이질을 멎게 하고 장위(腸胃)를 수렴하여 설사를 멈추며 악창의 독을 풀어준다. 눈을 씻으면 눈에 열이 있으면서 잘 보지 못하는 것과 밤눈증[雀盲]이 있으면서 깔깔하고[澁] 아픈 것을 낫게 한다. 음력 4월과 5월에 뜯어 쓴다.

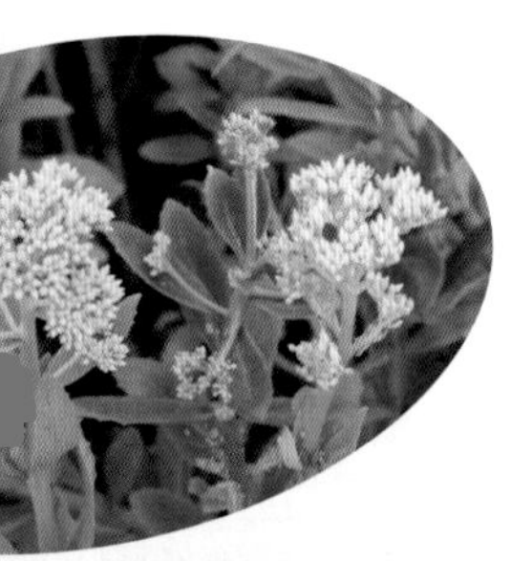

꿩의비름 꽃봉오리

79. 경천(景天, 꿩의비름)

성질은 평(平)하며[서늘하다(冷)고도 한다] 맛이 쓰고[苦] 시며[酸] 독이 없다(독이 조금 있다고도 한다). 가슴에 번열이 있어서 발광하는 것과 눈에 피가 지고 머리가 아픈 것, 유풍(遊風)으로 벌겋게 부은 것과 센 불에 덴 것, 부인의 대하, 어린이의 단독(丹毒) 등을 치료한다.

사철쑥 잎줄기

80. 인진호(茵陳蒿, 더위지기, 사철쑥)

성질은 약간 차고[微寒, 서늘하다(凉)고도 한다] 맛은 쓰고 매우며[苦辛] 독이 없다(독이 조금 있다고도 한다). 열이 몰려 황달이 생겨 온몸이 노랗게 되고 오줌이 잘 나가지 않는 것을 낫게 한다. 돌림병으로 열이 몹시 나면서 발광하는 것, 머리가 아픈 것과 장학(瘴瘧)을 낫게 한다. 가을이 지나면 잎이 마르지만 줄기는 겨울이 지나도 죽지 않는다. 다시 묵은 줄기에서 싹이 돋기 때문에 인진호라고 한다.

81. 왕불류행(王不留行, 장구채)

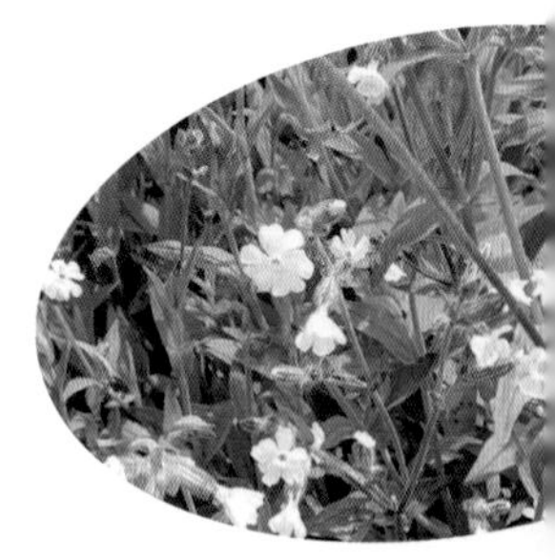
장구채 꽃과 잎

성질은 평(平)하고 맛은 쓰고 달며[苦甘] 독이 없다. 쇠붙이에 상한 데 쓰며 지혈(止血)하게 하고 아픈 것을 멈추며 가시를 나오게 한다. 코피, 옹저(癰疽), 악창(惡瘡)을 낫게 하며 풍독(風毒)을 몰아내고 혈맥(血脈)을 통하게 하며 월경이 고르지 못한 것과 난산을 치료한다.

82. 백호(白蒿, 다북쑥)

성질은 평(平)하고 맛은 달며[甘] 독이 없다. 오장의 사기와 풍, 한, 습으로 생긴 비증(痺證)을 낫게 한다. 차게 하면 명치 밑이 아프면서 적게 먹고 늘 배고파하는 것을 낫게 한다.

83. 사이(葈耳, 도꼬마리)

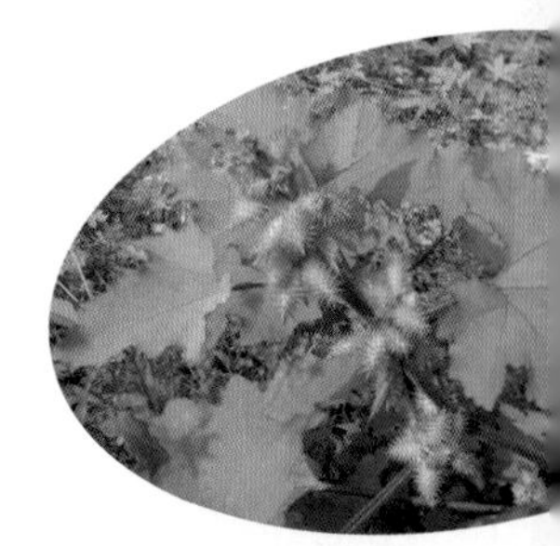
도꼬마리 전초

성질은 약간 차고[微寒] 맛은 쓰며 맵고[苦辛] 독이 조금 있다. 풍으로 머리가 차면서 아픈 것과 풍습(風濕)으로 생긴 주비(周痺)와 팔다리가 오그라들면서 아픈 것[攣痛], 궂은 살[惡肉]과 썩은 살[死肌]이 있는 데 주로 쓰며 일체의 풍을 없앤다. 골수(骨髓)를 보충해주고 허리와 무릎을 덥게 하며 나력, 옴, 버짐, 가려움증을 치료한다.

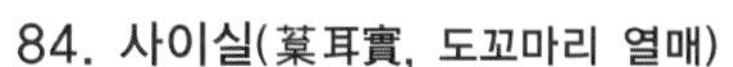

84. 사이실(葈耳實, 도꼬마리 열매)

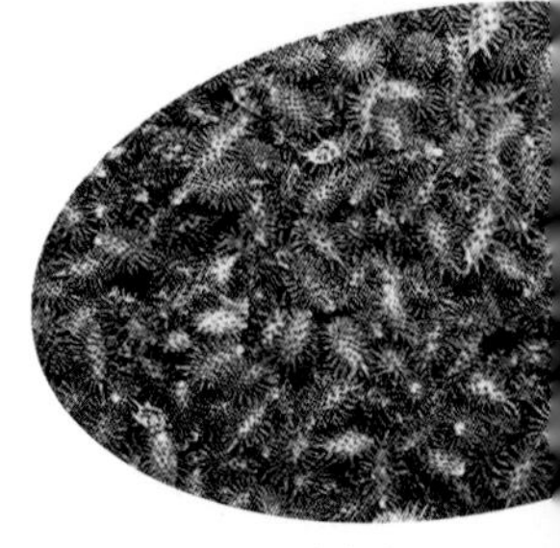
도꼬마리 씨

성질은 따뜻하고[溫] 맛은 쓰며 달고[苦甘] 독이 없다. 간(肝)의 열을 없애며 눈을 밝게 한다. 약에 넣을 때는 절구에 찧어서 가시를 없애고 약간 볶아서[略炒] 쓴다. 일명 도인두(道人頭)라고도 한다.

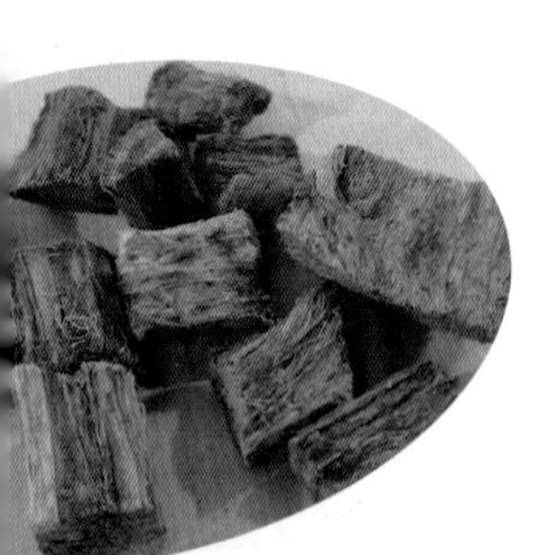
칡뿌리 말린 것

85. 갈근(葛根, 칡뿌리)

성질은 평(平)하고[서늘하다(冷)고도 한다] 맛은 달며[甘] 독이 없다. 풍한으로 머리가 아픈 것을 낫게 하며 땀이 나게 하여 표(表)를 풀어주고 땀구멍을 열어주며 술독을 풀어준다. 번갈을 멈추며 음식 맛을 나게 하고 소화가 잘 되게 하며 가슴에 열을 없애고 소장을 잘 통하게 하며 쇠붙이에 다친 것을 낫게 한다.

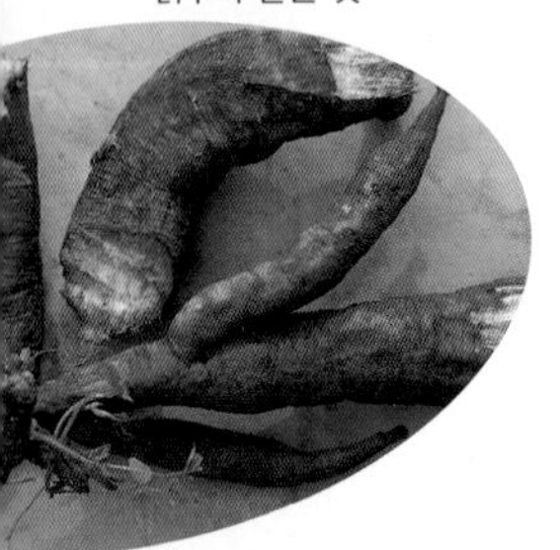
생칡 뿌리

86. 갈생근(葛生根, 생칡 뿌리)

어혈을 헤치며 헌데를 아물게 하고 유산을 시키며[墮胎解] 술독으로 열이 나는 것과 술로 황달이 생겨 오줌이 붉고 잘 나가지 않는 것을 낫게 한다.

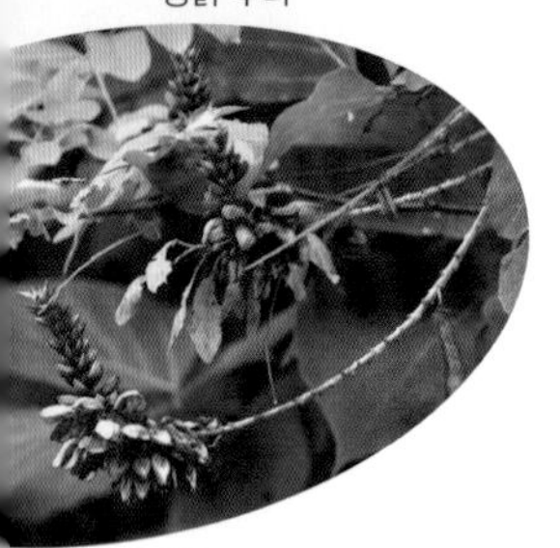
칡꽃(갈화)

87. 갈곡(葛穀, 칡 씨)

10년 이상 된 설사를 멎게 한다.

88. 갈엽(葛葉, 칡 잎)

쇠붙이에 상한 것을 낫게 하며 피를 멎게 한다. 짓찧어서 붙인다.

89. 갈화(葛花, 칡꽃)

술독을 없앤다. 칡꽃(갈화)과 팥꽃(소두화)을 같은 양으로 가루를 내어 먹으면 술을 마셔도 취하는 줄 모른다.

90. 갈분(葛粉, 칡가루)

성질은 몹시 서늘하고[大寒] 맛은 달며[甘] 독이 없다. 번갈을 멎게 하고 대소변을 잘 나가게 한다. 어린이가 열이 나면서 명치 밑이 트적지근해지는 데 쓴다[본초]. 생칡뿌리를 캐어 푹 짓찧어 물에 담갔다가 주물러 앙금을 앉히면 넓적한 덩어리가 된다. 이것을 끓는 물에 풀고 꿀을 타서 먹으면 술 마신 사람의 갈증이 아주 잘 풀린다.

91. 과루근(瓜蔞根, 하늘타리 뿌리)

성질은 서늘하고[冷] 맛은 쓰며[苦] 독이 없다. 소갈로 열이 나고 가슴이 답답하면서 그득한 것을 낫게 하며 장위 속에 오래된 열과 여덟 가지 황달로 몸과 얼굴이 누렇고 입술과 입안이 마르는 것을 낫게 한다. 소장을 잘 통하게 하며 고름을 빨아내고 종독(腫毒)을 삭게 하며 유옹(乳癰), 등창[發背], 치루(痔瘻), 창절(瘡癤)을 치료한다. 월경을 잘하게 하며 다쳐서 생긴 어혈(瘀血)을 삭인다. 천화분은 소갈을 낫게 하는 데 매우 좋은 약이다.

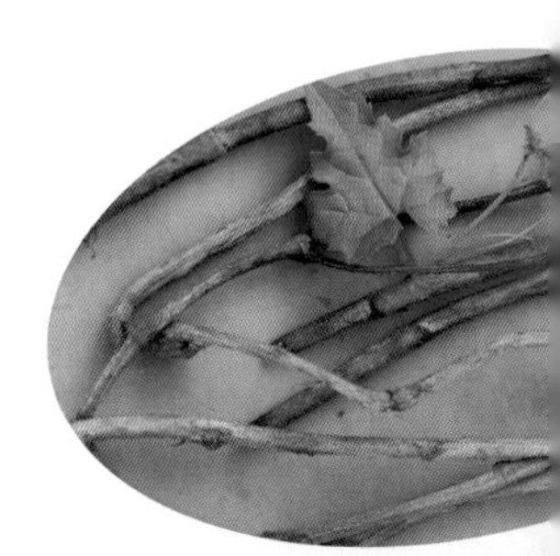
하늘타리 뿌리

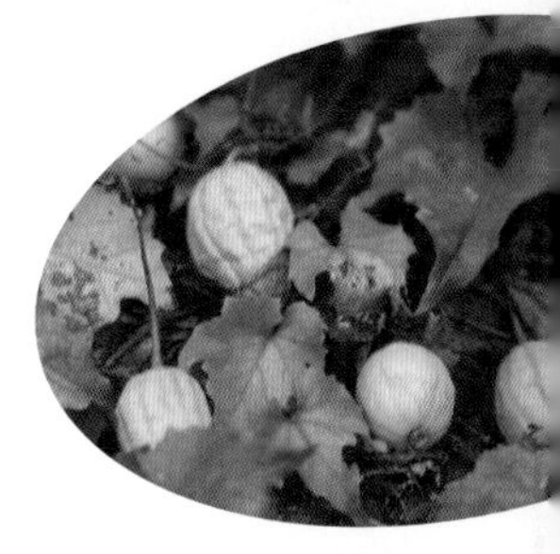
하늘타리 열매

92. 과루실(瓜蔞實, 하늘타리 열매)

성질은 서늘하고[冷] 맛은 쓰며[苦] 독이 없다. 흉비(胸痺)를 낫게 하며 심(心)과 폐를 눅여주고[潤] 손과 얼굴에 주름이 진 것을 없게 한다. 피를 토하는 것, 뒤로 피를 쏟는 것[瀉血], 장풍(腸風), 적리(赤痢), 백리(白痢)를 치료하는 데 다 닦아 쓴다.

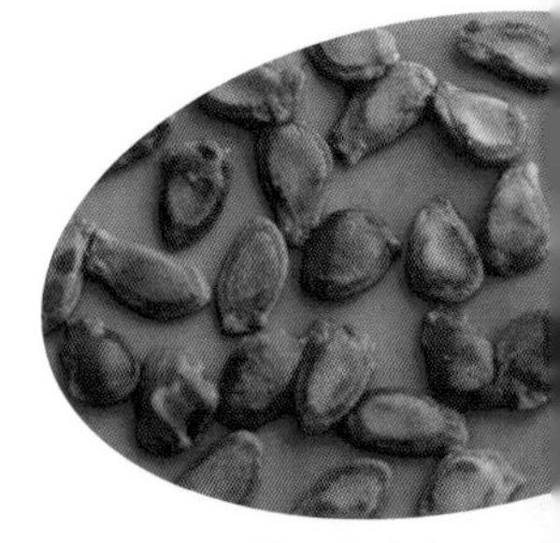
하늘타리 씨

93. 과루인(瓜蔞仁, 하늘타리 씨)

하늘타리 열매의 속에 있는 씨다. 성질은 축축하고[潤] 맛은 달다[甘]. 폐를 보하고 눅여주며

[潤] 기를 내린다. 가슴에 담화(痰火)가 있을 때에 달고 완화한[緩] 약으로 눅여주고 내려보내는 것을 도와주는 약으로, 담은 저절로 삭는다. 그러므로 이 약은 기침을 낫게 하는 데 주요한 약이다.

94. 과루분(瓜蔞粉, 하늘타리 뿌리가루)

하늘타리 뿌리를 캐어서 가루를 만드는 것은 칡뿌리 가루[葛粉]를 만드는 법과 같다. 허열(虛熱)이 있는 사람이 먹으면 아주 좋다. 갈증을 멈추고 진액을 생기게 한다.

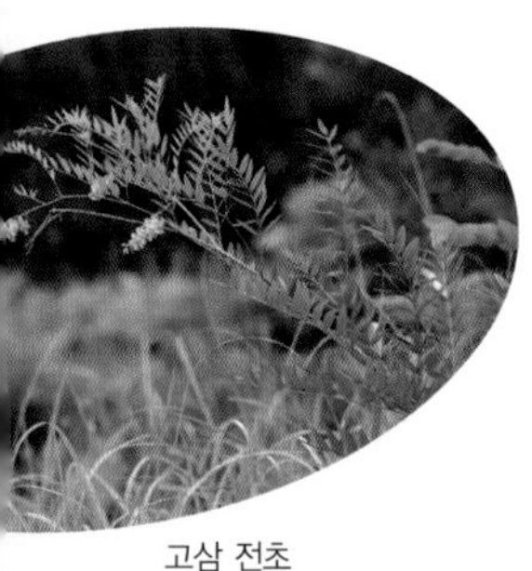

고삼 전초

95. 고삼(苦參)

성질은 차고[寒] 맛은 쓰며[苦] 독이 없다. 열독풍(熱毒風)으로 피부와 살에 헌데가 생기고 적라(赤癩)로 눈썹이 빠지는 것을 치료한다. 심한 열을 내리고 잠만 자려는 것을 낫게 하며 눈을 밝게 하고 눈물을 멎게 한다. 간담의 기를 보하고 잠복된 열로 생긴 이질과 오줌이 황색이면서 적색인 것을 낫게 한다. 치통(齒痛)과 악창(惡瘡)과 음부에 생긴 익창(䘌瘡)을 낫게 한다.

96. 고삼실(苦參實, 고삼 씨)

음력 10월에 씨를 받아 홰나무 씨 먹는 법대로 먹는다. 오래 먹으면 몸이 가벼워지고 늙지 않으며 눈이 밝아지는 것을 경험한다.

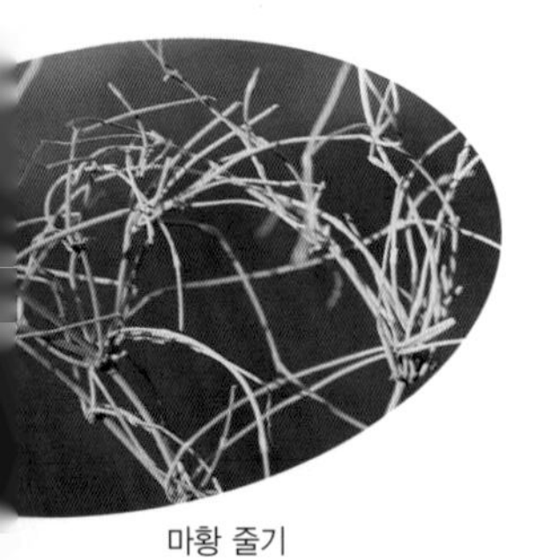

마황 줄기

97. 마황(麻黃)

성질은 따뜻하고[溫, 평(平)하다고도 한다] 맛은 쓰며[苦, 달다(甘)고도 한다] 독이 없다. 중풍이나 상한으로 머리가 아픈 것과 온학(溫瘧)을 낫게 하며 발표(發表)시켜 땀을 내며 사열(邪熱)을 없앤다. 한열(寒熱)과 오장의 사기(邪氣)도 없애고 땀구멍을 통하게 하며 온역(溫疫)을 낫게 하고 산람장기(山嵐瘴氣)를 미리 막는다.

98. 당귀(當歸)

성질은 따뜻하며[溫] 맛은 달고 매우며[甘辛] 독이 없다. 모든 풍병(風病), 혈병(血病), 허로(虛勞)를 낫게 하며 궂은 피를 헤치고[破惡血] 새 피를 생겨나게 한다. 징벽(癥癖)과 부인의 붕루(崩漏)와 임신 못하는 것에 주로 쓰며 여러 가지 나쁜 창양(瘡瘍)과 쇠붙이에 다쳐서 어혈이 속에 뭉친 것을 낫게 한다.

이질로 배가 아픈 것을 멎게 하며 온학(溫瘧)을 낫게 하고 오장을 보(補)하며 살이 살아나게 한다. 기혈(氣血)이 혼란된 때에 먹으면 곧 안정된다. 그것을 각기 해당한 곳으로 가게 하는 효과가 있기 때문에 상체의 병을 낫게 하려면 술에 담갔다 쓰고 겉의 병을 낫게 하려면 술로 씻어서 쓰며 혈병에 쓸 때에는 술에 축여 쪄서[蒸] 담이 있을 때에는 생강즙에 축여 볶아서[炒] 쓴다.

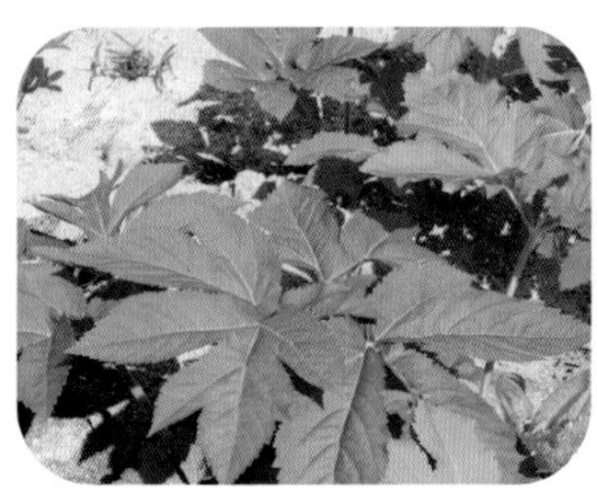

당귀 잎

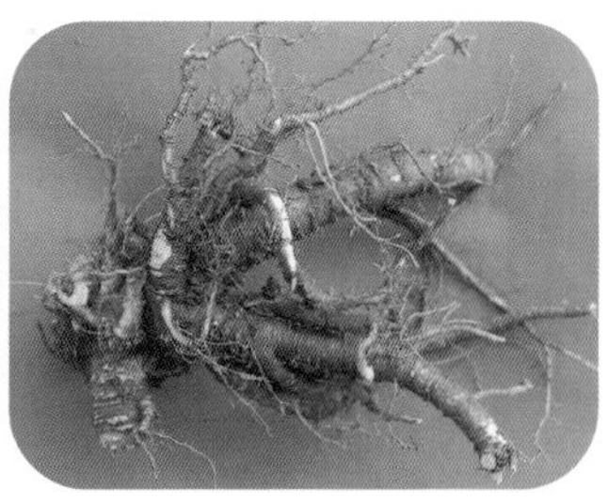

당귀 뿌리

99. 통초(通草, 으름덩굴)

성질은 평(平)하고[약간 차다(微寒)고도 한다] 맛은 맵고 달며[辛甘] 독이 없다. 다섯 가지 임병을 낫게 하고 오줌을 잘 나가게 하며 관격(關格)

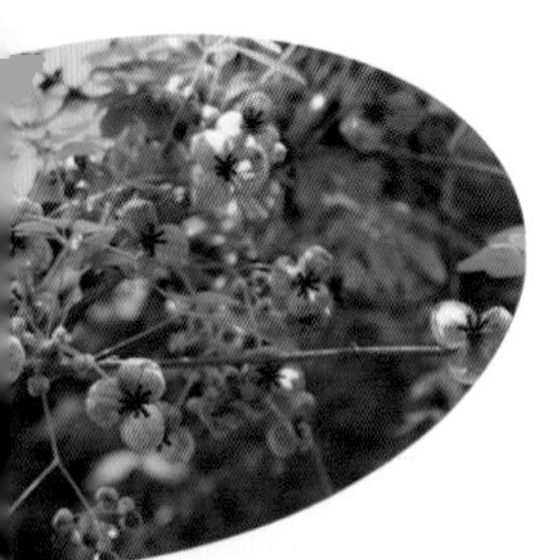
으름덩굴 꽃과 줄기

된 것을 풀어주고 수종(水腫)을 낫게 하며 번열(煩熱)을 멎게 하고 구규(九竅)를 잘 통하게 한다. 말소리를 잘 나오게 하고 비달(脾疸)로 늘 자려고만 하는 것을 낫게 한다. 유산시키고 삼충(三蟲)도 죽인다. 목통(木通)이라고도 한다.

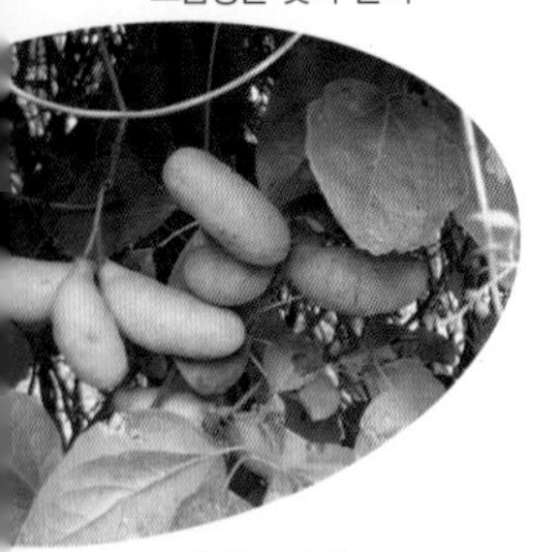
으름덩굴 열매

100. 통초자(通草子, 으름덩굴 열매)

연복자(鷰覆子)라고 하는데 으름덩굴의 열매이다. 줄기는 으름덩굴 또는 통초라고 한다. 음력 7~8월에 따는데 성질은 차고[寒] 맛은 달다[甘]. 위열(胃熱)과 반위증(反胃證)을 낫게 하며 삼초(三焦)의 열을 내리고 대소변을 잘 나가게 하며 속을 시원하게 하고 갈증을 멎게 한다.

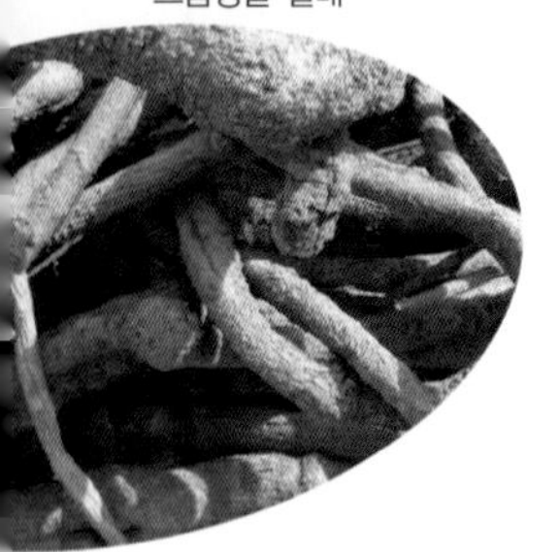
으름덩굴 뿌리

101. 통초근(通草根, 으름덩굴 뿌리)

으름덩굴의 뿌리다. 목 아래의 영류(癭瘤)를 치료한다.

102. 여실(蠡實, 타래붓꽃 씨)

성질은 평(平)하며 따뜻하고[溫, 차다(寒)고도 한다] 맛은 달며[甘] 독이 없다. 위열(胃熱)을 내리며 가슴이 답답한 것을 멎게 하고 오줌을 잘 나가게 한다. 부인의 혈훈(血暈)과 붕루(崩漏), 대하(帶下)를 치료하고 창절(瘡癤)과 종독을 삭게 하며 술독을 풀어주고 황달을 낫게 한다. 마린자(馬藺子)라고도 한다.

103. 여화엽(蠡花葉, 타래붓꽃과 잎)

촌백충을 죽이고 후비(喉痺)를 낫게 한다. 많이 먹으면 설사한다.

104. 작약(芍藥)

성질은 평(平)하고 약간 차다[微寒]. 맛은 쓰고 시며[苦酸] 조금 독이 있다. 혈비(血痺)를 낫게 하고 혈맥을 잘 통하게 하며 속을 완화시키고 궂은 피를 헤치며[散惡血] 옹종(癰腫)을 삭게 한다. 복통(腹痛)을 멈추고 어혈을 삭게[消] 하며 고름을 없어지게 한다. 여자의 모든 병과 산전 산후의 여러 가지 병에 쓰며 월경을 통하게 한다. 장풍(腸風)으로 피를 쏟는 것, 치루(痔瘻), 등창[發背], 눈이 충혈되고 군살이 살아나는[目赤努肉] 데 쓰며 눈을 밝게 한다. 일명 해창(解倉)이라고도 하는데 두 가지 종류가 있다. 적작약은 오줌을 잘 나가게 하고 기를 내리며, 백작약은 아픈 것을 멈추고 어혈을 헤친다. 또한 백작약은 보(補)하고 적작약은 사(瀉)한다고도 한다.

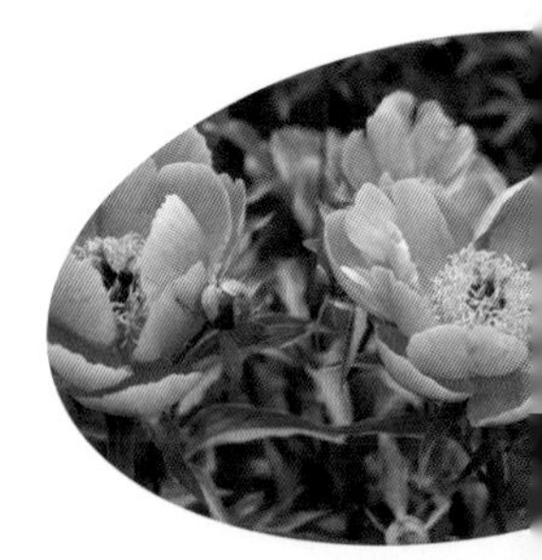
작약 꽃

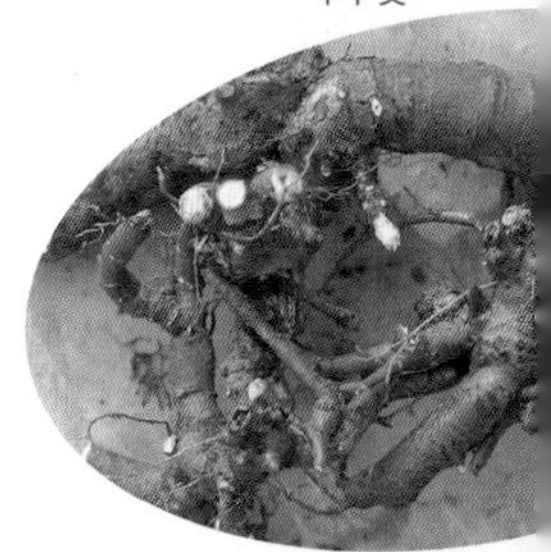
작약 뿌리

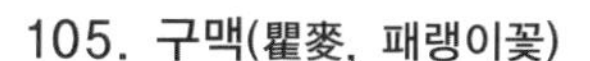

105. 구맥(瞿麥, 패랭이꽃)

성질은 차며[寒] 맛은 쓰고 매우며[苦辛, 달다(甘)고도 한다] 독이 없다. 관격(關格)된 것을 낫게 하며 여러 가지 융폐[癃結]와 오줌이 나가지 않는 데 쓰고 가시를 나오게 한다. 옹종을 삭이고 눈을 밝게 하며 예막[瞖]을 없애고 유산시킨다. 심경(心經)을 통하게 하며 소장(小腸)을 순조롭게 하는 데 매우 좋다.

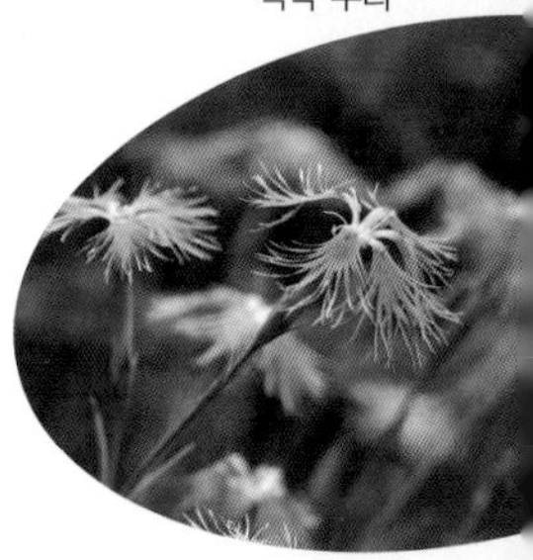
패랭이꽃

106. 구맥자(瞿麥子, 패랭이꽃 씨)

월경을 하지 않는 것을 치료하며 혈괴(血塊)를 헤치고 고름을 빨아낸다[排].

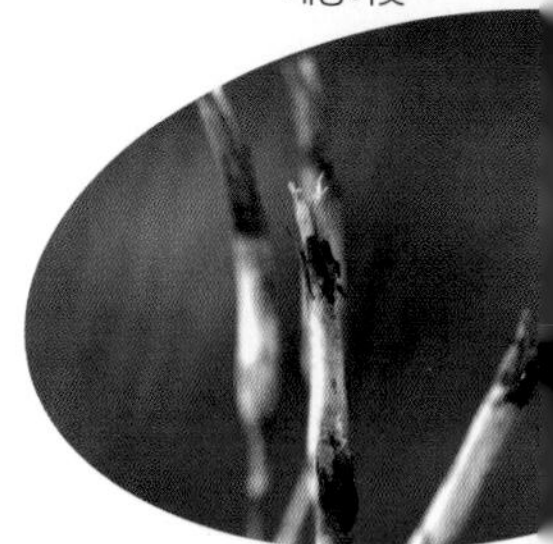
패랭이꽃 씨

패랭이꽃차

| 효능 | 열을 내리고 소변을 잘 나오게 하며 혈압을 낮춤. 전초는 대장염, 위염, 십이지장염, 자궁염에 효과

| 꽃의 이용 |

패랭이꽃은 꽃과 열매가 달린 전체를 그늘에 말려 약재로 쓴다. 깨끗한 꽃잎을 떼어 요리에 장식하거나 샐러드에 이용하면 좋다.
전초를 구맥이라 하고 소염, 청열, 이수, 파혈, 통경의 효능이 있고 소변불통, 혈뇨, 신염, 임병, 무월경, 옹종, 목적을 치료한다.
패랭이꽃은 성질이 차다. 패랭이꽃의 잎, 줄기, 열매를 달여서 복용하면 대장염, 위염, 십이지장염 등에 효험이 있고, 여성들의 생리불순이나 자궁염에도 효과가 있다.
찻물을 따르면 꽃이 피는 모습이 아주 예쁘며 향기도 그윽하고 약간 구수한 맛이 난다. 열에 약해 보랏빛 꽃색은 1분 정도 지나면 투명하게 변해버린다. 맛과 향이 순하여 먹기에 부드럽고 편하다. 차색은 갈색으로 꽃색이 약간 빠져나온다.

| 채취 시기와 방법 |

봉오리에서 바로 핀 꽃을 선택한다.

| 꽃차 만드는 방법 |

① 꽃을 물로 깨끗하게 씻어 물기를 빼고 그늘에서 말린다. 방습제를 넣은 통에 보관하면서 이용한다.
② 꽃잎을 찻잔에 넣고 뜨거운 물을 부어 마신다.

| 차로 마신 후 꽃 이용법 |

차로 한 번 마신 패랭이꽃차는 재탕하여 마신다.

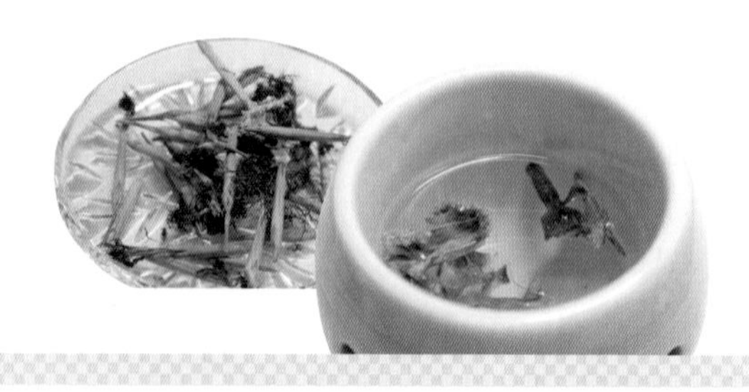

107. 구맥엽(瞿麥葉, 패랭이꽃 잎)

회충을 죽이고 치질, 눈이 붓고 아픈 것, 침음창(浸淫瘡), 부인의 음부에 헌데가 생긴 것을 낫게 한다.

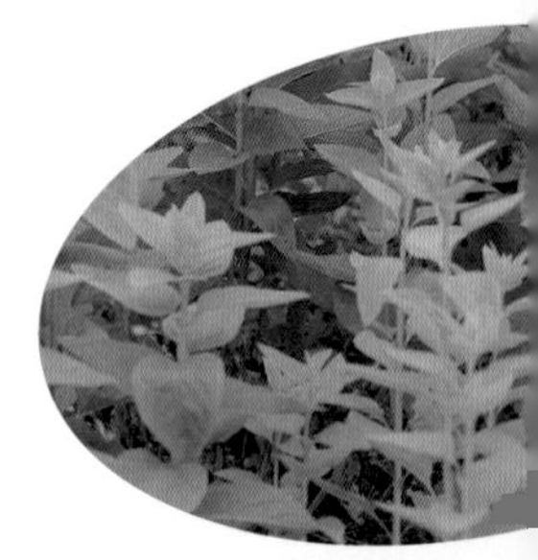

현삼 잎과 줄기

108. 현삼(玄蔘)

성질은 약간 차고[微寒] 맛은 쓰며 짜고[苦鹹] 독이 없다. 열독과 유풍(遊風)을 낫게 하고 허로증(虛勞證)을 보하며 골증(骨蒸) 전시사기(傳尸邪氣)를 없애고 종독을 삭인다. 영류(癭瘤)와 나력(瘰癧)을 삭여 없애며 신기(腎氣)를 보하고 눈을 밝게 한다. 현삼은 매우 중요한 약으로서 모든 기를 통솔하여 위아래[上下]로 다니면서 시원하고 깨끗하게 하여 흐리지 않게 한다. 그러므로 허한 가운데서 발동하는 기와 무근지화(無根之火)를 낫게 하는 데는 현삼이 제일 좋은 약이다.

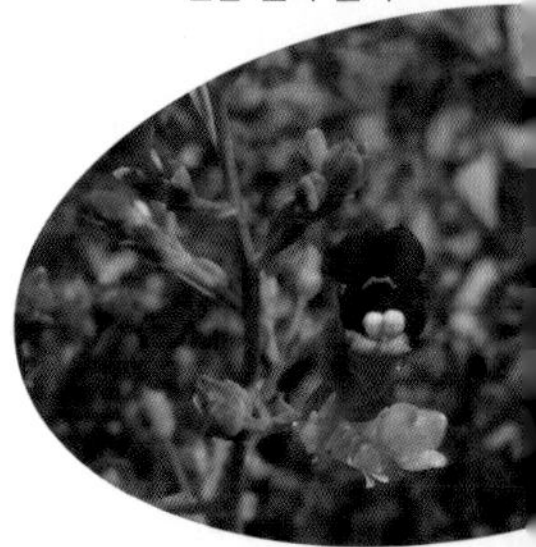

현삼 꽃

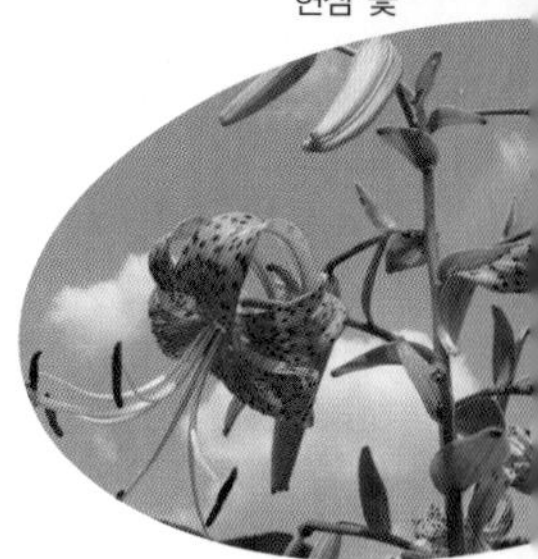

참나리 꽃

109. 진교(秦艽, 큰잎용담 뿌리)

성질은 평(平)하며 약간 따뜻하고[微溫, 서늘하다(冷)고도 한다] 맛은 쓰고 매우며[苦辛] 독이 없다. 풍(風), 한(寒), 습(濕)으로 생긴 비증(痺證)에 주로 쓴다. 풍으로 온몸이 오그라들면서 팔다리 뼈마디가 아픈 것이 오래되었거나 갓 생겼거나를 막론하고 다 낫게 한다. 주황(酒黃), 황달(黃疸), 골증(骨蒸)을 낫게 하고 오줌을 잘 나가게 한다.

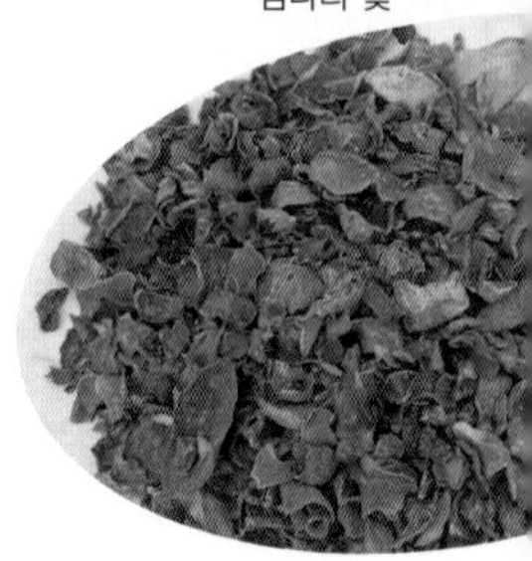

참나리 알뿌리 인편(건조)

110. 백합(百合, 참나리)

성질은 평(平)하고 맛은 달며[甘] 독이 없다(독이 있다고도 한다). 상한의 백합병(百合病)을 낫게 하고 대소변을 잘 나가게 하며 모든 사기와 헛것에 들려[百邪鬼魅] 울고 미친 소리로 떠드는 것을 낫게 한다. 고독(蠱毒)을 죽이며 유옹(乳癰), 등창[發背], 창종(瘡腫)을 낫게 한다.

참나리꽃차

| 효능 | 한방과 민간에서 자양, 강장, 건위, 종독 등에 약으로 쓰인다. 참나리꽃으로 술을 만들어 복용하면 해수, 천식, 자양강장에 효과

| 꽃의 이용 |

우리나라에 자생하는 나리류 가운데 가장 대표적인 종으로 흔히 볼 수 있다. 씨가 잘 생기지 않는 대신에 잎겨드랑이(엽액)에 주아(곁눈)가 많이 달린다. 전국 각지의 산야지, 집 근처의 둑이나 섬지방의 해변 산기슭 등에 흔히 자생하며 관상초로 심기도 한다. 비늘줄기(인경)를 영양 및 강장제로 사용하고 민간에서 진해제로 사용한다.

길쭉한 꽃망울은 잡채, 볶음밥의 좋은 재료가 되며 채취하여 건조했다가 고급요리에 사용한다. 차색은 연한 붉은빛을 띠며 차 맛은 순하고 약간 구수하다.

| 채취 시기와 방법 |

봉오리에서 바로 핀 꽃을 선택한다.

| 꽃차 만드는 방법 |

① 꽃을 손질하여 말린다.
② 방습제를 넣은 밀폐용기에 보관하면서 이용한다.
③ 찻잔에 꽃잎을 한 잎 넣고 끓는 물을 부어 마신다.

| 차로 마신 후 꽃 이용법 |

① 재건조하여 백설기를 할 때 여러 가지 재료를 섞어 떡을 만든다.
② 목욕제로 이용 가능하다.

| 참나리로 술 담그기 |

- 이용 부위 : 꽃, 열매, 뿌리 등 전체를 이용한다.
- 효능 : 해수, 천식, 자양강장.

- 담그는 법 : 7~8월에 꽃을 채집하여 물에 살짝 씻어 더러움을 제거하고 물기를 뺀 다음 독이나 항아리에 담아 재료의 2~3배 분량의 술을 붓고 밀봉하여 지하실이나 냉암소에 보관한다(꽃잎 : 2~3개월, 뿌리 : 4~5개월).

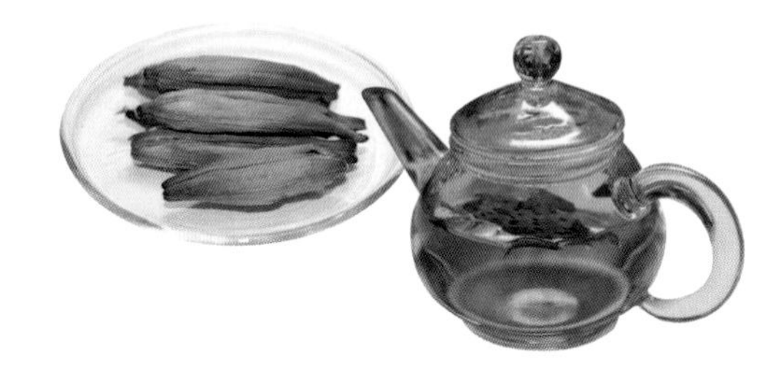

111. 지모(知母)

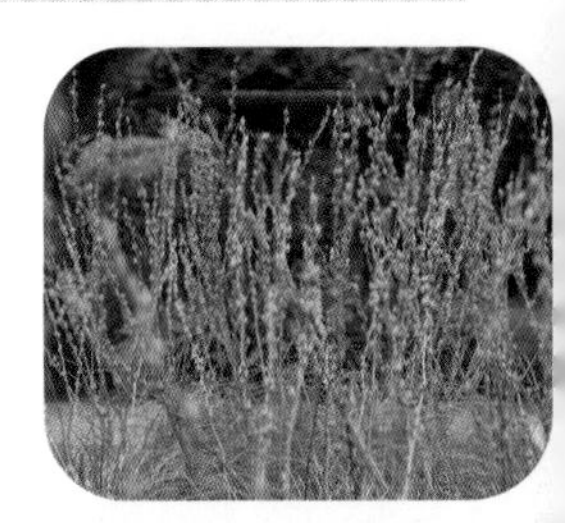

지모

성질은 차고[寒, 평(平)하다고도 한다] 맛은 쓰며[苦, 달다(甘)고도 한다] 독이 없다. 골증노열(骨蒸勞熱)과 신기(腎氣)가 허손된 데 주로 쓰며 소갈을 멎게 하고 오랜 학질과 황달을 낫게 한다. 소장을 통하게 하며 담을 삭이고 기침을 멎게 하며 심과 폐를 눅여주고 몸 푼 뒤의 욕로(蓐勞)를 치료한다.

112. 패모(貝母)

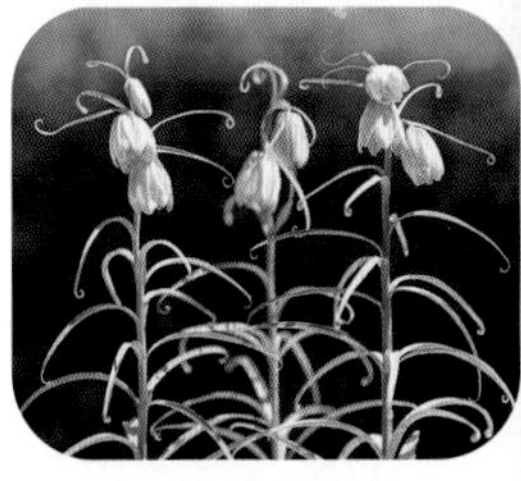

패모 꽃과 줄기

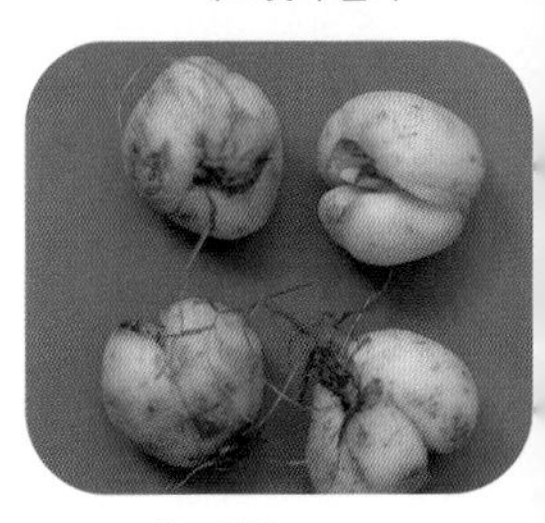

패모 인경(비늘줄기)

성질은 평(平)하고[약간 차다(微寒)고도 한다] 맛은 맵고 쓰며[辛苦] 독이 없다. 담을 삭게 하고 심과 폐를 눅여준다. 폐위(肺痿)로 기침하고 폐옹(肺癰)으로 피고름 뱉는 것을 낫게 하며 속이 답답한 것[煩]을 없애고 갈증을 멎게 하며 쇠붙이에 다친 것과 악창을 낫게 한다. 연교와 같이 쓰면 목에 생긴 영류(癭瘤)를 낫게 한다.

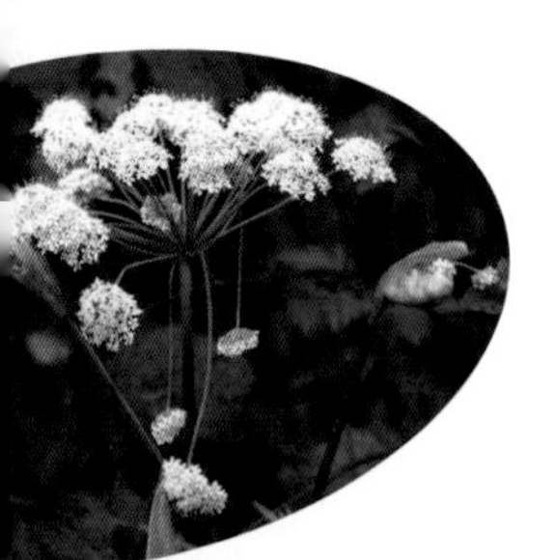

구릿대 꽃

113. 백지(白芷, 구릿대 뿌리)

성질은 따뜻하고[溫] 맛은 매우며[辛] 독이 없다. 풍사(風邪)로 머리가 아프고 눈앞이 아찔하며 눈물이 나오는 것을 멎게 한다. 부인의 적백대하[赤白漏下], 월경을 하지 못하는 것, 음부가 부은 것에 쓰며 오래된 어혈을 헤치고 피를 생겨나게 하며 임신 하혈로 유산되려는 것을 안정시킨다.

유옹(乳癰), 등창[發背], 나력(瘰癧), 장풍(腸風), 치루(痔瘻), 창이(瘡痍), 옴[疥]과 버짐[癬]을 낫게 한다. 통증을 멎게 하고 새살이 나게 하며 고름을 빨아내거나 삭이며 얼굴에 바르는 기름을 만들어 쓰면 얼굴빛을 부드럽게 하고 기미와 주근깨, 흉터를 없앤다.

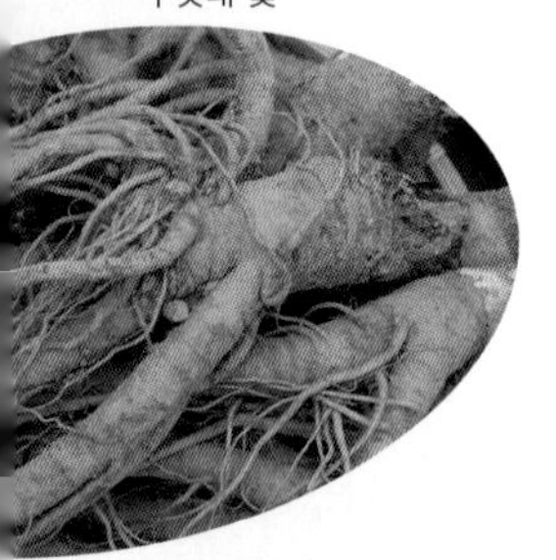

구릿대 뿌리

114. 백지엽(白芷葉, 구릿대 잎)

이름을 역마(蒚麻)라고 하며 물에 두고 끓여서 목욕한다. 도가(道家)들은 이 잎을 달인 물로 목욕하면 시충(尸蟲)이 없어진다고 하였다. 또 향을 만드는 데 넣기도 한다.

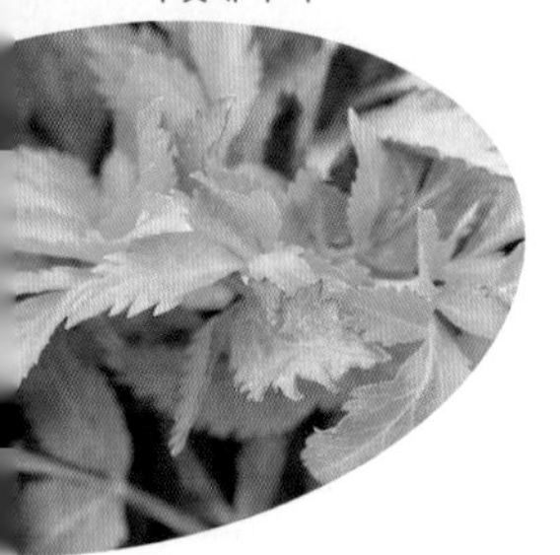

구릿대 잎

115. 음양곽(淫羊藿, 삼지구엽초)

성질은 따뜻하고[溫, 평(平)하다고도 한다] 독이 없다. 모든 풍랭증(風冷證)과 허로(虛勞)를 낫게 하며 허리와 무릎을 보한다. 남자의 양기(陽氣)가 끊어져 음경이 일어나지 않는 데와 여자의 음기가 소모되어 아이를 낳지 못하는 데 쓴다. 늙은이가 정신없고 기력이 없는 것, 중년에 건망증이 있는데 음위증(陰痿證)과 음경 속이 아픈 것을 낫게 한다. 기력을 돋워주고 근골(筋骨)을 튼튼하게 한다. 남자가 오래 먹으면 자식을 낳게 할 수 있고 나력(瘰癧)을 삭게 하며 음부에 생긴 헌데를 씻으면 벌레가 나온다. 이것을 먹으면 성욕이 강해진다. 양(羊)이 하루에 여러 번 교미하는 것은 이 풀을 먹기 때문이므로 음양곽이라고 하였다. 술에 씻어 잘게 썰어 약한 불기운에 말려 쓴다.

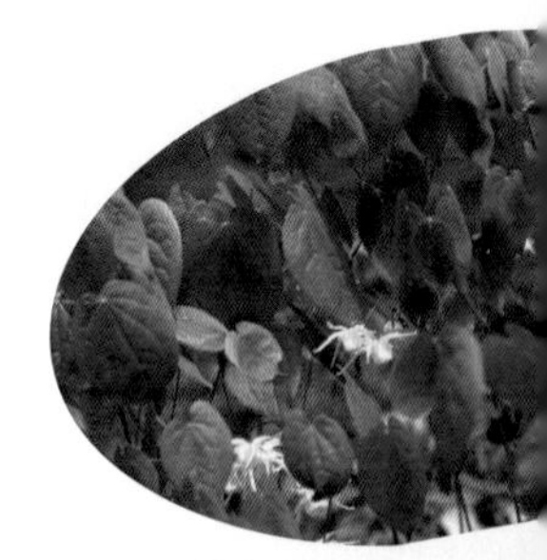
삼지구엽초 전초

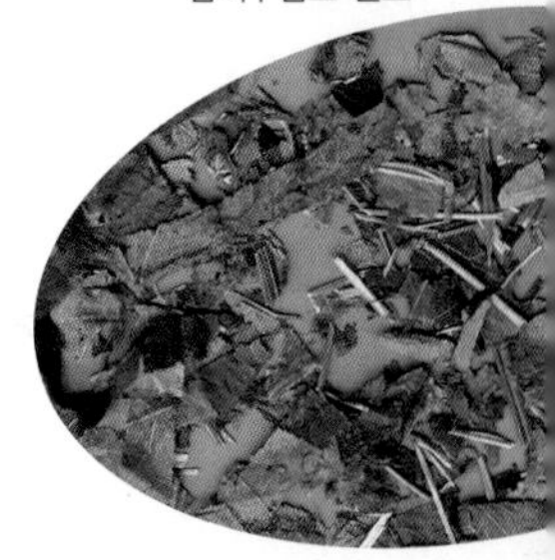
삼지구엽초 전초(건조)

116. 황금(黃芩, 속썩은풀)

성질은 차고[寒] 맛은 쓰며[苦] 독이 없다. 열독(熱毒), 골증(骨蒸), 추웠다 열이 났다 하는 것을 치료하고 열로 나는 갈증을 멎게 하고 황달, 이질, 설사, 담열(痰熱), 위열(胃熱)을 낫게 한다. 소장을 잘 통하게 하고 유옹, 등창, 악창과 돌림열병[天行熱疾]을 낫게 한다.

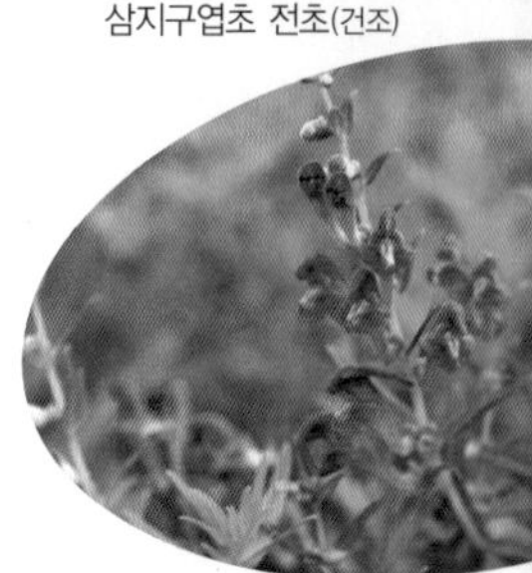
속썩은풀 꽃

117. 황금자(黃芩子, 속썩은풀 씨)

이질로 피고름을 누는 것을 멎게 한다.

118. 구척(狗脊)

성질은 평(平)하고[약간 따뜻하다(微溫)고도 한다] 맛은 쓰고 달며[苦甘, 맵다(辛)고도 한다] 독이 없다. 독풍(毒風)으로 다리에 힘이 없는 것과 풍, 한, 습으로 생긴 비증(痺證)과 신기(腎氣)가 허약하여 허리와 무릎이 뻣뻣하면서 아픈 것을 낫게 한다. 늙은이에게 아주 좋은데 오줌을 참지 못하거나 조절하지 못하는 것을 낫게 한다.

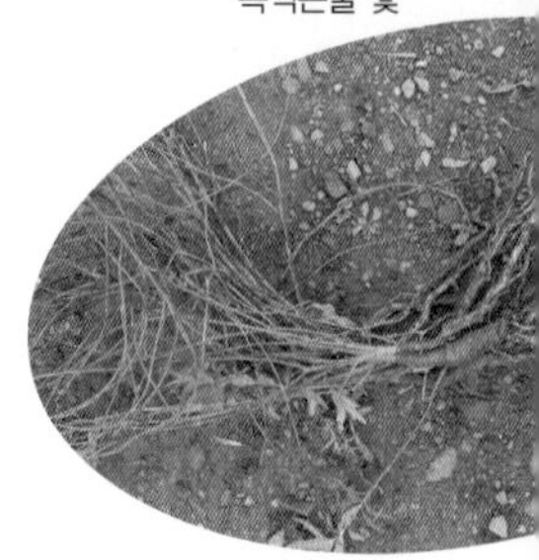
속썩은풀 전초

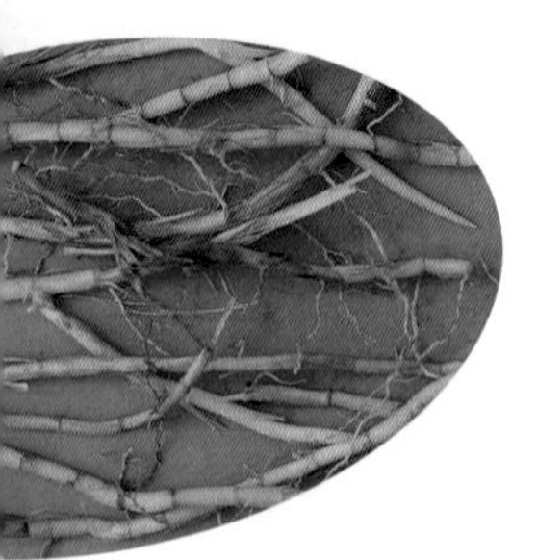
띠 뿌리

119. 모근(茅根, 띠 뿌리)

성질은 차고[寒, 약간 서늘하다(涼)고도 한다] 맛은 달며[甘] 독이 없다. 어혈로 월경이 막히고 추웠다 열이 났다 하는 것을 없애고 오줌을 잘 나가게 하며 다섯 가지 임병을 낫게 한다. 외감열[客熱]을 없애고 소갈(消渴)과 피를 토하는 것, 코피가 나는 것을 멎게 한다. 백모근(白茅根)은 곳곳에서 자라는데 음력 6월에 뿌리를 캐 햇볕에 말린다.

120. 모화(茅花, 띠 꽃)

피를 토하는 것, 코피, 구창과 쇠붙이에 다쳤을 때 주로 쓰며 출혈과 통증을 멎게 한다.

121. 모침(茅鍼, 띠 가시)

모(茅)의 싹이다. 악창이 부어서 터지지 않은 것을 터뜨려 고름이 나오게 한다.

122. 자원(紫菀)

성질은 따뜻하고[溫, 평(平)하다고도 한다] 맛은 쓰고 매우며[苦辛] 독이 없다. 폐위(肺痿)로 피를 토하는 것을 낫게 하고 담을 삭이며 갈증을 멎게 하고 기침하면서 기가 치미는 것, 기침할 때 피고름을 뱉는 것, 추웠다 열이 났다 하는 것, 기가 몰리는 것을 낫게 한다. 피부를 윤택하게 하며 골수(骨髓)를 보태어주고 위벽증(痿躄證)을 낫게 한다.

123. 와위(瓦韋)

오랜 기와집 지붕에서 자란다. 임병을 낫게 하는 데 또한 좋다.

124. 자초(紫草, 지치)

성질이 차고[寒, 평(平)하다고도 한다] 맛은 쓰며[苦, 달다(甘)고도 한다] 독이 없다. 다섯 가지 황달을 낫게 하며 오줌을 잘 나가게 하고 배가 붓거나 불러올라 그득한 것을 내리며 악창(惡瘡), 와창(瘑瘡), 버짐[癬], 주사비[面皶], 어린이의 홍역과 마마를 낫게 한다.

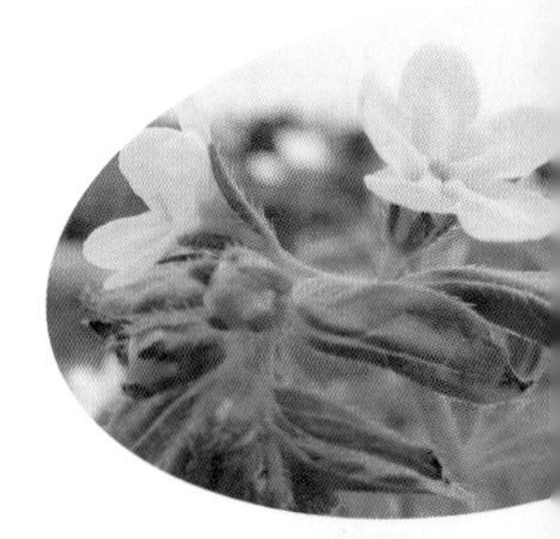
지치 꽃

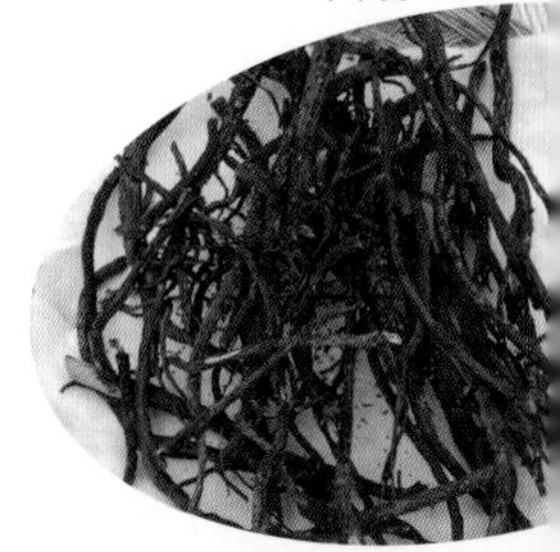
지치 뿌리 말린 것

125. 석위(石韋)

성질은 평(平)하고[약간 차다(微寒)고도 한다] 맛은 쓰고 달며[苦甘] 독이 없다. 오림(五淋)으로 포낭(胞囊)에 열이 몰려서 오줌이 나가지 않는 것과 방광에 열이 차서 오줌이 방울방울 떨어지거나 오줌 나오는 게 알기 힘든 것을 낫게 하고 오줌길을 순조롭게 한다. 무더기로 바위 위에서 자라는데 잎이 가죽과 비슷하기 때문에 석위라고 한다. 또 잎에 얼룩 점이 있는 것이 가죽과 같기 때문에 석위라고 한다.

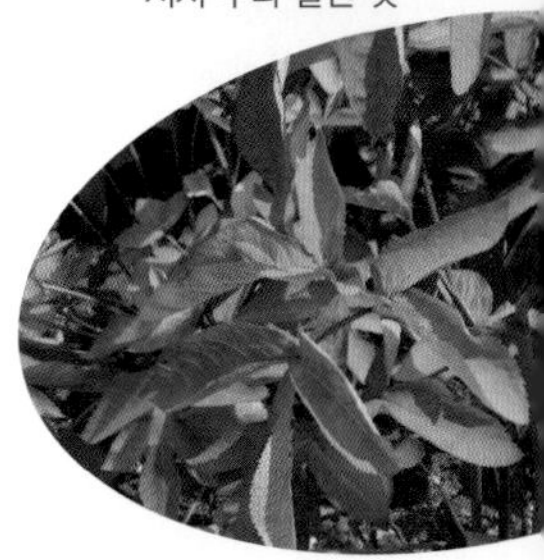
바디나물 잎

126. 전호(前胡, 바디나물 뿌리)

성질은 약간 차며[微寒] 맛은 달고 매우며[甘辛] 독이 없다. 여러 가지 허로(虛勞)로 오는 설사를 멎게 하며 모든 기병(氣病)을 치료하고 가슴과 옆구리에 담이 있어 그득한 것과 속이 트직한 것, 명치 밑에 기가 몰린 것을 낫게 한다. 담이 실한 것을 없애고 기를 내리며 기침을 멈추고 음식 맛을 나게 하며 소화를 잘 시킨다.

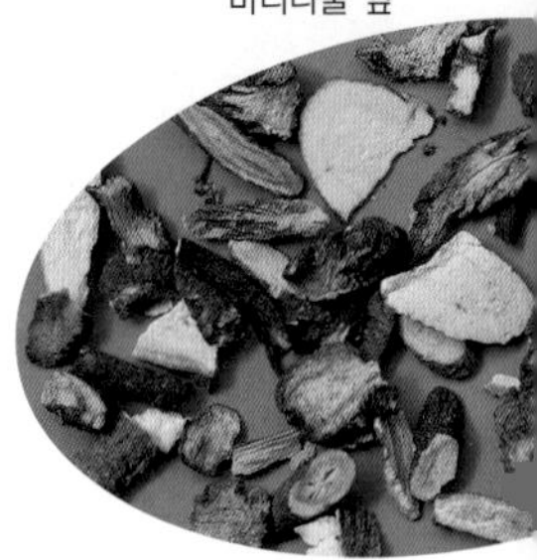
바디나물 뿌리 말린 것

127. 패장(敗醬, 마타리)

성질은 평(平)하고[약간 차다(微寒)고도 한다] 맛은 쓰고 짜며[苦鹹] 독이 없다. 어혈이 여러 해 된 것을 헤치고[破] 고름을 삭여 물이 되게 하며 또 몸 푼 뒤의 여러 가지 병을 낫게 하고 쉽게 몸을 풀게 하며 유산하게 한다. 몹시 뜨거운 열과 불에 덴 것, 창양(瘡瘍), 옴과 버짐, 단독을 낫게 하고 눈에 피가 진 것, 예장[眼障]과 예막[眼膜]이 생긴 것, 눈에 군살이 돋아난 것, 귀를 앓아 듣지 못하는 것을 낫게 한다. 또 고름을 빨아내며[排] 누공[瘻]을 아물게 한다.

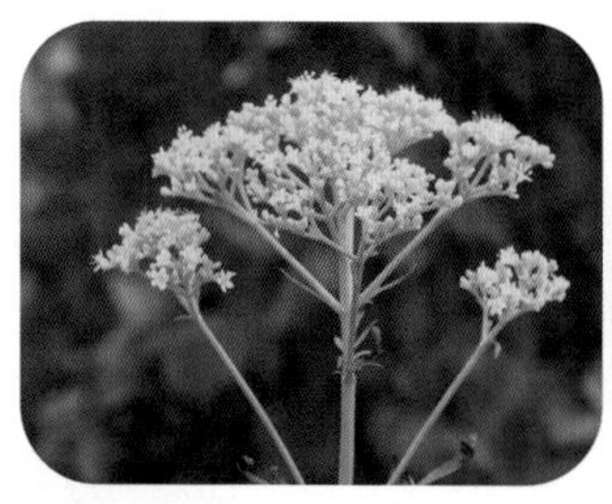

마타리 꽃

마타리 전초(뿌리 포함) 말린 것

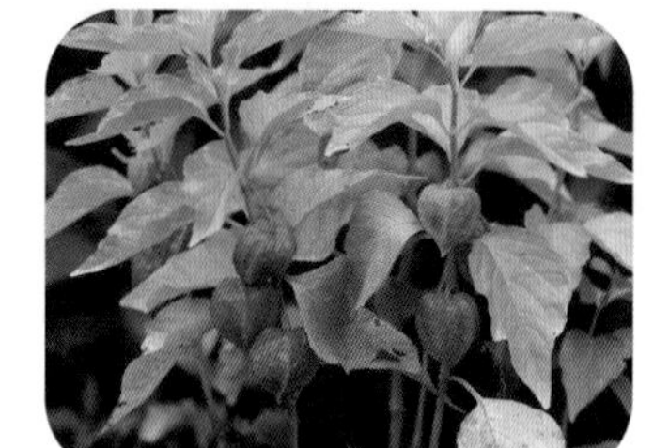

꽈리 열매와 잎

128. 산장(酸漿, 꽈리)

성질은 평(平)하고 차며[寒] 맛이 시고[酸] 독이 없다. 열로 가슴이 답답하고[煩] 그득한 것을 낫게 하고 오줌을 잘 나가게 한다. 난산에 쓰고 후비(喉痺)를 낫게 한다.

129. 백선(白鮮)

성질은 차고[寒] 맛은 쓰고 짜며[苦鹹] 독이 없다. 모든 열독풍(熱毒風), 악풍(惡風)과 풍창(風瘡), 옴과 버짐이 벌겋게 헤어지는 것[爛], 눈썹과 머리털이 빠지며 피부가 당기는 것을 낫게 한다. 열황(熱黃), 주황(酒

黃), 급황(急黃), 곡황(穀黃), 노황(勞黃)을 낫게 한다. 모든 풍비(風痺)로 힘줄과 뼈가 약해져서 굽혔다 폈다 하지 못하는 것을 낫게 한다.

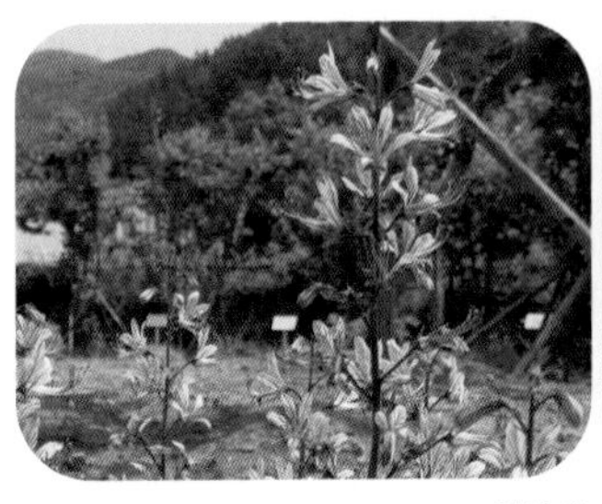

백선 꽃

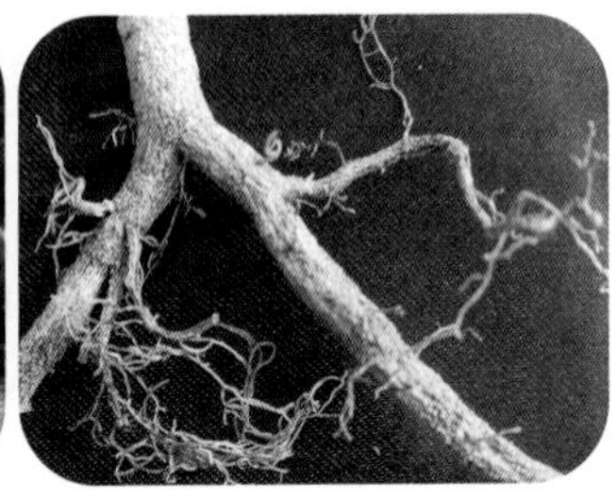

백선 뿌리

130. 고본(藁本)

성질은 약간 따뜻하고[微溫, 약간 차다(微寒)고도 한다] 맛은 맵고 쓰며[辛苦] 독이 없다. 잎은 구릿대(백지)와 비슷하며 또 궁궁이(천궁)와도 비슷하나 고본의 잎은 가늘다. 그 뿌리 위에선 싹이 돋아나지만 밑으로는 마른 것 같기 때문에 고본이라 한다.

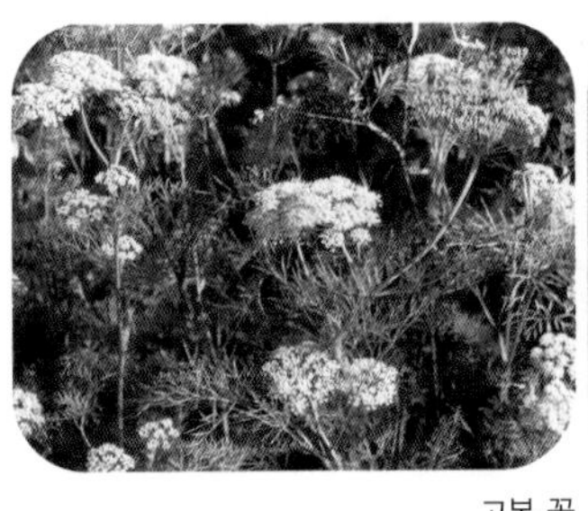

고본 꽃

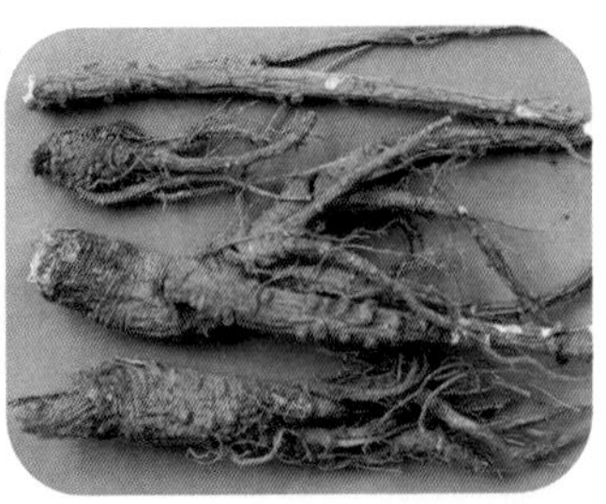

고본 뿌리

131. 비해(萆薢, 며래 뿌리, 도코로마 뿌리)

성질은 평(平)하고 맛은 쓰며 달고[苦甘] 독이 없다. 풍, 습으로 생긴 주비(周痺)와 악창이 낫지 않는 것, 냉풍으로 손발이 저리고 허리와 다리를 쓰지 못하는 것, 갑자기 허리가 아픈 것, 냉이 오랫동안 신(腎)

에 있어서 방광에 물이 쌓여 있는 것을 낫게 한다. 양위증(陽痿證)과 오줌이 나가는 줄 모르는 것을 낫게 한다.

132. 백미(白薇, 백미꽃의 뿌리)

성질은 평(平)하고[차다(寒)고도 한다] 맛은 쓰고 짜며[苦鹹] 독이 없다. 온갖 사기와 헛것에 들려[百邪鬼魅] 깜박깜박 잠들거나 사람을 알아보지 못하거나 미친 짓을 하는 것과 추웠다 열이 났다 하는 온학(溫瘧)을 낫게 한다.

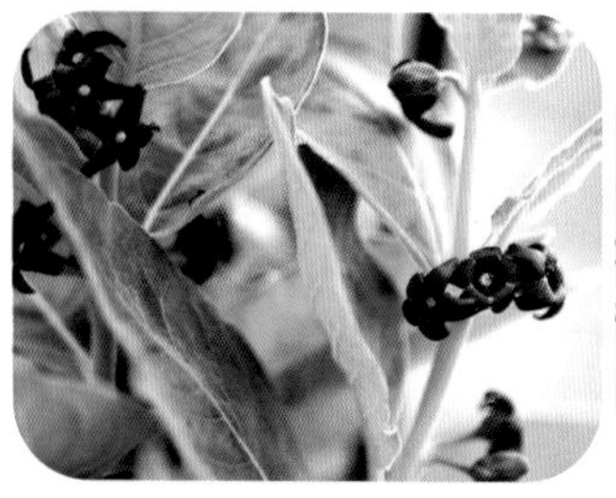

백미 꽃

백미꽃 뿌리

133. 대청(大靑)

성질은 몹시 차고[大寒] 맛은 쓰며[苦] 독이 없다. 돌림열병[天行熱疾]과 높은 열, 입안이 헌 것, 열독풍(熱毒風)과 가슴이 안타깝게 답답하고 갈증이 나는 것[心煩悶渴], 광물성 약중독[金石藥毒]을 낫게 하며 겸하여 종독(腫毒)에 바른다.

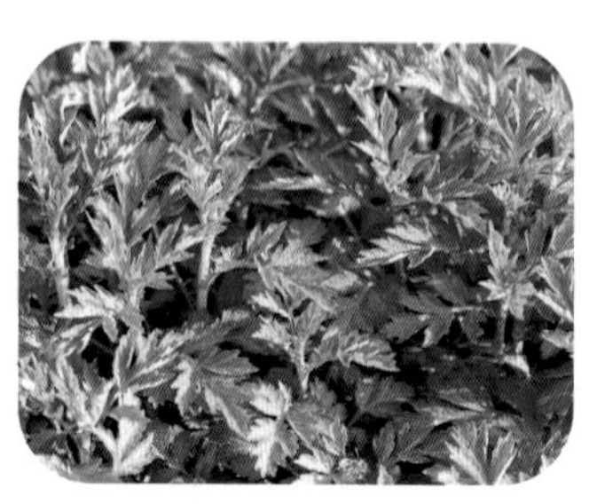

쑥 잎

134. 애엽(艾葉, 약쑥 잎)

성질은 따뜻하고[溫, 열(熱)하다고도 한다] 맛은 쓰며[苦] 독이 없다. 오랜 여러 가지 병과 부인의 붕루(崩漏)

를 낫게 하여 안태(安胎)시키고 복통을 멎게 하며 적리(赤痢)와 백리(白痢)를 낫게 한다. 오장치루(五藏痔瘻)로 피를 쏟는 것[瀉血]과 하부의 익창(䘌瘡)을 낫게 하며 살을 살아나게 하고 풍한을 헤치며 임신하게 한다.

135. 애실(艾實, 약쑥 씨)

눈을 밝게 하고 모든 헛것에 들린 것을 낫게 하며 양기(陽氣)를 세게 하고 신[水藏]과 허리와 무릎을 튼튼하게 하고 자궁을 따뜻하게 한다.

136. 악실(惡實, 우엉 씨)

성질은 평(平)하고[따뜻하다(溫)고도 한다] 맛은 매우며[辛, 달다(甘)고도 한다] 독이 없다. 눈을 밝게 하고 풍에 상한 것을 낫게 한다.

137. 악실근경(惡實根莖, 우엉 뿌리와 줄기)

상한이나 중풍으로 얼굴이 부은 것과 소갈(消渴)과 중열(中熱)을 낫게 한다.

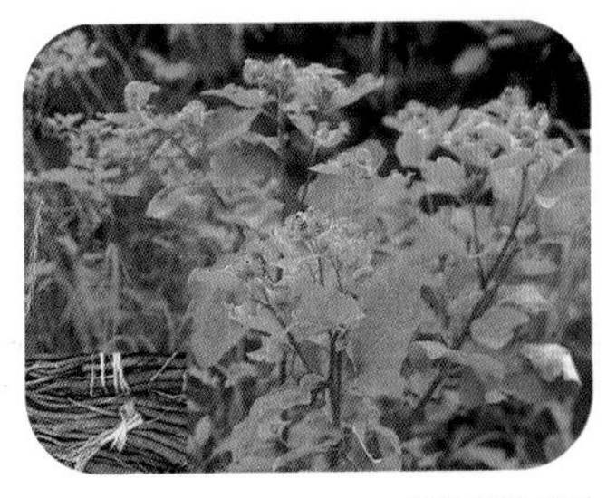
우엉 잎과 줄기

138. 수평(水萍)

성질은 차고[寒] 맛은 맵고 시며[辛酸] 독이 없다. 열독, 풍열병, 열로 미친 것, 화기로 붓고 독이 뻗치는 것[腫毒], 끓는 물이나 불에 덴 것, 풍진(風疹), 갑자기 나는 열, 몸이 가려운 것을 낫게 한다. 수기(水氣)를 내리며 술에 취하지 않게 하고 수염과 머리털을 자라게 하며 소갈을 낫게 한다.

139. 부평(浮萍, 개구리밥)

불에 덴 것을 낫게 하고 얼굴의 주근깨를 없애며 부종을 내리고 오줌

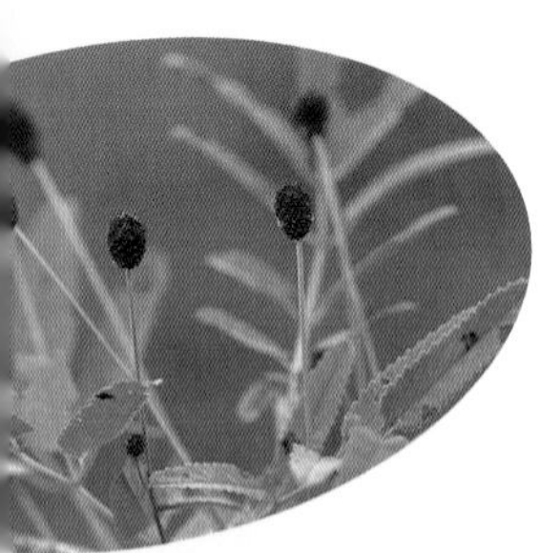
오이풀 꽃

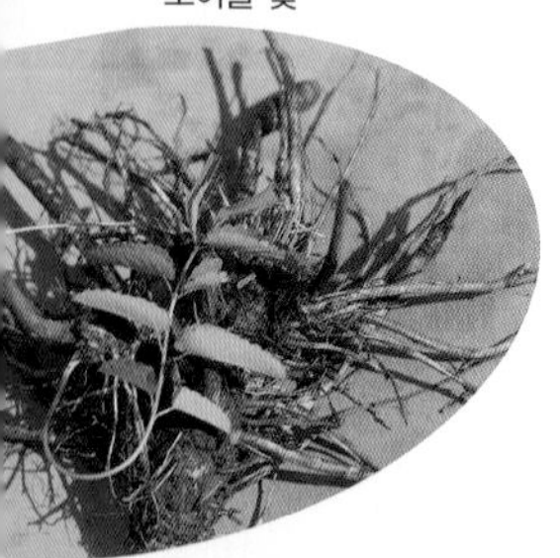
오이풀 뿌리

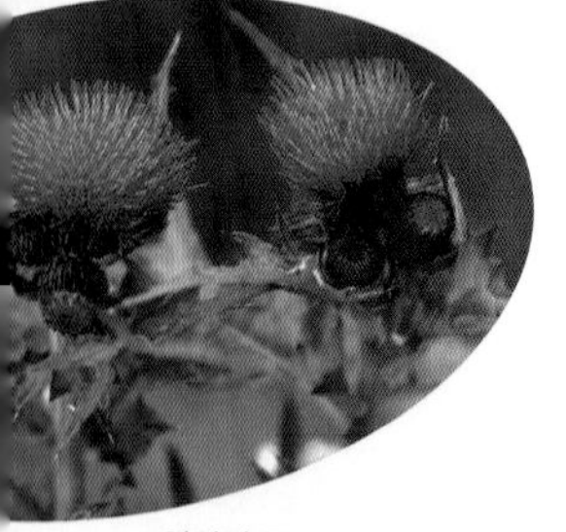
엉겅퀴 꽃

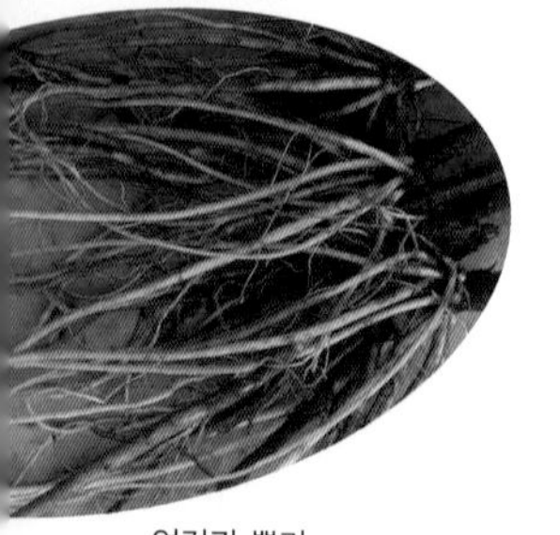
엉겅퀴 뿌리

을 잘 나가게 한다. 이것은 개천에 있는 작은 수평이다. 열병을 낫게 하는데 역시 땀을 낼 수 있으며 효과가 아주 좋다.

140. 왕과(王瓜, 주먹참외)

성질은 차고[寒, 평(平)하다고도 한다] 맛은 쓰며[苦] 독이 없다. 혈맥을 잘 통하게 하며 돌림열병[天行熱疾], 주황병(酒黃病)에 몹시 열이 나고 가슴이 답답한 것을 낫게 한다. 소갈을 멎게 하고 어혈을 삭게 하며 옹종(癰腫)을 삭아지게 하고 유산시키며 젖이 나게 한다.

141. 왕과자(王瓜子, 주먹참외 씨)

심폐(心肺)를 눅여주고[潤] 황달을 낫게 하는 데는 생것을 쓰고 폐위(肺痿)로 피를 토하며 장풍으로 피를 쏟는 것과 적백이질을 낫게 하는 데는 볶아[炒] 쓴다.

142. 지유(地榆, 오이풀 뿌리)

성질은 약간 차며[微寒, 평(平)하다고도 한다] 맛은 쓰고 달고 시며[苦甘酸] 독이 없다. 부인의 칠상(七傷), 대하, 몸 푼 뒤에 어혈로 아픈 것을 낫게 한다. 혈리(血痢)를 멈추고 고름을 빨아내며[排] 쇠붙이에 다친 것을 낫게 한다.

143. 대계(大薊, 엉겅퀴)

성질은 평(平)하고 맛은 쓰며[苦] 독이 없다. 어혈이 풀리게 하고 피를 토하는 것, 코피를 흘리는 것을 멎게 하며 옹종과 옴과 버짐을 낫게 한다. 여자의 적백대하를 낫게 하고 정(精)을 보태주며 혈을 보한다.

144. 소계(小薊, 조뱅이)

성질은 서늘하고[凉] 독이 없다. 열독풍을 낫게 하고 오래된 어혈을 헤치며[破] 출혈을 멎게 하고 갑자기 피를 쏟거나 혈붕(血崩), 쇠붙이에 다쳐 피가 나오는 것을 멈춘다. 거미, 뱀, 전갈의 독을 풀어준다.

145. 택란(澤蘭, 쉽싸리)

성질은 약간 따뜻하고[微溫] 맛은 쓰고 달며[苦甘, 맵다(辛)고도 한다] 독이 없다.

산전산후의 여러 가지 병과 몸 푼 뒤의 복통과 아이를 자주 낳아서 혈기가 쇠약하고 차서 허로병이 생겨 바짝 여윈 것, 쇠붙이에 다친 것, 옹종을 낫게 하며 타박상으로 생긴 어혈을 삭게 한다.

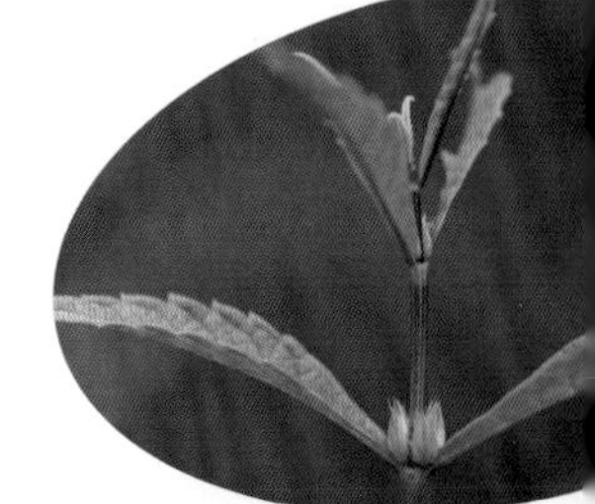

쉽싸리 잎과 줄기

146. 방기(防己)

성질은 평(平)하고 따뜻하며[溫] 맛은 맵고 쓰며[辛苦] 독이 없다. 풍, 습으로 입과 얼굴이 비뚤어진 것, 손발이 아픈 것, 온학과 열기를 낫게 하며 대소변을 잘 나가게 하고 수종(水腫), 풍종(風腫), 각기(脚氣)를 낫게 한다.

방광열을 없애며 옹종에 심하게 멍울이 진 것을 삭이고 여러 가지 와창(瘑瘡), 옴과 버짐, 충창(蟲瘡)에 쓴다.

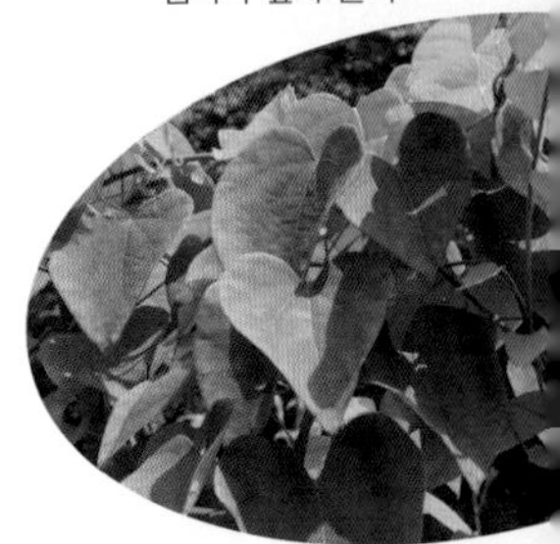

방기 잎

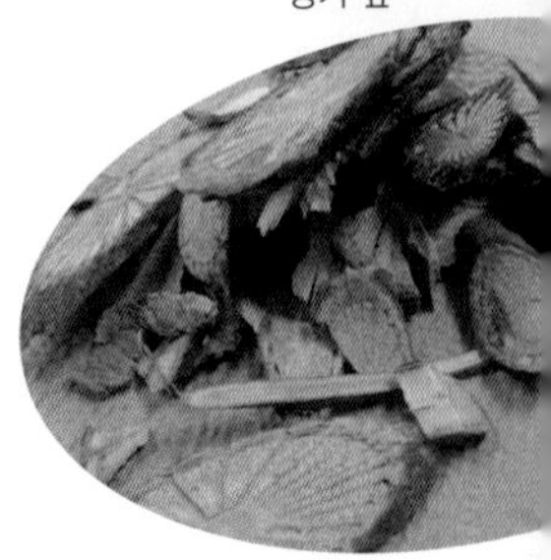

방기 뿌리 말린 것

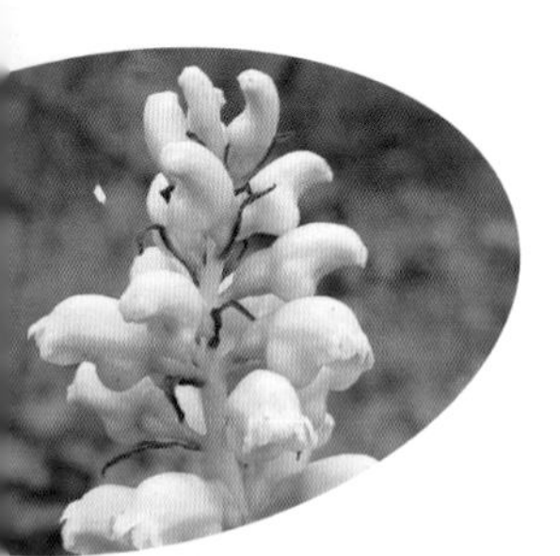
천마 꽃

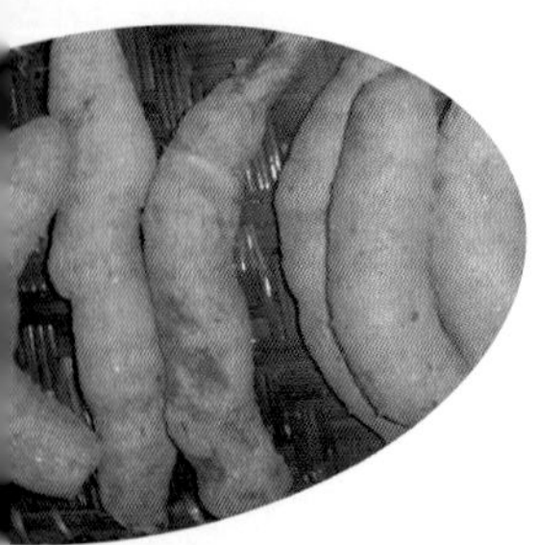
천마 뿌리

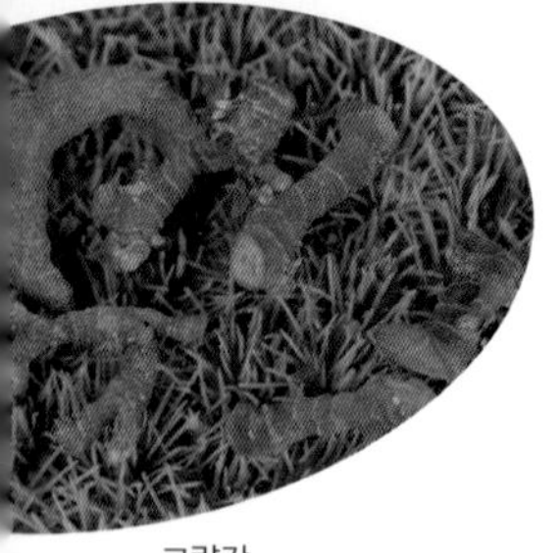
고량강

147. 천마(天麻)

성질은 평(平)하고[차다(寒)고도 한다] 맛은 쓰며[苦, 달다(甘)고도 한다] 독이 없다. 여러 가지 풍습비(風濕痺)와 팔다리가 오그라드는 것[攣], 어린이 풍간(風癎)과 경풍(驚風)을 낫게 하며 어지럼증과 풍간으로 말이 잘 되지 않는 것과 잘 놀라고 온전한 정신이 없는 것을 치료한다. 힘줄과 뼈를 튼튼하게 하며 허리와 무릎을 잘 쓰게 한다.

148. 아위(阿魏)

성질은 따뜻하고[溫, 열(熱)하다고도 한다] 맛은 매우며[辛] 독이 없다. 노채[傳尸]를 낫게 하며 사귀(邪鬼)를 없앤다. 징가[癥]와 적취[積]를 삭이며 학질[瘧]을 낫게 하고 여러 가지 잔 벌레를 죽인다. 아위 자체에서 냄새가 몹시 나면서 나쁜 냄새를 없애는 묘한 약이다.

149. 고량강(高良薑, 양강)

성질은 약간 열하고[微熱] 맛은 맵고 쓰며[辛苦] 독이 없다. 위(胃) 속에서 냉기가 치미는 것과 곽란으로 토하고 설사하는 것을 낫게 한다. 복통을 멎게 하고 설사, 이질[痢]을 낫게 하며 묵은 식체[宿食]를 내려가게 하고 술독을 풀어준다.

150. 백부근(白部根)

성질은 약간 따뜻하고[微溫] 맛은 달며[甘] 독이 없다(조금 독이 있다고도 한다). 폐열로 기침하고 숨이 가쁜 것을 낫게 한다. 폐를 눅여주고 보하며 노채[傳尸]와 골증로(骨蒸勞)를 치료한다. 회충, 촌백충, 요충을 죽이고 파리와 하루살이도 죽인다.

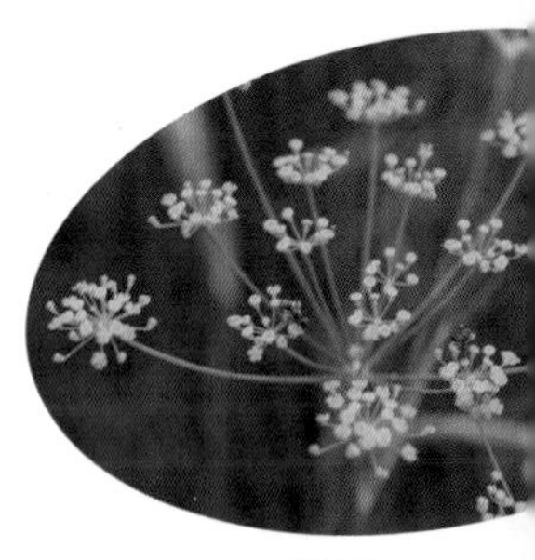
회향 꽃

151. 회향(茴香)

성질은 평(平)하고 맛은 매우며[辛] 독이 없다. 음식을 잘 먹게 하며 소화를 잘 시키고 곽란과 메스껍고 배 속이 편안치 못한 것을 낫게 한다. 신로(腎勞)와 퇴산(㿉疝), 방광이 아픈 것, 음부가 아픈 것을 낫게 한다. 또 중초(中焦)를 고르게 하고 위(胃)를 덥게[煖] 한다. 또 한 가지 종류는 팔각회향(八角茴香)인데 성질과 맛이 조열(燥熱)하며 주로 요통에 쓴다.

152. 관동화(款冬花)

성질은 따뜻하고[溫] 맛은 맵고 달며[辛甘] 독이 없다. 폐를 눅여주고 담을 삭이며 기침을 멎게 하고 폐위(肺痿)와 폐옹(肺癰)으로 피고름을 뱉는 것을 낫게 하고 번열을 없애며 허로를 보한다.

153. 홍남화(紅藍花, 잇꽃)

성질은 따뜻하고[溫] 맛은 매우며[辛] 독이 없다. 몸 푼 뒤의 혈훈(血暈)과 배 속에 궂은 피[惡血]가 다 나가지 못하여 쥐어 트는 듯이 아픈 데와 태아가 배 속에서 죽은 데 쓴다. 지금의 홍화(紅花)이다.

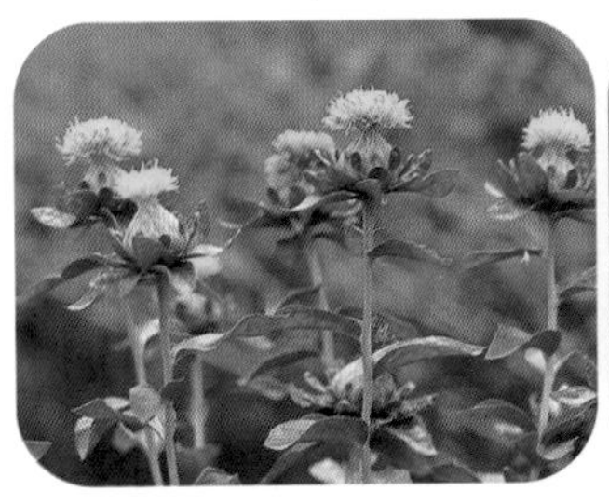
잇꽃

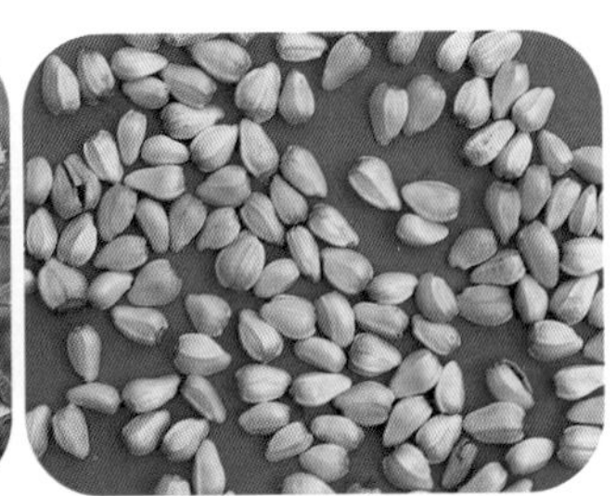
잇꽃 씨

홍화차

| 효능 | 한방에서 부인병, 통경, 복통에 사용. 특히 홍화는 생리불순 치료약으로 널리 이용

| 꽃의 이용 |

이른 아침 이슬에 젖었을 때 꽃을 따서 말린 것을 홍화라고 한다. 홍화 꽃잎에는 물에 녹지 않는 카르타민(carthamin), 물에 잘 녹는 사플라워 옐로(safflower yellow)라는 물질이 들어 있다. 천을 붉게 염색하거나 붉은색 화장품의 원료로 이용되는 것이 카르타민이고 약용으로의 효과는 사플라워 옐로에 의한 것이다.
꽃잎은 여성의 생리통, 냉증 등에 이용되고 있다. 홍화차는 부인병은 물론 정혈, 냉습, 울혈 등에도 효과가 있다. 눈의 충혈, 급성결막염, 다래끼 등이 있을 때 눈에 생긴 열을 내려 소염 작용을 한다. 셀레늄 성분이 있어 기억력을 증진시키고 치매를 예방하는 효과가 있다. 혈액순환을 통해 피부를 건강하게 한다. 콜레스테롤 수치를 내려주고, 동맥경화도 개선한다. 꽃은 활혈, 통경, 하담, 지통의 효능이 있고, 무월경, 복중경결, 난산, 어혈에 의한 통증, 옹종, 타박상을 치료한다. 꽃에는 사플라워 옐로, 카르타민, 사플로민 A(safflomine A), 2-하이드록시악틴(2-hydroxyarctin)이 함유되어 있다.
차색은 진한 노란색이다. 맛은 약간 쓴맛이 나지만 오렌지색의 꽃과 초록색 꽃받침이 예쁘게 피어오르는 것이 아름답다.

| 채취 시기와 방법 |

꽃이 노란색에서 붉은색으로 변할 때 채취해서 말려 사용한다.

| 꽃차 만드는 방법 |

① 홍화를 깨끗이 씻어 물기가 빠지면 꿀이나 설탕과 혼합하여 재워둔다.
② 홍화 3g에 뜨거운 물을 붓고 5분 정도 우려내서 마신다.
③ 하루 2회 정도 마시면 좋다.

| 차로 마신 후 꽃 이용법 |

재탕하여 마신다.

| 복용 시 주의할 점 |

홍화는 자궁의 수축을 강하게 돕는 작용이 있어 임신부의 복용을 금한다. 생리 중에도 복용하지 않는다. 많은 양을 한 번에 복용하는 것도 금한다.

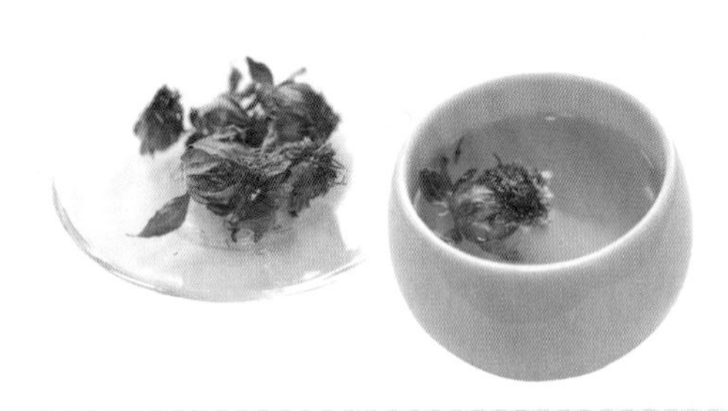

154. 홍남묘(紅藍苗, 잇꽃 싹)

짓찧어서 유종(遊腫)에 붙인다.

155. 홍남자(紅藍子, 잇꽃 씨)

마마와 홍역 때 구슬과 꽃이 시원히 돋지 않는 것을 나오게 한다.

156. 연지(臙脂)

어린이의 귀앓이[聤耳]를 낫게 한다.

157. 필발(蓽撥, 필발 열매)

성질은 몹시 따뜻하며[大溫] 맛은 맵고[辛] 독이 없다. 위(胃)가 찬 것을 없애고 음산(陰疝)과 현벽(痃癖)을 낫게 한다. 곽란(霍亂), 냉기(冷氣)와 혈기(血氣)로 가슴이 아픈 것을 낫게 하고 음식을 삭게 하며 비린 냄새를 없앤다.

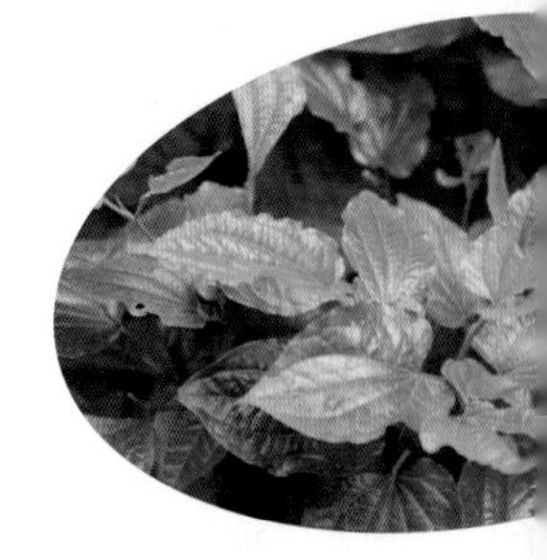
필발

158. 나마자(羅摩子, 새박덩굴 씨)

성질은 따뜻하며[溫] 맛은 달고 매우며[甘辛] 독이 없다. 허로를 치료하는 데 잘 보한다.

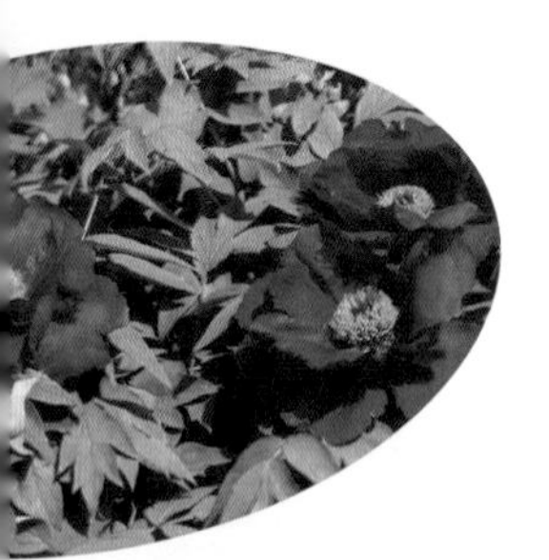
모란 꽃

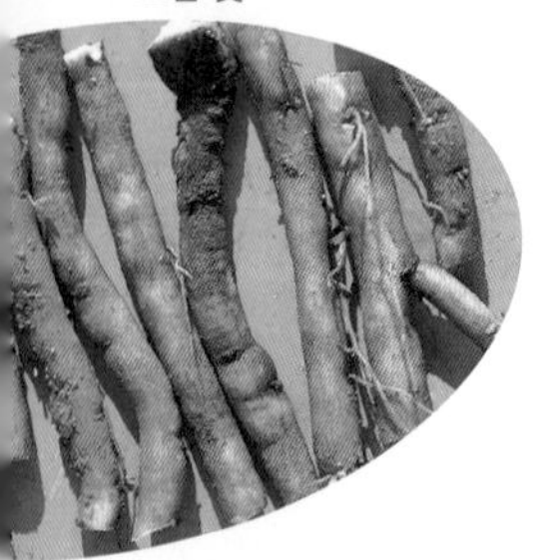
모란 뿌리

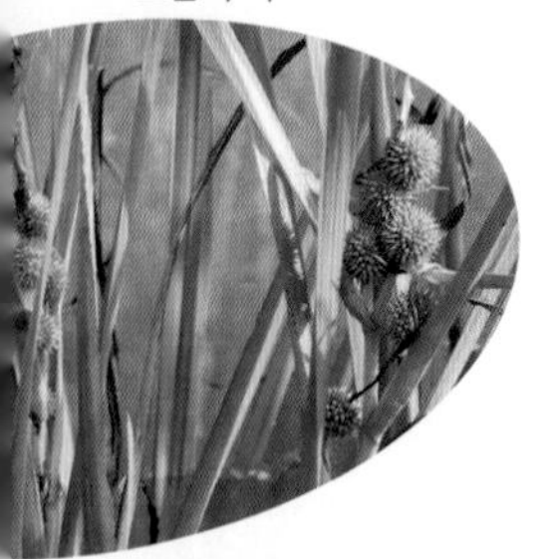
흑삼릉의 줄기와 열매

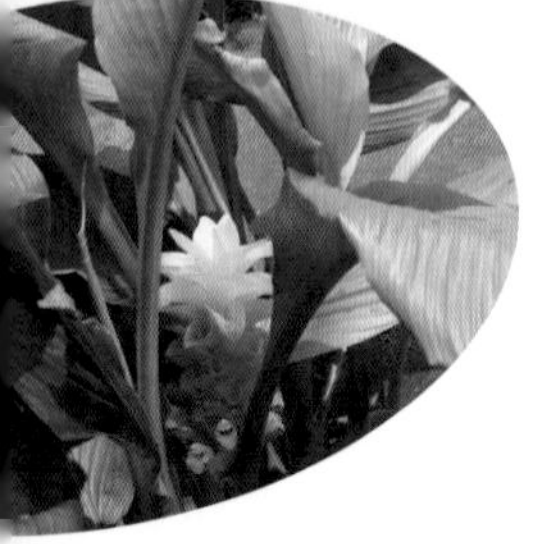
강황 꽃과 잎

159. 목단(牧丹, 모란 뿌리)

성질은 약간 차며[微寒] 맛은 쓰고 매우며[苦辛] 독이 없다. 딴딴한 징가(癥瘕)와 어혈(瘀血)을 없애고 여자의 월경이 없는 것과 피가 몰린 것[血瀝], 요통을 낫게 하며 유산시키고 태반을 나오게 하며 몸 푼 뒤의 모든 혈병(血病), 기병(氣病), 옹창(癰瘡)을 낫게 한다. 고름을 빨아내고 타박상의 어혈을 삭게 한다.

160. 삼릉(三稜, 흑삼릉 뿌리)

징가와 덩이진 것을 헤치고 부인의 혈적(血積)을 낫게 하며 유산을 시키고 월경을 잘하게 하며 궂은 피[惡血]를 삭게[消] 한다. 몸 푼 뒤의 혈훈(血暈), 복통과 궂은 피가 내려가지 않는 데 쓰며 다쳐서 생긴 어혈을 삭게 한다.

161. 강황(薑黃)

성질은 열(熱)하며 맛은 맵고 쓰며[辛苦] 독이 없다. 징가(癥瘕)와 혈괴(血塊), 옹종(癰腫)을 낫게 하며 월경을 잘하게 한다. 다쳐서 어혈이 진 것을 삭게 한다. 냉기를 헤치고 풍을 없애며 기창(氣脹)을 삭게 한다. 효과가 울금(鬱金)보다 센데 썰어서 식초에 축여 볶아 쓴다.

162. 울금(鬱金)

성질은 차며[寒] 맛은 맵고 쓰며[辛苦] 독이 없다. 혈적(血積)을 낫게 하며 기를 내리고 혈림과 피오줌을 낫게 하며 쇠붙이에 다친 것과 혈기로 가슴이 아픈 것[心痛]을 낫게 한다[본초]. 울금은 몹시 향기롭지 않으나 그 기운이 가볍고 날쌔어[揚] 술 기운을 높은 데로 올라가게 하고 신(神)을 내려오게 한다. 옛사람들은 몰리고 막혀서 잘 헤쳐지지 않는 데 울금을 썼다.

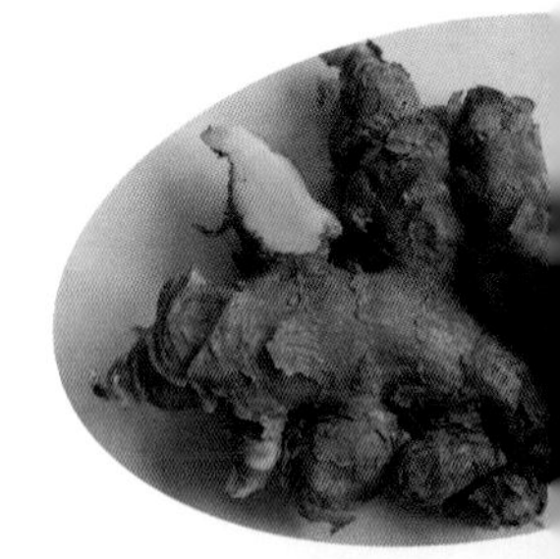
강황 뿌리

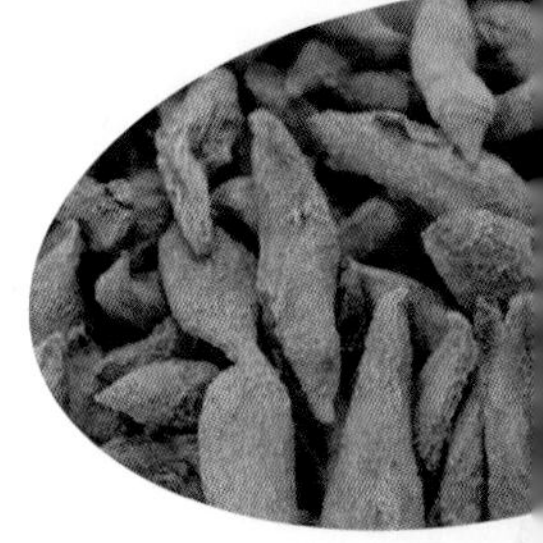
울금 덩이뿌리

163. 노회(盧薈, 알로에)

성질은 차고[寒] 맛은 쓰며[苦] 독이 없다. 어린이의 오감(五疳)을 낫게 하고 삼충(三蟲)을 죽이며 치루(痔瘻)와 옴과 버짐, 어린이가 열이 나면서 놀라는 것을 낫게 한다.

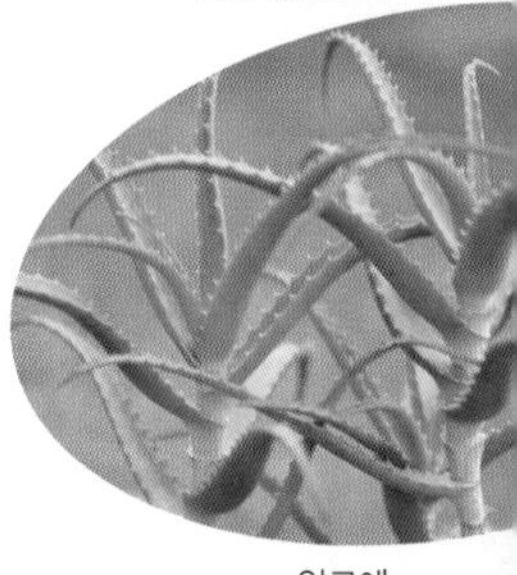
알로에

164. 현호색(玄胡索)

성질은 따뜻하고[溫] 맛은 매우며[辛, 쓰다(苦)고도 한다] 독이 없다. 몸 푼 뒤에 어혈로 생긴 여러 가지 병을 낫게 한다. 월경이 고르지 못한 것, 배 속에 있는 결괴(結塊), 붕루, 몸 푼 뒤 혈훈(血暈)을 낫게 한다. 다쳐서 생긴 어혈을 삭게 하고 유산시키며 징벽(癥癖)을 삭이고 어혈을 헤친다. 기병(氣病)과 가슴앓이와 아랫배가 아픈 것을 낫게 하는 데 효과가 좋다.

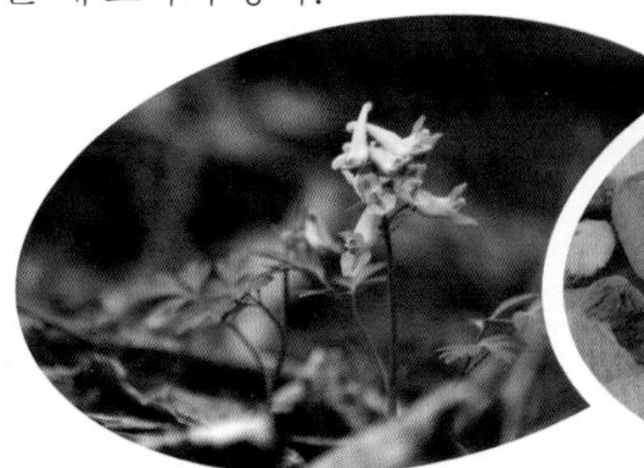
현호색 꽃

현호색 덩이뿌리 말린 것

165. 육두구(肉豆蔲)

성질은 따뜻하고[溫] 맛은 맵고[辛, 쓰다(苦)고도 한다] 독이 없다. 중초를 고르게 하고 기를 내리며 설사와 이질을 멈추게 하고 음식 맛이 나게 하며 소화도 잘 시킨다. 또 어린이가 젖을 토하는 것을 낫게 한다.

육두구

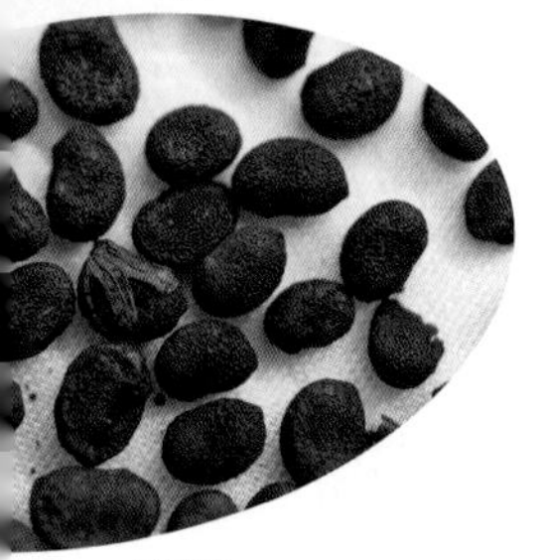

보골지

166. 보골지(補骨脂)

성질은 몹시 따뜻하고[大溫] 맛은 매우며[辛, 쓰다(苦)고도 한다] 독이 없다. 허로(虛勞), 손상(損傷)으로 골수(骨髓)가 줄어들고 신(腎)이 차서 정액이 저절로 나오고 허리가 아프며 무릎이 차고 음낭이 축축한 것을 낫게 한다. 오줌이 많이 나오는 것을 좋게 하고 배 속이 찬 것을 낫게 하며 음경이 잘 일어나게 한다. 일명 파고지(破故紙)라고도 하는데 씨가 삼씨[麻子]같이 둥글고 납작하면서 검다.

167. 영릉향(零陵香)

성질은 평(平)하고 따뜻하다[溫]고 한다. 맛은 달며[甘, 맵다(辛)고도 한다] 독이 없다. 악기(惡氣)와 시주[疰]로 명치 아래와 복통을 낫게 하며 몸에서 향기를 풍기게 한다.

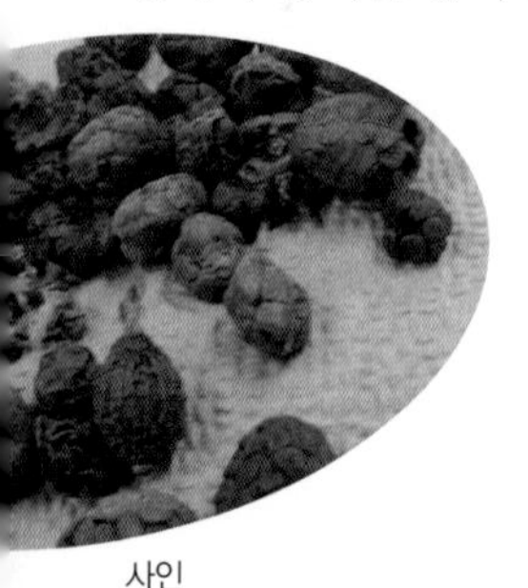

사인

168. 축사밀(縮砂蜜, 사인)

성질은 따뜻하고[溫] 맛은 매우며[辛] 독이 없다. 모든 기병[氣]과 명치 아래와 배가 아프며 음식에 체하여 소화되지 않는 것과 설사와 적백이질을 낫게 한다. 비위(脾胃)를 덥게[煖] 하며 태동[胎]으로 통증을 멈추고 곽란을 낫게 한다. 모양은 백두구와 비슷한데 약간 검은 것은 익지인과 비슷하다. 음력 7~8월에 받는다[본초]. 또한 사인(砂仁)이라고도 한다. 약한 불에 고소하게 볶아 손으로 비벼 껍질을 버리고 속씨만 받아 짓찧어서 쓴다.

169. 호황련(胡黃連)

성질은 차고[寒] 맛은 쓰며[苦] 독이 없다. 골증(骨蒸)과 허로열(虛勞熱)을 낫게 하고 간담(肝膽)을 보하며 눈을 밝게 하고 어린이가 오랜 이질로 감질(疳疾)이 된 것과 경간(驚癎), 부인의 임신중 열과 남자의 번열(煩熱)을 낫게 한다.

170. 홍두구(紅豆蔻)

성질은 따뜻하고[溫] 맛은 매우며[辛, 쓰다(苦)고도 한다] 독이 없다. 물 같은 설사를 하며 복통과 곽란으로 신물을 토하는 것을 낫게 하고 술독을 풀어주며 산람장기 독을 없앤다.

171. 봉아출(蓬莪朮, 봉출)

성질은 따뜻하고[溫] 맛은 쓰며 맵고[苦辛] 독이 없다. 모든 기를 잘 돌게 하고 월경을 잘하게 하며 어혈을 풀리게 하고 명치 아래와 복통을 멎게 한다. 현벽(痃癖)을 삭이고 분돈(奔豚)을 낫게 한다.

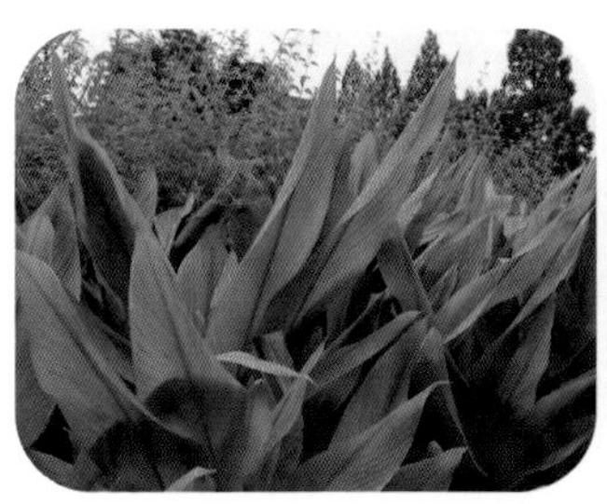

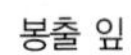
봉출 잎

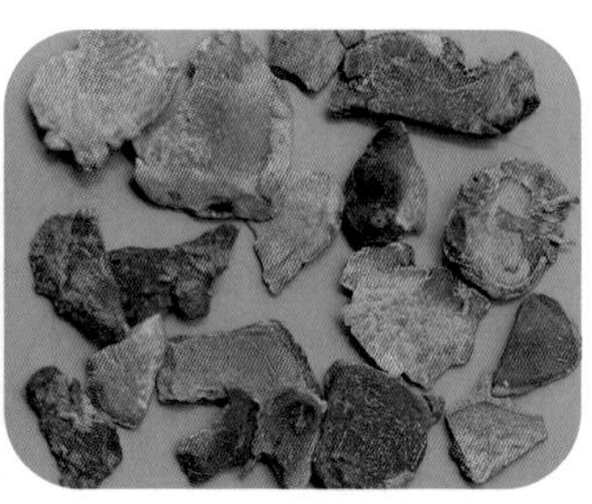

봉출 뿌리 말린 것

172. 홍초(葒草)
성질은 약간 차고[微寒] 맛은 짜며[鹹] 독이 없다. 소갈(消渴)과 각기(脚氣)를 낫게 한다.

173. 감송향(甘松香)
성질은 따뜻하고[溫] 맛은 달며[甘] 독이 없다. 명치 아래와 복통을 낫게 하며 기를 내린다.

174. 원의(垣衣, 담 위의 이끼)
성질은 서늘하고[冷] 맛은 시며[酸] 독이 없다. 황달과 속이 답답한 것과 장위(腸胃)에 갑자기 센 열이 있는 것을 낫게 한다. 오래된 담장의 북쪽 그늘진 곳에 있는 푸른 이끼이다.

175. 지의(地衣, 땅에 낀 이끼)
성질은 서늘하고[冷] 약간 독이 있다. 갑자기 가슴앓이가 생긴 것과 중악(中惡)을 낫게 한다. 이는 음습한 땅에 햇볕이 쪼여 생기는 이끼이다.

176. 정중태(井中苔, 우물 속의 이끼)
성질은 몹시 차며[大寒] 열창(熱瘡), 칠창(漆瘡), 수종(水腫)을 낫게 한다.

177. 사초근(莎草根, 향부자)
성질은 약간 차고[微寒] 맛은 달며[甘] 독이 없다. 기를 세게 내리고 가슴속의 열을 없앤다. 오래 먹으면 기를 보하고 기분을 좋게 하며 속이 답답한 것을 풀어준다.
통증을 멈추며 월경을 고르게 하고 오랜 식체를 삭게 한다. 사초의 뿌리에 달린 대추씨 같은 것을 향부자라 하고 또한 작두향(雀頭香)이라고 한다. 음력 2월, 8월에 캔다.

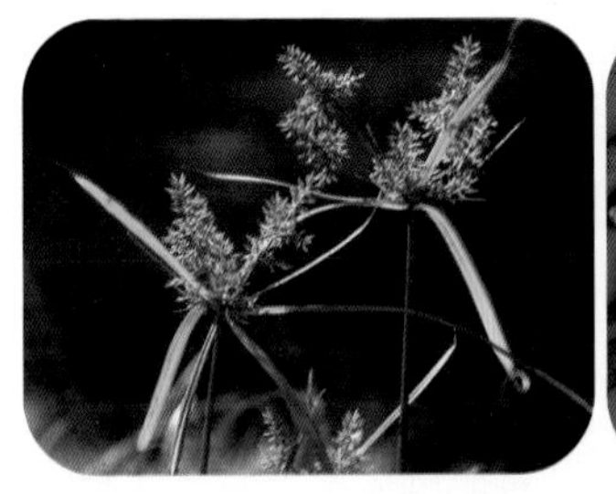

향부자 꽃과 줄기

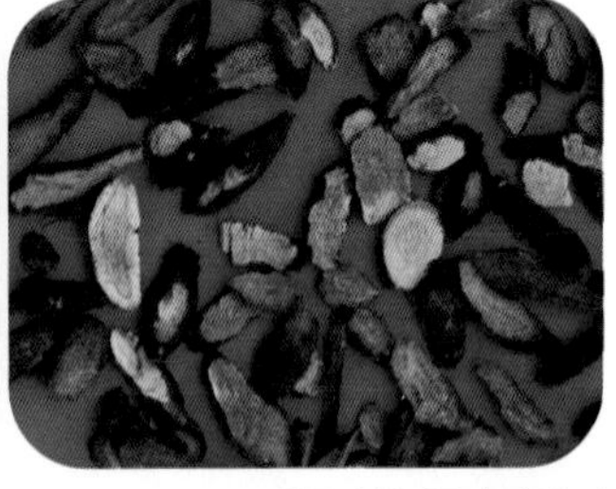

향부자 뿌리줄기 말린 것

178. 옥유(屋遊)

갈증을 멎게 하고 소장과 방광의 기를 잘 돌게 한다. 성질은 차고[寒] 맛은 달다[甘]. 오래된 지붕의 북쪽 그늘 쪽에 생긴 푸른 이끼이다.

179. 모향화(茅香花)

성질은 따뜻하고[溫] 맛은 쓰며[苦] 독이 없다. 피를 토하는 것, 코피가 나는 것을 멎게 하고 구창(灸瘡)과 쇠붙이에 다친 데 붙이면 피와 통증이 멎는다.

180. 예장(鱧腸)

성질은 평(平)하고 맛은 달며[甘] 시고[酸] 독이 없다. 혈리나 침자리나 뜸자리가 헌 것이 터져서 피가 계속 나오는 것을 낫게 한다. 수염과 머리털을 자라게 하고 모든 헌데에 붙인다.

181. 사군자(使君子)

성질은 따뜻하고[溫] 맛은 달며[甘] 독이 없다. 어린이의 오감(疳)을 낫게 하며 벌레를 죽이고 설사와 이질을 멎게 한다. 처음에 곽사군(郭使君)이 어린이병을 낫게 하는 데 흔히 썼다 하여 이름을 사군자라고 한 것이다.

182. 백두구(白豆蔻)

성질은 몹시 더우며[大溫] 맛은 맵고[辛] 독이 없다. 냉적(冷積)을 낫게 하고 구토와 반위증(反胃證)을 멎게 하며 음식을 삭게 하고 기를 내리게 한다.

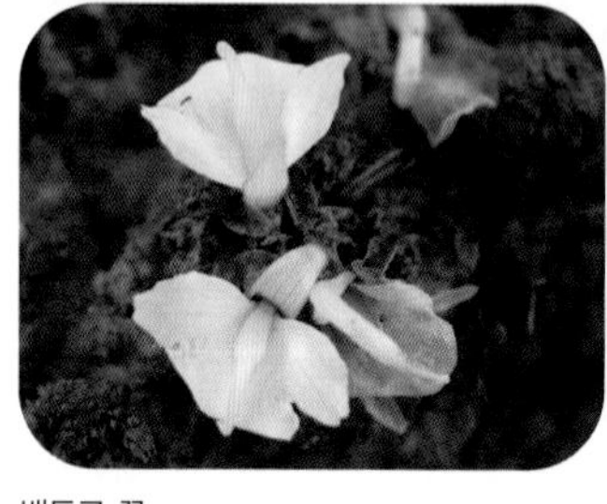
백두구 꽃

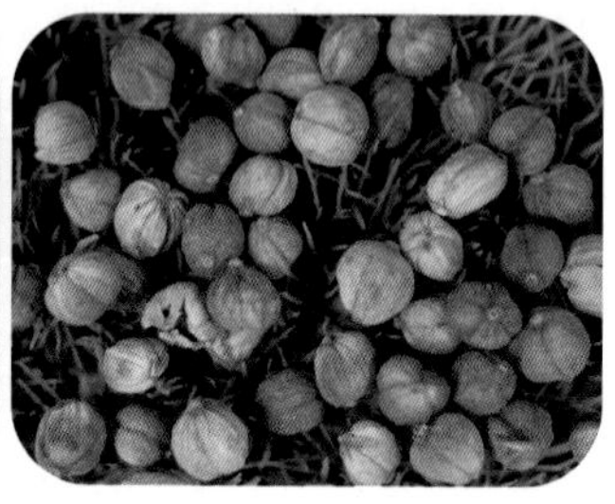
백두구 약재

183. 부자(附子, 오두의 자근)

성질은 몹시 열하고[大熱] 맛은 맵고 달며[辛甘] 독이 많다. 삼초를 보하고 궐역(厥逆)과 육부(府)에 있는 한랭과 한습으로 위벽증(痿躄證)이 생긴 것을 낫게 한다. 유산시키는 데는 모든 약 가운데서 가장 좋다. 오두(烏頭), 오훼(烏喙), 천웅(天雄), 부자(附子), 측자(側子)가 다 한 가지 식물이다. 모양이 까마귀 대가리 같은 것을 오두라 하고 두 가닥 진 것은 오훼라 한다. 가늘고 길이가 3~4치 되는 것을 천웅이라 하며 뿌리 곁에 토란과 같이 붙어 있는 것을 부자라 한다. 곁에 연달아 난 것을 측자라고 한다. 이 다섯 가지 약은 같은 데 생기는데 이름만 다르다[본초]. 감초, 인삼, 생강을 배합하면 그 독이 없어진다.

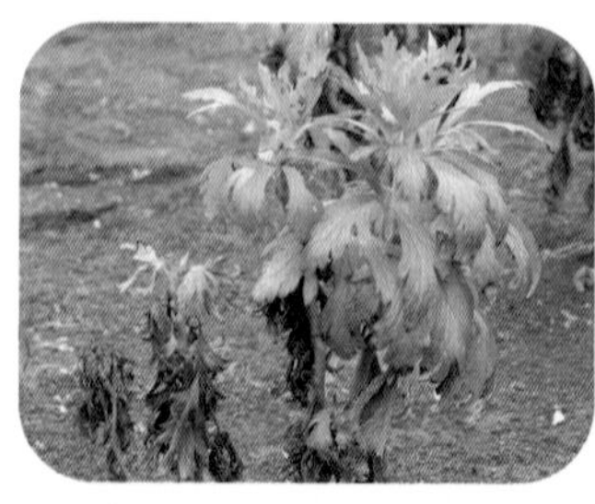
오두 전초

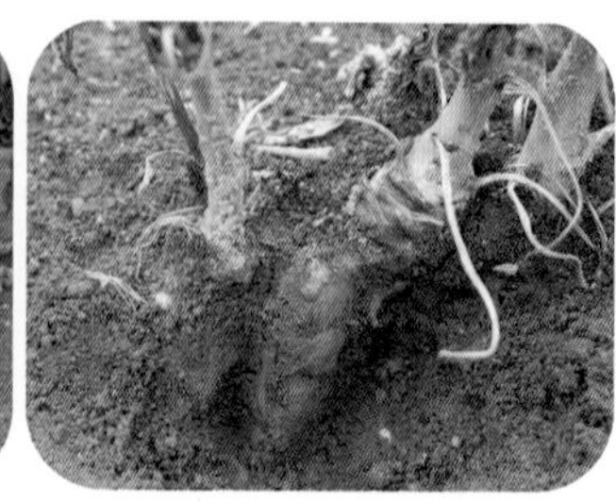
오두 뿌리

184. 오두(烏頭)

성질은 몹시 열하고[大熱] 맛은 맵고 달며[辛甘] 독이 없다. 풍, 한, 습으로 생긴 비증(痺證)을 낫게 하고 가슴에 있는 냉담(冷痰)을 삭게 하며 명치 아래가 몹시 아픈 것을 멎게 하고 적취(積聚)를 헤치며 유산시킨다.

185. 천웅(天雄)

성질은 몹시 열하고[大熱] 맛은 맵고 달며[辛甘] 독이 많다. 풍, 한, 습으로 생긴 비증과 역절통(歷節痛)을 낫게 하며 힘줄과 뼈를 튼튼하게 한다. 또 몸을 가볍게 하며 걸음을 잘 걷게 하고 뼈가 아픈 것[骨間痛]을 없애고 적취를 헤친다. 또한 유산시킨다.

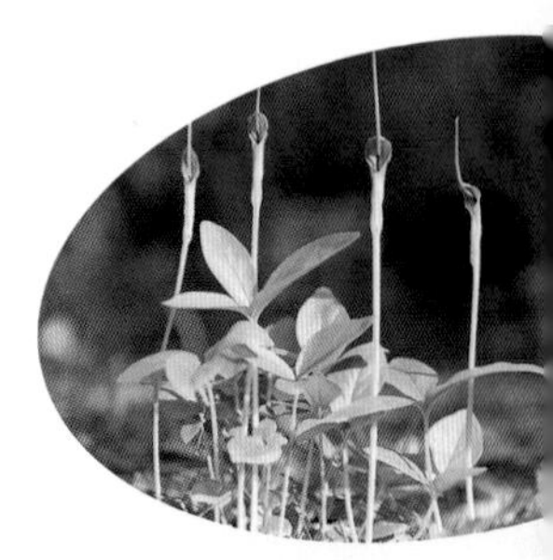
반하 꽃과 잎

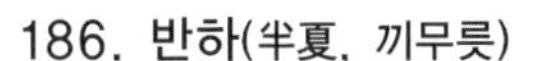

186. 반하(半夏, 끼무릇)

성질은 평(平)하고[생것은 약간 차고(微寒) 익히면 따뜻하다(溫)] 맛은 매우며[辛] 독이 있다. 상한(傷寒)에 추웠다 열이 났다 하는 것을 낫게 하고 명치 아래에 담열(痰熱)이 그득하게 몰린 것과 기침하고 숨이 찬 것을 낫게 하며 담연(痰涎)을 삭이며 음식을 잘 먹게 한다. 비(脾)를 든든하게 하고 토하는 것을 멎게 하며 가슴속의 담연을 없앤다. 또 학질을 낫게 하며 유산시킨다.

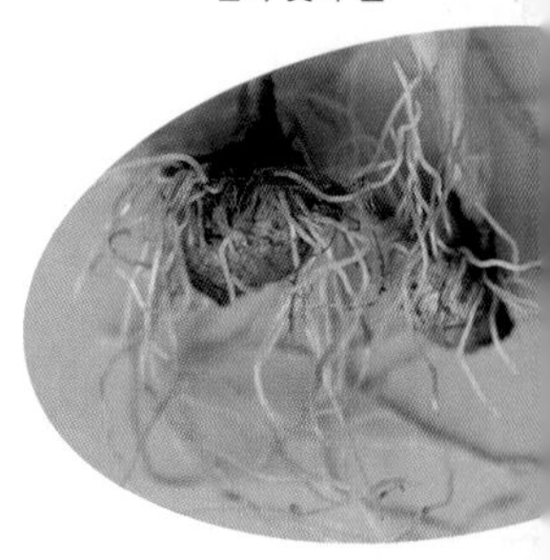
반하 뿌리

187. 대황(大黃, 장군풀)

성질은 몹시 차고[大寒] 맛은 쓰며[苦] 독이 없다(독이 있다고도 한다). 어혈과 월경이 막힌 것을 나가게 하며 징가와 적취를 삭이고 대소변을

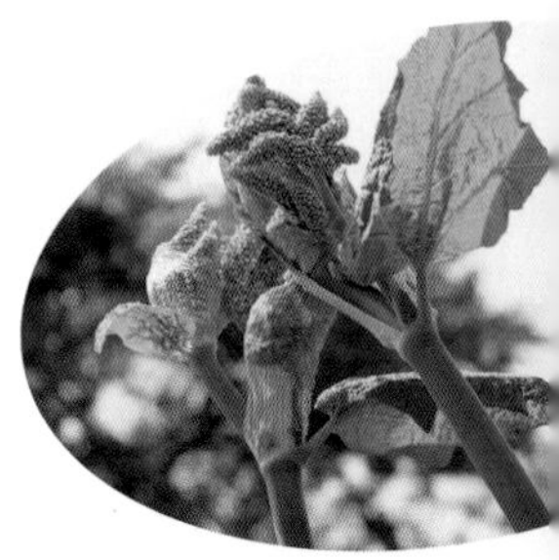
대황

잘 통하게 한다. 온장(溫瘴)과 열병을 치료하고 옹저(癰疽)와 창절(瘡癤)과 종독[毒腫]을 낫게 한다. 장군풀[將軍]이라고 한다.

188. 정력자(葶藶子, 두루미냉이 씨)

성질은 차고[寒] 맛은 맵고 쓰며[辛苦] 독이 없다. 폐옹(肺癰)으로 숨결이 밭고 기침하는 것을 낫게 하며 숨이 찬 것을 진정시키고 가슴속에 담음을 없앤다. 피부 사이에 있던 좋지 못한 물이 위로[上] 넘쳐나서 얼굴과 눈이 부은 것을 낫게 하고 오줌을 잘 나가게 한다.

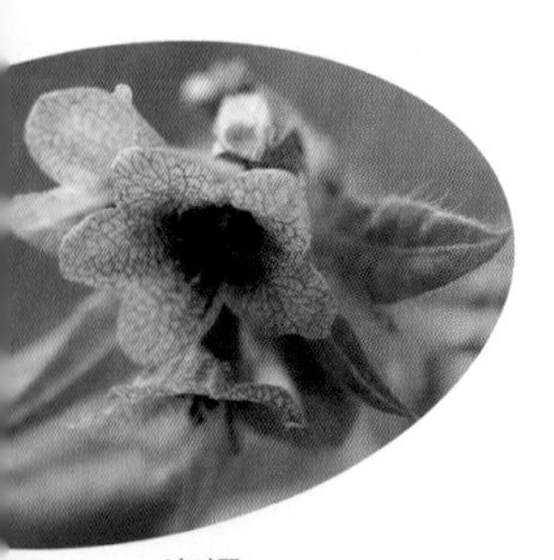
사리풀

189. 낭탕자(莨菪子, 사리풀 씨)

성질은 차고[寒] 맛은 쓰고 달며[苦甘] 독이 많다. 치통을 멎게 하며 거기에서 벌레가 나오게 한다. 많이 먹으면 미쳐서 돌아다니며 헛것이 보인다고 한다.

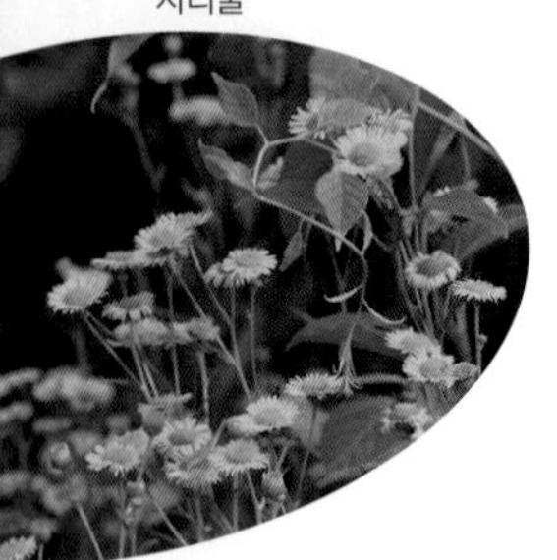
금불초 꽃

190. 초호(草蒿, 제비쑥)

허로를 낫게 하고 식은땀[盜汗]을 멎게 하며 뼈마디에 있는 열매를 없애고 눈을 밝게 한다. 중초를 보하고 기를 도와주며 얼굴색을 좋게 하고 흰 머리칼을 검게 하며 열황(熱黃)을 낫게 하고 사기(邪氣)와 귀독(鬼毒)을 없앤다.

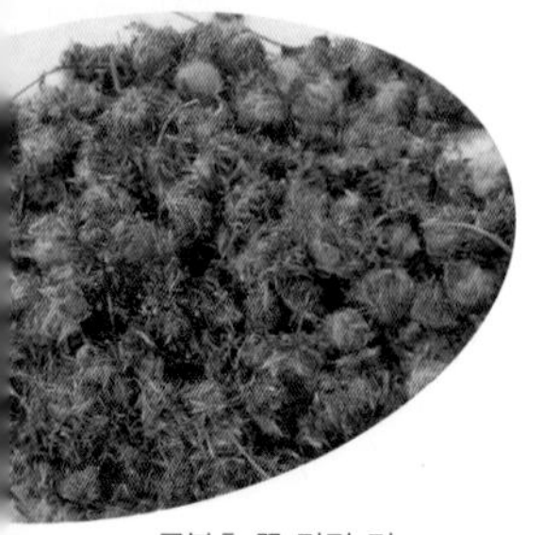
금불초 꽃 말린 것

191. 선복화(旋復花, 하국꽃, 금불초)

성질은 약간 따뜻하고[微溫] 맛은 짜며[鹹] 조금 독이 있다. 가슴에 잘 떨어지지 않는 담연이 있고 가슴과 옆구리에 담과 물이 있어 양 옆구리가 창만한 것을 낫게 한다. 음식 맛을 나게 하며 구역을 멎게 하고 방광에 쌓인 물을 내보내고 눈을 밝게 한다. 일명 금비초(金沸草)라고도 하는데 잎은 큰 국화와 비슷하다.

192. 여로(藜蘆, 박새 뿌리)

성질은 차고[寒] 맛은 맵고 쓰며[辛苦] 독이 많다. 머리에 난 부스럼, 옴으로 가려운 것, 악창과 버짐을 낫게 한다. 궂은 살[死肌]을 없애며 여러 가지 벌레를 죽이고 가름막 위의 풍담(風痰)을 토하게 한다.

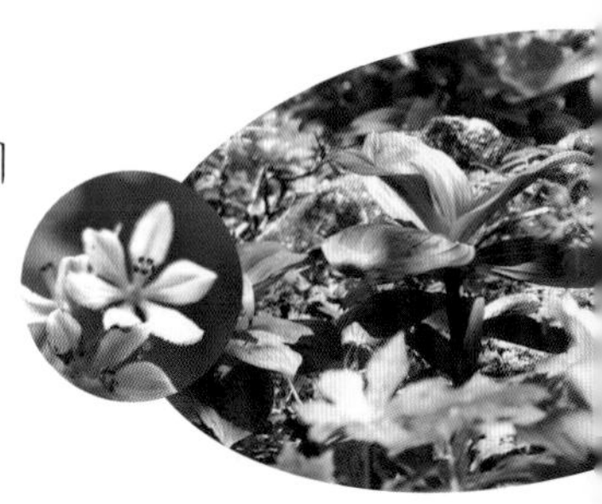

박새 꽃(원 안)과 잎

193. 사함(蛇含, 사함초)

성질은 약간 차고[微寒] 맛은 쓰며[苦] 독이 없다. 쇠붙이에 다친 데[金瘡], 옹저, 치질, 서루(鼠瘻), 악창(惡瘡)과 머리에 난 부스럼을 낫게 한다. 뱀, 벌, 독사에게 물린 독을 없애고 풍진(風疹)과 옹종(癰腫)을 낫게 한다. 옛사람이 보니 뱀이 상처를 입었는데 다른 뱀이 이 풀을 물어다가 상처에 붙여준 후 상해 있던 뱀이 이어 기어갔다고 한다. 그래서 이것을 상처에 써보았더니 효과가 있었다고 한다. 그리하여 사함초라 하였다.

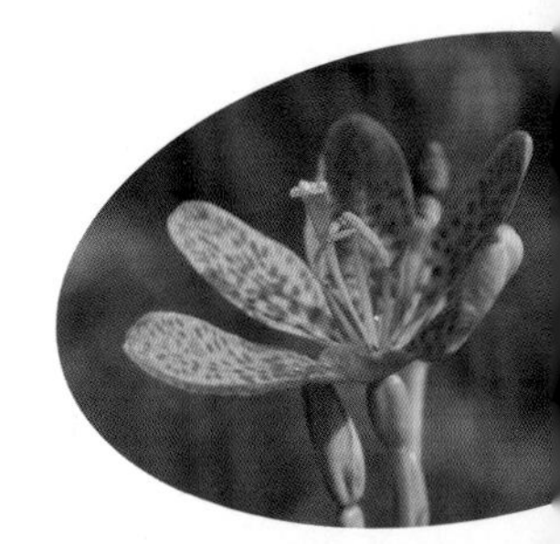

범부채 꽃

194. 사간(射干, 범부채)

성질은 평(平)하고 맛은 쓰며[苦] 조금 독이 있다. 후비(喉痺)와 목 안이 아파 물이나 죽물을 넘기지 못하는 것을 낫게 한다. 오랜 어혈이 심비(心脾)에 있어서 기침하거나 침을 뱉거나 말을 할 때 냄새가 나는 것을 낫게 하고 뭉친 담을 없애며 멍울이 진 것을 삭게 한다.

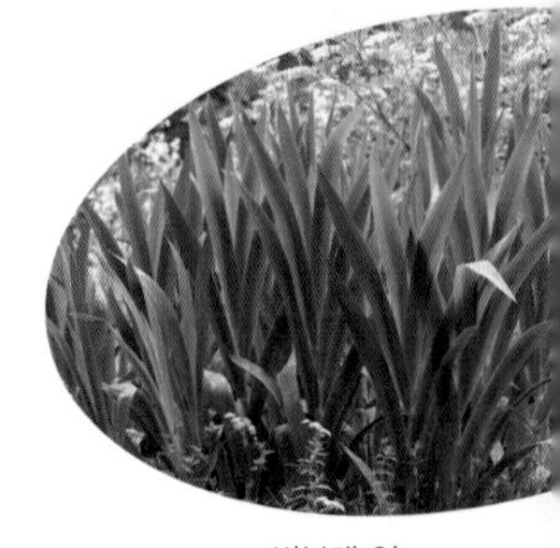

범부채 잎

195. 상산(常山)

성질은 차고[寒] 맛은 쓰고 매우며[苦辛] 독이 있다. 여러 가지 학질을 낫게 하고 담연을 토하게 하며 추웠다 열이 났다 하는 것을 낫게 한다. 생것을 쓰면 몹시 토하게 되므로 술에 하룻밤 담갔다가 찌거나 혹은 볶거나 식초에 담갔다가 달여서 쓰면 가슴이 답답한 것이 없어지면서 토하지 않는다.

196. 촉칠(蜀漆)

상산의 싹[常山苗]이다. 음력 5월에 잎을 뜯어 햇볕에 말린다. 장학, 귀학(鬼瘧)을 낫게 하며 토하게 한다. 감초물에 두 번 쪄서 햇볕에 말려 쓴다.

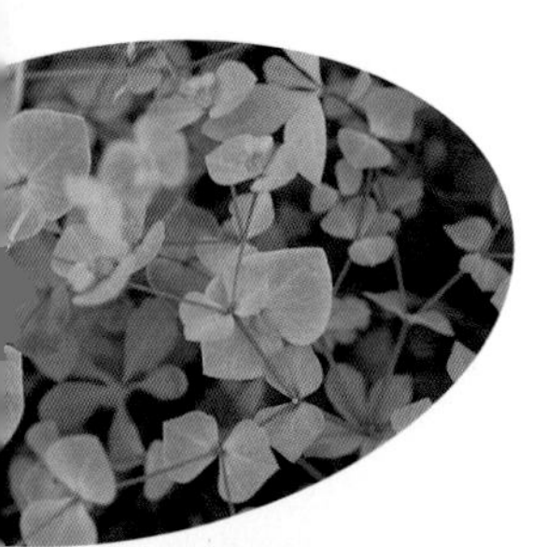

감수 잎과 줄기

197. 감수(甘遂, 감수의 덩이뿌리)

성질은 차고[寒] 맛은 쓰고 달며[苦甘] 독이 있다. 열두 가지 수종을 내리고 얼굴이 부은 것과 명치 밑과 배가 창만한 것을 낫게 하며 대소변을 잘 나가게 한다.

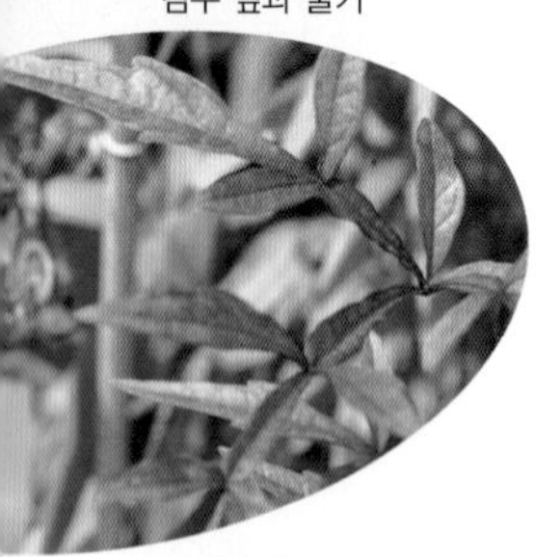

가회톱 잎

198. 백렴(白斂, 가회톱의 덩이뿌리)

성질은 평(平)하고[약간 차다(微寒)고도 한다] 맛은 쓰고 달며[苦甘] 독이 없다. 옹저, 창종(瘡腫), 등창[發背], 나력(瘰癧), 장풍(腸風), 치루(痔瘻)와 얼굴이 부르터서 허는 것, 다쳐서 상한 것, 칼이나 화살에 상한 것 등을 낫게 한다. 새살이 살아나게 하고 통증을 멎게 하며 종독과 끓는 물이나 불에 덴 데 바른다.

199. 적렴(赤斂)

약의 효능과 모양은 가회톱과 같은데 다만 겉과 속이 다 붉을 뿐이다.

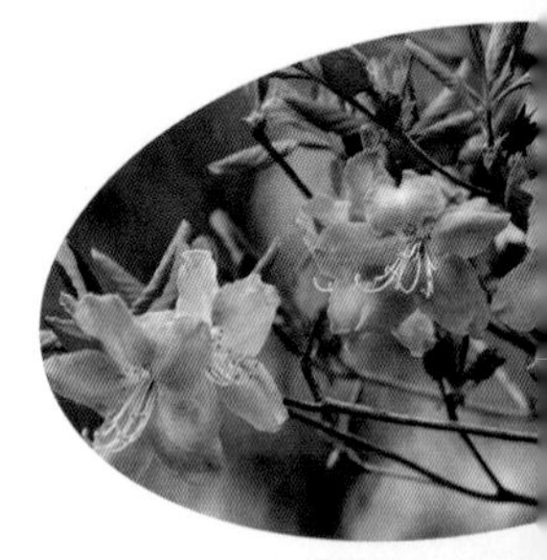
철쭉꽃

200. 택칠(澤漆)

대극의 싹이다. 부종을 낫게 하며 대소장을 잘 통하게 하고 학질을 낫게 한다. 음력 4~5월에 뜯는다.

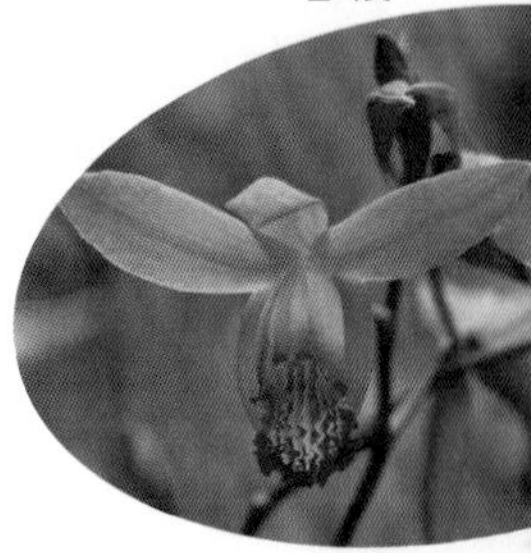
자란 꽃

201. 양척촉(羊躑躅, 철쭉꽃)

성질은 따뜻하고[溫] 맛은 매우며[辛] 독이 많다. 온학, 귀주(鬼疰), 고독을 낫게 한다.

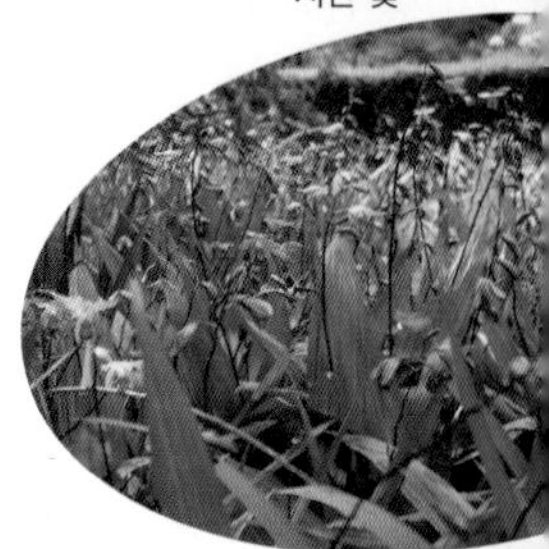
자란

202. 백급(白芨, 자란의 덩이줄기)

성질은 평(平)하고[약간 차다(微寒)고도 한다] 맛은 쓰고 매우며[苦辛] 독이 없다. 옹종, 악창, 패저(敗疽), 등창, 나력, 장풍, 치루와 칼이나 화살에 상한 것, 다쳐서 상한 것, 끓는 물이나 불에 덴 것 등을 낫게 한다.

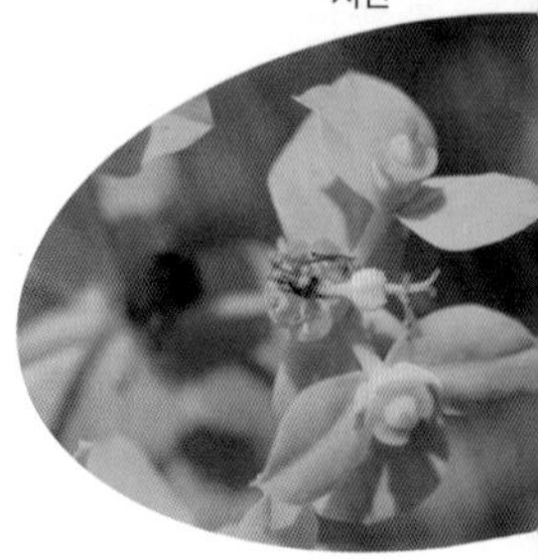
대극 꽃

203. 대극(大戟)

성질은 차고[寒] 맛은 쓰고 달며[苦甘] 조금 독이 있다. 고독(蠱毒)과 열두 가지 수종, 창만을 낫게 하고 대소장을 잘 통하게 한다.

약독을 내려보내고 돌림황달[天行黃疸]과 온학(溫瘧)을 낫게 하며 징결(癥結)을 헤치고 유산시킨다.

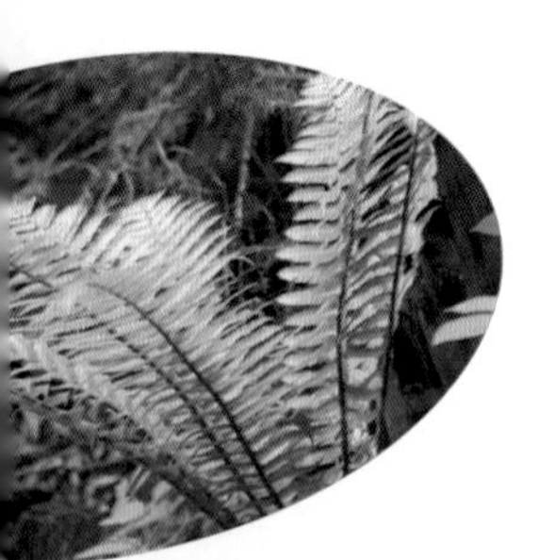
관중 잎줄기

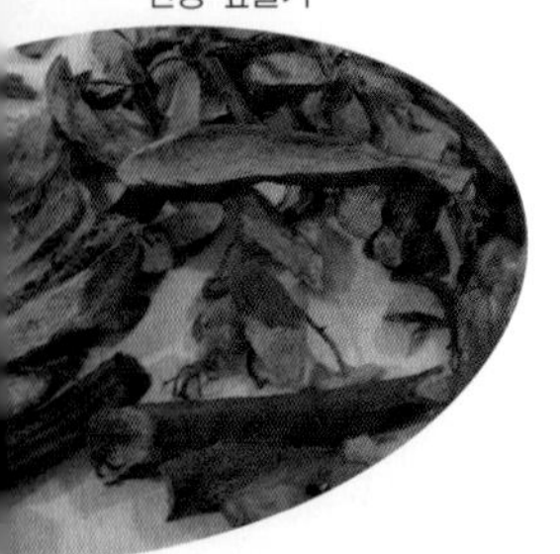
관중 뿌리줄기와 잎자루 말린 것

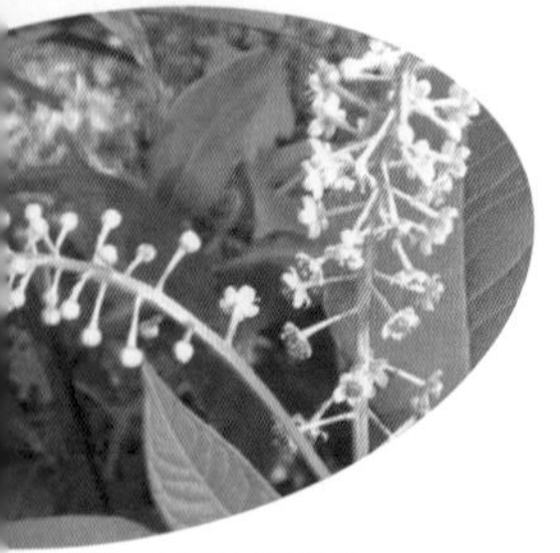
자리공 꽃과 잎

204. 관중(貫衆)

성질은 약간 차고[微寒] 맛은 쓰며[苦] 독이 있다. 모든 독을 풀리게 하며 삼충을 죽이고 촌백충(寸白蟲)을 없애며 징가를 삭인다.

205. 낭아(狼牙, 낭아초)

성질은 차고[寒] 맛은 쓰고 시며[苦酸] 독이 있다. 옴으로 가려운 것과 악창, 치질을 낫게 하고 촌백충 및 배 속의 모든 충을 죽인다.

206. 상륙(商陸, 자리공 뿌리)

성질은 평(平)하고[서늘하다(冷)고도 한다] 맛은 맵고 시며[辛酸] 독이 많다. 열 가지 수종과 후비로 목이 막힌 것을 낫게 하고 고독을 없애며 유산되게 하고 옹종을 낫게 한다. 헛것에 들린 것을 없애고 악창에 붙이며 대소변을 잘 통하게 한다.

207. 청상자(靑箱子, 맨드라미 씨)

성질은 약간 차고[微寒] 맛은 쓰며[苦] 독이 없다. 간의 열독(熱毒)이 눈으로 치밀어 눈에 피가 지고 예장이 생겼거나 청맹(靑盲)이 되거나 예막이 생기고 부은 것을 낫게 한다. 풍으로 몸이 가려운 것을 낫게 하고 삼충을 죽이고 악창과 음부의 익창(䘌瘡)을 낫게 한다. 귀와 눈을 밝게 하고 간기를 진정시킨다.

208. 계관화(鷄冠花, 맨드라미 꽃)

성질은 서늘하고[凉] 독이 없다. 장풍(腸風)으로 피를 쏟는 것과 적백이질, 부인의 붕루, 대하를 멎게 한다. 꽃이 닭의 볏과 비슷하기 때문에 계관화라고 한 것이다. 약에 넣을 때는 볶아[炒] 쓴다.

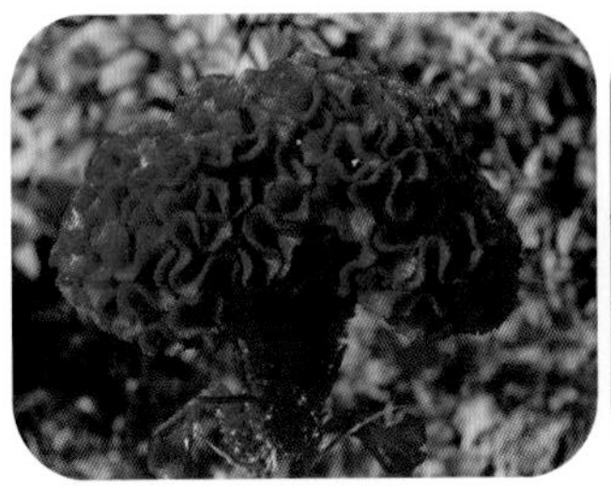
맨드라미 꽃

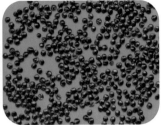
맨드라미 씨

맨드라미꽃차

| 효능 | 소염, 대하, 복통과 불임, 비염, 축농증에 효과

| 꽃의 이용 |

맨드라미꽃은 지사제로 약용하거나 관상용으로 이용한다. 예로부터 꽃을 말려서 달이거나 가루를 내어 설사약으로 사용했다. 치루로 인한 하혈, 적백리, 토혈, 해혈, 적백대하를 치료한다. 외용에는 짓찧어서 환부에 바른다.

꽃의 모양이 마치 닭 볏처럼 생겨서 계관화(鷄冠花)라고도 하는 이 꽃은 두툼한 줄기 끝에 꽃들이 모여 핀다. 속명 셀로시아(celosia)는 그리스어로 '불타오르다(burning)'는 뜻으로 꽃색이 불타오르는 것과 같은 적색에서 기인한 것이다. 종명 크리스타타(cristata)는 라틴어로 닭의 볏(crest)을 뜻하는데, 이것은 식물의 꽃 모양을 표현한 것이다.

맨드라미는 영어로 Cockscomb인데, 영명 역시 수탉의 볏이라는 의미로 cock's head라고도 한다. 한방과 민간에서는 씨를 계관자라 하고 꽃을 계관화라 하며 토혈, 요혈, 모든 출혈, 하리, 구토, 거담, 설사, 자궁염, 적백리 등에 다른 약재와 같이 처방한다.

꽃의 붉은 색소는 떡, 부침개를 할 때 즙을 짜서 붉게 물들이면 좋다. 차색은 처음에는 약간 붉으나 뜨거운 물을 부으면 붉은빛이 빠지면서 흰색으로 변한다. 맛은 순한 편이다.

| 채취 시기와 방법 |

봉오리에서 바로 핀 꽃을 선택한다.

| 꽃차 만드는 방법 |

① 꽃송이를 따서 깨끗이 씻는다.
② 소쿠리에 꽃송이를 적당히 떼어서 그늘에서 말린다.
③ 밀폐용기에 담아 냉장 보관한다.
④ 찻잔에 꽃을 넣고 뜨거운 물을 부어 우려내 마신다.

| 차로 마신 후 꽃 이용법 |

재탕하여 마시거나 재건조하여 목욕제로 이용한다.

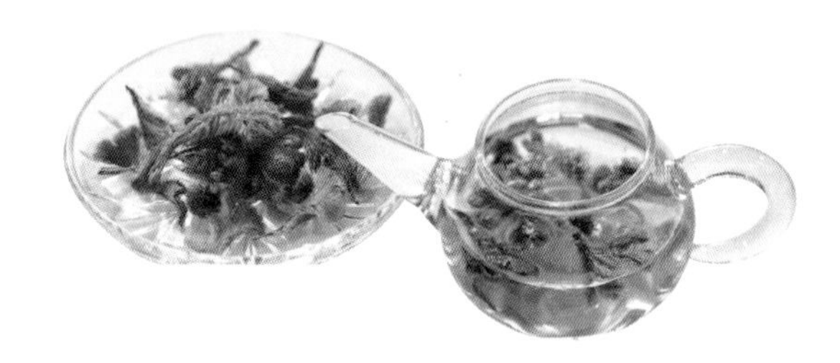

209. 위령선(威靈仙, 으아리)

여러 가지 풍을 없애고 오장의 작용을 잘하게 하며 배 속에 냉으로 생긴 체기, 가슴에 있는 담수(痰水), 징가, 현벽(痃癖), 방광에 있는 오랜 고름과 궂은 물[惡水], 허리와 무릎이 시리고 아픈 것을 낫게 한다. 오래 먹으면 온역과 학질에 걸리지 않는다.

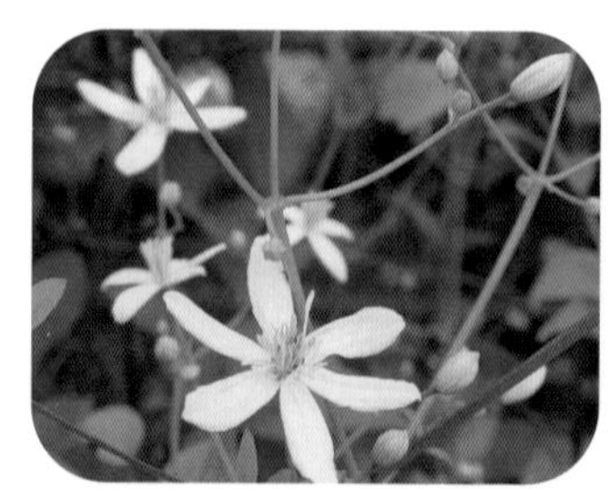

으아리 꽃

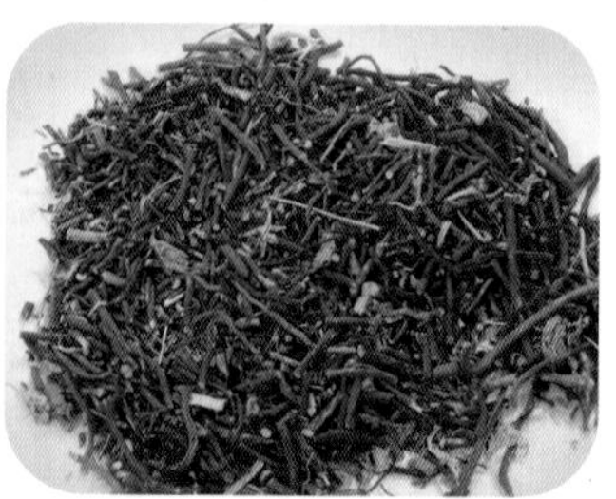

으아리 말린 것

210. 견우자(牽牛子, 나팔꽃 씨)

성질은 차고[寒] 맛은 쓰며[苦] 독이 있다. 기를 잘 내리며 수종(水腫)을 낫게 하고 풍독을 없애며 대소변을 잘 나가게 하고 찬 고름을 밀어내고 고독(蠱毒)을 없애며 유산시킨다.

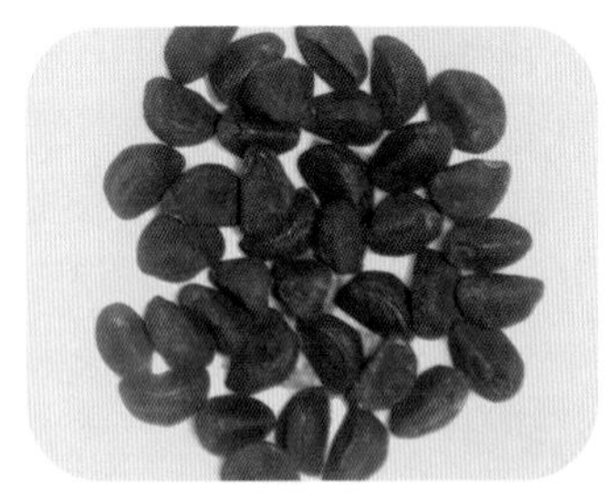
나팔꽃 씨

나팔꽃차

| 효능 | 간경화증으로 인한 복수, 극심한 변비, 설사, 이뇨로 인한 몸속의 독소를 풀어주고 기생충을 제거하는 효과

| 꽃의 이용 |

나팔꽃은 오존이나 이산화황 등 대기오염물질에 민감하게 반응하기 때문에 대기오염 정도를 나타내는 지표로 사용되고 있다. 나팔꽃잎은 심한 대기오염에 노출되면 표면에 붉은 반점이 생긴다. 그리고 반점이 생긴 잎 위에 또 정상적인 잎이 나온다. 동상에 걸렸을 때나 벌에 쏘였을 때 나팔꽃과 잎을 넣고 끓인 물로 환부를 찜질하면 효과가 있다. 나팔꽃씨는 약용으로 황달에 사용한다. 관상용으로 심고 한방에서는 씨를 부종, 사하제, 수종, 이뇨제, 낙태, 요통 등의 약재로 쓴다.

차색은 연한 갈색이며 향기는 거의 없다. 차맛은 순하며 꽃잎이 얇아서인지 찻잔 속에서 투명해진다.

| 채취 시기와 방법 |

나팔꽃은 낮에는 꽃이 오므라들어서 신선한 것을 구분하기가 힘들다. 따라서 꽃이 피어나는 오전에 수확한다.

| 꽃차 만드는 방법 |

① 꽃을 그늘에서 1주일 정도 말린다.
② 밀폐용기에 보관한다.
③ 나팔꽃 2~3개를 찻잔에 넣고 끓는 물을 부어 1~2분간 우려서 마신다.

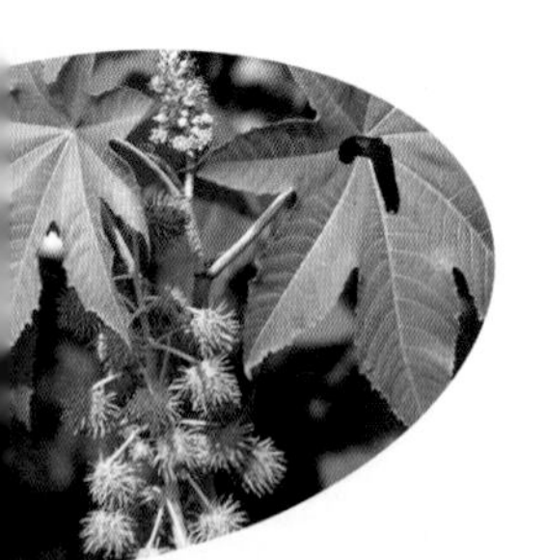

아주까리 열매와 잎

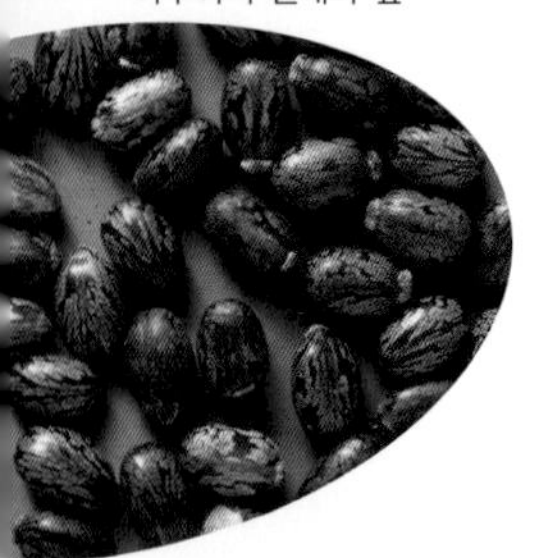

아주까리 씨

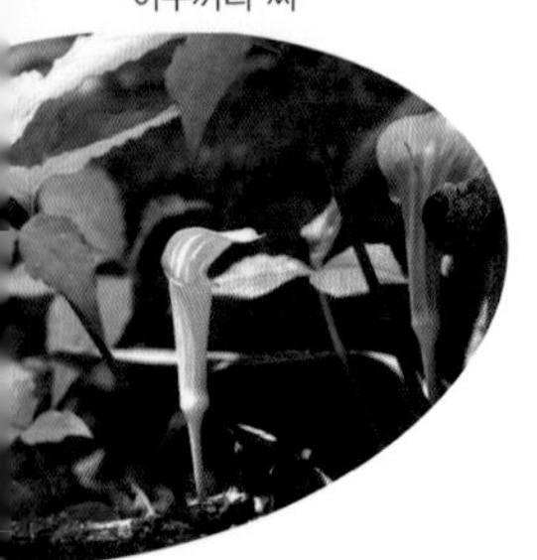

천남성 꽃과 잎

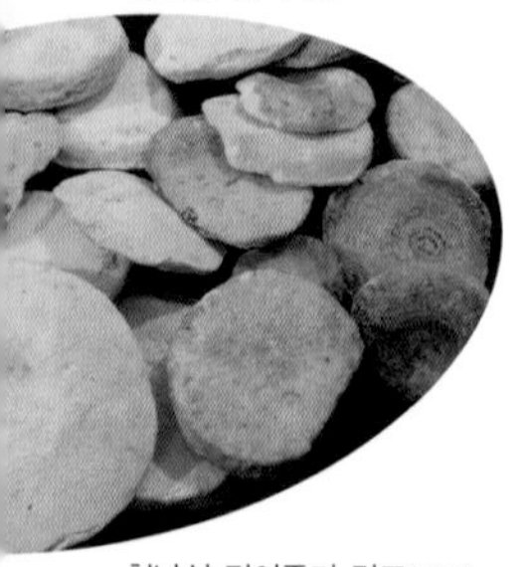

천남성 덩이줄기 건조(절편)

211. 삭조(蒴藋, 말오줌나무)

성질은 따뜻하고[溫, 서늘하다(凉)고도 한다] 맛은 시며[酸] 독이 있다. 풍으로 가려운 것, 두드러기가 돋으면서 몸이 가려운 것, 와창, 문둥병, 풍비를 낫게 한다.

212. 비마자(蓖麻子, 아주까리)

성질은 평(平)하고 맛은 달고 매우며[甘辛] 조금 독이 있다. 수(水), 창(脹)으로 배가 그득한 것을 낫게 하고 해산을 쉽게 하며 헌데와 상한데, 옴, 문둥병을 낫게 하며 수징(水癥), 부종(浮腫), 시주(尸疰), 악기(惡氣)를 없앤다.

213. 귀구(鬼臼)

전체가 천남성과 비슷하여 판단하기 어렵다. 다만 천남성의 뿌리는 작고 연약하며 살이 많고 결이 작아서 구우면 잘 터지고 귀구의 뿌리는 큰 것으로 구별한다.

214. 천남성(天南星)

성질은 평(平)하고 맛은 쓰고 매우며[苦辛] 독이 있다. 중풍을 낫게 하고 담을 삭이며 가슴을 편안하게 하고 옹종을 삭게 하며 유산시키고 또 파상풍(破傷風)을 낫게 한다.

215. 산모(酸模)

성질은 서늘하고[凉] 맛은 시며[酸] 독이 없다. 어린이가 열이 세게 나는 것을 내린다. 그 순을 꺾어서 생것을 먹거나 즙을 내어 먹는다. 소리쟁이 뿌리와 비슷한데 가늘며 맛은 시다. 먹을 수 있다.

216. 양제근(羊蹄根, 소리쟁이 뿌리)

성질은 차고[寒] 맛은 쓰고 매우며[苦辛] 독이 없다(독이 조금 있다고도 한다). 머리털이 빠지는 것, 옴, 버짐, 옹저, 치질, 여자의 음식창(陰蝕瘡), 침음창(浸淫瘡)을 낫게 하고 여러 가지 충을 죽이며 고독을 낫게 하고 종독에 붙인다.

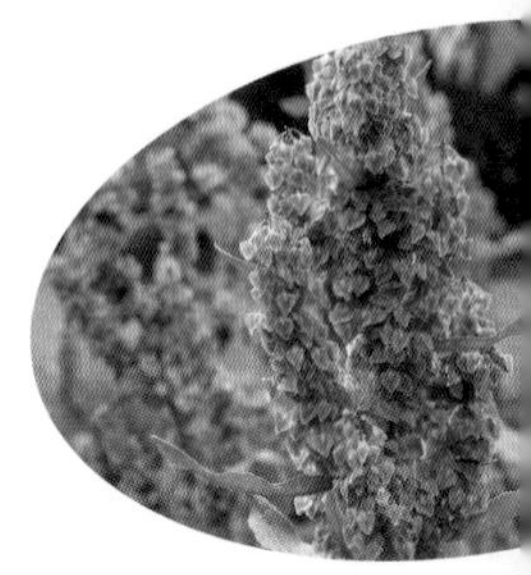

소리쟁이

217. 양제실(羊蹄實, 소리쟁이 씨)

성질은 평(平)하고 맛은 쓰고 떫으며[苦澁] 독이 없다. 적리와 백리[赤白痢]를 낫게 한다.

218. 양제엽(羊蹄葉, 소리쟁이 잎)

어린이의 감충(疳蟲)을 없앤다. 나물을 만들어 먹는다.

219. 고근(菰根, 줄풀 뿌리)

성질은 몹시 차고[大寒] 맛은 달며[甘] 독이 없다. 장위(腸胃)에 고질이 된 열을 내리고 소갈을 멎게 한다.

눈이 노란 것을 낫게 하고 대소변을 잘 나가게 하며 열리(熱痢)를 멎게 하고 주사비[酒齄]와 낯이 붉은 것을 낫게 한다. 그러나 속을 훑어 내리므로 많이 먹지 말아야 한다.

220. 편축(萹蓄, 마디풀)

성질은 평(平)하고 맛은 쓰며[苦, 달다(甘)고도 한다] 독이 없다. 퍼진 옴, 가려운 증, 옹저, 치질을 낫게 하고 삼충을 죽인다. 회충을 없애고 열림을 낫게 하며 오줌을 잘 나가게 한다.

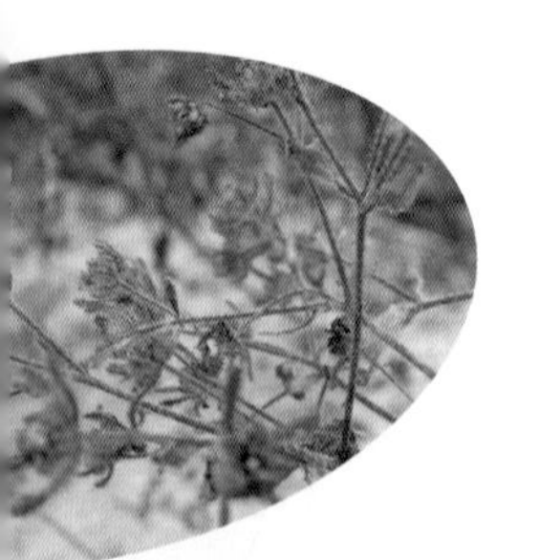

진득찰 전초

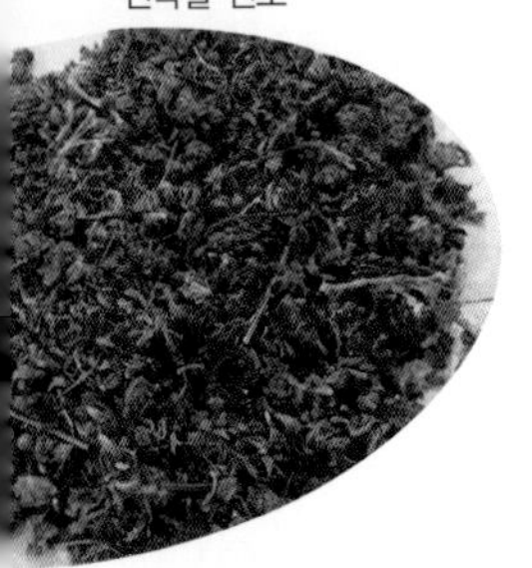

진득찰 전초 잘라서 건조

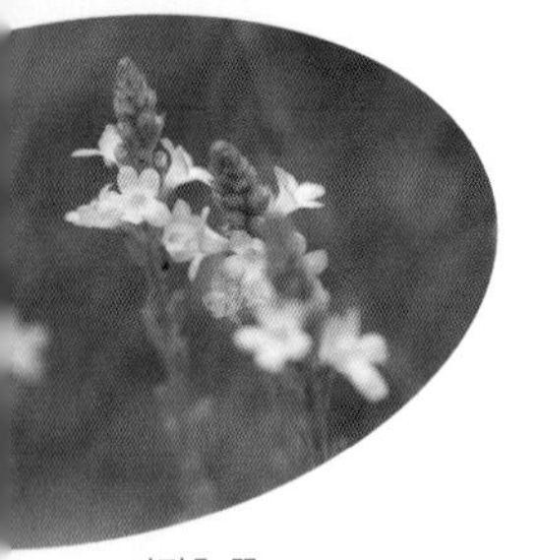

마편초 꽃

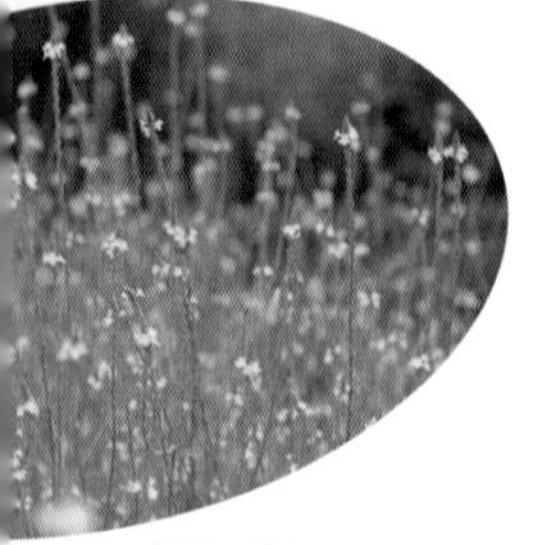

마편초 전초

221. 낭독(狼毒, 오독도기)

성질은 평(平)하고 맛은 매우며[辛, 쓰다(苦)고도 한다] 독이 많다. 적취(積聚), 징벽(癥癖), 담음을 삭이고 귀정(鬼精) 및 고독과 새와 짐승의 독을 없앤다.

222. 희렴(稀薟, 진득찰)

성질은 차고[寒] 맛은 쓰며[苦] 조금 독이 있다. 열닉(熱䘌)으로 속이 답답하고[煩] 그득한[滿] 것을 낫게 하고 풍비(風痺)를 낫게 한다. 먹는 법은 『신농본초경』에 자세히 쓰여 있다.

223. 저근(苧根, 모시풀 뿌리)

성질은 차고[寒, 평(平)하다고도 한다] 맛은 달며[甘] 독이 없다. 어린이의 적단(赤丹)과 독종(毒腫), 부인의 태루[漏胎]로 하혈하는 것, 산전산후에 속에 열이 있어서 안타깝게 답답한 것[煩悶]을 낫게 한다. 오림(淋)과 돌림열병[天行熱疾]으로 몹시 갈증이 나고 미쳐 날뛰는 것을 낫게 한다. 독약을 묻힌 화살, 뱀, 벌레에게 상한 데 붙인다.

224. 지저즙(漬苧汁, 모시 담갔던 즙)

소갈과 열림을 낫게 하는데 물에 풀어 마신다.

225. 마편초(馬鞭草)

성질은 서늘하고[凉] 맛은 맵고[辛, 쓰다(苦)고도 한다] 독이 없다(독이 있다고도 한다). 징벽(癥癖)

과 혈가(血瘕), 오랜 학질을 낫게 하고 어혈을 헤치며 월경을 잘하게 한다. 충을 죽이며 하부의 익창을 잘 낫게 한다.

226. 백두옹(白頭翁, 할미꽃 뿌리)

성질은 차고[寒] 맛은 쓰며[苦] 조금 독이 있다. 적독리(赤毒痢)와 혈리(血痢)에 많이 쓰며 목에 생긴 영류, 나력을 낫게 하며 사마귀를 없애고 머리가 헌 것을 낫게 한다. 줄기 끝에 1치 남짓한 희고 가는 털이 있어 흩어져 드리운 것이 마치 할아버지의 흰 머리털과 비슷하기 때문에 백두옹이라 한 것이다. 음력 8월에 뿌리를 캐 햇볕에 말린다.

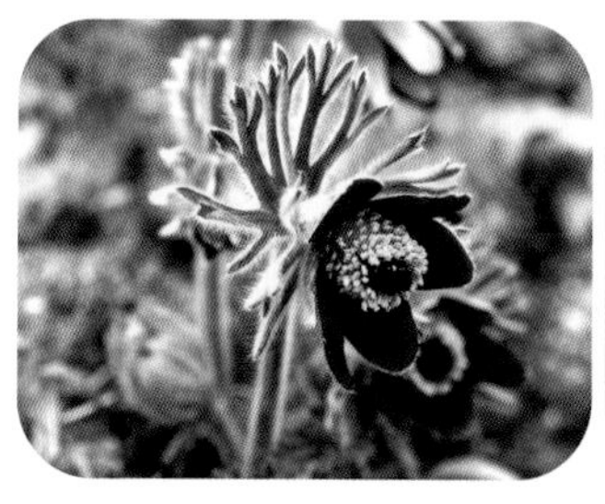
할미꽃

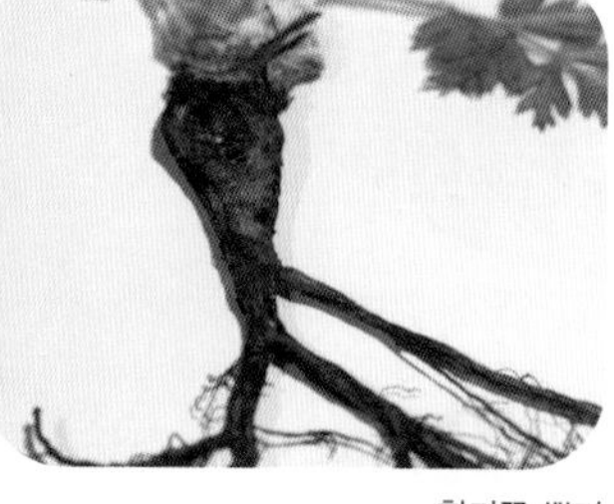
할미꽃 뿌리

227. 하수오(何首烏, 하수오의 덩이뿌리)

강원도에서는 은조롱이라고 하고 황해도에서는 새박뿌리라 하는데 성질은 평(平)하고 따뜻하며[溫] 맛은 쓰고 떫으며[苦澁, 달다(甘)고도 한다] 독이 없다.

나력, 옹종과 다섯 가지 치질을 낫게 하며 여러 해 된 허로로 여윈 것, 담벽, 풍허(風虛)로 몸이 몹시 상한 것을 낫게 한다. 부인이 몸 푼 뒤에 생긴 여러 가지 병과 적백대하를 멎게 한다. 혈기를 보하며 힘줄과 뼈를 튼튼하게 하고 정수(精髓)를 보충하며 머리털을 검게 한다. 또 얼굴빛을 좋게 하고 늙지 않게 하며 오래 살게 한다. 원래 이름은 야교등(夜交藤)인데 하수오(何首烏)라는 사람이 먹고 큰 효과를 본 데

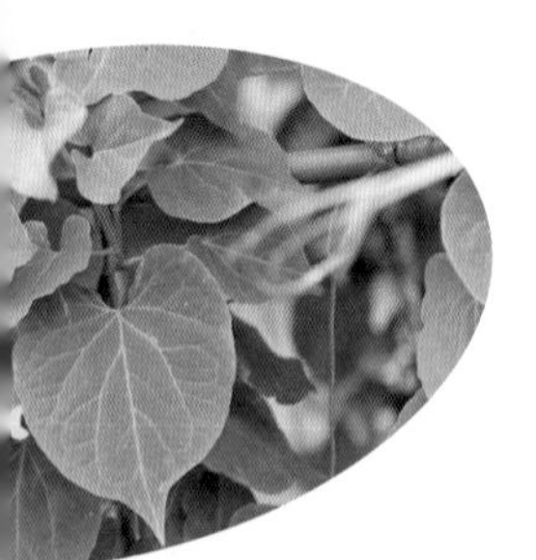
하수오 잎

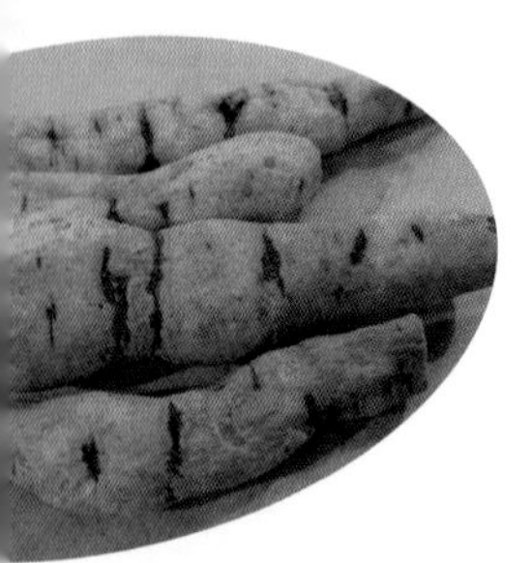
백수오 덩이뿌리

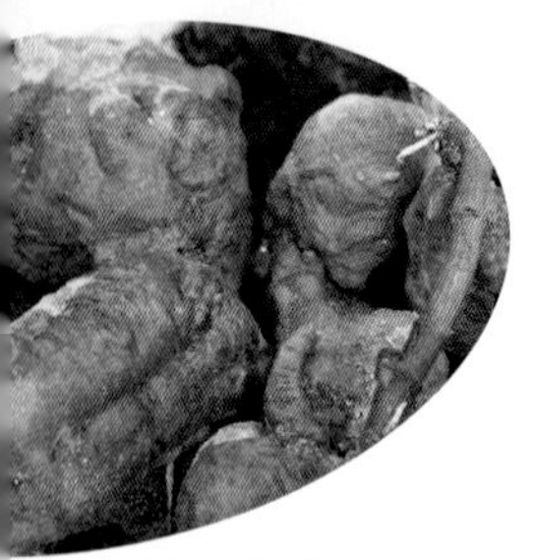
하수오 덩이뿌리

서 하수오라는 이름을 붙이게 되었다. 이 사람은 본래 몸이 약하였고 늙어서는 아내도 자식들도 없었다. 하루는 취해서 밭에 누워 있었는데 한 덩굴에 두 줄기가 따로 난 풀의 잎과 줄기가 서너 번 서로 감겼다 풀렸다 하는 것이 보였다.

이상하게 생각되어 마침내 그 뿌리를 캐어 햇볕에 말려 짓찧은 다음 가루 내어 술에 타서 7일 동안 먹었더니 그리운 사람이 있었고 백 일이 지나서는 오랜 병들이 다 나았다. 10년 후에는 여러 명의 아들을 낳았고 130세까지 살았다.

우리나라 공정서인 『대한민국약전외한약(생약)규격집』에서 백수오(白首烏)는 은조롱 *Cynanchum wilfordii*(박주가리과)의 덩이뿌리로 규정하고 있다. 덩이뿌리인 백수오는 원뿔 모양으로 바깥면은 회황색 또는 황갈색이며 꺾인 면은 백색이다.

Polygonum multiflorum(여뀌과)은 하수오로 불리기도 하며 이의 덩이뿌리를 이전에 적하수오로 불렀다. 모양은 방추형이며 바깥면은 적갈색 또는 흑갈색, 횡단면은 연한 유황색 또는 연한 갈색이다.

228. 파초근(芭蕉根, 파초 뿌리)

성질은 차고[寒] 맛은 달며[甘] 독이 없다. 돌림열병으로 미쳐 날뛰고 안타깝게 답답해하는 것[煩悶]과 소갈을 낫게 한다. 즙을 내어 마신다. 종독에 붙이고 겸하여 머리털 빠진 데 바른다.

229. 파초유(芭蕉油, 파초 진)

두풍으로 머리털이 빠지는 것과 끓는 물이나 불에 덴 것을 낫게 한다. 또 풍간(風癎)으로 거품을 물면서 아찔해서 넘어지려고 하는 데 마시면 곧 토하고 이내 낫는다.

230. 노근(蘆根, 갈대 뿌리)

성질은 차고[寒] 맛은 달며[甘] 독이 없다. 소갈과 외감열[客熱]을 낫게 하고 음식맛이 나게 하며 목이 메는 것, 딸꾹질하는 것을 멎게 한다. 임신부의 심열과 이질, 갈증을 낫게 한다.

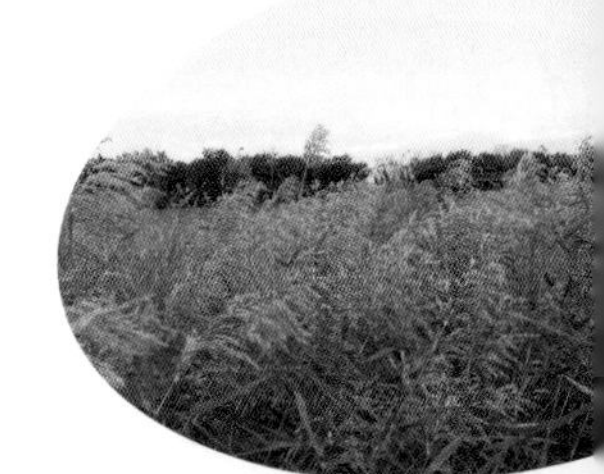
갈대 꽃

231. 노화(蘆花, 갈대 꽃)

이름을 봉농(蓬蕽)이라고 한다. 곽란을 잘 낫게 한다. 달여서 물을 먹는다.

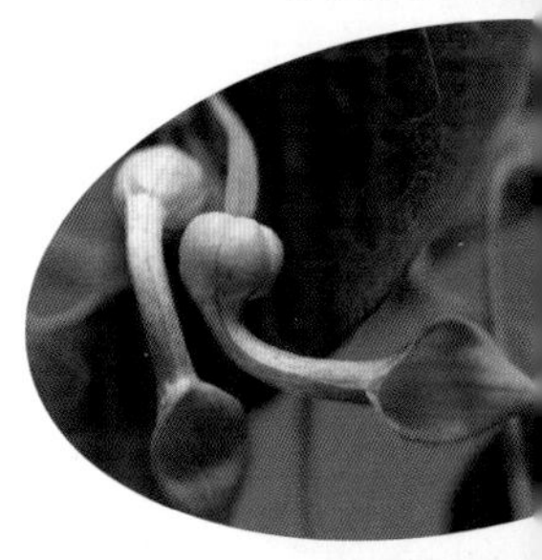
쥐방울 꽃

232. 마두령(馬兜鈴, 쥐방울)

성질은 차고[寒, 평(平)하다고도 한다] 맛은 쓰며[苦] 독이 없다. 폐에 열이 있어서 기침하고 숨찬 것을 낫게 하고 폐를 시원하게 하며 기를 내린다. 곳곳에 있는데 덩굴이 나무에 감겨 뻗어나가며 씨의 생김새는 방울 같다. 4~5쪽으로 갈라졌고 잎이 떨어진 다음에도 방울은 드리워 말의 목에 단 방울과 같기 때문에 마두령이라 한다.

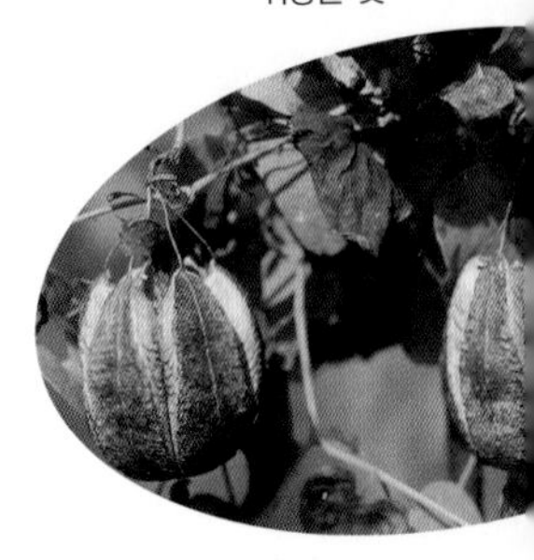
쥐방울 열매

233. 마두령근(馬兜鈴根, 마두령 뿌리)

혈치(血痔)와 누창(瘻瘡)을 낫게 한다. 생김새가 목향과 비슷하며 새끼손가락만큼 크고 붉고 누큰색이다. 이름을 토청목향(土青木香)이라고 하며 또 독행근(獨行根)이라고도 한다. 음력 3월에 뿌리를 캐 구워 쓴다.

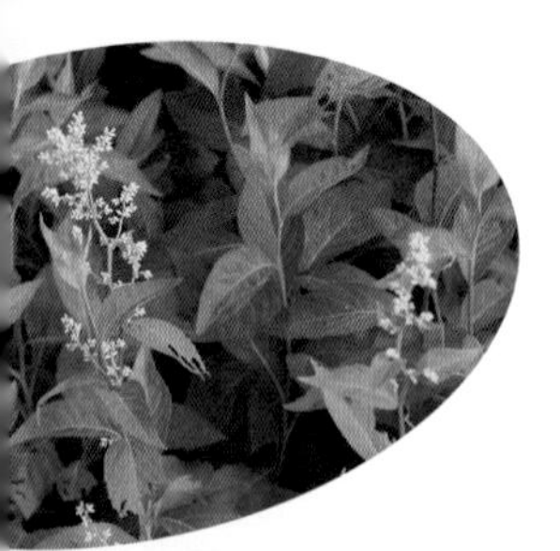
기호

234. 유기노초(劉寄奴草, 기호의 전초)

성질은 따뜻하고[溫] 맛은 쓰며[苦] 독이 없다. 어혈을 헤치고 창만을 내리며 월경을 잘하게 하고 징결(癥結)을 풀리게 한다. 송(宋)나라 고조(高祖) 유유(劉裕)가 어릴 때 이름이 기노(寄奴)였는데 그가 쇠붙이에 다쳤던 출혈을 이 풀로 치료하여 신기하게 나았기 때문에 유기노라 한 것이다.

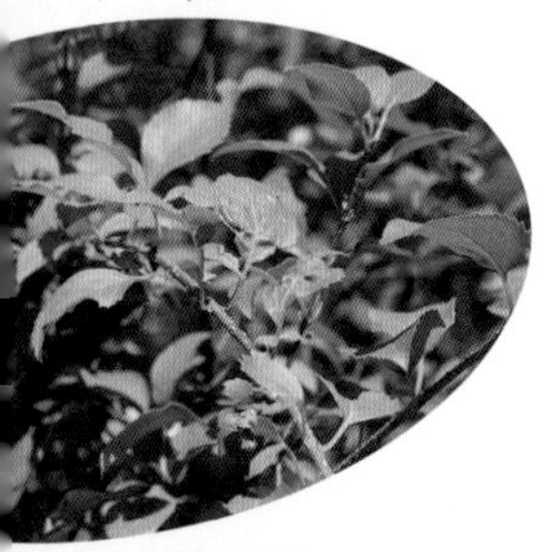
의성개나리

235. 골쇄보(骨碎補)

성질은 따뜻하고[溫, 평(平)하다고도 한다] 맛은 쓰며[苦] 독이 없다. 어혈을 헤치고 피를 멈추며 부러진 것을 이어지게 하고 악창이 썩어 들어가는 것을 낫게 하고 충을 죽인다.

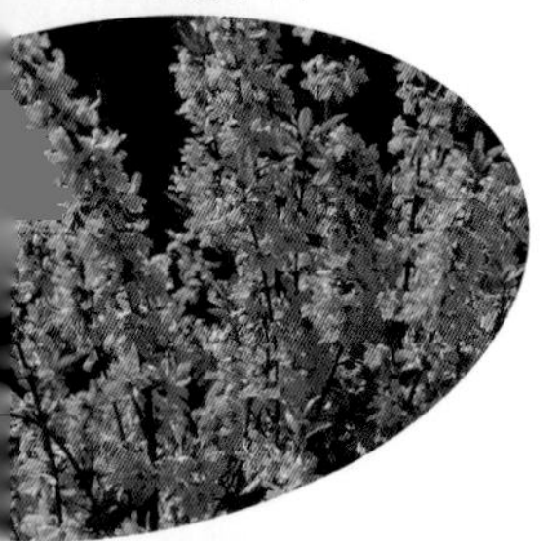
개나리 꽃

236. 연교(連翹, 의성개나리 열매)

성질은 평(平)하고 맛은 쓰며[苦] 독이 없다. 나력, 옹종, 악창, 영류(癭瘤)와 열이 뭉친 것, 고독을 낫게 하며 고름을 빨아내고[排] 창절(瘡癤)을 낫게 하며 통증을 멎게 한다. 오림과 오줌이 막힌 것을 낫게 하고 심에 열이 있는 것을 없앤다.

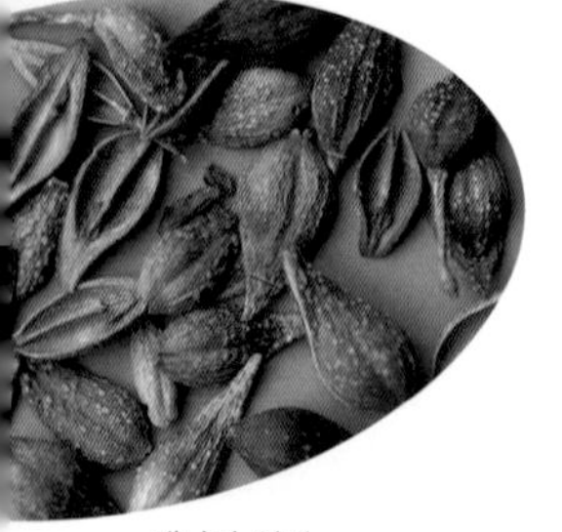
개나리 열매

개나리꽃차

| 효능 | 당뇨의 예방 및 치료, 소염, 해열, 항균, 항염증 작용

| 꽃의 이용 |

개나리꽃차는 당뇨에 효과가 있으며 이뇨작용이 있다. 찻잔에 뜨거운 물을 부으면 꽃의 모양이 바로 드러난다. 차색이 노란빛을 띤 갈색이다. 당뇨 예방 및 치료를 위해서는 방법II로 차를 마시는 것이 좋다. 또한 개나리는 소염, 해열 작용이 있으며 항균, 항염증 작용도 있다.
개나리는 지방에 따라서 어리자나무 또는 어라리나무라고 하며 신리화란 이름도 있다. 한편 서양에서는 개나리를 두고 골든 벨(Golden Bell), 즉 황금종이라는 예쁜 이름으로 부른다. 개나리는 약용으로 쓰기도 한다. 특히 의성 지방에서는 약용으로 중국 원산의 의성개나리를 키우고 있다. 열매를 약으로 쓰는데 생약명이 연교 또는 왕수단이며 해열, 해독, 소염, 이뇨, 소종 등에 효능이 있어 오한이나 열이 날 때, 신장염이나 임파선염 또는 각종 종기나 습진의 치료약으로 쓴다.

| 채취 시기와 방법 |

① 시기 : 이른 봄에 핀 것을 아침에 수확하면 색과 향이 좋다. 너무 피어 시들기 직전의 꽃은 건조하였을 때 색이 갈색으로 변하며 향도 약하다. 따라서 봉오리 시기에서 바로 핀 꽃을 선택하여 말린다. 가을에 피는 개나리도 이용 가능하다.
② 방법 : 공기가 깨끗한 곳에서 채취하는 것이 좋다. 도로변은 피한다. 꽃잎에 벌레가 있는지 잘 확인하고 깨끗이 씻어 사용한다. 작은 벌레가 있으면 종이를 깔고 펼쳐놓으면 몇 시간 후 벌레들이 사라진다.

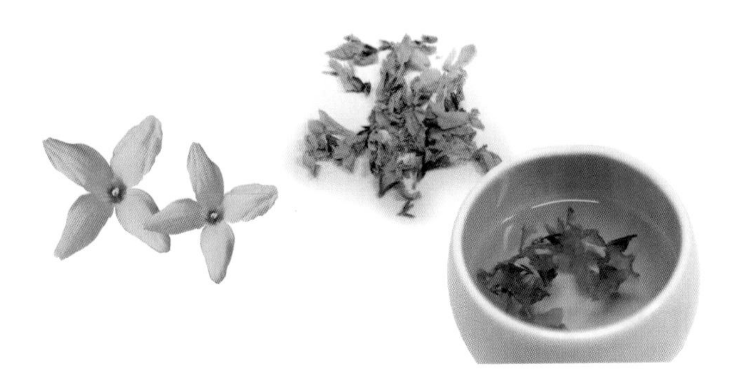

| 꽃차 만드는 방법 |

【만드는 방법 I】

① 개나리를 깨끗이 씻은 다음 물기가 어느 정도 사라지면 보관할 용기에 꽃잎과 꿀 또는 설탕으로 겹겹이 재운다.

② 15일 정도 지나면 차로 이용할 수 있다. 냉장 보관한다.

③ 찻잔에 재운 꽃 한 스푼(약 15g)을 넣고 뜨거운 물을 넣어 우려내어 마신다.

【만드는 방법II】

① 깨끗이 손질한 개나리를 바람이 잘 통하는 곳에서 말려 사용한다.

② 말린 꽃 한 스푼을 찻잔에 넣고 우려내어 마신다.

237. 속수자(續隨子)

성질은 따뜻하고[溫] 맛은 쓰며[苦] 독이 있다. 징가(癥瘕), 현벽(痃癖), 어혈, 고독과 명치 밑이 아픈 것을 낫게 하고 대소장을 잘 통하게 한다. 오래된 체기를 내리고 적취를 헤친다[破積聚].

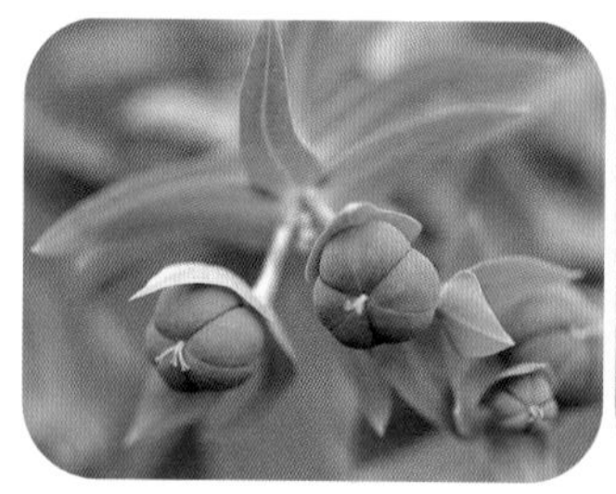

속수자 열매와 잎

속수자

238. 여여(藺茹)

성질은 차고[寒] 맛은 매우며 시고[辛酸] 조금 독이 있다. 궂은 살[惡肉]을 없애며 옴벌레를 죽이고 고름을 빨아내며 궂은 피[惡血]를 없앤다.

239. 사매(蛇莓, 뱀딸기)

성질은 몹시 차고[大寒, 서늘하다(凉)고도 한다] 맛은 달고 시며[甘酸]

독이 있다. 가슴과 배가 몹시 뜨거운 것을 낫게 하고 월경을 잘하게 하며 옆구리에 생긴 창종을 삭게 한다. 뱀이나 벌레한테 물린 데 붙인다.

240. 율초(葎草, 한삼덩굴)

성질은 차고[寒] 맛은 달며[甘] 독이 없다. 오림을 낫게 하며 수리(水痢)를 멈추고 학질을 낫게 하며 문둥병을 낫게 한다.

241. 학슬(鶴蝨, 담배풀 열매)

성질은 평(平)하고[서늘하다(凉)고도 한다] 맛은 쓰며[苦] 조금 독이 있다. 오장에 있는 충과 회충을 죽이며 학질을 낫게 한다. 겸하여 악창에 붙이기도 한다.

242. 작맥(雀麥, 귀리)

성질은 평(平)하고 맛은 달며[甘] 독이 없다. 몸풀이[産]를 힘들게 하는 데 달여서 물을 마신다.

243. 백부자(白附子, 노랑돌쩌귀)

성질은 따뜻하고[溫] 맛은 달며 맵고[甘辛] 독이 조금 있다. 중풍으로 목이 쉰 것, 모든 냉(冷)과 풍기(風氣)를 낫게 하고 가슴앓이를 멈춘다.

음낭 밑이 축축한 것을 없애고 얼굴에 난 모든 병을 낫게 하며 흠집을 없앤다.

244. 호로파(胡蘆巴)

성질은 따뜻하고[溫] 맛은 쓰며[苦] 독이 없다. 신이 허랭하여 배와 옆구리가 창만한 것, 얼굴빛이 검푸른 것을 낫게 한다. 신(腎)이 허랭한 것을 낫게 하는 데 가장 요긴한 약이라고 한 데도 있다.

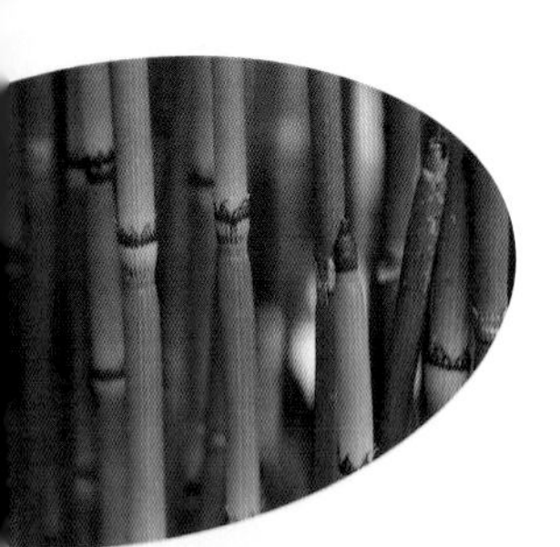
속새 줄기

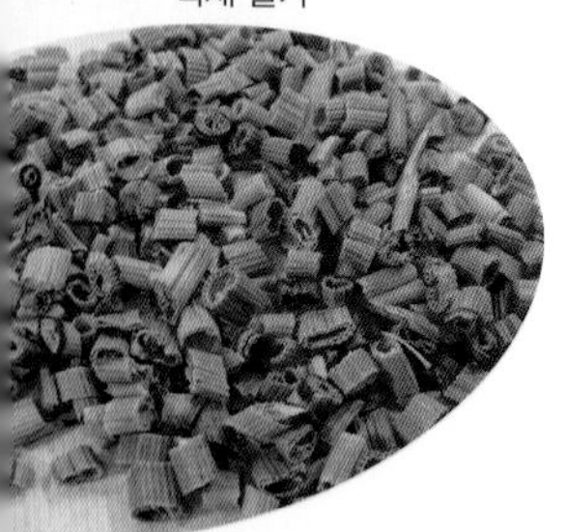
속새 줄기 말려서 자른 것

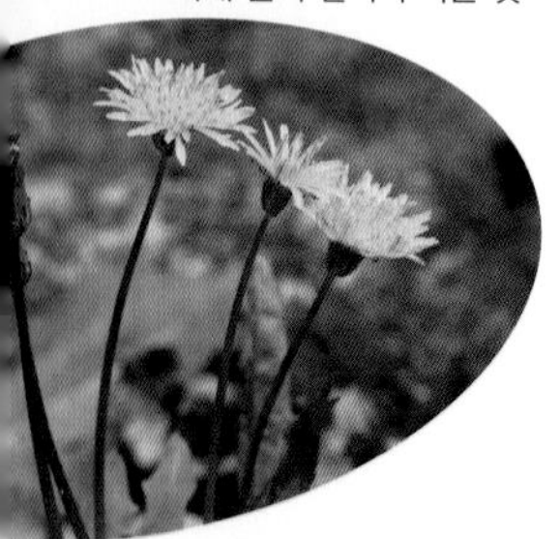
민들레 꽃

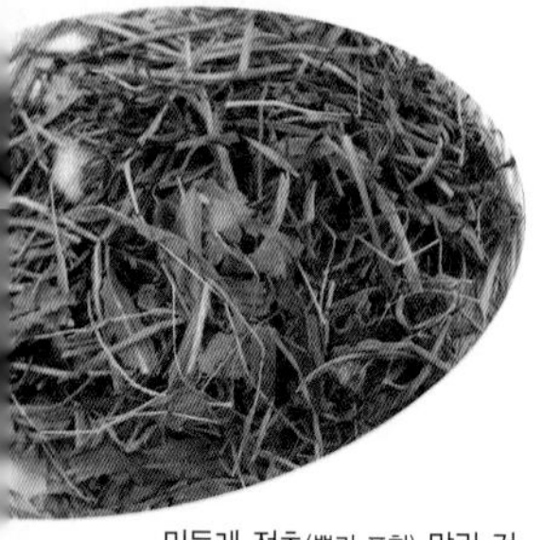
민들레 전초(뿌리 포함) 말린 것

245. 곡정초(穀精草, 고위까람)

성질은 따뜻하고[溫] 맛은 매우며[辛] 독이 없다. 눈병과 후비, 치아가 풍으로 아픈 것, 여러 가지 헌데와 옴을 낫게 한다.

246. 초장초(酢漿草, 괴싱아)

성질은 차고[寒] 맛은 시며[酸] 독이 없다. 악창과 와창(瘑瘡), 누창을 낫게 하며 여러 가지 잔벌레를 죽인다.

247. 목적(木賊, 속새)

성질은 평(平)하고 맛은 달며[甘] 약간 쓰고[微苦] 독이 없다.

간, 담을 보하고 눈을 밝게 하며 예막(瞖膜)을 없애고 장풍(腸風)으로 피를 쏟는 것[下血]을 낫게 하며 혈리를 멎게 한다. 그리고 풍을 몰아내며 월경이 멎지 않는 것과 붕루, 적백대하를 낫게 한다.

248. 산자고(山茨菰, 까치무릇)

독이 조금 있다. 옹종, 누창, 나력, 멍울이 진 것을 낫게 하고 얼굴의 주근깨와 기미를 없앤다.

249. 포공초(蒲公草, 민들레)

성질은 평(平)하고 맛은 달며[甘] 독이 없다. 부인의 유옹(乳癰)과 유종(乳腫)을 낫게 한다.

민들레꽃차

| 효능 | 위통, 위장 허약, 위염, 소화불량, 설사, 변비에 효과

| 꽃의 이용 |

민들레는 버릴 게 없다. 잎은 비타민, 미네랄이 풍부한 건강식품으로 무침이나 생잎쌈으로도 좋고 살짝 데쳐서 된장과 버무려 무쳐 먹으면 아주 맛이 있다. 잎에 들어 있는 β-카로틴은 유해산소를 제거하여 노화와 성인병을 막아주는 항산화 물질이다. 민간에서는 사마귀, 검버섯을 제거하는 데도 잎을 썼다.

민들레꽃은 우려 마시거나 끓여 마시기도 한다. 꽃을 모아 술을 담가서 약 한 달 후 꽃은 건져서 버리고 술은 그늘에 숙성 보관해두었다가 약술로 소주잔 한 잔씩 마시면 위장질환 개선에 효과가 있다.

민들레의 성분은 전초에는 플라보노이드인 코스모시인, 루테올린, 글루코시드, 타락사스테롤, 콜린, 이눌린 및 펙틴 등이 들어 있다. 꽃에는 아르니디올, 프라보산딘 및 루테인 등이 들어 있다. 꽃가루에는 시토스테롤, 스티크마스트, 엽산 및 비타민 C 등이 들어 있다.

찻잔에 뜨거운 물을 부으면 노란색이 금방 우러난다. 맛도 순하다. 차색은 연한 노란색이며 꽃얼음을 만들어 마셔도 좋다.

| 채취 시기와 방법 |

① 시기 : 봉오리에서 바로 핀 꽃을 선택한다.

② 방법 : 오전에 꽃받침 바로 밑에서 수확한다. 해가 질 무렵에는 꽃이 오므라들어 수확하기 어렵다. 간혹 민들레씨를 봉오리인 줄 알고 수확하여 낭패를 보기도 한다.

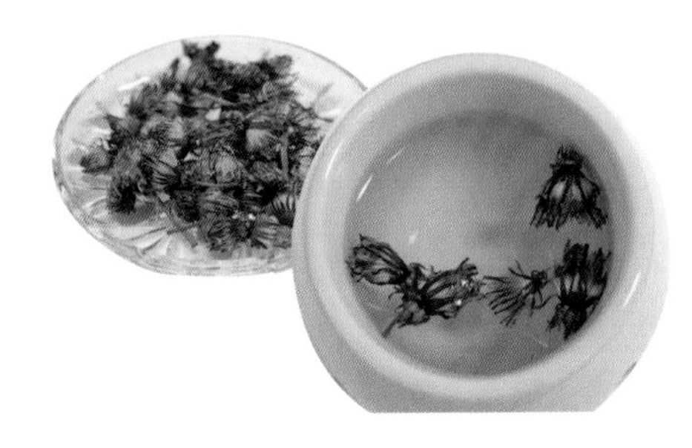

| 꽃차 만드는 방법 |

【만드는 방법 I】

① 민들레 꽃봉오리를 따서 1~2분 정도 찐다.

② 채반에 펼쳐놓고 그늘에서 70%를 말린 뒤에 나머지는 햇빛에서 말린 후 건조된 꽃을 프라이팬에 살짝 볶는다.

【만드는 방법 II】

① 민들레 꽃봉오리를 따서 꽃 무게와 동량의 꿀을 재운다.

② 15일 이상 그늘지고 선선한 곳에서 숙성시킨 후 냉장보관한다.

③ 민들레꽃 1~2개를 찻잔에 넣고 끓는 물을 부어 우려내어 마신다.

250. 작엽하초(昨葉荷草, 지부지기, 바위솔)

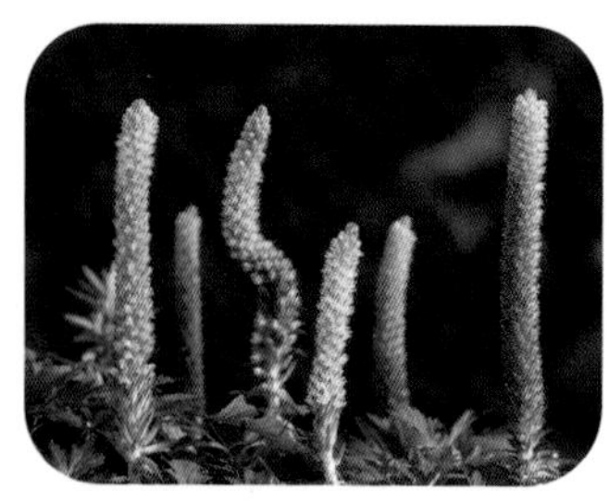
바위솔 꽃

성질은 평(平)하고 맛은 시며[酸] 독이 없다. 일명 와송(瓦松)이라고도 한다.

251. 하고초(夏枯草, 꿀풀)

성질은 차고[寒] 맛은 쓰며 맵고[苦辛] 독이 없다. 추웠다 열이 났다 하는 나력(瘰癧), 서루(鼠瘻)와 머리에 헌데가 난 것을 낫게 하며 징가와 영류를 삭이고 기가 몰린 것[結]을 헤치고 눈 아픈 것[目疼]을 낫게 한다.

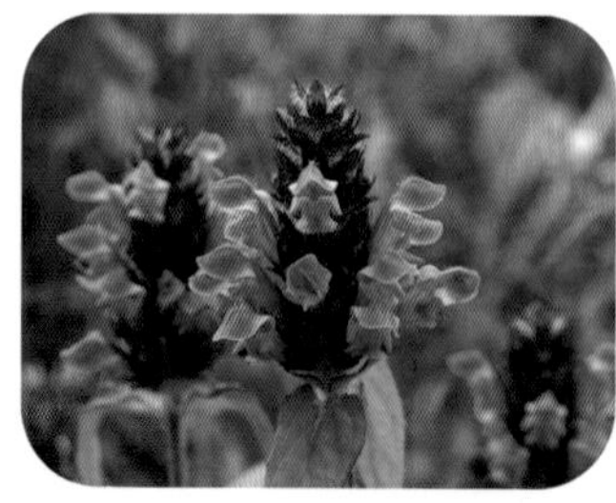
꿀풀 꽃

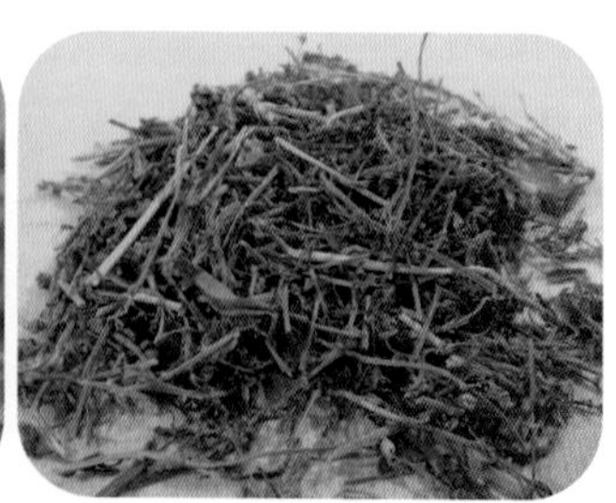
꿀풀 말린 것

252. 등심초(燈心草, 골풀)

성질은 차고[寒] 맛은 달며[甘] 독이 없다. 오림과 후비(喉痺)를 낫게 한다.

253. 마발(馬勃, 말버섯)

성질은 평(平)하며 맛은 맵고[辛] 독이 없다. 목구멍이 메고 아픈 것과 악창을 낫게 한다.

254. 수료(手蓼, 물여뀌)

성질은 서늘하고[冷] 맛은 매우며[辛] 독이 없다. 뱀독과 각기(脚氣)로 부은 것을 낫게 한다.

255. 수료자(水蓼子, 물여뀌 씨)

나력(瘰癧)과 멍울이 진 것[結核]을 낫게 한다.

256. 훤초근(萱草根, 원추리 뿌리)

성질은 서늘하고[凉] 맛은 달며[甘] 독이 없다. 오줌이 붉으면서 잘 나오지 않는 것과 몸에 번열이 나는 것, 사림(沙淋)을 낫게 한다. 수기(水氣)를 내리며 주달(酒疸)을 낫게도 한다. 일명 녹총(鹿葱)이라고도 하고 꽃은 의남(宜男)이라고도 하는데 임신부가 차고 다니면 아들을 낳게 된다.

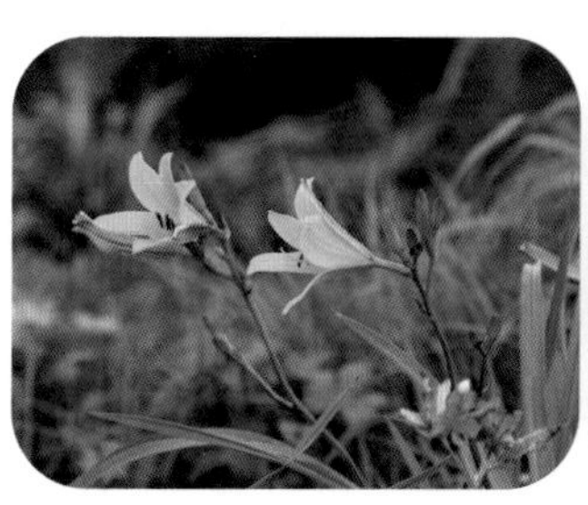

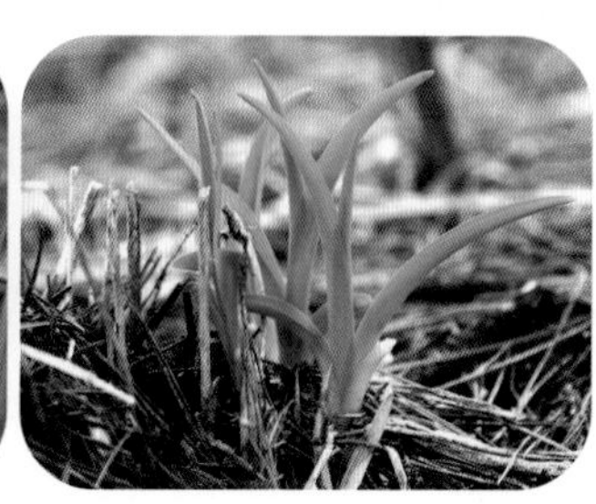

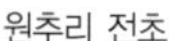

원추리 전초

원추리 새순

원추리꽃차

| 효능 | 꽃 부분을 금침채라고 하며 이습열, 관흉격의 효능이 있고 소변적삽, 흉격번열, 야소안침, 치창혈변을 치료

| 꽃의 이용 |

원추리는 근심을 잊는 꽃이라 하여 망우초(忘憂草), 요수화(療愁和)란 별명도 있다. 이렇듯 이름이 다양한 원추리는 근심을 없애준다는 꽃말과 임신한 여자가 몸에 지니면 아들을 낳을 수 있다는 속설도 널리 퍼져 의남초(宜男草)라는 아명도 있다.
중국에서는 꽃을 식용하는데 꽃봉오리에 끓는 물을 끼얹어서 빨리 건져 말린 것을 요리에 이용한다. 이것을 금침채(金針菜) 또는 황화채(黃花菜), 화채(花菜)라고 한다. 우리나라에서는 꽃의 꽃술을 따 버리고 쌈을 싸 먹는 것이 옛날의 꽃 식용법이었다.
6월부터 피기 시작해 가을까지 볼 수 있는 원추리는 아침에 피었다가 저녁에 지기 때문에 수명이 짧다. 꽃은 붉고 노란 꽃잎에 검은 점이 화려하다. 꽃은 김치로 담그기도 하며 샐러드에 꽃을 섞으면 음식의 색채를 화려하게 한다. 그리고 꽃잎은 설탕에 절여 잼을 만들거나 소주에 담가 화주로 삼곤 한다.
원추리꽃차는 맛이 구수하며 차색은 진한 붉은색이다.

| 채취 시기와 방법 |

봉오리에서 바로 핀 꽃이나 봉오리를 선택한다.

| 꽃차 만드는 방법 |

① 완전히 피지 않은 원추리 꽃송이를 따서 꽃술은 떼어 버리고 채반에 펴서 바람이 잘 통하는 그늘에 말린다.
② 밀폐용기에 보관하면서 이용한다.
③ 뜨거운 물을 부은 다음 2분 정도 기다리면 차색이 아름답게 우러나온다.

| 차로 마신 후 꽃 이용법 |

재탕하여 마신다.

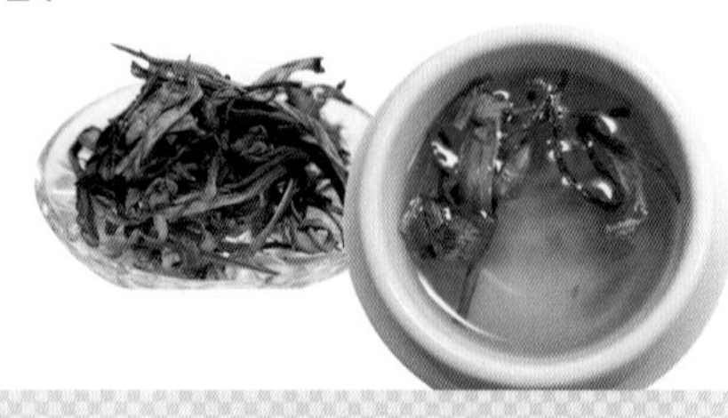

257. 야자고(野茨菰)

성질은 서늘하고[冷] 맛은 쓰며[苦] 독이 없다. 석림(石淋)을 낫게 하고 옹종을 삭이며 소갈을 멎게 한다. 몸 푼 뒤의 혈민(血悶)과 태민(胎悶)이 나오지 않는 것을 나오게 한다.

258. 초두구(草豆蔻)

성질은 열(熱)하고 맛은 매우며[辛] 독이 없다. 모든 냉기를 낫게 하고 속을 따뜻이 하며 기를 내리고 가슴앓이와 곽란으로 토하는 것을 멎게 하며 입안의 냄새를 없앤다. 용안 씨[龍眼子]와 비슷한데 뾰족하며 껍질에 비늘이 없다. 속의 씨는 석류 쪽과 비슷한데 맛이 몹시 매운 것이 좋은 품종이다.

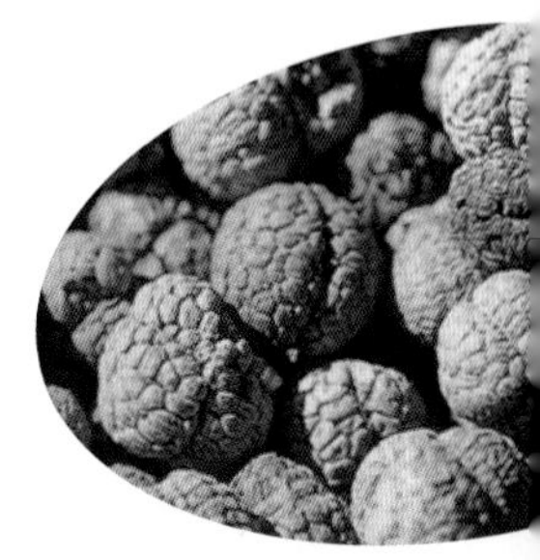
초두구 씨

259. 초과(草果)

성질은 따뜻하고[溫] 맛은 매우며[辛] 독이 없다. 모든 냉기를 없애며 비위를 따뜻하게 하고 구토를 멈추며 배가 팽팽하게 부른 것을 가라앉히고 학모(瘧母)를 낫게 하며 체한 것을 내리게 한다. 술독과 과일을 먹고 적(積)이 된 것을 없애며 겸해 산람장기를 물리치고[辟瘴] 온역을 낫게 한다.

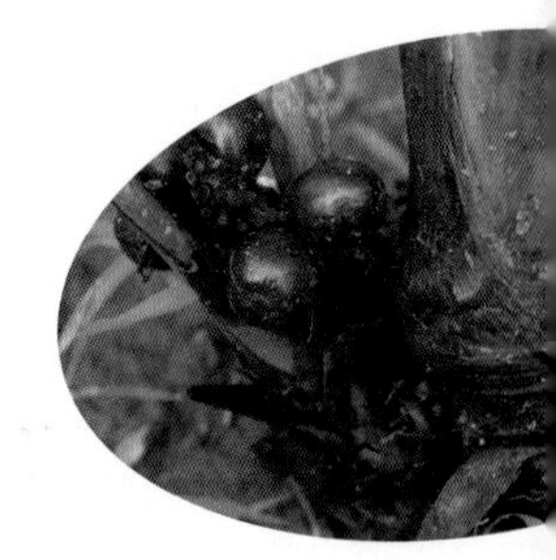
초과

260. 패천공(敗天公)

성질은 평(平)하다. 귀주(鬼疰)와 헛것에 들린 것[精魅]을 낫게 한다. 이는 사람이 오래 쓰고 다니던 참대로 만든 삿갓이다. 이것을 태워 술에 타서 먹는다.

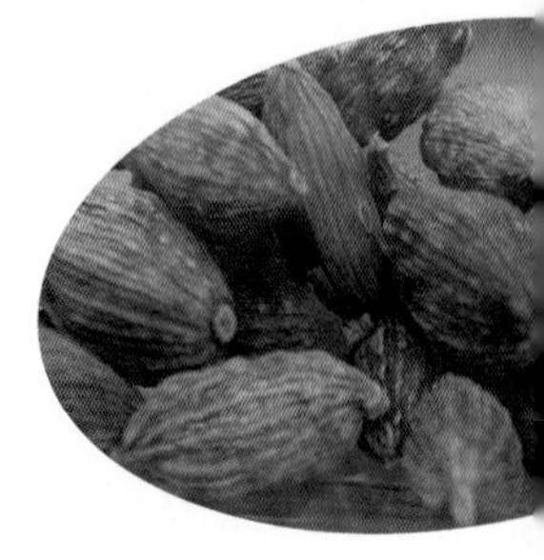
초과 약재

261. 불이초(佛耳草)

성질은 열(熱)하고 맛은 시다[酸]. 풍한으로 기침하고 가래가 나오는 것을 낫게 하고 폐 속의 찬 기운을 없애며 폐기를 세게 끓어 올린다.

262. 경실(苘實)

성질은 평(平)하고 맛은 쓰며[苦] 독이 없다. 냉이나 열로 된 적백리를 낫게 하고 옹종을 헤친다. 즉 백마(白麻)이다.

263. 호장근(虎杖根)

성질은 약간 따뜻하고[微溫, 평(平)하다고도 한다] 맛은 쓰며[苦] 독이 없다. 몰려 있는 피와 징결(癥結)을 헤치고 월경을 잘하게 하며 몸 푼 뒤에 오로[惡血]를 잘 나가게 하고 고름을 빨아낸다. 창절, 옹독과 다쳐서 생긴 어혈에 주로 쓰며 오줌을 잘 나가게 하고 오림을 낫게 한다.

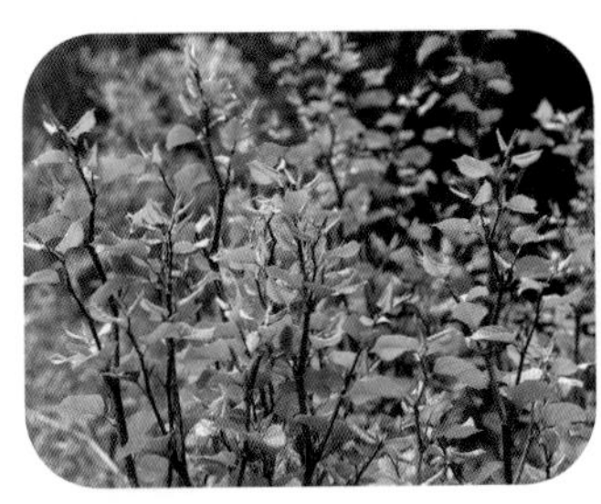

호장근 전초

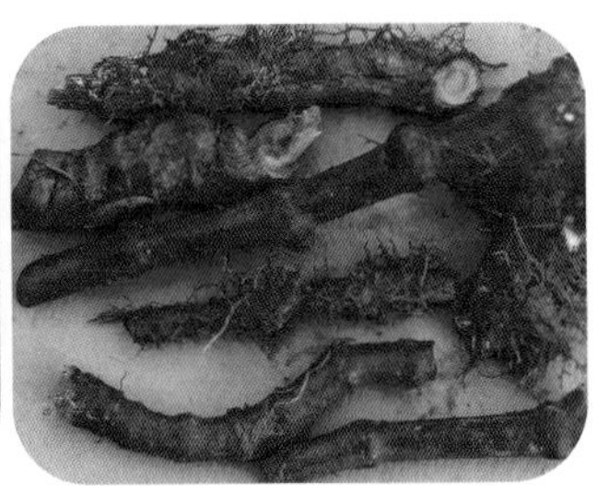

호장근 뿌리줄기

264. 초오(草烏, 투구꽃 덩이뿌리)

성질은 약간 따뜻하고[微溫] 맛은 쓰며 달고[苦甘] 독이 많다. 풍습증으로 마비되고 아픈 것을 낫게 한다. 파상풍(破傷風)에 쓰면 땀이 난다. 반드시 동변에 담갔다가 볶아 독을 빼야 한다.

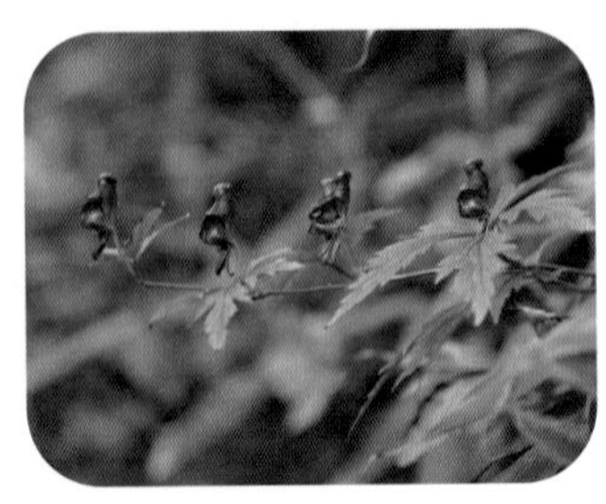

투구꽃 꽃과 잎

265. 해아다(孩兒茶)

성질은 차고[寒] 맛은 쓰고 달며[苦甘] 독이 없다. 모든 창독을 낫게 한다.

266. 봉선화(鳳仙花)

매 맞아서 난 상처를 낫게 한다. 뿌리와 잎을 함께 짓찧어 붙인다. 일명 금봉화(金鳳花)라고도 한다.

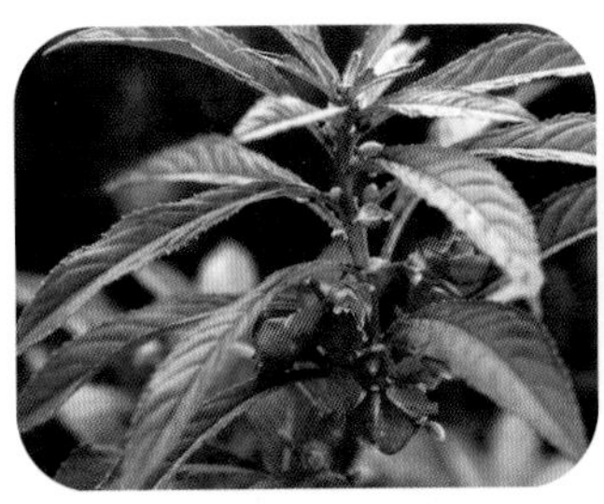

봉선화 꽃과 잎

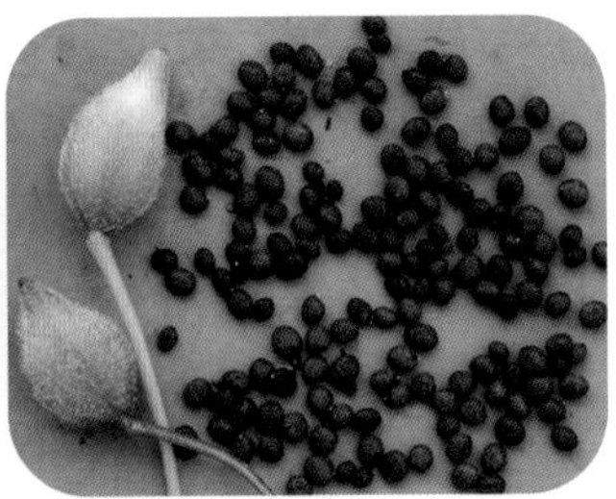

봉선화 씨

봉선화꽃차

| 효능 | 설사 멈춤, 해독 작용. 달인 물을 벌레 물린 곳에 바르면 치료가 빠름

| 꽃의 이용 |

봉선화는 꽃에 델피니딘(delphini-dine), 펠라고니딘(pelargonidin), 시아니딘(cyanidin), 말비딘(malvidin) 등이 함유되어 있다. 꽃을 손으로 따면 간단하게 수확할 수 있다.

꽃색이 다양하고 모양이 아주 귀여워 과자나 샐러드에도 잘 어울린다. 9월 말경 봉선화가 지면서 열매가 열릴 때 만져보면 갑자기 꼬투리가 톡 터져 사방으로 씨가 흩어지는 경험을 해본 적이 있을 것이다. 아이들과 함께 봉선화 열매를 건드려보면 깜짝깜짝 놀라면서 아주 재미있어 한다.

차색은 연한 붉은색이다. 맛은 순한 편으로 뜨거운 물을 부으면 색이 연해진다.

| 채취 시기와 방법 |

봉선화는 봉오리에서 바로 핀 꽃을 선택한다.

| 꽃차 만드는 방법 |

① 봉선화 꽃잎을 조심스럽게 따서 깨끗이 씻어 말린다.
② 1주일 정도 건조 후 밀봉한다.
③ 꽃잎 5g 정도를 찻잔에 넣고 우려내어 마신다.

| 차로 마신 후 꽃 이용법 |

한 번 차로 마신 봉선화꽃차는 재탕하여 마신다.

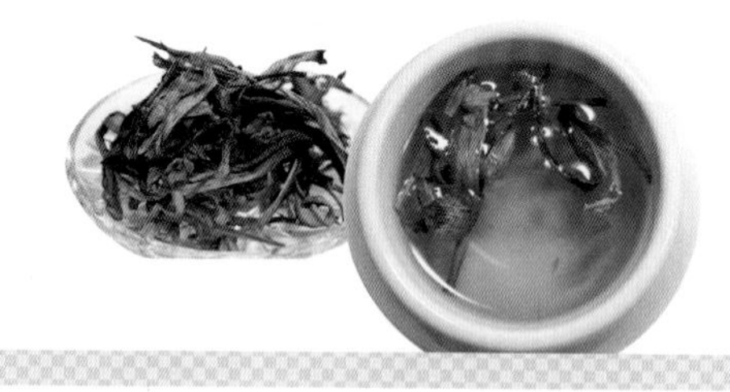

※ '동의보감 무병장수 한약재' 에 수록한 사진은 출판사 및 저자의 자료사진을 활용했습니다.

부록

한방용어 해설

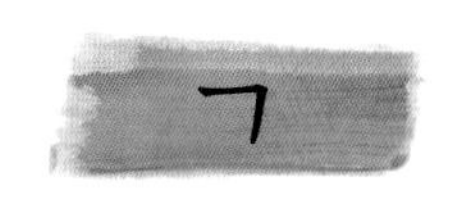

ㄱ

가바(GABA) : 감마아미노부티르산(γ-aminobutyric acid). 포유류의 뇌 속에만 존재하는 특이한 아미노산으로 척추동물의 중추신경계의 억제적 화학전달물질로 알려져 있다. 사람의 뇌, 채소, 과일, 쌀이나 현미 등의 곡류에 많이 들어 있다. 혈압 저하 및 이뇨 효과 외에 뇌의 산소공급량을 증가시킴으로써 뇌세포의 대사기능을 촉진시키고 신경을 안정시키며 불안감을 해소하는 효과가 있다.

각기(脚氣) : 다리의 힘이 약해지고 저리거나 제대로 걷지 못하는 병.

각혈(咯血) : 기도를 통해 나오는 출혈.

간위기통(肝胃氣痛) : 간기가 울결되어 위에 영향을 주어 발생하는 통증.

간음(肝陰) : 간의 혈액과 음액(陰液).

간허(肝虛) : 간이 허해진 징후 또는 간의 기혈 부족.

개선(疥癬) : 옴과 버짐.

개위(開胃) : 위의 소화를 돕고 식욕을 증진시키는 방법.

거담(祛痰) : 담을 제거하는 치료법.

거어(祛瘀) : 어혈을 제거하는 치료법.

건비(健脾) : 비가 허하여 운화기능이 약해지는 것을 치료하는 법.

경간(驚癎) : 경(驚)은 몸에 열이 나고 얼굴이 붉어지며 잠을 잘 자지 못하지만 경련은 없는 증상. 간(癎)은 경의 증상 외에 몸이 뻣뻣해지며 손발이 오그라들면서 경련이 발생하는 것.

경계(驚悸) : 놀라서 가슴이 두근거리거나 잘 놀라고 두려워하는 것.

경맥(經脈) : 기혈이 순환하는 기본 통로.

고표(固表) : 표부(表)가 허해서 땀이 지나치게 흐르는 것을 낫게 하는 것.

골증(骨蒸) : 증병(蒸病)의 일종으로 발열의 상태가 골수(骨髓)에서 투발(透發)하는 것.

과당(果糖) : 꿀이나 단 과일 속에 들어 있는 단당(單糖). 흰색 가루로 물과 알코올에 녹으며, 단맛이 있고 발효하면 알코올이 된다. 감미료, 당뇨병 환자의 영양식, 이뇨제로 쓴다.

곽란(霍亂) : 갑자기 복통이 나면서 심한 구토와 설사가 동시에 나타나는 위중한 병증.

관흉격(寬胸膈) : 속을 편안하게 함.

교장사(絞腸痧) : 건곽란(乾霍亂). 갑자기 배가 비트는 것처럼 아픈 증상.

구갈(口渴) : 목이 마름.

구규(九竅) : 눈, 코, 귀 각각 2규(竅), 입, 요도(尿道)와 항문(肛門).

구어혈(驅瘀血) : 어혈을 제거하는 것.

구오(嘔噁) : 토(吐) 또는 오심(惡心)을 말하는 것.

구학(久瘧) : 오랫동안 잘 낫지 않는 학질.

금구(噤口) : 입을 벌리지 못하는 증상.

기쇠(氣衰) : 기(氣)가 허(虛)하고 쇠약(衰弱)한 것.

기창(氣脹) : 칠정울결(七情鬱結, 스트레스)로 승강기능(昇降機能)이 실조되어 발생하는 창병.

기천(氣喘) : 호흡곤란, 가슴이 답답하고 숨이 차며 목구멍에서 가래 끓는 소리가 나는 병증.

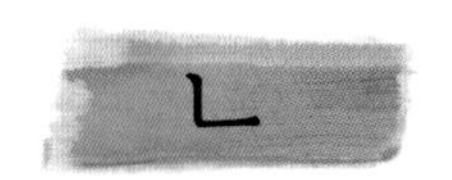

나력(瘰癧) : 림프절에 멍울이 생긴 병증. 주로 목, 귀 뒤, 겨드랑이에 생긴다.

내상노권 : 내상병증(內傷病證)으로 늘 피곤해하는 증.

내상병증(內傷病證) : 장부의 기가 손상되어 발병하거나 외상으로 체내 장기 및 기혈에 손상을 주어 나타남.

내열(內熱) : 음액이 지나치게 소모된 경우에 나타나는 열성 병증을 말함.

노권(勞倦) : 피로하고 노곤해하는 증후.

노두(蘆頭) : 뿌리 약용 한약의 꼭지 부분에 붙어 있는 뿌리줄기.

노수(勞嗽) : 허로로 발생하는 기침.

노점(癆漸) : 몸이 점차 수척하면서 쇠약해지는 증후.

노학(勞瘧) : 학질의 하나로 오래된 학질을 말함.

뇌두풍(腦頭風) : 열독이 눈으로 들어가 홍채에 염증을 발생시키고 동공이 커졌다 작아졌다 하며 두통이 심하고 잘 보지 못하는 병증.

뇌일혈(腦溢血, Cerebral hemorrhage) : 뇌혈관의 출혈이 원인이 되어 일어나는 뇌혈관장애.

누공(瘻孔) : 병적으로 생긴 작은 구멍.

누정(漏精) : 정신적 자극을 받아 정액이 저절로 흘러나오는 병증.

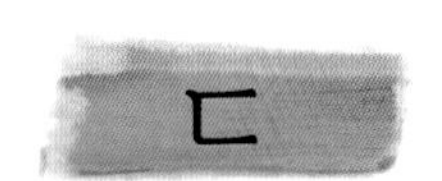

단독(丹毒) : 화상과 같이 피부가 벌겋게 되면서 화끈거리고 열이 나는 병증.

담(痰) : 몸 안의 진액이 일정한 부위에 몰려서 걸쭉하고 탁하게 된 것.

담도염(膽道炎) : 담도에 염증이 일어나는 병으로 염증이 담낭을 중심으로 일어나는 경우를 담낭염, 담관을 중심으로 일어나는 경우를 담관염이라고 한다.

담석증(膽石症, Cholelithiasis) : 담석 때문에 담낭관(膽囊管)이나 총담관(總膽管)이 막히고 세균이 감염되어 일어나는 질환.

담열(痰熱) : 열사(熱邪)가 몸 안의 담(痰)과 만나 엉겨서 생긴 병증.

담음(痰飮) : 체내의 과잉된 진액(津液)이 여러 가지 원인으로 인해서 몰려 있거나 일정한 부위에서 스며 나오거나 또는 분비되어 생기는 병증.

대하(帶下) : 성숙한 여자의 생식기로부터 나오는 분비물의 총칭.

도한(盜汗, Night sweat) : 수면 중에 나오는 식은땀. 수면 중에 뇌의 발한중추가 흥분하여 땀을 흘리는 생리적인 현상도 있으나 보통은 병적인 것을 가리킨다. 밤중에 몇 번씩 잠옷을 갈아입어야 할 정도로 많이 흐르는 땀이며, 매우 불쾌감을 느끼게 한다.

동맥경화(動脈硬化) : 동맥의 벽이 두꺼워지고 굳어져서 탄력을 잃는 질환. 일종의 노화현상으로 고혈압, 비만, 당뇨병 따위가 주요 원인이며 혈류장애, 혈전 형성, 뇌졸중, 심근경색 따위의 주원인이 된다.

두창(痘瘡) : 천연두, 피부와 점막에 순차적으로 고유한 발진이 돋는 전염성이 극히 강한 악성 전염병.

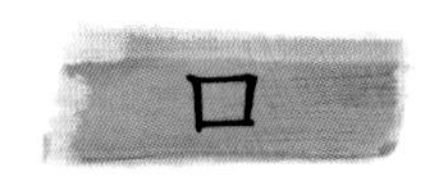

말톨(Maltol) : 달콤한 향기가 있어 향미계량제, 보향제로 사용되는 착향료. 백색 또는 엷은 황색을 띤 침상결정 또는 결정성 분말로 달콤한 향기가 있다. 착향 목적 외에 사용해서는 안 되며, 향미계량제, 보향제로 사용한다. 낙엽송 및 바닐린과 비슷한 향미를 가지기 때문에 초콜릿, 코코아, 커피 향미로서, 또한 파인애플, 포도, 딸기 등의 과실 향미로서 초콜릿 제품, 빵류, 설탕과자, 소프트드링크 등에 널리 사용하고 있다.

면역반응(免疫反應) : 생체의 몸 안에서 생긴 물질이나 몸 밖에서 들어온 물질이 생체와 다를 때 자기 체내의 통일성과 개체의 생존 유지 및 종의 존속을 위하여 그 물질들을 제거하는 일련의 생체 반응.

명목(明目) : 눈을 밝게 하는 효능.

목암(目暗) : 목혼(目昏). 눈이 어두워 주위를 잘 분간하지 못하는 것.
목적종통(目赤腫痛) : 눈이 붉어지고 부으면서 아픈 병증.
목혼(目昏) : 물체가 선명하게 보이지 않는 증후.

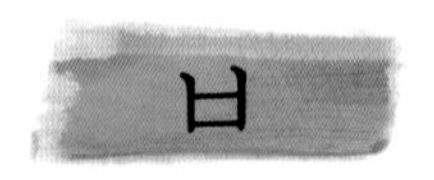

반위(反胃) : 음식을 먹고 일정한 시간이 경과한 후 먹은 것을 도로 토해내는 것.
반진(瘢疹) : 열병으로 인해서 체표에 나타나는 반(瘢)과 진(疹)의 두 증후. 반(瘢)은 점 모양 또는 특이한 크기의 색깔 변화가 있어 볼 수는 있으나 손에 닿는 느낌이 없고, 진(疹)은 싸라기처럼 도드라져 나와 볼 수 있으며 손에 닿는 느낌이 있는 것.
배농(排膿) : 고름을 뽑아내는 것.
백대(白帶) : 여성의 생식기에서 병적으로 분비되는 흰 점액이 나오는 병증.
백일해(百日咳) : 5세 미만의 소아에게 봄과 겨울에 유행하는 전염병의 하나인 역해(疫咳)를 말함.
번갈(煩渴) : 가슴이 답답하고 입이 마르는 증후.
베타인(Betaine) : 식품의 감칠맛 성분으로 메틸기 공여를 통해 메티오닌 합성을 촉진하여 항지간작용 및 혈압 강하, 항혈당작용, 시력회복, 해독작용, 세포 복제 기능 등의 작용을 한다.
변당(便溏) : 대변이 무르고 진흙처럼 물컹물컹한 변을 말함.
변혈(便血) : 대소변에 피가 섞여 나오는 병증.
보간(補肝) : 손상된 간을 회복시키거나 기능을 개선하는 데 도움이 되는 일.
보기약(補氣藥) : 허약한 원기를 돕는 약.
보비(補脾) : 비장의 기운을 돕는 일.

보중(補中) : 중기(中氣)를 보익하는 것. 중(中)이란 비, 위를 말함.

부신피질호르몬 : 부신 피질에서 분비되는 호르몬을 통틀어 이르는 말. 몸 안의 염류 대사에 관계하는 무기질 코르티코이드, 탄수화물 대사에 관계하는 당질 코르티코이드 및 부신성 호르몬이 있다.

붕루(崩漏) : 월경기가 아닌 때 갑자기 대량의 자궁출혈이 멎지 않고 지속 출혈하는 병증.

비괴(痞塊) : 배 속에 생긴 덩어리.

비만(痞滿) : 명치 밑이 더부룩하거나 트적지근하고 그득한 감을 느끼는 증후.

비증(痺證) : 관절이 저리고 통증이 있으며 심하면 붓기도 하고 팔다리를 잘 움직일 수 없는 병증.

빈뇨(頻尿) : 소변을 자주 보는 것.

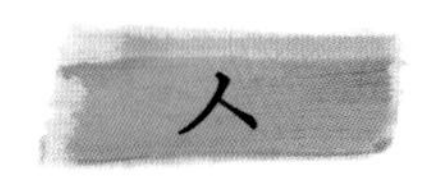

ㅅ

사기(邪氣) : 사람의 몸에 병을 일으키는 여러 가지 외적 요인을 통틀어 이르는 말.

사리(瀉痢) : 설사와 이질.

사포닌(Saponin) : 식물계에 널리 존재하는 배당체에서 당이 아닌 부분이 여러 고리 화합물로 이루어진 것을 말한다.

산어(散瘀) : 혈(血)의 운행을 활발히 하여 어혈(瘀血)을 없애는 약물을 사용하여 어혈을 제거함.

산증(疝證) : 고환이나 음낭이 커지면서 아프거나 하복부가 당기며 아픈 병증.

산통(酸痛) : 시큰거리고 아픔.

삽정(澁精) : 누정(漏精), 활정(滑精), 몽정(夢精), 유정(遺精) 등을 치료

하는 방법.

상음(傷陰) : 양기가 성하여 음기가 줄어드는 것.

생기(生肌) : 헌데가 생긴 부위에서 새살이 돋아나는 것.

생진(生津) : 음이 허하여 진액이 부족하거나 고열 등으로 인해서 진액이 소모된 때 진액을 자양하는 약물을 써서 정상으로 회복시키는 것.

서열(暑熱) : 여름철의 더위가 병을 일으키는 사기가 된 것.

세균성 이질(細菌性痢疾) : 이질균이 입을 통하여 감염되어 대장 · 소장의 점막이 상하여 생기는 급성 전염병. 배가 아프고 열이 나며 점액 및 혈액이 섞인 설사를 하루에 수십 번씩 한다.

소갈(消渴) : 다음다식(多飮多食)에 소변량이 많아지고 당뇨가 있으며 몸이 계속 야위는 병증.

소변빈삭(小便頻數) : 소변이 자주 마려운 증상.

소식(消食) : 먹은 음식을 소화하는 것.

소영(消癭) : 종양의 하나인 영(癭)을 제거하는 것.

소장산기(小腸疝氣) : 소장기(小腸氣). 기체(氣滯)로 오는 산증(疝證).

소적(消積) : 식적(食積), 어적(瘀積) 등을 삭여서 제거하는 것.

소종(消腫) : 부은 종기나 상처를 치료함. 또는 그런 방법.

수렴(收斂) : 넓게 펼쳐진 기운을 안으로 모으는 것.

수삭(溲數) : 소변빈삭(小便頻數). 소변을 자주 봄.

수족구련(手足拘攣) : 손발이 굳어져 마음대로 쓰지 못하는 병증.

수족마목(手足痲木) : 손발이 마비되어 무감각해지는 증후.

수종(水腫) : 신체의 조직 간격(間隔)이나 체강(體腔) 체내(裏)에 체액이 머물러 얼굴, 가슴, 배나 사지 등에 부종을 발생시키는 질환.

수치(법제) : 식물이나 동물, 광물 등의 자연물을 약으로 사용하기 위해 처리하는 과정.

승양(升陽) : 양기를 상승시키는 것.

식이섬유(食餌纖維) : 식품 중에서 채소 · 과일 · 해조류 등에 많이 들어 있는 섬유질 또는 셀룰로오스로 알려진 성분.

신기(腎氣) : 신의 기능(생장발육과 성기능 활동)과 활동.

신로(腎勞) : 과로로 인해서 신(腎)이 손상되어 야기되는 허로증.

신부전(腎不全, Renal failure, Kidney failure) : 신기능부전이라고도 한다. 혈액 속의 노폐물을 걸러내고 배출하는 신장의 기능에 장애가 있는 상태이다. 혈액 속 노폐물의 농도가 높아지고 수분의 배출이 일어나지 않으며 여러 가지 합병증 및 고혈압이 발생한다.

신수본초 : 당나라 고종 때 이적(李勣)이 펴냈으며, 처음으로 서역(西域)의 여러 가지 약종이 기재되었고, 동 · 식 · 광물의 그림이 실렸다.

신음(腎陰) : 신(腎)의 음액(陰液). 생리적 기능의 동력이며 생명활동의 원천이 되는 신양(腎陽)의 물질적 기초.

신정(腎精) : 신(腎)의 정기.

신혼(神昏) : 정신이 혼미하거나 정신을 잃는 것.

실화(實火) : 사열(邪熱)이 왕성하여 생긴 열증.

심계항진(心悸亢進) : 정신적 흥분, 병약, 육체적 과로, 심장병 등에 의해서 가슴이 두근거리는 것이 심하고 강하게 나타나는 것.

심규(心竅) : 혀를 달리 이르는 말 또는 정신작용을 나타내는 것.

심복(心腹) : 흉복부(胸腹部).

심현(心痃) : 명치 부위가 더부룩하면서 아픈 것.

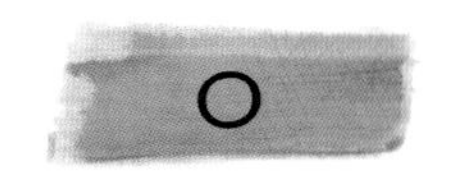

ㅇ

안신(安神) : 정신을 안정시키는 것.

안태(安胎) : 태아가 움직여서 임신부의 배와 허리가 아프고 낙태의 염려가 있는 것을 다스려 편안하게 하는 일.

알데히드 탈수소효소(ALDH) : 생체 내에서 대사물질의 산화는 일반적으로 탈수소반응인데, 이 산화환원반응을 촉매하는 효소(산화환원효소) 중에서 기질로부터 수소를 이탈시켜 수소수용체(水素受容體:B)에 전달하는 탈수소반응을 촉매하는 효소를 말한다. 작용하는 기질의 수소공여체 부위가 CHOH인 것(알코올 탈수소효소 등), 알데히드 또는 케톤기인 것을 말함.

알리신(Allicin) : 마늘에 들어 있는 성분으로 마늘의 독특한 냄새와 약효의 주된 성분이다.

알츠하이머병(Alzheimer's disease) : 노인에게 주로 나타나는 치매의 주요 원인 가운데 하나이다. 병리조직학적으로는 뇌의 전반적인 위축, 뇌실의 확장, 신경섬유의 다발성 병변(neurofibrillary tangle)과 초로성 반점(neuritic plaque) 등의 특징을 보인다. 미국의 전 대통령 로널드 레이건이 이 질환을 앓다가 세상을 떠나면서 사람들의 관심을 끌었다.

알코올 탈수소효소(ADH) : 알코올에서 수소를 이탈시켜 알데히드를 생성하는 반응을 가역적으로 촉매하는 효소.

양간(養肝) : 간음(肝陰)이 허할 때 쓰는 치료법.

양위(陽痿) : 음위증. 성욕은 있으나 발기가 되지 않는 병증.

양음(養陰) : 음액(陰液) 또는 음정(陰精)을 자양하는 것.

양혈(養血) : 보혈(補血). 혈이 허한 것을 보해주는 치료법.

양혈(凉血) : 혈분(血分)의 사열이 성한 병증을 찬 성질의 약물로 열을 제거하는 치료법.

에토포시드(Etoposide) : 암세포의 성장을 둔하게 하거나 멈추게 하는 항암 효과를 말함.

여력(餘瀝) : 소변을 본 뒤에 소변이 남은 감이 있으면서 방울방울 떨어지는 증상.

역해(疫咳) : 특징적인 경련성 해수발작을 일으키는 소아의 급성 전염병.

열독(熱毒) : 양열(陽熱)이 몰려 독이 생긴 것. 옹저, 창양 등 외가 질병의 주요 병인.
열림(熱淋) : 습열사가 하복부에 몰려서 생기는 임병(淋病)의 하나.
열증(熱證) : 양기(陽氣)가 음기(陰氣)보다 왕성하거나 열사(熱邪)가 성행하여 발생하는 병증.
염폐지해(斂肺止咳) : 폐기를 수렴하여 기침을 멈추게 하는 치료법.
염한(斂汗) : 표(表)가 허약해서 자한, 도한 증상이 있는 경우에 약물을 사용하여 땀을 멎게 하는 것.
영기(榮氣) : 경맥(經脈)을 통해 순행하는 정기(精氣).
영위(榮衛) : 영기(榮氣)와 위기(衛氣).
오로(五勞) : 허로의 다섯 가지 병인.
오로칠상(五勞七傷) : 오로와 칠상을 말하는 것.
오심(惡心) : 구토의 전구증상. 토할 것 같으면서 속이 메슥메슥한 것.
오장(五臟) : 간장, 심장, 비장, 폐장, 신장의 다섯 가지 내장을 통틀어 이르는 말.
온병(溫病) : 계절에 관계없이 온사(溫邪)를 받아서 생기는 여러 가지 열병의 총칭. 열이 비교적 가벼우면 온병, 높으면 열병이라 함.
온역(瘟疫) : 유행성 사기(邪氣)를 받아 발생하는 여러 가지 급성 유행성 열병.
온중(溫中) : 비위를 따뜻하게 하는 것.
온학(溫瘧) : 사기가 잠복한 상태에서 서열(暑熱)의 사기를 받아서 발생하는 학질.
옹저(癰疽) : 옹과 저를 포함한 명칭. 창면(蒼面)이 얕으면서 범위가 넓은 것이 옹(癰)이고 깊으면서 악성인 것이 저(疽)로 피부화농증.
옹종(癰腫) : 기혈의 순환이 순조롭지 않아 피부나 근육 내에 역행하면 혈이 응체(凝滯)하여 국부에 발생하는 종창.
완급(緩急) : 급(急)한 기운을 완화시키는 효능.
완하(緩下) : 윤하(潤下). 윤활하게 하는 약물로 대변을 통하게 하는 치법.

요슬위약(腰膝痿弱) : 허리와 무릎이 몹시 약함.
요혈(尿血) : 소변에 피가 섞여 나오지만 통증이 없는 방광출혈, 신장출혈 등의 병증.
울결(鬱結) : 기혈이 한곳에 몰려 풀리지 못하는 것.
울체(鬱滯) : 기혈(氣血)이나 수습(水濕) 등이 퍼지지 못하고 한곳에 몰려서 머물러 있는 것.
원기(元氣) : 인체의 정기.
위기(衛氣) : 피부와 주리(腠理) 등 몸 겉면에 분포된 양기.
유뇨(遺尿) : 잠을 자다가 무의식중에 오줌을 싸는 야뇨증.
유정(遺精) : 몸이 허약해진 경우나 성행위 없이 정액이 무의식적으로 나오는 병증.
유주동통(流走疼痛) : 온몸을 돌아다니면서 여기저기 나타나는 통증.
윤폐(潤肺) : 폐음(肺陰)을 자양(滋養)하는 것.
음액(陰液) : 체액(體液) 성분의 총칭.
음위증(陰痿證) : 성욕은 있으나 음경이 발기되지 않는 병증.
음하습양(陰下濕癢) : 전음 아래가 축축하면서 가려운 증상.
음허혈소(陰虛血少) : 음액이 부족하고 피가 부족함.
응체(凝滯) : 엉키어 막히는 것 또는 엉겨서 머물러 있는 것.
이기(理氣) : 기를 다스리고 기병(氣病)을 치료함.
이뇨(利尿) : 소변을 잘 나오게 함.
이롱(耳聾) : 소리를 잘 듣지 못하는 증.
이수(利水) : 수기를 하행(下行)시켜 대소변을 통하게 하는 것.
익기(益氣) : 기의 허증(虛證)을 치료하는 방법.
익위(益衛) : 몸 겉면에 분포된 양기인 위기(衛氣)를 보익(補益)하고 튼튼히 하는 것.
인경(引經) : 한방에서 쓰는 약재가 온몸에 고루 작용하는 것이 아니라 특정한 장부(臟腑)와 경맥에 선택적으로 작용하여 치료 효능을 나타낸다는 이론.

인터루킨-2 : 미 국립암센터의 로젠버그 박사에 의한 이론으로, 몸의 면역체계를 활성화시켜 암을 공격할 수 있다는 면역요법에서 시작하였다.

인터페론 : 암 같은 바이러스 질환에 대한 특효약으로 이미 1970년대부터 양산화에 대한 연구가 진행 중인 물질이다.

임병(淋病) : 소변을 자주 보며 소변을 보려고 해도 잘 나오지 않으면서 방울방울 떨어지고 요도와 하복부에 통증을 수반하는 병증.

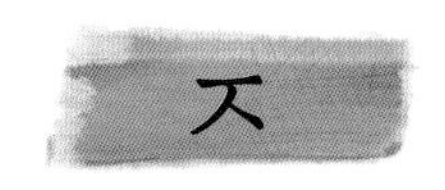

자신(滋腎) : 신음(腎陰)을 보하는 것.

자양(滋養) : 몸의 영양을 돋우는 것 또는 그러한 음식물을 말함.

자한(自汗) : 깨어 있는 상태에서 저절로 땀이 많이 흐르는 것 또는 그러한 병.

장기(瘴氣) : 장독(瘴毒)으로 인해서 발생하는 학질.

장독(瘴毒) : 전염을 일으키는 사기(邪氣)의 하나. 더운 지방의 산과 숲, 안개가 짙은 곳에서 열사가 위로 올라갈 때에 생기는 나쁜 기운.

적백대하(赤白帶下) : 성숙한 여자의 생식기에서 병적으로 빛이 벌건 피 같은 분비물이 흐르는데 거기에 흰색의 대하(帶下)가 섞여 나오는 병증.

적안(赤眼) : 결막과 눈시울이 벌게지면서 아프고, 눈물과 눈곱이 끼며 가렵고 깔깔한 증후.

적유단독(赤游丹毒) : 소아단독(小兒丹毒)의 하나. 색깔이 벌겋고 물집이나 진물이 없이 건조하며 몸의 여기저기에 생기고 열이 나며 가려운 증상.

적체(積滯) : 음식물이 소화되지 않고 위에 쌓여 머물러 있는 증상.

정맥류(靜脈瘤, Varix) : 정맥의 압박, 폐쇄 등으로 정맥의 혈류가 저해된 경우에 정맥 내강(內腔)의 일부가 비정상으로 확장된 것.

정수(精髓) : 신정(腎精)과 골수, 뇌수.

정충(怔忡) : 가슴이 몹시 두근거리는 병증.

조섭(調攝) : 병의 치료를 위하여 위생관리와 음식 조절을 잘 하는 것.

조열(潮熱) : 매일 일정한 시간에 열이 나는 병증.

종독(腫毒) : 살갗이 헐어서 상한 자리의 독.

주독(酒毒) : 술 중독으로 얼굴에 나타나는 붉은 점이나 빛.

증병(蒸病) : 조열(潮熱)이 주증이며 그 열은 체내(裏)에서 증발하여 나는 것과 비슷하다 하여 붙여진 이름.

지한(止汗) : 땀을 멈추게 함.

진경(鎭痙) : 경련을 푸는 치료법.

진액(津液) : 체액(體液)의 총칭. 체내의 일정한 계통을 따라 순환하나 필요에 따라 분비되는 분비물까지 포함.

진토(鎭吐) : 구토를 멈추게 함.

진통(鎭痛) : 아픈 것을 가라앉혀 멎게 하는 일.

진해(鎭咳) : 기침을 그치게 하는 것.

징가(癥瘕) : 배 속에 덩어리가 생기는 병증. 일반적으로 단단하면서 이동하지 않고 일정한 곳이 아픈 것을 징(癥)으로 보고, 때 없이 뭉쳤다 흩어졌다 하며 아픈 곳이 일정하지 않은 것을 가(瘕)로 보았다.

징적(癥積) : 징가(癥瘕). 배 속에 덩어리가 생기는 병증.

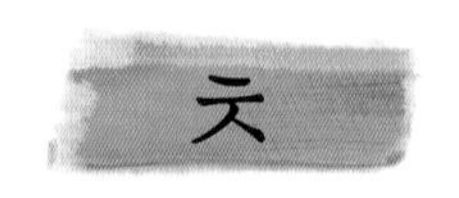

창만(脹滿) : 배가 몹시 불러오르면서 속이 그득한 감을 주증상으로 하는 병증.

창양(瘡瘍) : 종기, 부스럼 등. 옛날에는 각종 외과 질병을 총칭하는 말로 쓰임.
창통(脹痛) : 창만(脹滿). 배가 몹시 팽창하고 그득한 병증.
청간(淸肝) : 간의 열상(熱象)을 말끔하게 푸는(淸解) 치법.
청맹(靑盲) : 점차 눈이 잘 보이지 않아 나중에는 밝고 어두운 것도 가려 볼 수 없게 되는 병증.
청산배당체 : 알데히드 또는 케톤의 시안히드린이 당과 결합된 배당체로서 니트릴배당체라고도 한다.
청심(淸心) : 심열을 제거하는 것.
체기(滯氣) : 얼굴의 기색이 거무스레하면서 기름때가 낀 것 같은 것.
치루(痔漏) : 치질이 터져서 항문 주위에 누공(瘻孔)이 생겨 오랫동안 아물지 않고 농혈이나 진물이 나오는 악성 치질의 병증.
칠상(七傷) : 남자의 신기(腎氣)가 쇠약하여 생기는 일곱 가지 증후.

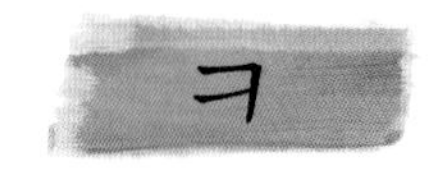

카탈폴(Catalpol) : 고혈당(高血糖)에 대해 현저하게 혈당 강하작용을 하고 이뇨작용을 한다. 또 완만한 사하작용이 있어 하리의 원인이 되기도 하고 변비를 경감시키기도 한다.
카테킨(Catechin) : 폴리페놀의 일종으로 녹차의 떫은 맛 성분이다. 발암 억제, 동맥경화, 혈압상승 억제, 혈전 예방, 항바이러스, 항비만, 항당뇨, 항균, 해독작용, 소염작용, 충치 예방, 구갈 방지, 장내 세균총 정상화 등 다양한 효과가 있다.
케라틴(Keratin) : 머리털, 손톱, 피부 등 상피구조의 기본을 형성하는 단백질로 각질(角質)이라고도 하는데 머리털, 양털, 깃털, 뿔, 손톱, 말굽 등을 구성하는 진성(眞性) 케라틴과 피부, 신경조직 등에 존재하는 유사 케라틴으로 구별된다. 물과 모든 중성용매에 녹지 않으며 펩신, 트립신 등의 단백질 분해효소의 작용을 잘 받지 않으나 황화나트륨(탈모제), 티오글리콜산(퍼머넌트웨이브약), 과산화수소, 알칼리 등에는 약하다.

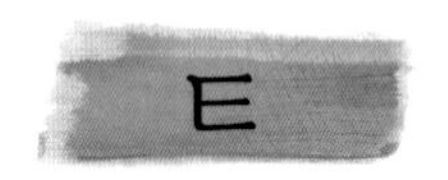

타화수분(他花受粉) : 곤충이나 바람, 물 따위의 매개에 의하여 다른 꽃에서 꽃가루를 받아 열매나 씨를 맺는 일. 배꽃이나 벚꽃 따위에서 볼 수 있다.

탈항(脫肛) : 직장이나 직장 점막이 항문 밖으로 탈출하는 병증.

태루(胎漏) : 임신기 중에 비록 양은 적으나 불시에 자궁출혈을 일으키는 병증.

태음인(太陰人) : 사상의학에서 네 가지로 분류한 사람의 체질 가운데 하나. 폐가 작고 간이 큰 형(型)으로, 체격은 큰 편이고 상체가 약하나 하체가 튼튼하며 성질은 꾸준하고 참을성이 있는 반면 욕심이 많은 체질이다.

토뉵(吐衄) : 토하고 코피가 나는 증상.

토혈(吐血) : 피를 토하는 병증.

퇴황(退黃) : 황달을 없애는 것.

투진(透疹) : 발진이 잘 돋게 하는 치료법. 홍역 따위의 질병에 쓴다.

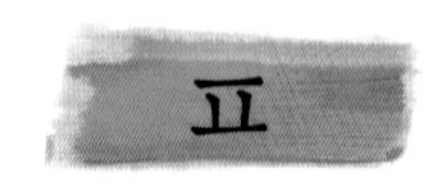

파어(破瘀) : 어혈이 정체한 중증에 강한 약물을 사용하여 뭉친 것을 제거함.

파혈(破血) : 어혈을 제거하는 치료법.

폐결핵(肺結核) : 폐에 결핵균이 침입하여 생기는 만성 전염병. 처음에는 증상이 거의 없다가 병이 진행됨에 따라 기침, 가래가 나오며 폐활량이 줄어들어 호흡 곤란이 나타남.

폐농양(肺膿瘍) : 폐 조직에 화농성 · 괴사성의 종류(腫瘤)가 생긴 상태. 화농균, 아메바, 진균 따위가 원인이다.

폐위(肺痿) : 탁한 침을 기침과 동시에 뱉어내는 것을 주증으로 하는 만성 소모성 질병.

폐허(肺虛) : 폐의 기혈 및 음양 부족으로 인한 각종 병증.

폐화(肺火) : 폐의 화열이 왕성한 것.

폭열(暴熱) : 갑자기 발생하는 고열.

풍비(風痺) : 손발이 차고 마비감이 있어 잘 움직이지 못하고, 통증은 대부분 허리와 엉덩이 쪽의 대관절 부위에서 주로 발생하며 운동장애도 수반함.

풍습통(風濕痛) : 풍습사로 인한 통증.

풍열(風熱) : 풍사(風邪)와 열사(熱邪)가 겹친 증후.

풍한습비(風寒濕痺) : 풍, 한, 습 세 사기가 기혈을 울체시켜 몸이 무겁고 아프며, 수족구련(手足拘攣)이 심하면 유주동통(流走疼痛) 혹은 수족마목(手足痲木) 등의 증상이 나타남.

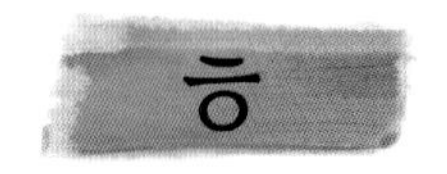

하이드로코티손 : 스테로이드의 하나이며 항염증작용이 있음.

학질(瘧疾) : 일정한 시간 간격을 두고 오한, 발열이 엇바뀌면서 주기적으로 발작하는 특징적인 전염병.

합병증(合併症) : 어떤 질병(疾病)에 관련하여 생긴 다른 질환.

항산화작용(抗酸化, antioxidant) : 산화(酸化)를 방지하는 작용이며, 이는 각종 질환에 활성산소가 관여한다는 것이 알려져 주목을 받기 시작했다. 식품 중에는 폴리페놀, 비타민 C, 비타민 E, β-카로틴 등이 항산화물질이다.

해수(咳嗽) : 기침 소리와 가래가 있는 것.

해울(解鬱) : 기(氣)가 막혀 있는 것을 풀어주는 치료법.

해주(解酒) : 술독을 풀어줌.

해혈(咳血) : 기침할 때 피가 나오거나 가래에 피가 섞여 나오는 것.

행기(行氣) : 기를 잘 돌게 하는 방법.

행기해울(行氣解鬱) : 기가 막힌 것을 잘 돌게 하여 기가 울체(鬱滯)된 것을 푸는 것.

허로(虛勞) : 장부와 기혈의 허손으로 생긴 여러 가지 허약한 증후.

허번(虛煩) : 가슴이 답답하고 안타까워하며, 마음이 불안해서 편히 자지 못하는 병증.

허손(虛損) : 칠정(七情), 노권(勞倦), 주색, 음식 등으로 인해서 상하거나 또는 병후에 조섭(調攝)을 잘못한 데서 음양, 기혈, 장부가 허해져 발생.

허열(虛熱) : 음양과 기혈의 부족으로 인해 열이 발생하는 것.

허한(虛汗) : 정기가 허한데다 속(裏)에 한증(寒證)이 겸해 있는 증후.

헬리코박터 파일로리(Helicobacter pylori) : 나선형 그람 음성 간균(杆菌)으로 대기보다 낮은 농도의 산소를 필요로 하는 미호기성(微好氣性) 세균.

현벽(痃癖) : 배꼽 부위, 또는 옆구리 부위에 덩어리가 생긴 것.

현훈(眩暈) : 뇌출혈로 인한 현기증.

혈괴(血塊) : 혈이 체내에 정체하여 엉키는 것.

혈리(血痢) : 급성 전염병인 이질의 하나. 하리에 혈이 섞여 있거나 순혈을 설사하는 것.

혈분(血分) : 온병변증에서 혈에 해당한 부분과 거기에 병이 생기는 단계를 이르는 말.

혈붕(血崩) : 붕루의 하나. 월경 기간이 아닌 때 갑자기 생식기로 다량의 출혈이 있는 병증.

혈비(血痺) : 기혈이 허약해서 생긴 비증(痺證).

혈적(血積) : 기가 거슬러올라 피가 울체되거나 외상으로 어혈이 몰려서 생김.

혈전(血栓) : 생물체의 혈관 속에서 피가 굳어서 된 조그마한 핏덩이.

혈창(血脹) : 체내에 어혈이 쌓이고 기가 정체하여 통하지 않는데다 한(寒)이 들어와 혈맥이 돌지 못해 일어나는 것.

혈탈(血脫) : 혈액이 부족한 증.

혈허(血虛) : 혈이 허하거나 부족하여 생긴 병증.

혈훈(血暈) : 혈분에 병변이 있는 혼궐(昏厥) 증상.

혼궐(昏厥) : 갑자기 정신을 잃고 인사불성이 되고 수족이 싸늘해지는 것.

화위(和胃) : 위기의 부조화를 치료하는 것.

화중(和中) : 화위(和胃). 위기의 부조화를 치료하는 것.

화혈(和血) : 병으로 혈이 적어졌거나 몰린 것을 고르게 함.

활설(滑泄) : 몹시 심한 설사.

활정(滑精) : 평상시에 정액이 저절로 흘러나오는 것.

활혈조경(活血調經) : 혈의 순환을 촉진하여 월경이 원활하지 않은 것을 치료하는 것.

흉비(胸痺) : 가슴이 메이는 듯하면서 동통을 위주로 하는 병증.

찾아보기

ㄱ

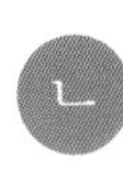

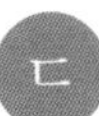

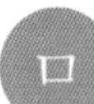
ㅁ

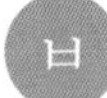
ㅂ

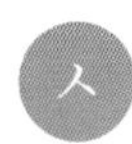
ㅅ

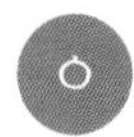

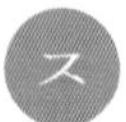

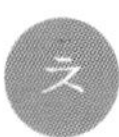
ㅊ

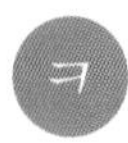

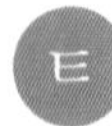

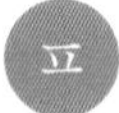

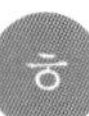

참고문헌

강병수 등, 원색 한약도감, 동아문화사(2008)

김재길, 원색 천연약물대사전, 남산당(1984)

박종철, 기능성식품의 천연물과학, 도서출판 효일(2002)

박종철, 한방 건강기능식품학, 도서출판 효일(2007)

박종철, 생약 · 한약 · 기능식품 통섭사전, 푸른행복(2011)

박종철, 약이 되는 열대과일, 푸른행복(2013)

박종철, 일본 약용식물 한방약 도감, 푸른행복(2011)

배기환, 한국의 약용식물, 교학사(2010)

식품의약품안전처, 대한약전외한약(생약)규격집, 식품의약품안전처(2012)

식품의약품안전처, 대한민국약전 10개정, 식품의약품안전처(2012)

안덕균, 한국본초도감, 교학사(2008)

영림사편집실, 한의학 용어대사전, 도서출판 영림사(2007)

육창수, 원색 한국약용식물도감, 아카데미서적(1989)

이영노, 한국식물도감, 교학사(2006)

이창복, 원색 대한식물도감, 향문사(2006)

한의학대사전편찬위원회, 한의학대사전, 도서출판 정담(2001)

허준, 동의보감, 남산당(1976)

허준, 동의보감, 여강출판사(2001)

허준, 원본 동의보감, 남산당(2004)

황도연, 방약합편, 도서출판 영림사(2002)

황도연, 방약합편, 여강출판사(2007)